OPEN MIND ACADEMY

ELEMENTE DER GESUNDHEIT

Eine neue Dimension ganzheitlicher Gesundheit

2011

ZUSAMMENGESTELLT
VON BRIGITTE ROSS

IMPRESSUM

Titel:	ELEMENTE DER GESUNDHEIT – 2011
Herausgeber:	Dr. Ulrich Volz, Ulrich Volz gemeinnützige GmbH
Auflage:	4.000
Lektorat:	Alexandra Fehl
Fotonachweis:	bei den Autoren
Druck:	Druckhaus Müller in Langenargen am Bodensee
Satz:	D.SEIN – Dagmar Wenske
Printed:	2011 in EU

Druck auf chlorfrei gebleichtem Papier

ISBN: 978-3-9814759-0-6

Ulrich Volz gemeinnützige GmbH
Uferpromenade 4
88709 Meersburg
Germany
www.ulrich-volz-stiftung.de

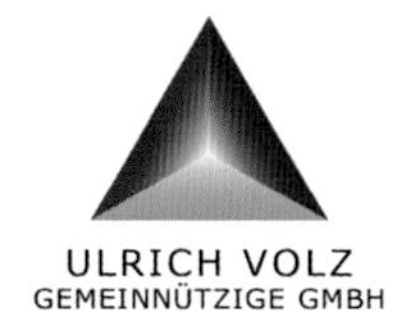

DISCLAIMER

Die Studien und Erkenntnisse über die Anwendungen in diesem Buch wurden sorgfältig recherchiert und nach bestem Wissen und Gewissen wiedergegeben.

Alle Informationen ersetzen in keinem Fall den Rat und die Hilfe eines Arztes oder Heilpraktikers.

Der Verlag und die Autoren übernehmen keine Haftung für Schäden, die sich durch unsachgemäße Anwendung der dargestellten Behandlungsmethoden oder Rezepturen ergeben. Sie übernehmen auch keinerlei Verantwortung für medizinische Forderungen.

Der Verlag und die Autoren übernehmen keinerlei Haftung für die Vollständigkeit und Wirksamkeit der hier vorgestellten Methoden und Verfahren.

Bei Produktempfehlungen oder anderer geschützter Dinge wurde aus Platzgründen auf das entsprechende Zeichen verzichtet. Alle in diesem Buch genannten Produkte oder Dinge können nach deutschem oder internationalem Recht besonders geschützt sein. Die Nennung dieser Bezeichnungen ohne den Hinweis auf ein eingetragenes und/oder geschütztes Waren-/Marken- oder sonstiges Schutzzeichen ist daher nicht als Verletzung der Schutzrechte dieser Bezeichnungen und nicht als Schädigung der Firmen, die diese Rechte besitzen, zu verstehen.

Der Verleger sowie die Autoren erklären hiermit, dass zum Zeitpunkt des Erscheinens dieser Ausgabe keine illegalen Inhalte auf den genannten Internet-Seiten und weiterführenden Internet-Adressen erkennbar waren.

Auf die aktuelle und zukünftige Gestaltung der Inhalte oder die Urheberschaft dieser Seiten haben Verlag und Autoren keinerlei Einfluss. Daher distanzieren sie sich ausdrücklich von allen Inhalten der genannten Internet-Adressen, die nach der Linksetzung verändert wurden. Für illegale, fehlerhafte oder unvollständige Inhalte und insbesondere für Schäden, die aus der Nutzung oder Nichtnutzung solcherart dargebotener Informationen entstehen, haften ausschließlich die Anbieter dieser Seiten, auf welche verwiesen wurde, nicht jedoch der Verlag oder die Autoren dieses Buches, die über Nennung der Internet-Adressen auf die jeweilige Veröffentlichung lediglich verweisen.

INHALT SEITE

INHALT SEITE

III. Erkrankungen und Belastungen

VORWORT DES HERAUSGEBERS

Liebe Leserin, lieber Leser,

Sie halten dieses Buch in den Händen, weil Sie Ihre Gesundheit erhalten oder aber Ihre Gesundheit wieder herstellen wollen. Damit haben Sie einen ersten richtigen und wichtigen Schritt getan: Sie haben diese wichtige Sache **selbst in die Hand genommen**! Lebenslanger und vollständiger Erhalt der Gesundheit bzw. die Wiederherstellung der Gesundheit kann ausschließlich auf der Basis von Eigeninitiative, Achtsamkeit, Disziplin und Liebe erfolgen. Hilfe von außen wird in den seltensten Fällen vollständige Heilung bringen, sondern nur Unterstützung und Linderung.

In 20 Jahren Arbeit mit vielen schwerkranken Patienten habe ich gesehen, dass immer jene Patienten, die sich auf ihre Gesundheit konzentrieren und fokussieren („where the focus goes, energy flows") und die Verantwortung nicht nur für ihre Heilung, sondern auch für ihre Krankheit übernehmen, die schnellsten, tiefgreifendsten, vollständigsten und größten Erfolge zu verzeichnen haben. Oft machen Patienten den Fehler, dass sie sich von ihrer Krankheit distanzieren mit dem Gefühl, die *„Krankheit ist zu mir gekommen"* also soll mir auch ein Arzt oder Medikament die Krankheit wieder wegnehmen. Dem ist aber nicht so: Wir selbst gehen zu der Krankheit und begünstigen deren Entstehung durch unser Verhalten, unsere Lebenssituation, durch Ernährung, mangelnde Bewegung, aber auch durch signifikante emotionale Ereignisse, die wir unbewusst zur Programmierung von Störungen im emotionalen und seelischen Bereich verwenden. Oft bringen Erkrankungen auch Vorteile mit sich oder stellen die Lösung für eine auswegslose Situation dar.

Der Begründer der abendländischen Medizin, Ibn Sina oder auch Avicenna genannt, und Herausgeber des erst 1986 aus dem Sufi ins Russische und mittlerweile auch ins Englische übersetzten „Kanon der Medizin", weigerte sich stets Patienten zu behandeln, die noch auf der Seite der Krankheit standen. Erst, wenn diese sich auf seine Seite, auf die Seite der Gesundheit begaben, begann er mit der Behandlung.

Mit diesem Buch, das Sie in den Händen halten, möchten die Mitglieder der OPEN MIND ACADEMY die Krankheit genau so verstehen und die Ursachen auf allen Ebenen erkennen und auch dort die einzigen umfassenden Heilungsmöglichkeiten sehen, Ihnen ein Hilfsmittel an die Hand geben, das Ihnen Impulse gibt und Lösungsmöglichkeiten aufzeigt, sodass Sie Ihren eigenen Heilungsweg auf den drei Ebenen: Körper, Geist und Seele beginnen können.

Es handelt sich nicht um eine Ansammlung von Beiträgen verschiedener Autoren, sondern um eine ausgiebig diskutierte Meinung dieses Autorenkreises.

Diese erste Ausgabe ist sicherlich noch nicht vollständig und fehlerfrei, sondern darf als Basis für einen permanenten Entwicklungsprozess verstanden werden, in den immer weitere, diesem Ziel verpflichtete Ärzte, Forscher und Persönlichkeiten beitreten.

Es ist beabsichtigt, dieses Buch fortwährend zu ergänzen, zu korrigieren und zu verbessern. Jährlich möchten wir eine neue Ausgabe veröffentlichen, die sich in den Regenbogenfarben von Jahr zu Jahr zu einem Gesamtwerk aneinanderreiht und in unserem Sinn irgendwann ein bedeutendes Standardwerk der allumfassenden ganzheitlichen Medizin darstellen wird.

Bereits für das Jahr 2012 ist geplant, unsere englischsprachigen Mitglieder der OPEN MIND ACADEMY zu integrieren und das Buch in Deutsch *und* Englisch herauszugeben.

Wir wünschen Ihnen nun viel Freude beim Lesen dieses Buches und hoffen, dass Sie viele für Ihre Gesundheit wichtige Impulse aus dieser Quelle schöpfen können.

Konstanz, im Oktober 2011

Dr. Ulrich Volz

Ulrich Volz gemeinnützige GmbH

I. EINLEITUNG

BEDINGUNGEN VON GESUNDHEIT - LEBEN ALS BALANCE

Die Evolution hat über Millionen von Jahren ein fehlerfreies, perfektes Endergebnis in Form des Homo sapiens hervorgebracht, der allerdings im 21. Jahrhundert keine "artgerechte Haltung" mehr erfährt.

Unser Tagesablauf entspricht heutzutage nicht den Vorgaben der Evolution, sich gesund zu ernähren, sich ausreichend im Freien zu bewegen und für genügend Schlaf zu sorgen, speziell auch vor Mitternacht, damit der Körper das so wichtige Melatonin freisetzen kann.

Die zunehmende Entstehung vor allem chronischer Erkrankungen ist eine zwangsläufige Folge.

Haben wir die Möglichkeit, dies zu ändern? Antworten darauf werden Sie in diesem Buch ausreichend finden.

Die Entwicklung von chronischen Zivilisationskrankheiten des Herzkreislaufsystems, von Krebs oder degenerativen rheumatischen Erkrankungen wird zudem noch durch Umwelteinflüsse gefördert. Wir kennen sie alle und haben sie mittlerweile weitgehend in unser Leben als „normal" integriert. Denken wir z. B. an Lärm oder Mobilfunkstrahlung, so nehmen wir eine Stressbelastung meist nicht bewusst wahr. Dennoch wird unser körpereigenes Reparatursystem durch diese schädigenden Einflüsse permanent beansprucht.

Auf den verschiedenen Ebenen unseres Organismus stellen wir ein Überangebot (Reiz) oder ein Unterangebot (Mangel) fest. So können Reize in Form von Lärm, Umweltgiften oder Mobilfunkstrahlung auftreten. Mängel können durch das Fehlen sauberer Luft, ausreichender Bewegung, einer angemessenen Wasserzufuhr oder von genügend Schlaf verursacht werden.

Ein Schmerzmittel therapiert sowohl Reiz- als auch Mangelzustände, da beispielsweise der Kopfschmerz durch Mangel an Flüssigkeit, Sauerstoff und Bewegung und andererseits durch einen Reiz (Überangebot) in Form von Lärm oder auch Alkohol ausgelöst worden sein kann.

Halten Sie für ein paar Minuten inne, wenn Sie diese Zeilen lesen, und überlegen Sie, was hiervon auf Ihr derzeitiges ganz persönliches Leben zutrifft.

Es ist extrem wichtig, dass wir chronische Erkrankungen auf allen Ebenen begreifen. Zu den einzelnen Ebenen - Körper, Seele und Geist - kommen wir noch im Laufe dieses Buches.

Unser Körper hat hervorragende Selbstheilungskräfte. Wenn wir sie liebevoll achten und unterstützen, beispielsweise indem wir in eine artgerechte, heilsame Signalumgebung zurückkehren, dann haben wir bereits einen großen Beitrag zu unserer Gesundung geleistet.

Was auf der psychischen Ebene gilt: das Gefühl kommt nicht zu uns, sondern wir gehen zum Gefühl, ist auch auf die körperliche Ebene zu übertragen: Die Krankheit kommt nicht zu uns, sondern wir gehen zur Krankheit. Wir haben dies meist durch einen Mangel an Achtsamkeit und Disziplin verursacht, z. B. im Hinblick auf Ernährung, Bewegung, Ruhe, Schlaf – ganz allgemein gesprochen durch die Art und Weise unserer Lebensführung. Wenn wir jedoch die volle Verantwortung für unsere aktuelle Situation übernehmen und auf allen drei Ebenen (Körper, Seele und Geist) die Reiz- und Mangelzustände analysieren und ausgleichen, kann eine vollständige Heilung selbst in schwersten Krankheitsfällen möglich sein. Damit verbunden ist die Erkenntnis, dass wir in der „Box", in der wir krank geworden sind, nicht gesund werden können.

Die explosionsartige Zunahme der chronischen Erkrankungen mit äußerst geringer Heilungsquote, trotz Zunahme der medizinisch-technischen Möglichkeiten, zeigt, dass neue Wege der Behandlung gefunden werden müssen. Die derzeitigen Therapiekonzepte führen oft dazu, dass der Patient sofort zum Pflegefall wird und die letzen Monate oder Jahre seines Lebens erheblich leidet.

Neue Wege werden wir jedoch nur finden können, wenn wir das Arzt-Sein wieder zu einer Tiefe zurückführen: nicht nur Mediziner, sondern auch Seelenarzt und Heiler zu sein. Dieser Aufgabe fühlen sich die Autoren dieses Buches verpflichtet.

Die Erhaltung oder Wiederherstellung unserer Gesundheit ist ein komplexes Geschehen. Dennoch gibt es einige grundsätzlich wichtige Gesichtspunkte, die bei jedem therapeutischen Prozess eine große Rolle spielen. Jedes lebendige System ist nur so lange lebensfähig, solange eine innere Instanz die Lebensfunktionen aufrechterhält. Begriffe wie „Innerer Arzt" „Selbstheilungskräfte" oder „Eigenregulationsfähigkeit" werden für diese Instanz verwendet. Diese innere Instanz ist die erste und wichtigste Quelle der Gesundheit und Gesundwerdung. Folgerichtig ist es für gesundheitsvorsorgende Maßnahmen, aber auch für therapeutische Prinzipien essentiell, konstruktiv mit dieser Instanz zu arbeiten. Dies geschieht bisher nur ansatzweise.

Im Laufe unserer Zivilisation haben wir im Grunde lebensfeindliche Bedingungen geschaffen, die es gilt, genau zu betrachten.

Der chronisch erkrankte Mensch hat, bis er in diese Krankheitsphase kam, einen langen, oft verzweifelten Weg in Form von Ausgleichsversuchen seines „Inneren Arztes" hinter sich, die irgendwann das gesunde System überfordern.

Wir sind aus unserer Mitte geraten, sagen wir auch oft in diesem Zusammenhang.

Für die Aufrechterhaltung, gleichermaßen aber auch für die Wiederherstellung von Gesundheit im Falle von Erkrankung gibt es eine zentrale Ebene, ohne die Gesunderhaltung oder Heilung undenkbar ist: die Regulationsebene des vegetativen Nervensystems. Wir alle haben schon von Sympathikus und Parasympathikus gehört.

Aufbauende, nährende, regenerierende und heilende Qualitäten sind nur möglich in der Phase der Parasympathikus-Aktivität und werden blockiert in der Phase der Sympathikus-Aktivität. Wenn ich von einem Löwen angegriffen werde, sollte ich nicht meinen Verdauungsschlaf fortsetzen (Parasympathikus), sondern alle Kräfte mobilisieren (Sympathikus, „Stressachse"), um zu überleben. Die eine Polarität kann nicht gleichzeitig mit der anderen Polarität aktiv sein.

Leistungsdruck, beginnend schon im Vorschulalter, permanente Mehrfachbelastungen, Existenzängste, Hetze, Freizeitstress, anhaltende Hochleistungen zum Wahren des äußeren Scheins sind Kennzeichen einer Lebensweise, die zwangsläufig in Erkrankung münden muss.

Die Polarität der Muße, des Nichtstuns, der Entspannung und Erholung und der heiteren Leichtigkeit des Seins kommt definitiv zu kurz.

Wir brauchen: Innehalten, zur Besinnung kommen, uns herauslösen aus der Massenhypnose der Leistungsgesellschaft, erspüren, „was unser Herz zum Singen bringt" (Robert Betz).

Es gilt, unsere äußere „Signalumgebung“ zu analysieren und in Richtung evolutionär angemessener Einflüsse zu verbessern. Hierzu gehört:

Eliminieren von toxischen Belastungen, Elektrosmog, Lärm, Hektik, sich fernhalten von Menschen, die einem nicht gut tun, sich hinwenden zu einer natürlichen Umgebung, gesunder Ernährung, ungestörtem Schlafplatz, liebevollen Menschen.

Weitere Informationen hierzu finden Interessierte unter: www.zahnklinik.de/detox-clinic

Wer gesund bleiben oder es wieder werden möchte, sollte zum Experten des Gesundheitswissens werden und die übliche Fixierung auf Krankheit (eines der Lieblingsthemen in den unterschiedlichsten Begegnungssituationen) freundlich, aber bestimmt verabschieden.

„Where the focus goes, energy flows!“: Wer gesund werden möchte, muss sich auf Gesundheit fokussieren und nicht auf seine Krankheit.

Einer der Begründer der abendländischen Medizin, Avicenna oder auch Ibn Sina, beschreibt in seinem „Kanon der Medizin“, dass er grundsätzlich nur Patienten behandelt, die sich auf die Seite der Gesundheit stellen. Patienten, die immer noch auf der Seite der Krankheit standen, hat er abgelehnt zu behandeln, da aus seiner Sicht ein Erfolg ausgeschlossen war. Der „Kanon der Medizin“ ist heute immer noch hochaktuell und kann in englischer Sprache im Buchhandel bezogen werden.

Mit dieser Fokussierung auf Gesundheit ist schon der erste Schritt getan, um die innere Signalumgebung zu stärken. Hierzu gehört die Klärung negativer Emotionen und seelischer Traumata, die, oft aus der Kindheit stammend, das Leben beherrschen und die Parasympathikus-Polarität einengen oder sogar lahmlegen; die Arbeit an unseren Gedankenmustern und das Entdecken der großen Kraft unseres Geistes; das Erwachen als schöpferischer Mensch, der seine Realität, in liebevoller Verbundenheit mit der großen Einheit des Lebens, selbst kreiert.

Das gibt unserem Inneren Arzt mächtigen Rückenwind und alle Zellen und Organe können buchstäblich aufatmen.

BEDINGUNGEN VON GESUNDHEIT – DIE ROLLE VON SPIRITUALITÄT

Gehen wir noch einen Schritt weiter und öffnen uns den spirituellen Welten. Dann können wir geistige Helfer bitten, die in allem Respekt vor unserem Entwicklungsweg und unserem freien Willen das ihre tun, um unseren Weg der Gesundheit und des seelisch-geistigen Wachstums zu fördern.

Seit dem Beginn des newtonschen Zeitalters vor etwa 300 Jahren ist es außerordentlich schwer für eine Person mit traditioneller westlicher Bildung, die Existenz einer großen, bewussten und einflussreichen Wirklichkeit außerhalb unserer physikalischen Realität zu akzeptieren oder auch nur in Betracht zu ziehen.

Der bekannte Physiker und Nobelpreisträger Max Planck (1858 – 1947) formulierte dies so: „Als Physiker, also als Mann, der sein ganzes Leben der nüchternen Wissenschaft, nämlich der Erforschung der Materie diente, bin ich sicher frei davon, für einen Schwärmgeist gehalten zu werden. Und so sage ich Ihnen nach meiner Erforschung des Atoms dieses: Es gibt keine Materie an sich! Alle Materie entsteht und besteht nur durch eine Kraft, welche die Atomteilchen in Schwingungen bringt und sie zum winzigsten Sonnensystem des Atoms zusammenhält. Da es im ganzen Weltall weder eine intelligente noch eine ewige Kraft gibt, so müssen wir hinter dieser Kraft einen bewussten, intelligenten Geist annehmen. Dieser Geist ist der Urgrund aller Materie! Nicht die sichtbare, aber vergängliche Materie ist das Reale, Wahre, Wirkliche, sondern der unsichtbare, unsterbliche Geist ist das Wahre! Da es aber Geist an sich ebenfalls nicht geben kann, sondern jeder Geist einem Wesen angehört, müssen wir zwingend Geistwesen annehmen. Da aber Geistwesen nicht aus sich selbst sein können, sondern geschaffen worden sein müssen, so scheue ich mich nicht, diesen geheimnisvollen Schöpfer so zu benennen, wie ihn alle Kulturvölker der Erde früherer Jahrtausende genannt haben: GOTT."

Die Schwierigkeit der Anerkennung einer höheren Wirklichkeit besteht sogar für diejenigen von uns, die im Laufe ihres Lebens mehrmals echte Wunder erlebt haben; sei es, dass wir unerklärliche Heilungen an anderen Menschen gesehen haben, sei es, dass wir sie an uns selbst erfahren haben. Wir können sogar so weit gehen, dass wir diese Ereignisse als eine Art von Wunder beschreiben. Wir können sogar zugeben, dass das, was wir gesehen oder erlebt haben, auf einer Intervention einer außerhalb von uns selbst liegenden Kraft beruht. Aber tief in unserer inneren Welt, dort, wo unser Verstand uns prägt, wo niemand Anderes hineinschauen kann, in dem, was wir als unsere Essenz ansehen, was aber in Wirklichkeit nichts Anderes ist als unser eigenes konditioniertes

Sein, dort ist es anders. Dort sind die meisten von uns immer noch an die Regel gefesselt, dass das, was wir nicht mit unseren Sinnen erfassen können, was wir nicht berechnen oder mit normalen, allgemein akzeptierten wissenschaftlichen Methoden erklären können, nur eine unbedeutende Anekdote war. Dort war es schlechthin für uns nichts als Hörensagen oder vielleicht Alchemie oder Quacksalberei – und das ist ja für eine gebildete Person unwürdig auch nur in Betracht zu ziehen.

Die "intellektuelle Verleugnung" einer höheren Wirklichkeit ist unendlich tief in uns verwurzelt. Sie ist außerordentlich mächtig. Sie regiert unser Leben. Das geschieht oft mit tragischen Konsequenzen, weil es uns den unendlich großen Vorteil vorenthält, der sich ergibt, wenn man im Einklang mit der mächtigen, ungesehenen Wirklichkeit lebt, die unser Sein durchdringt. Besonders tragisch ist es, dass sie den Einfluss dieser anderen Wirklichkeit auf unser physisches Leben behindert.

Wenn es einen Weg gäbe, dass wir der jenseits des Physikalischen liegenden Wirklichkeit näher kämen und sie akzeptieren könnten, dann würde es uns leichter fallen, von dem Hilfsangebot aus dieser nicht-physikalischen Wirklichkeit, vor allem in Notzeiten, Gebrauch zu machen. Vielleicht würde uns in der Stunde einer schweren Krankheit, wenn unsere westliche Medizin am Ende ihrer Weisheit ist, eine tiefe Erkenntnis, dass wir mehr als physische Wesen sind, die an Raum und Zeit gebunden sind, helfen und eine neue Chance für gesundes Leben geben.

Es ist daher von größter Wichtigkeit, einige physikalische Phänomene näher zu beleuchten, die sich uns, wenn sie auch vielleicht nicht vollkommen mit unserem gegenwärtigen wissenschaftlichen Verständnis erklärbar sind, mit überzeugendem Realismus präsentieren. Ein solches Bemühen kann die Verbindung zwischen der weltlichen physikalischen und der umfassenden spirituellen Wirklichkeit konkretisieren. Denn letztlich gibt es keine Heilung – auf keiner Ebene des menschlichen Seins – ohne Mitwirken aus der spirituellen Wirklichkeit. Daher ist es ratsam, uns gegenüber neuen Einsichten zu öffnen, die uns helfen können, unsere Vorurteile gegenüber der Existenz und Kraft der spirituellen Wirklichkeit abzubauen.

Besonders bedeutsam wären hier Untersuchungen von Phänomenen, die ein besseres Verständnis von dem anbieten, was wir als "subtile" Energie bezeichnen. Was ist subtile Energie? Was ist sie im Vergleich zur physikalischen Energie? Sind Gedanken und Bewusstsein subtile Energien? Was hat subtile Energie mit der angeborenen Intelligenz von biologischen Zellen zu tun? Wie ist sie an Heilung beteiligt? Ist physische Heilung mehr als eine Reparatur von physischen Bausteinen – den Atomen und Molekülen in unseren Zellen? Was ist es, das den Zellen die Anweisungen gibt, ihrer Bestimmung nach zu funktionieren? Wenn sie inkorrekt arbeiten, mit was können sie reprogrammiert werden? Alle diese Fragen müssen gestellt werden, wenn wir zu einem besseren Verständnis des Phänomens "Heilung" schlechthin kommen wollen.

Zu den Phänomenen, die bekannt sind und die Informationen zu diesen Schlüsselfragen anbieten, gehören Emotos Wasserkristallbilder, das Orb-Phänomen und psychoenergetische Effekte im physikalischen und biologischen Bereich (Tiller- bzw. Baxter-Effekt).

In diesem Buch gehen wir detaillierter auf das Orb-Phänomen ein. Es liefert Ansätze zu Quantifizierung von subtiler Energie. Es ist eine wichtige Schlussfolgerung aus diesen Untersuchungen, dass subtile Energie primär in der Form von Bewusstsein arbeitet. Sie ist das "Gehirn" der physikalischen Wirklichkeit. Subtile Energie dirigiert, physikalische Energie bewegt. Die beiden sind in einer symbiotischen Relation. Das eine ersetzt nicht das andere, sondern hängt von ihm ab. Vorausschauende Ärzte und Heilpraktiker haben das schon seit Langem gewusst: Die Verwendung subtiler Energie ist nicht „anstelle von“, sondern „komplementär zu“ konventionellen medizinischen Therapieansätzen zu sehen. Die Vertreter auf beiden Seiten des Gesundheitswesens werden die Heilkunst gemeinsam zu neuen Höhen entwickeln, wenn sie nicht länger in einer Haltung des „entweder – oder“ verharren, sondern sich eine Philosophie des „sowohl – als auch“ zu eigen machen.

II. GENERELLE PRINZIPIEN IN BEZUG AUF URSACHE, DIAGNOSE UND BEHANDLUNG VON ERKRANKUNGEN

1. körperliche/physische Ebene

URSACHE

Es gibt nicht die **eine** Ursache für eine Krankheit. Vielmehr entstehen Erkrankungen aus einem Zusammenwirken von inneren und äußeren Faktoren, nämlich der:

» individuellen Empfänglichkeit eines Menschen (Konstitution, Disposition, genetische Veranlagung, Vorbelastungen oder Schädigungen, geistige und seelische Faktoren wie Verhaltensmuster oder emotionale Belastungen) und

» äußeren Einflüsse (Ernährung, elektromagnetische Belastungen, toxische Belastungen wie Rauchen, Stäube, chemische Substanzen, Krankheitserregern und anderen Faktoren)

Die meisten Menschen sind mit sehr guten Abwehrmechanismen ausgestattet, weshalb auch Raucher 90 Jahre alt werden können und nur 10 % aller Raucher Lungenkrebs bekommen.

Diese Abwehrmechanismen werden jedoch immer mehr beansprucht, denn die Belastungen, denen wir ständig ausgesetzt sind, werden immer vielfältiger und intensiver. Andererseits steht es um die aufbauenden Faktoren, wie gesunde Ernährung oder Regenerationsräume, im Alltag immer schlechter.

Das Gleichgewicht ist gestört und es kann, insbesondere bei chronischen Erkrankungen, sehr schwer sein, dieses Gleichgewicht wieder herzustellen, insbesondere bei der Anwendung herkömmlicher Therapiemaßnahmen.

Es entstehen jedoch sehr Erfolg versprechende neue Therapieprinzipien. Hierbei erweisen sich Erkenntnisse der Grundlagenforschung als äußerst fruchtbar. Ein bedeutsames Konzept ist die Cellsymbiosis-Therapie, nach Dr. Heinrich Kremer. Das neue Wissen über die Funktionsweise unserer Zellen, mit der Erkenntnis der Mitochondriopathie als zentralem Faktor bei der Entstehung chronischer Erkrankungen, ist fundamental wichtig. Wir erkennen mehr und mehr, dass wir nicht Sklaven unseres Erbgutes sind.

Für Therapeuten und Patienten ergibt sich eine völlig neue Perspektive der Freiheit, durch eigenverantwortliches Handeln und wirksame Therapieprinzipien ein gestörtes Gleichgewicht wieder herzustellen.

Jede Erkrankung hat ihre eigene Vorgeschichte. Bei manchen Erkrankungen werden einzelne Faktoren besonders hervorgehoben, z. B. Sonnenbrand bei der Entstehung von Hautkrebs oder Rauchen bei der Entstehung von Lungenkrebs. Dennoch sind auch diese Erkrankungen multifaktoriell. So erkennt auch die etablierte Medizin, z. B. bei der Entstehung eines Herzinfarktes ein Zusammenwirken unterschiedlicher „Ursachen" wie Bewegungsmangel, Stressbelastung, Bluthochdruck oder Fehlernährung.

Dieses Erklärungsmodell gilt im weitesten Sinne für alle Erkrankungen, weshalb sich die Therapieprinzipien nicht wesentlich unterscheiden, also ähnlich sind für so unterschiedliche Krankheitsbilder wie Krebs, neurodegenerative Erkrankungen oder Allergien. In den speziellen Kapiteln wird deshalb immer wieder auf diesen allgemeinen Teil verwiesen werden.

Im Folgenden wollen wir wesentliche Faktoren der beiden genannten Gesichtspunkte der Empfänglichkeit und der äußeren Einflüsse nennen, soweit sie zur körperlichen Ebene zählen.

Individuelle Empfänglichkeit (prädisponierende Faktoren)

» Genetische Faktoren: Gen-Defekte, Mangel an Entgiftungs- und anderen Enzymen oder Stoffwechselstörungen, wie Hämatopyrrolurie, epigenetische und transgeneratorische epigenetische Faktoren

» Vorbelastung über die Mutter, z. B. psychische Faktoren (Stress, etc.), physische Faktoren (z. B. Quecksilber oder PCB über die Plazenta)

» Vorschädigungen aufgrund früherer Erkrankungen, Verletzungen oder Behandlungen, wie Zustand nach Chemotherapie oder belastender Zahnversorgung

» Belastungen durch chronifizierte Infekte (Viren, Bakterien, Parasiten, etc.) wie Borreliose oder EBV

» Belastungen aufgrund früheren Fehlverhaltens, wie Fehlernährung mit Vitalstoff mangel und Schädigung von Zähnen (Karies), Rauchen, Sonnenbrände.

» Die so wichtigen Persönlichkeitsmerkmale, wie Introvertiertheit („schluckt allen Ärger runter“) oder mangelnde Motivation zu Bewegung, zählen zur seelisch-geistigen Ebene.

ÄUSSERE EINFLÜSSE

Ernährung

» Mangelernährung: immer weniger Vitalstoffe in den Nahrungsmittel durch ausgelaugte Böden, minderwertige Neuzüchtungen und industrielle Nahrungsmittelverarbeitung

» Belastete Nahrungsmittel: Pestizidbelastung, hoher Glutengehalt im Weizen durch Züchtung, gentechnologische Veränderungen, höheres Allergisierungspotential (auch für verzögerte IgG-Nahrungsmittelunverträglichkeiten), Zusatzstoffe, toxische Substanzen durch Verarbeitung (Trans-Fette, Acrylamid, AGES)

» Der Ausgleich von Mikronährstoffdefiziten ist heute von großer Bedeutung. Doch können Nahrungsergänzungsmittel selbst zu einem Belastungsfaktor werden, wenn sie unangemessen verwendet werden, eine ungenügende Qualität aufweisen oder schädliche Zusatzstoffe enthalten.

Elektromagnetische Felder („Elektrosmog“)

» niederfrequente Felder (Haushaltsgeräte, Computer, Nachttischlampe, etc.)

» aus Wechselstrom resultierende magnetische Felder (Hochspannungsmasten, etc.)

» in zunehmendem Maße hochfrequente Felder (Handys und Handymasten, WLAN, Schnurlostelefone, besonders DECT, Bluetooth, insgesamt alle kabellosen Technologien, nicht nur im EDV-Bereich)

» besonders zu nennen ist hier der durch Elektrosmogbelastungen, aber auch durch geopathogene Zonen gestörte Schlafplatz.

Die Grundlagenforschung liefert plausible Erklärungsmodelle für die massiv schädigende Wirkung der vom Menschen geschaffenen elektromagnetischen Felder. Gravierende Auswirkungen auf unsere Zellsysteme sind von Wissenschaftlern in vielen Studien belegt worden.

Schwermetalle

Quecksilber (aus Amalgam, über die Mutter, durch Impfungen, Fisch, u. a. (Nähere Infos siehe unten)

» Blei (aus Luft, Trinkwasser, Erde)
» Platin und Palladium (aus Zahnversorgung, Luft, Stäuben, Ernährung, Autokatalysatoren)
» Kadmium (aus Saatbeize, Katalysatoren und Zigarettenrauch)
» Zinn (Tributylzinn in Fischen, aus Anstrichen von Schiffen, oder Amalgam)

Chemische Substanzen

» über die Luft in Innenräumen und im Freien, Rauchen, durch die Ernährung, durch Reinigungsmittel, durch Kosmetika

» durch medizinische Maßnahmen wie Medikamente, Impfungen, Chemotherapie

Physikalische Faktoren

» Lärm

» Mangel an Sonnenlicht (Vit.-D-Mangel), mangelnde Dunkelheit (nachts), Fernsehen

Infektionen

Häufige Erreger chronischer Infektionen sind Viren (besonders das Epstein-Barr-Virus EBV), Bakterien (Yersinien, Chlamydien, Borrelien, die besonders diskutiert werden, demnächst aber sicher auch vermehrt Clostridien), sowie Parasiten (Würmer, Amöben, u. a).

Das wichtige Gebiet der Mikronährstoffmängel ist im Sinne einer kompakten Darstellung in den Abschnitt „Behandlung“ integriert. Im Folgenden erläutern wir, aufgrund ihrer herausragenden Bedeutung, die Problematik von Amalgam und Quecksilber.

Schwermetalle: Quecksilber-, Amalgam-Problematik

Amalgam ist ein Gemisch aus einem Legierungspulver und 50 % elementarem Quecksilber. Quecksilber wird als das giftigste, nicht-radioaktive Element angesehen. Es ist weit giftiger als Arsen, Blei, Fluor oder Kadmium oder andere Elemente in Amalgam. Im Gegensatz zu anderen Metallen verdampft Quecksilber bereits bei Zimmertemperatur und breitet sich so weltweit aus. Auch im Mund verdampft es und wird in dieser Form sehr gut in der Lunge aufgenommen.

Es ist unbestritten, dass Quecksilber aus Amalgam, Fisch und anderen Quellen vermehrt aufgenommen und im Körper gespeichert wird. Von der offiziellen Medizin, insbesondere der Zahnmedizin, wird aber angenommen, dass diese Mengen nicht krankmachen, was in Dr. Mutters Buch „Amalgam - Risiko für die Menschheit“ eindrucksvoll widerlegt wird.

Der Quecksilbergehalt in der Umwelt - und insbesondere im Fisch - hat in den letzten 25 Jahren um das 3- bis 5-fache zugenommen, in den vergangenen 300 Jahren um das 20- bis 100-fache.

Quecksilber kann prinzipiell jede Zelle unseres Organismus schädigen und deshalb an einer Fülle von Symptomen und Krankheitsbildern ursächlich beteiligt sein. Besonders gefährdet ist das Zentralnervensystem.

Seine Giftigkeit wird durch das gleichzeitige Vorhandensein von anderen Metallen oder auch Hormonen, Antibiotika oder Pestiziden, denen wir ebenfalls immer mehr ausgesetzt sind, um ein Vielfaches gesteigert.

Die außerordentlich starke Bindungsfähigkeit zu Körperstrukturen ist eine Ursache dafür, dass Quecksilber in manchen Geweben eine extrem lange Halbwertszeit besitzt (z. B. im Gehirn über 18 Jahre). Anaerobe Keime (Bakterien, die unter Luftabschluss leben) im Kiefer können Quecksilber in hochgiftige organische Quecksilberformen umwandeln. Diese „oralen Supertoxine", die sicherlich zu den giftigsten existierenden Substanzen gehören und die stärksten Nervengifte sind, dürften nach Meinung einiger Experten eine der Hauptursachen für schwere chronische Erkrankungen des Nervensystems, insbesondere der tödlich verlaufenden Amyotrophen-Lateral-Sklerose (ALS), aber auch vieler anderer Erkrankungen sein.

Aus diesen Gründen ist es deshalb, insbesondere bei schweren chronischen Erkrankungen, von immenser Bedeutung, sorgfältig chronische Entzündungsherde in Mund, Zahnfleisch und Kieferknochen, die manchmal noch mit Quecksilber und anderen Schwermetallen durchsetzt sein können, aufzuspüren und zu beseitigen.

DIAGNOSE

Ein Großteil der prädisponierenden Faktoren lässt sich nur durch sorgfältige Patientenbefragung (Anamnese) und selten labortechnisch erfassen. Günstiger sieht es bei den äußeren Einflussfaktoren aus, wobei auch hier viele Faktoren, wenn überhaupt, nur durch aufwändige Laboruntersuchungen nachgewiesen werden können.

Mängel an Entgiftungs- und anderen Enzymen, Gen-Defekte

Mängel werden über chemische Reaktionen (phänotypisch) oder genetisch untersucht. Hierbei werden Änderungen an Chromosomen, die an der Enzymbildung beteiligt sind, nachgewiesen. Es gibt jedoch sehr viele ähnliche Entgiftungsenzyme und Mängel an einigen dieser Enzyme. Ein Mangel an einem oder mehreren Enzymen bedeutet deshalb nicht gleich eine erhöhte Krankheitsbereitschaft oder gar eine „klare Ursache" für eine Erkrankung, sondern nur einen weiteren Mosaikstein, der eine Problematik andeutet. Wichtige Enzyme für die Entgiftung sind Glutathion-Transferasen, Glutathion Peroxidasen, Cytochrom P, Superoxiddismutase. Das Enzym COMT wandelt Adrenalin in Noradrenalin um und hat damit auch großen Einfluss auf Erkrankungen.

Elektrosmog

Auch für den Laien geeignete Messgeräte zur Erfassung dieser Belastungen sind heute leicht erhältlich (z. B. E-Spion von Endotronic). Da die elektromagnetischen Felder (EMF) oft gepulst gesendet werden, ist eine Messung der Spitzenwerte, der Messung der Durchschnittswerte vorzuziehen. Je nach Frequenz sind die EMF unterschiedlich schädigend. Bei einigen Geräten wird versucht, dies z. B. durch die Veränderung des Messtons darzustellen („wenn es laut knattert, ist das nicht so gut“) um so eine grobe Orientierung zu ermöglichen. Genaue Messungen sind sehr schwierig und deshalb professionellen Untersuchern, z. B. Baubiologen mit einer entsprechenden messtechnischen Ausstattung, vorbehalten. Im Niederfrequenzbereich (Steckdosen, Kabel, Lampen, etc.) ist die Messung für den Laien im Allgemeinen einfacher durchzuführen (Messgeräte z. B. bei Conrad Elektronic).

Schwermetalle

Die meisten Schwermetalle lassen sich - zumindest grob - über eine Haarmineralanalyse abschätzen. Es ergibt sich eine summarische Aussage, bezogen auf die Wachstumszeit der entnommenen Haare. Selbst wenn eine Verunreinigung von außen zu erhöhten Werten führte, so zeigt auch dies eine Exposition gegenüber Schwermetallen an. Die Interpretation der Höhe der Werte ist allerdings mit großer Vorsicht vorzunehmen. Einige Schwermetalle werden zumindest von einigen Menschen nicht in die Haare eingebaut (siehe Quecksilber bei autistischen Kindern), sodass niedrige Werte eine Schwermetallbelastung nicht ausschließen!

Im Blut sind in der Regel nur sehr kurz zurückliegende Belastungen nachzuweisen, im Urin nur wenig länger zurückliegende. Deshalb empfiehlt sich eine vorherige Mobilisation (z. B. DMPS, DMSA, Koriander, etc.) vor der Testung in Urin und Stuhl. Ausnahmen gibt es: z. B. das vor allem in Knochen eingelagerte Blei, bei dem auch lange zurückliegende Belastungen zu erhöhten Werten in Blut und Urin führen. Es gibt deshalb auch eindeutige, allgemein anerkannte wissenschaftliche Nachweise zur Giftigkeit von Blei, im Gegensatz zu Quecksilber!

Labortests wie der LTT (Lymphozytentransformationstest), der ELISA-Test oder der Titanstimulationstest, zeigen eine Allergieneigung gegenüber einem Metall, nicht jedoch seine Menge im Körper.

Zu beachten ist auch, dass viele Schwermetalle in unterschiedlichen Formen vorkommen. Manche dieser Formen sind relativ harmlos, z. B. bei Arsen. Andere Elemente sind sogar wichtig. So ist z. B. Chrom als Co-Faktor für einige Enzyme essentiell und es liegt oft ein Mangel vor. In speziellen Formen (Chrom VI) ist es jedoch sehr giftig.

Besonderheiten bei Quecksilber

Es gibt kein Messverfahren, das den Gehalt an Quecksilber in den relevanten Organen, insbesondere Nervengewebe verlässlich misst. Werte im Blut oder spontane Urinwerte spiegeln eine akute oder anhaltende Belastung wider, jedoch nicht zurückliegende Belastungen.

Die Haarmineralanalyse reicht schon weiter zurück, kann aber trotz hoher Belastung in der Vergangenheit negativ sein (siehe autistische Kinder).

Die Stuhlanalyse ist schwierig, schon wegen der Sammelbedingungen. Sie erfasst, das über die Nahrung eingenommene und das aus dem Körper über den Darm ausgeschiedene Quecksilber, ohne dass man zwischen diesen beiden Quellen unterscheiden kann. Das allgemein im Körper abgelagerte Quecksilber wird nicht erfasst, außer es hat eine Mobilisation davor stattgefunden.

Der DMPS-Test hat einen hohen Stellenwert. Er erfasst jedoch das im Gehirn abgelagerte Quecksilber nicht. Das Resultat hängt, neben der Quecksilber-Belastung, auch von der Ausscheidungsfähigkeit des Patienten und vielen Messbedingungen ab.

Das Sicherste ist immer noch die Abschätzung der Belastung aus der Anamnese. Diese und die genannten Tests zusammen sind wie ein Mosaik, das, wenn alles passt, ein einigermaßen klares Bild ergibt.

Chemische Substanzen

Hier gibt es ein zentrales Problem. Wir wissen über die biologische Wirkung der allermeisten Chemikalien (über 99 % der geschätzten drei Millionen Substanzen) nur sehr wenig. Dies bedeutet, dass wir auch nicht wissen, ab welchen Werten sie im Körper gefährlich werden. Greenpeace hat durch Messungen, z. B. bei EU-Abgeordneten, weit über 100 Chemikalien im Blut festgestellt. Es ist völlig unklar, wer aufgrund dieser Belastung erkranken wird.

Wechselwirkungen zwischen den verschiedenen Chemikalien wurden nicht untersucht. In der Presse tauchen deshalb in der Regel nur Berichte über einige „alte Bekannte" auf, so z. B. Dioxine, PCB oder das hormonähnliche Bisphenol A, das als Weichmacher, z. B. in Babyschnullern, in Deckeln von Gemüsegläsern, aber auch im Kassenzettel aus Thermopapier im Supermarkt auftaucht. Messungen sind sehr teuer und Normwerte existieren in der Regel nicht. Deshalb fahnden selbst Umweltärzte nur sehr selten nach Chemikalien - und dies nicht, weil Chemikalien harmlos wären.

Infektionen (Viren, Bakterien, Parasiten)

In der Schulmedizin werden Antikörper zum Nachweis der meisten Erreger verwendet. Antikörper der Klasse IgM zeigen im Allgemeinen eine akute, Antikörper der Klasse IgG eine überwundene Infektion an.

Weitere Methoden sind der direkte Nachweis von Teilen der Erreger mit besonderen Verfahren, z. B. PCR (polymerase-chain-reaction), bei der winzige Mengen von Teilen der Erreger vervielfältigt werden und dann nachgewiesen werden können.

Andere Laborverfahren, die immunologische Reaktionen auf Erreger nachweisen (z. B. LTT, ITT oder cellspot), sind noch nicht allgemein etabliert. Es ist noch nicht endgültig geklärt, inwieweit sie nur einen Kontakt mit dem Erreger anzeigen oder eine Krankheitsaktivität.

Dennoch sind auch diese Verfahren bei unklaren Krankheitssituationen sehr wertvoll und tragen mit anderen Gesichtspunkten und Testresultaten dazu bei, ein klareres Bild zu erhalten.

BEHANDLUNG

Prinzipien

Die Stärkung dessen, was den Menschen gesund erhält, wird auch als Salutogenese bezeichnet. Sie ist mindestens so wichtig wie die Vermeidung und Behandlung dessen, was krank macht.
Hier sind insbesondere zu nennen:

» gesunde Ernährung

» angemessene Bewegung, möglichst im Freien

» viel an die Sonne unter Vermeidung von Sonnenbrand

» eine gesunde Geisteshaltung

Daneben gilt es, die o. g. prädisponierenden und belastenden Faktoren, so weit es im individuellen Fall möglich ist, zu mindern.

Manchmal ergibt sich aus der Vermeidung eines Faktors auch eine neue Belastung, z. B.:

» Austausch von Amalgam durch Kunststoff,

» Angst durch Kenntnis möglicher Schädigungen, ohne die verantwortlichen Faktoren vermeiden zu können,

» Folgen von Antibiotika-Therapien bei Infektionen oder finanzieller Stress durch teure Vermeidungsstrategien oder Therapien.

Die Therapie auf der körperlichen Ebene umfasst demnach allgemein:

1. Die Optimierung der Ernährung, auch zum Auffüllen von Vitalstoffen; die Gabe von Mikronährstoffen, am besten nach Feststellung von Mängeln durch Labor-Diagnostik.

2. Das Vermeiden schädlicher Einflüsse, z. B. von elektromagnetischen Feldern, Amalgam etc.

3. Allgemeine Maßnahmen der Lebensführung und Therapiemaßnahmen, die selbst durchgeführt werden können wie gesunder Schlaf, körperliche Aktivität, Licht, Infrarotsauna, Kneipp und andere. Insbesondere im Falle von genetischen Ausleitungsstörungen sind regelmäßige Ausleitungskuren sehr zu empfehlen!

4. Spezielle Therapiemaßnahmen durch einen Therapeuten, z. B. allgemeine und spezielle Ausleitung, TCM, Homöopathie, Kräuter, Osteopathie, Eigenblut, etc.

1. Ernährung und Mikronährstoffe

Was eine gesunde Ernährung ausmacht, ist generell umstritten. Die Mitglieder der O.M.A. sind sich zwar in vielen Punkten - bezüglich gesunder Ernährung - einig, die allgemeinen Richtlinien ergeben sich sowohl aus der Beobachtung in der Natur, des Studiums der Langlebigkeit und weiteren Studien. Wir haben jedoch auch teils unterschiedliche Ansichten dazu, z. B. wie weit gegangen werden muss, dass eine Ernährung als gesund angesehen werden kann. Wir gehen davon aus, dass es große individuelle Unterschiede zwischen den Menschen gibt.

Vor diesem Hintergrund sind die folgenden allgemeinen Empfehlungen zu verstehen. Wenden Sie sie eigenverantwortlich an und beurteilen Sie sie selbst hinsichtlich ihrer Wirkung und Verträglichkeit, gegebenenfalls auch in Absprache mit ihrem Therapeuten.

Lebensmittel, die als Mittel zum Leben zu verstehen sind, müssen von möglichst hoher Qualität sein. Sie sollten möglichst aus Freilandanbau ohne künstlichen Dünger und Pestiziden stammen, weil dann weniger Nitrate, Pestizide, Schwermetalle und mehr Wirkstoffe enthalten sind (der Durchschnittsdeutsche nimmt 4,5 Liter an Spritzmittel pro Jahr zu sich, wenn er sich konventionell ernährt).

Ideal ist jede Art von Rohkost, denn das Erhitzen zerstört viele Vitalstoffe (ab 43 Grad die Enzyme und ab 70 Grad die meisten Vitamine). Andererseits werden einige Lebensmittel durch das Erhitzen bekömmlicher und die „Traditionelle Chinesische Medizin“ (TCM) zeigt uns, dass manche Menschen ein erhöhtes Bedürfnis nach „Wärmendem“ haben, das über die Nahrung selbst, aber auch durch erwärmte Nahrung befriedigt werden kann. Wenn wir auf unseren Körper hören und unsere Bedürfnisse wahrnehmen, so liegen wir häufig richtig.

Die Basis der Ernährung bilden Salate, Gemüse, Kräuter, Obst, wertvolle Öle und Vollkornprodukte.

Kohlenhydrate

Der glykämische Index zeigt, wie schnell Kohlenhydrate in Glukose umgewandelt werden, ins Blut gehen und zu einer Insulinausschüttung durch die Bauchspeicheldrüse führen. Alle Kohlenhydrate mit hohem glykämischem Index, also insbesondere Zucker (auch Honig und Rohzucker) und weißes Mehl sind zu meiden.

Strittig ist z. B., inwieweit nahezu alle Kohlenhydrate zu meiden sind. Viele Studien legen nahe, dass eine starke Einschränkung von Kohlehydraten gut ist. Viele Menschen fühlen sich jedoch ohne diese unwohl. Strittig ist auch, inwieweit Obst mit seinen guten Inhaltsstoffen besonders gesund ist oder wegen seines Fruchtzuckergehaltes (Fruchtzucker ist auch ein Kohlenhydrat mit relativ hohem glykämischem Index) eher zu meiden ist. Gemüse, Salate und Kräuter schätzen wir deshalb generell gesünder ein als Obst, das durch den Fruchtzuckergehalt (Fruktoseintoleranz) auch bei manchen Menschen zu Unverträglichkeiten führt. Zuckerarmes Obst (z. B. Brombeeren, Heidelbeeren, etc.) sind ein möglicher Kompromiss.

Bei einer Ernährungsform mit sehr wenig Kohlehydraten spricht man von ketogener Diät (weniger als 20 g Kohlenhydrate pro Tag!). Sportler wenden sie häufig an, um Fett abzubauen und Muskeln aufzubauen und bei sehr schweren Erkrankungen empfehlen auch wir zumindest einen Versuch mit ketogener Ernährung.

Eiweiße (Proteine)

Hier gilt es, mehr pflanzliche als tierische Eiweiße zu sich zu nehmen. Ideal sind Salate und Gemüse, in kleineren Dosen auch Kartoffeln (nicht erlaubt bei ketogener Diät), mit (verträglichen) Hülsenfrüchten und Ei oder, soweit vertragen, gewünscht und ethisch vertretbar, Milchprodukte oder Fleisch aus artgerechter Tierhaltung. Ziegenmilch ist gut verträglich und trägt zur Entgiftung bei.

Soja ist am verträglichsten, wenn es, wie in Japan üblich, fermentiert wurde.

Fette

Ungesättigte Fettsäuren sind für die Gesundheit wichtig. Grundlagen bilden die einfach ungesättigten Fettsäuren, die sich besonders in Oliven finden. Olivenöl hat, gegenüber z. B. Rapsöl, weitere gesunde Inhaltsstoffe, die auch gegen Krebs helfen sollen.

Mehrfach ungesättigte Fettsäuren sind sehr wichtig, wobei ein Gleichgewicht zwischen Omega-6-Fettsäuren und Omega-3-Fettsäuren herrschen soll. Bei normaler Ernährung sind Omega-6-FS deutlich im Übergewicht, sodass Sie aktiv auf Omega-3-FS achten sollten, die in großen Mengen in speziellen wilden Fischsorten, gewissen Algen, in Leinsamen und Leinöl, deutlich geringer auch in Rapsöl und Walnüssen vorkommen. Empfehlenswert sind z. B. zwei bis drei Esslöffel frisch gemahlener Leinsamen mit seinen positiven Wirkstoffen.

Näheres hierzu auch im Abschnitt über Mikronährstoffe.

Fisch ist häufig mit Schwermetallen belastet und deshalb sehr zurückhaltend zu bewerten, ebenso wie Innereien, die ja Entgiftungsorgane der Tiere sind.

Auch gesättigte Fettsäuren sind wichtig und gesund, wenn sie die richtige Länge haben, so genannte kurzkettige Fettsäuren. Diese finden sich in nicht gehärteten Palm- oder Kokosölen. Diese halten von allen Fetten auch am ehesten Hitze aus, können also zum Kochen verwendet werden. Aus den ungesättigten (gesunden) Fetten werden dagegen unter Wärmeeinfluss sogenannte Trans-Fettsäuren, die sehr ungesund sind. Margarine z. B. sollte deshalb gemieden werden. Je ungesättigter die Fettsäuren, desto empfindlicher reagieren sie auf Wärme. So ist Leinöl z. B. in dunklen Flaschen im Kühlschrank aufzubewahren und innerhalb von zwei bis drei Wochen zu verzehren.

Pflanzenhilfsstoffe, Faserstoffe (sog. Ballaststoffe)

Ballaststoffe dienen der Gesunderhaltung, wehren Infekte ab und können Krebs verhindern. Sie sind v. a. in Salaten, Gemüsen, Kräutern, Wildkräutern und Vollkornprodukten enthalten.

Nachfolgend eine Auswahl an ***Gemüse- und Salatsorten***, die bevorzugt werden sollten:

Kopf-, Feld-, Schnitt-, Eisberg- und Endiviensalat, Zuckerhut, Radicchio, Batavia, Chicoree, Rucola, Portulak, Selleriestangen, Lauch, Petersilie, Basilikum, Gartenthymian, Majoran, Kohlrabi, Fenchel, Gurken, Zucchini, Tomaten, Weiß-, Rot- und Blumenkohl, Brokkoli, Karotten, Rote Beete, Sellerie- und Petersilienwurzel, Retticharten, Radieschen, Zwiebeln, Knoblauch, Pastinake, Topinambur, frische Maiskolben, Rüben.

Bezüglich ***Wildkräutern*** empfehlen wir, diese selbst zu sammeln. So verbinden sie sich mit der Natur und kommen an die frische Luft. Sie sollten aber gerade in der Anfangsphase neben der Hilfe von Büchern (z. B. "Essbare Wildpflanzen" von Steffen G. Fleischhauer) im Zweifel immer sachkundigen Rat einholen, welche Pflanze genau sie gesammelt haben, bevor Sie sie essen.

Hier eine kleine Auswahl der häufigsten in Deutschland vorkommenden Wildkräuter, Sträucher und Bäume, von denen die Blätter, Blüten, Früchte und Samen verzehrt werden können:

Linde, Birke, Weißdorn, Weide, Ahorn, junge Buchenblätter, Fichtennadeltriebe, Brombeere, Himbeere, Erdbeere, Heidelbeere, Klee, Löwenzahn, Brennnessel, Spitz- und Breitwegerich, Schafgarbe, Stern- und Vogelmiere, Käsepappel (wilde Malve), Frauenmantel, Bärwurz, Dost, Johanniskraut, Nachtkerze, Borretsch, Margerite, Wiesenbocksbart, Gänseblümchen, Pippau, Veilchen, Vergissmeinnicht, Pimpernelle, Wiesenbärenklau, wilder Schnittlauch, Bärlauch, Gras (insbesondere im Winter), Moosarten.

Hier eine kleine Auswahl von Kräutern:

Thymian, Rosmarin, Oregano, Petersilie, Salbei, Kresse, Basilikum, Pfefferminz, Melisse, Dill, Schnittlauch, Knoblauch, Goldrute (nicht zu oft), Koriander (Vorsicht, wenn noch mit Quecksilber belastet).

Wildkräuter lassen sich am besten aufnehmen, wenn sie in einem kräftigen Mixer mit Wasser zu einem Saft, so genannten „grünen Smoothies“ verarbeitet werden, die zum besseren Geschmack mit Obst (wenn verträglich und Kohlenhydrate erlaubt) oder noch besser mit Gemüse ergänzt werden.

Als Regel gilt, dass Sie viele Gewürze, Gewürzkräuter und Wildkräuter mit in Ihre Ernährung aufnehmen sollten.

Allgemeine Ernährungsempfehlung

Die nachfolgenden Ernährungsempfehlungen sind allgemein gehalten, da jeder Mensch individuelle Bedürfnisse hat. Sie sollen helfen, die oben erwähnten Gesichtspunkte sofort und einfach umzusetzen.

» Keine Fertigprodukte, kein Zucker, kein Süßstoff, kein Glutamat, wenig Trockenfrüchte.

» Mindestens 5 mal am Tag frisches Gemüse, Salate, Kräuter und Wildkräuter (ist besser) oder Obst.

» Je nach Stoffwechseltyp und Erkrankung sollte der Anteil an Rohkost 50 - 100 % betragen. Generell empfiehlt man, es sich zur Gewohnheit zu machen, zu jeder Mahlzeit eine Rohkosteinheit zu sich zu nehmen.

» Kokosöl, rotes Palmöl oder -fett (nicht gehärtet) zum Kochen und Braten.

» Hochwertiges Leinöl oder Olivenöl für Salate, etc.

» Als Ersatz für Zucker ist Stevia, oder Xylit möglich (Bezug u. a. über Internet).

» Getränke: Wasser, ggf. mit Umkehrosmose gereinigt (eventuell auch remineralisiert), grüner Tee (*kühlend*), 10 Min. ziehen lassen, Yogi-Tee (wärmend).

» Trank des Lebens, evtl. in Molke-Kwass, mit letzten 100 ml jeweils neuen Trank ansetzen.

» Allergiker müssen Kreuzallergien bei Obst und Gewürzen beachten, oft werden die Zutaten aber nach längerer Kostumstellung dann doch gut vertragen.

Morgens sehr gut: Spezial-Leinsamen-Müsli

- Bio-Leinsamen, 2 - 3 EL oder mehr - macht satt,
- Anis, Zimt, Koriander, Kardamon, Schwarzkümmel reichlich
  (für guten Geschmack, für Verdauung, gegen Infekte, bei Krebs).
- Mariendistelsamen 1 EL (Reformhaus, Apotheke),
  (Flavonoide und gut für die Leber),
- alles fein mahlen (z. B. elektr. Kaffeemühle),
  in Wasser oder grünem Smoothy einweichen,
- dazu Obst der Saison, oder Granatapfelelixier,
- gentechnikfreies Soja-Lecithin-Granulat (1 EL) oder 1 rohes Eigelb.

Ergänzend oder alternativ (auch fein mahlen oder reiben):

- Bio-Sonnenblumenkerne, Hanfsamen, Mandeln, Nüsse
- selbst gequetschten Hafer (wenn Kohlenhydrate nötig) gekochte Hirse
  oder Vollkornreis (nach TCM bei Wärmemangel),
- süße Sahne oder Molke (wenn weitere Kalorien oder Eiweiße nötig sind)
- würzige Alternative mit Gemüse, z. B. Karotten, Kräutern, Kurkuma,
  Kümmel, o. ä.
- Salat mit Wildkräutern für alle, die gerne kauen.

Wenn Gekochtes oder Kohlenhydrate nötig, Allgemeines beachten:

- glutenfreies Getreide bevorzugen: Reis, Hirse, Buchweizen, Quinoa
  (besonders geeignet, da es einen sehr niedrigen glykämischen Index hat),
  Amaranth, Mais, (Hafer) oder
- Kartoffeln mit viel Gemüse (Hauptanteil der Mahlzeit!),
- bei Verlangen und Verträglichkeit auch Bio-Fleisch, Milchprodukte,
- echte Gemüse- oder Fleischbrühe mit Gewürzen und Kräutern.

Grüne Smoothies (Anleitung)

- sind im Mixer (mind. 1000 W) hergestellte Getränke aus Wildkräutern, Blattgemüse, Gemüse und Obst (bei Fructoseintoleranz zum Süßen "Stevia" oder "Xylit"). Sie können gut als Einstieg in eine gesunde Ernährung verwendet werden.

- Zum Einstieg auf einen guten Geschmack achten und die tägliche Einnahme, lieber süß, etwas mehr Obst und nicht ganz so viele Kräuter.

- Mit der Zeit soll sich das Verhältnis zu (Wild-) Kräutern/Blattgemüse hin, ändern.

- Smoothies können ergänzend oder ausschließlich eingenommen werden und zu jeder Tageszeit. Sie sind auch gut zur Arbeit mitzunehmen und für Kinder geeignet.

- Smoothies alle 1 - 2 Tage zubereiten. In Portionen von 250 - 500 ml trinken, zur besseren Aufnahme 30 Minuten vor bzw. nach anderen Mahlzeiten.

- Rest in Portionen in (dunklem) Glas im Kühlen aufbewahren. Durchaus ist auch die Aufbewahrung in einer Thermosflasche möglich. Nicht zu große Gefäße, damit keine Luft darin bleibt.

- Kräuter abwechseln, da die Abwehrstoffe der Pflanzen meist gesund sind, aber auch belasten können (Alkaloide).

- Ergänzung mit würzigem (Ingwer, Zimt, etc.) möglich, auch mit Gehaltvollem wie Avocado oder Kokos (-milch).

- Im Winter auch Sprossen möglich (oder Pulver aus Weizengras, etc.)

- **Grundrezept:** 1 - 2 Tassen entspricht 250 - 500 ml.
- 1 - 2 Tassen Wildkräuter, Kräuter oder Blattgemüse/Salat (Spalte 1 - 3)
- 1 - 3 Tassen nicht stärkehaltiges Gemüse oder Obst (Spalte 4 - 5)
- 1 - 2 Tassen Wasser

- ergibt 750 -1500 ml Smoothy, reicht 1 - 2 Tage (oder viel kürzer, da lecker!)
- Einfache Rezepte (1 Kraut mit 1 Frucht mixen) bevorzugen.

Anbei eine Tabelle, die Sie selbst entsprechend Ihren Bedürfnissen individuell ergänzen können:

Wildkräuter	Kräuter	Blattgemüse Salat	Obst	Gemüse
Gras	Thymian	Alle Kohlarten	Apfel	Tomate
Klee	Rosmarin	Chinakohl	Birne	Gurke
Löwenzahn	Oregano	Alle Blattsalate	Alle Beeren!	Stangensellerie
Schafgarbe	Petersilie	Zuckerhut	Kirschen	Fenchel
Vogelmiere	Salbei	Endivien	Mirabelle	Avocado
Giersch	Kresse	Feldsalat	Pflaume	Kohlrabi
Gänsefin-gerkraut	Basilikum	Rucola	Orange	
Lindenblätter	Pfefferminz,	Mangold	Mango	
Bärlauch	Melisse	Spinat	Papaya	
Bärwurz	Dill	Lauch	Kokosnuss	
Brennnessel	Schnittlauch		Grapefruit	
Spitzwegerich	Knoblauch		Banane	
Moose	Goldrute			
Himbeer-, Brombeer-blätter				

... und viele mehr!

Biologisch artgerechte Nahrung für den Menschen (nach Dr. J. Mutter - einer der Autoren der OPEN MIND ACADEMY).

Eine extreme Form der Ernährung empfehlen wir für extreme Erkrankungen, wie Krebs oder schwere neurologische Erkrankungen. Für einige Patienten ist das sehr gut, aber nicht für alle!

» 100 % pflanzliche Frischkost mit max. 3 Mahlzeiten pro Tag

» ca. 80 % oberhalb der Erde gewachsen mit viel Grün (Chlorophyll) und wenig Kohlenhydrate

- Gemüse, Salate, Gartenkräuter, Wildkräuter, Gras, Baumblätter, Knospen
- Gurke, Fenchel, Tomate, Kohlrabi und andere Kohlsorten, Selleriestangen
- Zur Sättigung eignen sich u. a. Avocado und Kokosnuss.
- ca. 20 % rohe Wurzeln (rote Beete, Karotten, Topinambur, Rettich, Schwarzwurzel, Süßkartoffel, Radieschen, Sellerie, Pastinaken, Lichtwurzel), Pilze
- Meeresalgen, Süßwasseralgen (Afa, Spirulina, Chlorella)
- Samen (Sesam, Sonnenblume, Mohn, Lein, Hanf, Chia,)
- rohe Nüsse (Macadamia, Hasel, Mandel, Para-, Peka- oder Zedernnüsse)
- gekeimte Linsen, Kichererbsen, Mungobohnen, native Fette und Öle
- wenig Früchte, wenn, dann Beeren oder Quitte, Zitrone, Grapefruit, Duria
- Vermeiden: alle Arten von Zucker, jegliches Getreide, Salz, tierische Produkte (außer Butter, Sahne, Molke, Eigelb), Soja (außer traditionell fermentiert = Tempeh, Natto, Miso) ist erlaubt
- gut kauen und einen Teil mixen (siehe grüne Smoothies)
- zum Süßen erlaubt: Stevia, Xylit.
- Mindestens 2 - 4 Wochen konsequent durchführen, danach entscheiden, ob diese Ernährung für Sie geeignet ist. Am besten nichts anderes im Hause haben!!
Ist besser als Heilfasten.
- Gewichtsreduktion anfangs normal, muss aber aufhören, bevor Untergewicht besteht!
- Kontrolle mit Urin-Stix, dieser muss positiv auf Ketone reagieren!

Mikronährstoffe

Es stellt sich die Frage, ob in unserer heutigen Zeit allein über die Nahrung eine ausreichende Versorgung mit allen notwendigen Mikronährstoffen möglich ist. Bewiesen ist, dass Menschen, die einen optimalen Gehalt an Vitaminen, Mineralen und weiteren wichtigen Stoffen im Blut haben, gesünder sind und wenn sie erkranken, dies dann besser überstehen.

Die Zufuhr einzelner Vitamine und Minerale kann dagegen schädlich sein, wie die Einnahme von ß-Carotinoiden oder auch Vitamin E (jeweils einzeln genommen) bei Rauchern zeigte, die danach erhöhte Raten an Lungenkrebs hatten, oder von Selen, das bei langjähriger unkontrollierter hoher Einnahme das Diabetes-Risiko erhöhte.

Wie ist das zu erklären? Vitamine haben oft die Aufgabe, reaktive Abbauprodukte (sog. freie Radikale) aus Stoffwechselprozessen abzufangen. Man spricht von einer antioxidativen Wirkung und nennt sie auch Radikalfänger. Wenn sie diese freien Radikale aber eingefangen haben, sind sie selbst reaktiv und müssen diese Moleküle wieder abgeben können. Dies geschieht im Wechselspiel mit anderen Vitaminen, Proteinen und insbesondere auch Pflanzenhilfsstoffen wie Flavonoiden, z. B. Curcumin. Auch liegen Vitamine in der Natur oft nicht nur in einer, sondern mehreren Formen vor und es ist nicht sicher, ob es nicht, wie bei den mehrfach ungesättigten Fettsäuren, auch hier auf das Gleichgewicht der verschiedenen Formen untereinander ankommt.

Wir sind der Ansicht, dass, so weit es möglich ist, Mangelzustände durch Laboruntersuchungen erfasst und diese behoben werden sollten.

Dies ist nicht für alle Vitamine und Minerale möglich, sodass wir die zeitweise Gabe einer Vielzahl von Vitaminen und Mineralen in Kombination mit anderen Hilfsstoffen auf der Basis einer guten Ernährung als das Beste ansehen.

Wichtige Mikronährstoffe im Einzelnen

B-Vitamine

Durch den Konsum von Auszugsmehlen und Industriezucker haben heutzutage viele Menschen eine nicht ausreichende Versorgung mit B-Vitaminen. Diese unterstützen andere Vitamine wie Beta Karotin, Vitamin A, Vitamin E und Vitamin C.

Vitamin B2 und B3 (Niacin) sind u. a. wichtig zur Energieerzeugung in den Mitochondrien. Sie sind sehr instabil und werden (außer B12) schnell vom Körper aufgenommen und wieder ausgeschieden.

Vitamin B6 ist unverzichtbar bei der Herstellung von Glutathion aus Homocystein (und daher wichtig um erhöhte Homozysteinwerte zu senken), Phospholipiden (in den Nervenzellen), bei der Bildung von Gallensäuren und Hämoglobin, ist sehr wichtig in der Schwangerschaft und bei der Bildung von Serotonin (einem Neurotransmitter im Gehirn).

Vitamin B12 (zu messen über die Methylmalonsäure im Urin) und Folsäure (auch wichtig für Eiweisstoffwechsel und für die Träger unserer Erbinformationen: den Nucleinsäuren) wirken bei der Blutbildung und bei der Funktion des Gehirns mit.

Eine wirksamere Form des Vitamin B1 ist das fettlösliche Benfothiamin1.

Vitamin B2 (wichtig für die Haut, Schleimhäute und bei der Energiegewinnung) und B3 (Niacin, wichtig für das Nervensystem, die Zellreparatur und die Erhaltung der Sauerstoffkapazität im Blut). Gerade bei genetisch bedingter Erhöhung des Lipoprotein alpha (s. Diagnostik), bei zu viel Cholesterin (Low Density Lipoprotein) und bei psychiatrischen, bzw. neurologischen Erkrankungen ist die hoch dosierte Gabe von Vitamin B3 bis über 3 g/Tag erfolgreich.

Vitamin B6, Vitamin B12 und Folsäure: Manche Personen, die Probleme haben die Vitamine in ihre aktive Form umzuwandeln, benötigen aktive Formen der B-Vitamine (u. a. Methylcobalamin = aktives Vitamin B12, Folinsäure = aktive Folsäure, Pyridoxal-5-Phosphat = aktives Vitamin B6).

Vitamin C

Die täglich einzunehmende Menge beträgt 1 bis 3 g. Affen, die uns genetisch zu über 98 % ähneln, essen eine tägliche Ration von 4,5 g Vitamin C, was für den Menschen einer Dosis von fast 10 g gleichkommen würde. Die billigste Variante ist, sich Ascorbinsäure zu kaufen und diese mit einem natürlichen Kalk (z. B. Dolomit) und Wasser aufzulösen. So entsteht ein abgepuffertes Magnesium- und Calcium-Ascorbat. Natürliches Vitamin C mit Bioflavonoiden ist noch besser - oder ein gepuffertes Vitamin-C-Präparat. Bei Patienten mit Schwefelmangel (Mangel an Cystein, Glutathion) kann Vitamin C prooxidative Wirkungen entfalten. Deshalb sollte es hier mit Acetylcystein kombiniert werden (s. u.). Vitamin C unterstützt das Immunsystem, ist unabdingbar zur Herstellung von Bindegewebe und somit notwendig für die Elastizität der Blutgefäße und für die Durchblutung. Außerdem verhütet es die Bildung der krebsauslösenden Nitrosamine.

Vitamin D

Vitamin D ist in den letzten Jahren in den Mittelpunkt der medizinischen Forschung gerückt. Deshalb wollen wir es hier ausführlich abhandeln.

Es werden immer wieder neue Wirkungen entdeckt. Eine Vielzahl von Krankheiten kann durch eine Unterversorgung mit Vitamin D begünstigt werden. Dies gilt nicht nur für die mangelnde Calciumeinlagerung in den Knochen bei Kindern (Rachitis) oder Erwachsenen (Osteomalazie, Osteoporose), wie es schon lange bekannt ist.

Auch Autoimmunerkrankungen (z. B. Polyarthritis) und Infektanfälligkeit, neurologische und psychiatrische Erkrankungen wie Multiple Sklerose (MS) oder Parkinson, bzw. Depression und Schizophrenie, alle weitverbreiteten Erkrankungen des Herz-Kreislaufsystems und des Stoffwechsels und insbesondere Krebserkrankungen aller Arten, werden z. T. drastisch durch einen Vitamin-D-Mangel begünstigt. So wird z. B. das Risiko, an Pankreaskrebs zu erkranken, bereits durch die tägliche Einnahme von 400 IU Vitamin D um die Hälfte reduziert.

Diese Erkenntnisse erhalten einen außerordentlichen Stellenwert, wenn man sich der Tatsache bewusst wird, dass über 50 % der mitteleuropäischen Bevölkerung einen Vitamin-D-Mangel hat; im Winter liegt er sogar über 80 %!

Vitamin D schützt den Körper effektiv vor Infektionskrankheiten, z. B. Grippe, indem es die Bildung von körpereigenen Abwehrpeptiden anregt. Menschen, welche in größerer Höhe oder näher zum Äquator wohnen, haben eine höhere Lebenserwartung und weniger Krankheiten. Dieser Effekt ist wohl dadurch bedingt, dass die UVB-Strahlung, welche in der Haut die Vitamin-D-Bildung anregt, in diesen Gebieten höher ist.

Bei Schwangeren ist bei einem Vitamin D-Mangel die Knochendichte ihrer Kinder noch im 9. Lebensjahr vermindert.

Für die Messung ist es wichtig, nicht das fertige Vitamin D im Blut zu messen (1,25-OH-Calciferol), sondern das 25-OH-Calciferol, auch 25-OH-Vitamin D3 genannt. Dies hängt damit zusammen, dass 1,25-OH-Calciferol auch bei generellem Vitamin-D-Mangel sogar durch das bei einer Vitamin-D-Unterversorgung vermehrt gebildete Parathormon erhöht sein kann. Optimale Werte für 25-OH-D3 sind im obersten Referenzbereich gelegen (in der Regel zwischen 50 - 100 ng/ml), da die „Normalbevölkerung" schon an einer nicht optimalen Vitamin-D-Versorgung leidet und die Referenzwerte einen Durchschnitt haben, der in der Bevölkerung schon abnormal niedrig gemessene Werte darstellt. Nach neusten Ergebnissen sind alle Werte unter 30 ng/ml als Mangel anzusehen. 1,25-OH-Calciferol wird bei Nierenkranken gemessen, die das 25-OH-Calciferol nicht in diese aktive Endform umwandeln können.

Bisher wurde eine tägliche Aufnahme von nur 400 IU Vitamin D empfohlen. Praktisch in allen Studien zeigte sich mit dieser niedrigen Dosierung kein gesundheitsfördernder Effekt. Mittlerweile werden mindestens 800 - 5.000 IU Vitamin D empfohlen und selbst bei der Einnahme von 10.000 IU Vitamin D über 5 Monate zeigte sich kein negativer Effekt. Normalerweise wird Vitamin D aus Cholesterin in der Haut durch UVB-Strahlung gebildet und dies ist die beste Art der Vitamin-D-Versorgung, welche eine Vitamin-D-Einnahme an Wirkung übertrifft.

Durch eine Ganzkörpersonnenbestrahlung (am besten nackt) können bis zu 20.000 Einheiten Vitamin D in der Haut gebildet werden. Dabei muss beachtet werden, dass durch die Sonnenbestrahlung keine Vitamin-D-Vergiftung ausgelöst werden kann, da zu viel produziertes Vitamin D wieder durch das Sonnenlicht zerstört wird. Es ist also auch besser, sich mehrfach kurz als einmal lang der Sonne auszusetzen. Viele Menschen meiden seit einigen Jahren die Sonne (wegen der in den Medien und von Medizinern geschürten Angst vor Sonnenstrahlung) oder benutzen Sonnenschutzmittel, welche die lebenswichtige UVB-Strahlung abblocken und zusätzlich möglicherweise einen schädlichen Effekt auf Haut, Organismus und Umwelt haben. Sonnencremes mit Lichtschutzfaktoren von 15 reduzieren z. B. die Vitamin D-Bildung in der Haut um 99 %. Mittlerweile wird aber geschätzt, dass Sonnenlicht 30 mal mehr Krebs verhütet als es auszulösen.

Im Winter, Frühjahr und Herbst ist zudem die UVB-Strahlung in Deutschland unzureichend, insbesondere in den Städten, da durch die Luftverschmutzung nur noch wenig UVB-Licht zum Boden gelangt. Dies erklärt die Beobachtung, dass in diesen Jahreszeiten die Krankheitshäufigkeit (auch Herzinfarkt) zunimmt. Hier ist eine zusätzliche Bestrahlung durch UVB-verstärkte Solarien oder durch Einnahme von Vitamin-D-Präparaten wichtig.

Vitamin E

Vitamin E ist ein wichtiges Antioxidans und wirkt entgegen von Vitamin C nicht im wässrigen Bereich, sondern im fettigen Gewebe und wird fast überall im Körper gebraucht.

Dieses Vitamin ist „unschuldigerweise" wissenschaftlich in Verruf geraten, da seine Effektivität bei verschiedenen Krankheiten angezweifelt wird. Es werden sogar schädliche Wirkungen suggeriert. Vitamin E besteht aus vier verschiedenen Tocopherolen (alpha-, beta-, gamma-, delta-Tocopherol) und vier verschiedenen Tocotrienolen (alpha-, beta-, delta-, gamma-Tocotrienole). Vitamin E, das nur aus alpha-Tocopherol besteht, sollte nicht eingenommen werden.

Eine gute Quelle für das gesundheitsfördernde, gemischte Vitamin E ist Weizenkeimöl, biologisches rotes Palmfett, rohe und frische Weizenkeime und rohe oder gekeimte Sonnenblumenkerne. Weizenkeimöl hat den höchsten Vitamin E-Gehalt, der auch durch seine hoch ungesättigten Fettsäuren nicht verbraucht wird. Im Gegensatz zu Leinöl hat es einen Vitamin-E-Überschuss. Da Leinöl aber andere sehr wirksame Substanzen enthält, sollte es am besten zusammen mit etwas Weizenkeimöl oder rotem Palmfett genossen werden.

Vitamin K

Vitamin K kommt in Gemüse, vor allem in fermentierten Nahrungsmitteln vor und wird auch von einer gesunden Darmflora hergestellt.

Vitamin K aktiviert die Blutgerinnung, hat eine Krebs verhütende Wirkung, ist wichtig für die Gesundheit von Herz und Kreislauf und ist unverzichtbar bei der Knochenbildung. Vitamin-K-Mangel verursacht also Osteoporose, Krebs und Herzinfarkt.

Coenzym Q10

Dieses Ferment der Atmungskette ist unabdingbar für die Energieerzeugung in den Mitochondrien. 50 % des im Körper befindlichen Q10 sind in den Mitochondrien gespeichert. Der Gesamtbestand liegt bei 0,6 - 1,5 g. Bei vielen Erkrankungen ist Q10 erniedrigt zu messen als cholesteringebundenes Q10, insbesondere bei Krebs, Herzmuskelschwäche, Herzrhythmusstörungen, Alzheimer, Parkinson, Schilddrüsenüberfunktion und Müdigkeits-Syndrom. Cholesterinsynthese-Enzym-Hemmer (CSE-Hemmer), wie Statine, führen zu einem Mangel an Q10 und können für Muskelschwächen, Impotenz und Auflösung von Muskelzellen verantwortlich sein. Ein Mangel an Q10 kann auch durch eine Unterversorgung mit B-Vitaminen (Pantothensäure, Niacin, B6, B12 und Folsäure), Vitamin E, und Phenylalanin, bzw. Tyrosin ausgelöst werden.

Bei einem Mangel, welcher im Alter über 50 Jahren und bei Vergiftungen häufig auftritt, sollte Q10 gegeben werden. Dabei zeigt sich oft eine Verbesserung von Gehirn- und Nervenfunktion, der Herzfunktion (antiarryhtmische und Blutdruck stabilisierende Effekte); eine Leistungssteigerung, Normalisierung des Körpergewichtes und immunstabilisierende Wirkungen sind beschrieben. Q10 ist hilfreich bei Zahnfleischerkrankungen.

Omega-3-Fettsäuren

Etwa 90 % der Menschen können aus der, vor allem in Leinöl vorkommenden Omega-3-Fettsäure, nämlich alpha-Linolensäure (ALA), die wirksamen höherkettigen Omega-3-Fettsäuren Docosahexaensäure (DHA), Docosapentaensäure (DPA) und Eicosapentaensäure (EPA), welche auch in Fischölen vorkommen, selbst herstellen. Etwa 10 % der Bevölkerung, insbesondere Menschen mit Hautekzemen, Allergien oder schweren Krankheiten, sind dazu nicht mehr in ausreichendem Maße in der Lage. Sie sind auf die Zufuhr der fertigen langkettigen Omega-3-Fettsäuren (DHA, EPA) angewiesen. Nach einer gewissen Zeit der Einnahme kann die körpereigene Produktion aus alpha-Linolensäure wieder angekurbelt werden.

In unserer Zeit ist die Aufnahme von Omega-6-Fettsäuren (alpha-Linolensäure), welche in den meisten Pflanzenölen (Distelöl, Sonnenblumenöl, Rapsöl, Maiskeimöl) und in nahezu allen Getreidesorten vorkommt, viel zu hoch. Sie hemmt die körpereigene Produktion von höherkettigen Omega-3-Fettsäuren aus alpha-Linolensäure. Zu „Urzeiten“ war das Verhältnis der Aufnahme von Omega-3-Fettsäuren zu Omega-6-Fettsäuren 1 : 1.

Gesund ist bereits eine Relation von 1 : 1,5 bis 1 : 2. Heute ist die Realität jedoch ein Verhältnis von 1 : 20 - 1 : 50 zuungunsten der Omega-3-Fettsäuren. Das Missverhältnis, zu messen über ein Fettsäureprofil, verstärkt Entzündungsprozesse. Wirksamere, aber auch teurere Öle als Fischöle werden aus Krill - welche zusätzlich hochpotente Wirkstoffe (Phosphatidylserin, Astaxanthin, Zeaxanthin und Lutein) enthalten - oder aus Kaltwasseralgen gewonnen. Natürliches Astaxanthin gilt als eines der besten Antioxidantien und soll über 550-fach wirksamer als Vitamin E sein.

Fette von Tieren, welche Wildkräuter essen (enthalten in Milch oder Fleisch von Weide- oder Wildtieren) und Eigelb von Hühnern die Leinsamen essen, weisen zum Teil höhere Anteile an DHA und EPA auf als Fische selbst.

Bei Krankheiten sollten mindestens 500 mg DHA und 800 mg EPA aufgenommen werden.

Chrom

Chrom ist Bestandteil des Glucosetoleranzfaktors und spielt somit eine Rolle beim Zuckerstoffwechsel. Diabetiker haben meist eine Unterversorgung mit Chrom.

Kupfer

Kupfer ist wichtig zur Wundheilung, Immunfunktion, Gehirnfunktion und zur Kollagensynthese (Bindegewebeaufbau). Bei Bindegewebsschwäche kann deshalb auch ein Kupfermangel bestehen. Kupfer ist jedoch meist zu viel vorhanden, sodass grundsätzlich kein Kupfer ergänzt werden sollte – außer in Ausnahmefällen oder bei langen Ausleitungskuren (hierbei wird Kupfer ausgeleitet).

Magnesium

Magnesium schützt das Herz und wirkt gegen Bluthochdruck und Herzrhythmusstörungen. Es lindert Verspannungen und Schmerzen und ist wichtig bei Osteoporose und ADHS. Es reduziert - ebenso wie Vanadium, Mangan und Chrom – den Heißhunger auf Süßigkeiten. Es vermindert das Risiko für Diabetes und Nierensteine, stimuliert das Immunsystem und steigert die Energie. Es sollte im Vollblut oder in Erythrozyten gemessen werden. Es sollten mindestens 300 mg Magnesium pro Tag eingenommen werden. Natürlicher Dolomit-Kalk, besonders Dolomit-S-Dolpes enthält kein Blei und enthält, im Gegensatz zu anderen Dolomitprodukten, eine hohe Menge an Magnesium (s. auch die Hinweise unter Vitamin C).

Eine weitere gute Quelle ist mit Magnesium abgepufferte Milchsäure (Mg-Laktat).

Mangan

Mangan spielt eine Rolle bei den Entgiftungsenzymen in den Mitochondrien (Superoxiddismutase II= SOD2). Außerdem ist es notwendig für die Gelenkgesundheit, d.h. bei Arthrose oder Arthritis.

Molybdän

Molybdän ist Co-Faktor des Enzyms Sulfittransferase und spielt somit eine Rolle im Schwefelstoffwechsel. Es ist wichtig für die Gesundheit unserer Gelenke. In den Mitochondrien wird Molybdän in der Atmungskette benötigt. Es hat sein Lichtabsorbtionsmaximum im Gelbbereich und unterstützt damit auch den Photonentransfer in den Mitochondrien. Ohne Molybdän ist eine ordnungsgemäße Funktion dieser für unsere Gesundheit essentiellen Prozesse unmöglich.

Selen

Selen ist wichtig für die Umwandlung des Schilddrüsenhormons Tetrajodthyronin (T4) zu dem aktiven Trijodthyronin (T3). Es wird für die Entgiftung der in den Mitochondrien entstehenden freien Radikalen mittels des Enzyms Glutathionperoxidase benötigt. Selen bindet Quecksilber und kann es somit unschädlich machen.

Deutschland und andere europäische Länder sind Selenmangelgebiete. Menschen mit Selenmangel haben ein erhöhtes Risiko an Krebs zu erkranken, insbesondere an Prostatakrebs. Selen ist vor allem in Para- und Kokosnüssen, in Getreide (aus den USA) und in Meeresfrüchten enthalten. Bio-Produkte enthalten meist höhere Mengen.

Bei Erkrankungen sollten 300 µg Selen täglich eingenommen werden, bei akuten Erkrankungen und Krebs bis zu 1.000 µg (= 1 mg). Anorganisches Selen ist dabei zu bevorzugen. Zu viel Selen ist giftig und es sterben jedes Jahr einige Menschen, die versehentlich zu hohe Dosen Selen zu sich genommen haben (meist Verwechslung von µg = millionstel Gramm mit mg = tausendstel Gramm). Selen sollte im Vollblut vor und während einer Selentherapie kontrolliert werden.

Zink

Zink ist das bedeutendste Spurenelement und an über 300 Enzymen beteiligt. Die Mangelerscheinungen reichen von Wundheilungsstörungen, Hauterkrankungen, Haarausfall und Infektanfälligkeit über Durchfall, Darmentzündungen, Lebererkrankungen, Augenschäden und Fruchtbarkeitsstörungen bis hin zu ADS, Depression und Krebs. Zink kann im Vollblut gemessen werden.

Es sind mindestens 10 mg Zink pro Tag nötig.

Ultraspurenelemente

Die Gabe von Ultraspurenelementen – wie Germanium, Vanadium, Strontium, Wolfram, Bor – hat sich bei Krebserkrankungen in einigen Versuchen bewährt.

Über reines organisches Germanium wurden durchaus positive Erfahrungen berichtet. Es ist jedoch in Europa verboten, da es unter Gabe von Germanium aus unkontrollierten Quellen Todesfälle gab. Es soll insgesamt die Sauerstoffversorgung des Gewebes verbessern und antioxidative Effekte zeigen. Natürliche Germaniumquellen sind Chlorella, Knoblauch, Ginseng, Mumijo und Bambus.

Strontium scheint für einen gesunden Knochenstoffwechsel notwendig zu sein. Vanadium und Bor spielen wohl eine Rolle beim Zuckerstoffwechsel.

Mängel an Ultraspurenelementen können über eine Haarmineralanalyse abgeschätzt werden.

Zeolith

Zeolithe sind mikroporöse Aluminiumsilikate, die viele Stoffe, auch Schwermetalle aufnehmen können. Von einigen Therapeuten wird die Einnahme von Zeolith zur Entgiftung empfohlen, andere haben Sorgen wegen des hohen Aluminiumgehalts. Klinische Studien, wie effektiv Zeolithe wirken, gibt es leider bisher nicht.

Weiterhin hat sich die Gabe von organischer Heilerde (z. B. in Pro-Mumijo) als hilfreich erwiesen.

Aminosäuren

Durch das Denaturieren der Eiweiße (ab 43 °C Erhitzung), sowie durch eine verminderte Aufnahme in den Körper bei Darmerkrankungen, ist ein Aminosäuremangel gar nicht so selten. Dieser kann über ein so genantes Aminosäurenprofil im Blut gemessen werden.

Einige Wirkungen von Aminosäuren:

Actely-Cystein (Schwefelspender, Aufbau von Glutathion), Glutamin (Energie für Darmzellen, Aufbau von Glutathion), Asparaginsäure (wirksam zur Ammoniakentgiftung), Arginin (Stickoxid-Bildner, Durchblutungsförderung, stimuliert die Bildung von Wachstumshormonen und Knochen), Lysin (antiviral, Aufbau von Kollagengewebe, Bildung von Carnitin und Wachstumshormonen, gegen Osteoporose), Taurin (fördert die Galleproduktion und somit die Ausleitung von Schadstoffen), Ornithin (Leberschutz), Glycin (Ausleiten von Kunststoffen und wichtiger Bestandteil von Glutathion - es hat, vor dem Schlafen eingenommen, eine beruhigende Wirkung), L-Tyrosin (wichtig zum Aufbau von Schildrüsenhormonen und der wichtigen Hormone Adrenalin, Noradrenalin und Dopamin).

Verzweigtkettige Aminosäuren (Leucin, Isoleucin, Valin, z. B. in Ziegenmolke und Molkeprotein) wirken aufbauend, unterstützen die Leber und stimulieren den Muskelaufbau. Methionin ist ein Antioxidans und ein Vorläufer von Taurin, Glutathion und S-Adenyl-Methionin (SAM). Es wirkt bei der Behandlung von Phosphatsteinen und säuert den Urin an. Da es zu 50 % in der Leber verstoffwechselt wird, sollte es bei schweren Lebererkrankungen nur zurückhaltend gegeben werden oder durch die aktive Form (SAM) ersetzt werden. SAM ist notwendig für die Bereitstellung von wichtigen

Methyl-Gruppen, ohne die ein Leben praktisch nicht möglich ist. Es hilft bei Hüft- und Kniearthritis, da es zur körpereigenen Bildung des gelenkschützenden Glukosamins beiträgt. SAM wirkt außerdem gegen Depressionen so gut wie Antidepressiva, schützt vor Gehirnerkrankungen und kann die Leber entgiften. Es ist wichtig zur Bildung von Carnitin und Lezithin, von Phosphatidylserin und Cholin bzw. Acetylcholin. Da die Gabe von Methionin oder SAM zu einer Erhöhung von Homocystein führen kann, sollten immer die Vitamine B2, -B6, -B12 und Folsäure zugeführt werden, am besten in ihren aktiven Formen.

Polyphenole und andere Wirkstoffe

Verschiedene Pflanzen oder Inhaltsstoffe von Pflanzen (sog. sekundäre Pflanzenstoffe, hier insbesondere die Polyphenole) erhöhen die Effizienz der Mitochondrien, haben ausleitende Effekte und führen zu einer erstaunlichen Erhöhung des körpereigenen Glutathionspiegels. Dazu gehören z. B. Ginkgo biloba, oligomere Procyanidine (OPC) oder Resveratrol hochdosiert, Padma 28, Amla-Beeren und Granatapfelextrakte (Ellagsäure) das Innere von Biozitronenschalen, Rhodiala, Aloe, Taigawurzel, Macca-Wurzel, Ginseng, Cystus.

Insbesondere bei Krebs wird auch die Gabe von milchsauer vergorenen Gemüseextrakten, von hoch dosierter rechtsdrehender Milchsäure (mit Magnesium abgepuffert als Mg-Laktat) oder von fermentierten Weizenkeimen eingesetzt. Die hoch dosierte Einnahme von oligomeren Procyanidinen (OPC), zusammen mit Quercetin, schützt das Bindegewebe vor Alterung, reduziert den Vitamin-C-Bedarf, verhütet Entzündungen und Schmerzen und hat ausleitende Effekte. OPC bzw. Resveratrol findet sich hauptsächlich in Schalen von Traubenkernen, in der inneren Schale von Erdnüssen und im inneren Rindenhäutchen von Bäumen (z. B. Pinien, Zedern).

Glykonährstoffe

Zucker ist zwar ungesund, aber einige Zuckerarten, u. a. D-Galaktose oder D-Ribose, spielen eine Rolle bei der Synthese von Zellbestandteilen und bei der Entgiftung von Ammoniak. Insbesondere bei Energielosigkeit, aber auch neurologischen Störungen, scheint die Gabe solcher Zucker sinnvoll zu sein. Viele Glykonährstoffe sind in Pflanzen natürlicherweise enthalten, insbesondere in Chlorella, Chlorella-Extrakt, Sporopollein, Heilpilzen, Hefen und in der Goji-Beere.

Bakterienpräparate (Probiotika)

Durch eine ausgewogene Ernährung bieten wir unserem Darm, der 80 % unseres Immunsystems repräsentiert, die größtmögliche Unterstützung. Es gibt Hinweise darauf, dass Darmbakterien Allergien, Neurodermitis, Reizdarmerkrankungen aber auch Darmkrebs positiv beeinflussen können. Diese Wirkung können wir durch die Einnahme von Probiotika unterstützen, insbesondere dann, wenn die Darmflora durch Antibiotika-Behandlungen in Mitleidenschaft gezogen wurde. In solchen Fällen können wir auch vorbeugen, dass anaerobe pathogene Keime (Clostridien) sich im Darm nach einer Antibiotikagabe ansiedeln.

2. Meiden von allem Belastenden

Elektrosmog

Wegen der großen Bedeutung wollen wir hier vor allem auf das Thema Elektrosmog eingehen und praktische Hinweise geben:

» Erden Sie sich täglich, denn das negative Ionenfeld auf der Erdoberfläche wirkt stark entzündungshemmend (barfuß, Erdungsmanschette um den Fuß, eventuell auch nachts).

» Lassen Sie Ihr Haus durch einen Baubiologen überprüfen!

» Entfernen Sie Ihr DECT-Telefon (schnurlos) und Ihr WLAN am besten noch heute. (In Tierstudien an Ratten öffnete sich die, das Gehirn schützende, Blut-Hirn-Schranke bereits nach 2 Minuten und schwemmte Körpereiweiße und Fremdstoffe in das zentrale Nervensystem).

» Überprüfen Sie auch an Ihrem Laptop und Ihrem Rooter für das Internet, dass diese nicht auf WLAN-Modus sind.

» Telefonieren Sie, wenn möglich, nicht über 2 Minuten mit Ihrem Handy. Versuchen Sie hauptsächlich nur SMS zu nutzen. Es gibt auch strahlungsblockierende Headsets.

» Verwenden Sie kein Smartphone, denn sie sind alle zu belastend. Wenn dennoch unumgänglich: suchen Sie sich ein Gerät mit möglichst geringem SAR-Wert und nutzen Sie es möglichst selten.

» Verzichten Sie auf Bluetooth und Internetzugang bei Ihrem Handy (egal, wie praktisch es ist!).

» Schützen Sie sich vor äußeren hochfrequenten Einflüssen (bis 250 Metern Entfernung zu Handysendemast und anderen Einrichtungen) mit geeigneten Schutzmaterialien (Schutzmatten, -vorhänge, etc.)

» Denken Sie beim Telefonieren mit Ihrem Handy daran, dass Sie jeden Menschen im Umkreis von 6 Metern über den Grenzwert hinaus belasten, insbesondere auch Schwangere!

» Wenn Sie keine Freisprechanlage im Auto haben, schalten Sie es während der Fahrt ab, da das Auto einen abgeschirmten Käfig bildet und Ihr Handy stets mit höchster Leistung nach einem Signal sucht.

» Lassen Sie die Bluetooth-Funktion in Ihrem Auto deaktivieren.

» Lassen Sie an Ihrem Auto einen Erdungsstab (10,00 Euro) installieren. Dies senkt in den meisten Autos die Belastung erheblich.

» Lassen Sie einen Netzfreischalter für die Räume in Ihrem Haus, die keinen Strom in der Nacht benötigen, installieren (außer Kühlschrank und Heizung). Auf jeden Fall sollten Sie dies für Ihre Schlafräume tun!

» Bitte benutzen Sie für Ihr Baby kein Funk Babyphone oder stellen Sie es in ausreichender Entfernung auf, wenn Sie glauben, es gehe nicht ohne. Es gibt aber bereits einige Geräte, die über die Steckdose funktionieren.

» Benutzen Sie keine Funkkopfhörer!

» Wenn Sie in der Nähe von Hochspannungsmasten und/oder der Bahn wohnen, lassen Sie Ihr Haus professionell überprüfen!

» Denken Sie an mindestens zwei Meter Distanz (auch durch Wände!) zu Radioweckern, Kabeln jeglicher Art, Ladegräten, Trafos von Halogenlampen (auch an der Decke über Ihrem Bett!), Boilern, Heizlüftern, Sicherungskästen, Dimmern, Nachtspeicherheizungen, etc.

» Entfernen Sie alle elektrische Geräte in Ihrem Schlafzimmer und denken Sie auch an Mitbewohner auf der andere Seite der Wand (oder ziehen Sie die Stecker dieser Geräte; Ausschalten reicht nicht!)

» Entfernen Sie Leuchtstoffröhren (die unsichtbare Frequenz des Ein- und Ausschaltens erhöht die Stresshormone).

» Wasserbetten tagsüber aufheizen und nachts ausmachen (evtl. mithilfe einer Zeitschaltuhr).

» Wahren Sie Distanz zu Energiesparlampen.

» Halten Sie Nachttischlampen mindestens einen Meter entfernt von Ihrem Bett.

» Gehen Sie wieder zu einem batteriebetriebenem Wecker über und entfernen Sie Ihren Radiowecker.

» Benutzen Sie keine Heizdecken, auch nicht ausgeschaltet!

» Halten Sie mindestens 50 cm Abstand zu jeglicher elektrischen Leitung um Ihr Bett herum.

» Vermeiden Sie jegliches Metall in und am Bett (Federkernmatratzen, Lattenroste, Nackenerhöhung, Bettrahmen, Nachttisch etc.).

» Verzichten Sie, wenn möglich, auf synthetische Vorhänge, da diese ein elektrostatisches Feld erzeugen. Verzichten Sie auf „Smartreader“ in Ihrem Haus zur Messung des Stromverbrauchs.

» Verzichten Sie auf digitale Funkablesegeräte für Ihre Heizung.

» Verzichten Sie auf bluetooth-gesteuerte Computerspiele (kabellos).

» Lassen Sie von Fachleuten Ihren Schlafplatz auf geophysikalische Belastungen überprüfen (Wasseradern etc.).

Weitergehende Informationen zum Thema „Funklochaufenthalt" finden Sie unter www.zahnklinik.de/detox-clinic/ . Diese für Patienten und Interessierte mögliche Erfahrung entstand aus einer „Funklochtestwoche" der Open-Mind-Ärzte mit 15 schwerkranken Patienten (Krebs, ALS, Parkinson, Alzheimer, MS etc.) im brasilianischen Dschungel im Februar 2010.

Meiden von Schwermetallen und „Chemie"

Hier hilft nur ein Leben in relativ gesunder Umgebung, also nicht in der Nähe von Bahn, Autobahn, Verkehrskreuzung, Industrieanlage o. ä. Bevorzugen Sie eine möglichst natürliche Umgebung, die Sie dann aber bitte nicht verbauen oder selbst belasten sollten! Bevorzugen Sie bei der Ernährung „Biokost" und trinken Sie klares Wasser (ggf. gereinigt mit Umkehrosmosegerät), nehmen sie gute Körperpflegemittel.

Wenn möglich, sollte man eine metallfreie Zahnversorgung anstreben, und wenn Keramik zu teuer oder technisch nicht machbar ist, auf andere nicht toxische Materialien (hochwertiger, sehr gut verarbeiteter Kunststoff, bzw. Komposit) achten (siehe Zahnkapitel III.10. ff).

Damit ist sicher kein 100%iger Schutz möglich, aber eine Minderung reicht oft schon aus, um gesund zu bleiben oder gesund zu werden.

3. Allgemeine Maßnahmen der Lebensführung und selbst durchzuführende Therapien

Künstliche Lichtquellen in der Wohnung, am Arbeitsplatz und in Schulen sollten mit sogenannten Vollspektrumlampen, welche auch UVB-Licht ausstrahlen, bestückt werden. Es existieren zahlreiche Studien, welche den gesundheitsfördernden Effekt einer solchen Beleuchtung, im Vergleich zu anderen Leuchtstofflampen oder Glühlampen, zeigen.

Eine angemessene körperliche Aktivität, die Freude bereitet und nicht verbissen und übertrieben leistungsorientiert durchgeführt werden sollte, ist erwiesenermaßen sehr wichtig. Daneben sind aber auch ausreichende Regenerationsphasen mit genügend Ruhe von großer Bedeutung.

Einen besonderen Stellenwert haben Maßnahmen zur Entgiftung. Sie sollten in unsere Lebensweise integriert und immer wieder durchgeführt werden.

Wir unterscheiden zwischen einer unspezifischen Ausleitung, die generell der Entgiftung im Körper hilft und einer spezifischen Ausleitung, die gezielt bestimmte Stoffe ausleiten soll.

Allgemeine Entgiftung, unspezifische Ausleitung

Eigentlich funktionieren die Entgiftungssysteme des Menschen sehr gut, nur sind sie leider durch die Vielzahl der Gifte, denen wir ausgesetzt sind, überlastet.

Wir entgiften unseren Organismus durch Leber, Galle, Darm, Lymphe, Haut, Niere und Lunge, wobei die Leber das Hauptentgiftungsorgan darstellt. Gifte, die über die Leber zur Galle und in den Zwölffingerdarm gelangen, passieren etwa 200 m^2 Darm, der – auch über im Darmgewebe befindliche Nervenzellen – Teile der Gifte wieder aufnehmen kann. Um dies möglichst zu vermeiden, sollte bei Entgiftungsmaßnahmen durch entsprechende Ernährung auf eine möglichst kurze Darm-Passage-Zeit geachtet werden.

Rechtsdrehende Milchsäuren unterstützen die Ausleitungsvorgänge.

Die Therapie mit Natursubstanzen stützt sich auf die Einnahme von Chlorella, Korianderkraut, Knoblauch oder Bärlauch, großem Ampfer, langkettigen Omega-3-Fettsäuren aus Fisch- oder Algenöl, Propolis und Ballaststoffen. Auch die Gabe von Glutathion gehört hier dazu.

Durch das Fasten werden in der Regel aus den Körperdepots, durch Abbau von Fettgewebe, Gifte mobilisiert, aber oft genug nicht ausgeleitet. Eine Fastentherapie mit Frischpflanzensäften, Colon-Hydro-Therapie und begleitender Ausleitung kann stärkere Erfolge zeigen.

Für einen optimalen Effekt auf die Darmflora und den Energiestoffwechsel ist es sinnvoll, rechtsdrehende Milchsäuren dazu einzunehmen.

Spender der für die Entgiftung so wichtigen Schwefelgruppen (Thiole) sind natürliche Schwefelverbindungen, z. B. in Bärlauch, Knoblauch oder Kohl, Methylsulfonylmethan (MSM), Cystein, Methionin und S-Adenyl-Methionin (SAM).

» In Bärlauch sind etwa fünfmal mehr aktive Schwefelverbindungen, die für die Entgiftung wichtig sind, enthalten als im Knoblauch.
» Positive Wirkungen verspricht die Einnahme von Methyl-Sulfonyl-Methan (MSM), insbesondere bei Darm- und Gelenkproblemen, aber auch bei Allergien und Autoimmunerkrankungen.
» Die Einnahme von Acetyl-Cystein steigert die köpereigene Bildung von Glutathion auch in den Gehirnzellen und führt zum Auffüllen des Thiolspeichers, der für die normale Funktion der Mitochondrien sehr wichtig ist. Bei schweren degenerativen Erkrankungen, z. B. AIDS, werden täglich mehrere Gramm eingenommen (nicht bei Krebs).
» Methionin, am besten als S-Adenyl-Methionin (SAM), besitzt ebenfalls günstige Wirkungen, z. B. auch bei Kindern mit Entwicklungsstörungen. Hierbei sollten ausreichend Vitamin B2, B6 (am besten als P-5-P), B12 (am besten als Methylcobalamin), Folsäure und andere Vitamine gegeben werden.

Chlorella

Ausschließlich in Chlorella, nicht in anderen Algen oder Bakterien wie Meeresalgen oder Spirulina ist das Sporopollein enthalten, welches fast alle Giftarten, wie Schwermetalle, Dioxin oder PCB effektiv binden kann.

Chlorella ist zudem Krebs verhütend, regeneriert die Darmflora und -schleimhaut, hilft gegen Durchfall und Verstopfung, reduziert Blutfettwerte, kann Geschwüre verhüten, wirkt gegen Diabetes sowie Leberverfettung u. v. m.

Chlorella-Algen haben essenzielle Fettsäuren (ca. 12 %), eine hochwertige Form von Vitamin B12 (Methyl-Cobalamin), einen hohen Eiweißgehalt (ca. 60 %) mit allen essenziellen Aminosäuren, und erhöhen so das körpereigene Glutathion. Sie haben einen hohen Eisengehalt und den höchsten Chlorophyllgehalt.

Hoch dosiert sind Chlorella-Algen bei Ausleitungskuren sehr wirksam.

Je höher die Alge dosiert wird, desto weniger Nebenwirkungen sind zu erwarten. Bei aktiven Ausleitungskuren können in der Zeit von zwei bis vier Wochen täglich bis zu 50 g eingenommen werden. Günstig ist es, die Einnahme über den Tag zu verteilen (nach den Mahlzeiten) und vor allem vor dem Schlafengehen eine Dosis zu nehmen.

Chlorella-vulgaris-Arten werden im Allgemeinen gut vertragen, selbst wenn andere Chlorella-Arten bisher nicht vertragen wurden.

Leider können einige Chlorella-Arten (auch mit Bio-Siegel) relativ hohe Schwermetallwerte aufweisen. Gute Hersteller versuchen, dies durch häufige Messungen zu vermeiden.

Phospholipid Exchange, Cerebrolysin

Dr. Patricia Kane, Biochemikerin und Ernährungsspezialistin, entwickelte für Schwerstkranke die orale und intravenöse Gabe von essentiellen Phospholipiden. Hierbei wird versucht, die im Fettgewebe und in den Zellwänden abgelagerten Gifte (Neurotoxine) sowie die defekten Fettsäurereste durch gute Fette auszutauschen. Damit werden auch bei schweren Erkrankungen teilweise sehr gute Erfolge erzielt. Als Nebeneffekt fördert diese Art der Therapie den Blutfluss, senkt Bluthochdruck und erhöhtes Cholesterin und fördert die Regeneration und die Entgiftungsleistung der Leber.

Infrarotsauna

Die Inanspruchnahme einer Infrarotsauna (insbesondere mit Infrarot-C- und B-Strahlung) kann durch das Ausschwitzen von Fett und damit auch der in Fett gelösten Substanzen zu einer starken Entgiftung führen. Im Vergleich zu herkömmlichen Saunen, bei denen etwa 97 % Wasser und 3 % Fett sowie Salze ausgeschwitzt werden, besteht der Schweiß bei Infrarotsaunen nur zu 80 % aus Wasser und zu 20 % aus Fetten, Proteinen und Salzen.

Fast alle Erkrankungen lassen sich durch die Infrarotsauna positiv beeinflussen. Diese kann täglich benutzt werden. Aber auch die 30 - 40-minütige 60°C-Sauna vermag die Entgiftungsleistung erheblich zu steigern.

Spezifische Ausleitung

Die spezifische Ausleitung betrifft v. a. Schwermetalle. Dies liegt insbesondere daran, dass wir hierfür Mittel zur Verfügung haben, während wir in Bezug auf Tausende von Chemikalien oft nur die allgemeine Entgiftung fördern können. Die spezifische Ausleitung ist eine oft langwierige, komplexe Therapiemaßnahme, die in die Hand eines erfahrenen Arztes oder Heilpraktikers gehört.

Der spezifischen Ausleitung vorausgehen müssen grundsätzlich eine vitalstoffreiche Ernährung, eine hohe Flüssigkeitsaufnahme mit Elektrolyten und eine sorgfältige Labor-Kontrolle. Diese erfasst wichtige Organparameter zur Erfassung von Kontraindikationen der Ausleitungstherapie sowie von Mikronährstoff-Mangelzuständen. Diese müssen vor Beginn der eigentlichen Ausleitungstherapie unbedingt ausgeglichen werden!

Der Mikronährstoffausgleich betrifft Aminosäuren (insbesondere schwefelhaltige -, wie z. B. Cystein und S-Adenyl-Methionin), Vitamine, Mineralstoffe (z. B. Kalium, Magnesium, Calcium, Silizium, evtl. Natrium), Spurenelemente (insbesondere Zink, Selen, Mangan, Molybdän, Chrom, evtl. Kupfer und Eisen) und Ultraspurenelemente (Bor, Strontium, Germanium, Vanadium etc.). Erst dann kann eine Ausleitung gut, unter Vermeidung von Nebenwirkungen, funktionieren.

Es konnte gezeigt werden, dass elektromagnetische Strahlungen die Ausleitung massiv behindern können. Dagegen werden die besten Ausleitungen und somit Verbesserungen der Beschwerden in funkarmen Gegenden erzielt, bei denen keinerlei Empfang von Radio, Fernsehen, Mobilfunk usw. möglich ist.

Weiterhin hat es sich bei Ausleitungen bewährt, insbesondere bei Infusionen, zusätzlich eine Akupunktur durchzuführen, welche die Ausleitungsorgane unterstützt. Eine klassisch homöopathische, am besten miasmatische Homöopathie ist, richtig durchgeführt, auch hilfreich.

Chelatbildner sind immer noch die wirksamsten Entgiftungsmittel für Schwermetalle. Neben den älteren Mitteln wie DMSA oder DMPS kann auch das neue „Pro-Glutathion" als hoch effektives Ausleitungsmittel angesehen werden. Die Gabe von Chelatbildnern (außer Pro-Glutathion) leitet auch Spurenelemente, wie z. B. Zink, Mangan, Molybdän, Chrom, evtl. auch Kupfer aus. Deshalb sollten am Tag der Gabe von Chelatbildnern keine Spurenelemente gegeben werden. Diese sollten dafür in den Therapiepausen aufgefüllt werden.

Eine vorherige Gabe von Basenmitteln ist, während und nach der Gabe von Chelatbildnern unbedingt angezeigt, da dadurch die Gifte besser gebunden und über die Nieren ausgeschieden werden können. Ist das Milieu zu sauer, können die Gifte dort wieder abgegeben werden. Außerdem können dadurch die – in der Presse zu Unrecht hochstilisierten – Nebenwirkungen von Chelatbildnern noch besser vermieden werden. Basenmittel sollten aber nicht ständig eingenommen werden, da dadurch auch die Aufnahme von Zink, Selen, anderen Spurenelementen und Vitaminen behindert werden kann.

Empfehlenswert ist es, eine vorherige Infusion, z. B. mit Tham-Köhler und eine Injektion mit 500 - 1.000 µg Selen (anorganisch; z. B. Selenase 500 inject), intravenös zu verabreichen.

Es hat sich auch als sinnvoll erwiesen, bei einer Ausleitung mit Chelatbildnern gleichzeitig Chlorella einzunehmen.

Dimercaptopropansulfonsäure (DMPS)

DMPS wurde in den 50er-Jahren des letzen Jahrhunderts in Russland entwickelt und erhöhte die Lebensdauer von Erzbergarbeitern um 20 Jahre. Es ist ein hervorragendes Ausleitungsmittel bei Quecksilber- und Kupferbelastungen. Es leitet aber auch eine Reihe anderer Elemente aus: Zink, Zinn, Blei, Cadmium, Palladium, Arsen, Silber, Gold u. a.

Bei seltenen Fällen einer Allergie auf DMPS weicht man auf DMSA aus.

Dimercaptobernsteinsäure (DMSA)

Gerade Kinder mit Entwicklungsstörungen, Hyperaktivität und Autismus zeigen manchmal nach mehreren Zyklen mit DMSA deutliche Verbesserungen. DMSA kann allerdings bei oraler Gabe zum Wachstum von Hefepilzen im Darm führen: Es wird nur zu etwa 20 % resorbiert, der Rest wird wieder über den Stuhl ausgeschieden. Die intravenöse Anwendung ist nach Erfahrungen von Dr. Daunderer wirksamer als die in Kapselform.

Pro-Glutathion

Im Gegensatz zu anderen Chelatbildnern kann das neue Entgiftungsmittel Pro-Glutathion direkt in das Zellinnere und in die Mitochondrien gelangen, in Gehirn und Rückenmark, den Glutathiongehalt hervorragend erhöhen und Schwermetalle ausleiten.

In ersten Versuchen an Menschen konnte gezeigt werden, dass Personen mit allen möglichen Erkrankungen, auch Parkinson, Autismus, ALS, Alzheimer, Herzbeschwerden, Lebererkrankungen, Arthritis, Hautleiden und anderen Beschwerden schnelle Besserung oder zumindest ein Stopp des Krankheitsfortschritts durch die Gabe der neuen Substanz erfahren können. Es wirkt als stärkstes Antioxidans, erhöht selbst bei autistischen Kindern den Glutathionspiegel so stark, wie kein anderes bisher bekanntes Mittel und kann möglicherweise auch bei liegenden Amalgamfüllungen gegeben werden.

Natriumthiosulfat

Natriumthiosulfat hat eine gute Bindungsfähigkeit zu Quecksilber, ist relativ preiswert und kann für Mundspülungen nach Amalgamentfernungen genommen werden.

Zink-Diethylenetriaminepentaacetat (Zn-DTPA) und Diethylenetriaminepentaacetat (DTPA)

Mit diesen Mitteln können Blei und selbst radioaktive Stoffe ausgeleitet werden.

Desferroxamin

Überschüssiges Eisen und Aluminium können durch Desferroxamin ausgeleitet werden. Es hat zudem eine schwache Quecksilberanbindung.

Desferroxamin (Desferral) hat sich in den 70er-Jahren des letzen Jahrhunderts bei der Behandlung der Alzheimer-Erkrankung als wirksam erwiesen. Prof. Kruck (Kanada) hatte entsprechende Studien durchgeführt, welche nachwiesen, dass Desferroxamin bei Alzheimer-Patienten durch die Ausleitung von Aluminium und die Bindung von Eisen (evtl. auch Quecksilber) erfolgreich ist. Desferroxamin hat sich auch bei ALS-Patienten als wirksam erwiesen.

Ethylendiamintetraacetat EDTA

EDTA dient zur Ausleitung von Metallen; in Kombination mit DMPS oder DMSA können auch Quecksilber-Ausleitungen erfolgreich sein. Diese Art der Therapie behandelt Bluthochdruck, Durchblutungsstörungen, Arteriosklerose, Herzinfarkt oft leichter und effektiver. Die Wirkung der Chelattherapie, die schon seit Jahrzehnten mit Erfolg eingesetzt wird, beruht auf der Ausleitung von Nickel, Kupfer und Blei, die nachgewiesenermaßen Arterien verengen und die Herzmuskelzellen schädigen können.

Korianderkraut

Korianderkraut kann Schwermetalle und Aluminium ausleiten. Es sollte erst am Ende einer Ausleitung gegeben werden, möglichst immer in Verbindung mit Chlorella. Korianderkraut-Einreibungen an Hand- und Fußgelenken oder über erkrankten Arealen, wie z. B. Gelenke oder Herz, können sich positiv auswirken.

In heißem Wasser eingenommen wirkt Korianderkraut gut gegen Kopfschmerzen. Neben der (teuren) Tinktur ist das frische Kraut mindestens genauso wirksam und in Form von Pesto auch eine Weile haltbar.

Spezielle Therapien

Diesen Punkt werden wir in einer künftigen Veröffentlichung abhandeln.

II. GENERELLE PRINZIPIEN IN BEZUG AUF URSACHE, DIAGNOSE UND BEHANDLUNG VON ERKRANKUNGEN

1. körperliche/physische Ebene

1. Nahrungsmittel-Unverträglichkeiten

URSACHE

Die Darmflora wird in Abhängigkeit vom Lebensalter ausgebildet. Bei Neugeborenen findet die sog. Erstbesiedelung statt, die entscheidend durch die Komponenten der Muttermilch bestimmt wird. Babys, die mittels Kaiserschnitt auf die Welt kommen und nicht durch den Geburtskanal gelangen, haben ökophysiologische Nachteile. Sie werden dann nicht mit den Lakto- und Bifidobazillen aus der mütterlichen Vagina besiedelt, sondern zufällig mit Bakterien aus der Umwelt. Auch weisen Flaschenkinder gegenüber Babys, die mit Muttermilch ernährt werden, Nachteile auf. So ist bereits bei diesen Kleinkindern ein größerer Anteil auch von obligat pathogenen Bakterien zu finden, wie z. B. von E.coli-Stämmen oder auch Clostridien. Diese Bakterien findet man sonst in späteren Lebensaltern. Bei gesunden Kindern und Erwachsenen bis ca. 50 Jahre stellt sich ein Kräftegleichgewicht innerhalb der Darmflora und auch zwischen Darmflora und Immunsystem ein. Erst im Rentenalter kommt es vielleicht, in Abhängigkeit von sich ändernden Ernährungsgewohnheiten, zu einer Verschiebung. Der Anteil der Clostridien und Laktobazillen steigt, der Anteil der Bifidobakterien sinkt hingegen.

Bei Nahrungsmittelunverträglichkeiten, nach Infektionen oder durch die Einnahme von darmschleimhautschädigenden Medikamenten, wie z. B. Säureblockern oder Entzündungshemmern, können sich schon bereits in jungen Jahren negative Auswirkungen auf das Darmmilieu ergeben. Verschiebungen in der Darmflora, das „Überwuchern" obligat pathogener Keime, wie z. B. der Clostridien, lassen während der Verdauung der Nahrung Fehlgärungen entstehen, die die Darmschleimhaut weiter reizen und durch die Bildung von sog. Fuselalkoholen auch die Leber schädigen. Ein Teufelskreis beginnt, der über Entzündungen des Darmes und der Ausbildung von Allergien auf bestimmte Nahrungsmittel, bis hin zu chronischer systemischer Erschöpfung und Mangelzuständen führen kann. Man unterscheidet klassisch zwischen aerober (Sauerstoff-liebender) Flora im Dünndarm und anaerober (Sauerstoff-nicht-liebender, sauerstoffarmer) Flora im Dickdarm. Der Dünndarm ist mit ca. 100 Bakterienarten eher spärlich besiedelt, wohingegen der Dickdarm mit mehr als 400 verschiedenen Bakterienarten äußerst viele „Mitbewohner" beherbergt. Insgesamt kommt der menschliche Organismus auf eine unglaubliche Zahl von ca. 100 Billionen Bakterien im Darm. Das heißt, unser Darm enthält mehr Bakterien, als wir selbst Zellen besitzen! Die Symbiose mit diesen Bakterien scheint also nicht ganz zufällig oder unsinnig zu sein. Im Gegenteil. Unsere Darmflora hat vielfältige Aufgaben. So produzieren z. B. die Bifidobakterien verschiedene B-Vitamine und rechtsdrehende Milchsäure. Auch die Motilität des Darmes wird maßgeblich durch eine intakte Darmflora mit gesteuert.

Faktoren, die die Darmflora schädigen können, sind:

Antibiotika, Säureblocker, Schmerzmittel, Immunsuppressiva, Infektionen, einseitige ballaststoffarme Ernährung, Abgabe von Metallen in den Speichel aus dem Zahnbereich, Störungen von Leber/Galle/Pankreas, Darmentzündungen.

Probleme in der Verdauung als Folge von Mikronährstoffmangel kommen sehr häufig bei der Stoffwechselstörung Hämopyrrollaktamurie (kurz HPU) vor. Der bei dieser Stoffwechselstörung auftretende kombinierte Mangel von Vitamin B6, Zink und Mangan führt in der Regel zu einer Hypochlorhydrie (einem zu wenig an Magensäure) und zu einer eingeschränkten Wirkweise von Verdauungsenzymen. Verschiebungen in der Darmflora und die Ausbildung von Nahrungsmittelunverträglichkeiten sind die Folge.

Unabhängig von einer HPU gibt es auch zwischen den einzelnen Mikroorganismen Wechselwirkungen, die das ökologische Zusammenspiel formen. So wird die Zusammensetzung der Darmflora auch noch von weiteren Faktoren beeinflusst. Dazu gehören Stoffwechselprodukte der einzelnen Bakterienarten, die sich hemmend oder auch förderlich auf das Wachstum anderer Arten auswirken können: Das Substratangebot durch die zu verdauende Nahrung, aber auch die Abwehrmechanismen des Immunsystems (sekretor. IgA, Lysozym etc.), die ein Durchdringen der Bakterien in Richtung Blut- und Gefäßsystem verhindern.

Zu den häufigsten Nahrungsmittelunverträglichkeiten (kurz: NMUs) gehören die Fruktose-, Laktose- und Sorbit-Malabsorption, Gluten-Sensitivität, Casein-Sensitivität (Unverträglichkeit von Milcheiweiß) und Histaminose. Neben diesen generellen Unverträglichkeiten werden zunehmend auch allergische Reaktionen gegen weitere Nahrungsmittel ausgebildet,- am häufigsten gegen Eier und Nüsse bzw. gegen das, was regelmäßig bis häufig konsumiert wird. Allergien gegen Nahrungsbestandteile gehören selten zu den Sofort-Typ-Reaktionen (IgE-vermittelt), sondern eher zu den des verzögerten oder auch späten Typs (IgG-vermittelt). Das bedeutet, dass sich Reaktionen auf unverträgliche Nahrungsmittel bis zu 72 Stunden nach Verzehr ausbilden können.

Die Symptomenliste ist lang und beinhaltet, unter anderem, folgende Beschwerden:

Kopfschmerzen, depressive Verstimmung, Muskel- und Gelenkbeschwerden, Reizdarm, Übelkeit, Verstopfung, Durchfall, Hyperaktivität, Konzentrationsstörung, Ekzeme der Haut, Reizungen der Schleimhäute u.v.m.

DIAGNOSE

Labordiagnostisch dient der Nachweis der Antikörper gegen die verschiedenen Nahrungsmittelklassen bzw. einzelnen Nahrungsmittel. Hier ist es entscheidend, welche Antikörperklasse getestet wird. IgG3 und IgG4 sowie IgG sollten überprüft werden. Testverfahren sind teuer, stellen aber bei Nachweis eine große Hilfe dar, um in Zukunft unverträgliche Nahrungsmittel zu meiden. Durchführende Labore sind z. B. Labor Ganzimmun, ImuPro300 , LTT-Test. Nahrungsmittelunverträglichkeiten können durch Enzymmängel entstehen (z. B. Laktase-Mangel, verminderte DAO) oder gegen Eiweißbestandteile aus der Nahrung (Bsp. Casein) gerichtet sein. Enzymmängeln liegen genetische Prädispositionen zugrunde, wohingegen IgG-Antikörper gerichtete Reaktionen gegen Nahrungsbestandteile gern im Zusammenhang mit Leaky-Gut-Syndrom bzw. Nebennierenerschöpfung (Cortisolmangel) diskutiert werden.

BEHANDLUNG

Curcuma: anti-entzündlich (hemmt TNF-alpha vermittelte Entzündungsprozesse), wirkt leberschützend sowie anti-depressiv.

Toxaprevent pure (Froximmun): Durch die besonders hohe Aufnahmekapazität von Histamin- und Schwermetallen eignet sich dieses Produkt besonders zur Vorsorge oder zur Therapieunterstützung bei Erkrankungen des Verdauungstraktes und ist für Patienten mit Entzündungsproblemen im Darmbereich sowie Patienten mit Histaminintoleranz entwickelt worden.

Okubaka: (Schwarzafrikanischer Rindenbaum, homöopathisch in Niedrigpotenzen einzusetzen). Bewährtes Mittel bei Magen-Darm-Beschwerden (Infekte, Histaminintoleranz)

Sanum: Darm-Sanierung und Milieu-Therapie.

Bei Nahrungsmittelunverträglichkeiten: Alkala N, Exmykehl (bei Candida), Fortakehl, Oukubasan

Diät: unbedingt alle unverträglichen Nahrungsmittel und Nahrungsergänzungsmittel meiden! Z. B. keinesfalls Colostrum bei Kuhmilch-Unverträglichkeit, Enzyme aus Papaya und Ananas bei Sensitivität etc.

Bei chronisch entzündlichen Erkrankungen empfiehlt sich ein LTT-Test auf Nahrungsergänzungsmittel, die eingenommen werden (Labor Dr. Bär, IMD Berlin)

Glutamin: proteinogene Aminosäure. Wichtig für die Integrität der Darmschleimhaut. Wirkt im ZNS entgiftend durch den Abbau von Ammoniak. Wirkt einer Übersäuerung entgegen. Glutamin-Mangel, z. B. durch metablischen Stress verbunden mit erhöhten Stickstoffverlusten, führt zur Atrophie der Darmschleimhaut. Als Folge kommt es zur Dysbiose und „leaky Gut"-Syndrom mit der Ausbildung von Nahrungsmittelunverträglichkeiten. Glutamin-Einnahme kann die Synthese von sekretorischem IgA verbessern.

Zink, B6, Mangan, Molybden, Chrom:

Therapie der HPU - Lactobazillen: oft fehlen Lactobazillen und Bifido-Bakterien, gerade auch bei Vorliegen einer HPU. ProbioCult (Syxyl) ist ein sehr gutes Kombi-Präparat mit Glutamin.

Cave: viele Präparate enthalten Prebiotika wie z. B. Inulin (Oligosaccharid aus Fruktosemolekülen). Das geht bei Vorliegen einer Fruktose-Unverträglichkeit gar nicht.

SPEZIELLE INFORMATION

Um eine Fruktose-Unverträglichkeit (nicht zu verwechseln mit hereditärer Fruktose-Intoleranz!) nachzuweisen, werden sog. H2-Atemtests durchgeführt. Diese Atemtests weisen Wasserstoff als Spaltprodukt bei Fruktose-Malabsorption zuverlässig nach. Problematisch an diesem Testverfahren ist allerdings, dass eine Provokation erfolgen muss. Das heißt, dass der Testperson vor der Messung eine Fruktose-Lösung verabreicht wird. Eine Gruppe von Patienten mit Fruktose-Malabsorption hat auch einen stark schwankenden Blutzuckerspiegel. Die orale Einnahme von Fruktose kann dann zu dramatischen Schwankungen des Blutzuckers führen und führt bei einigen Patienten nach anfänglichem Anstieg des Blutzuckers und Insulinausschüttung zu hartnäckigem Unterzucker mit den bekannten Symptomen wie Nervosität, Unruhe, Gereiztheit, Ängstlichkeit etc.

Eine weitere und sehr viel ungefährlichere Möglichkeit des Nachweises einer Fruktose-Unverträglichkeit besteht in der Bestimmung des Fruktosamin-Werts im Blut. Der Vergleich des gemessenen Wertes mit dem Referenzwert zeigt, ob der Patient Probleme mit der Verstoffwechselung von Fruktose hat, ob er zu Unterzucker oder stark schwankenden Blutzuckerspiegeln neigt oder ob er auf dem Weg zur Insulinresistenz ist. Fruktosamin ist eine Zucker-Eiweiß-Verbindung mit einer Halbwertszeit von 23 Tagen. Es wird in Abhängigkeit der Menge von Glucose und Fruktose im Blut gebildet und stellt einen sehr viel sensitiveren Marker als das Hba1c dar.

Fruktose wird zunehmend in der Nahrungsmittelindustrie eingesetzt. D. h., dass der Anteil an Fruktose in der Nahrung in den vergangenen Jahren kontinuierlich gestiegen ist (Süßigkeiten, Fertigprodukte). Auch ein gesunder Mensch verträgt nur eine bestimmte Menge Fruktose pro Tag. Wird diese Menge überschritten, treten Symptome wie Blähungen und breiiger Stuhl auf. Als verträglich werden zwischen 20 g und 50 g genannt. Auch diese Grenze ist individuell unterschiedlich und auch abhängig von weiteren eingenommenen Kohlenhydraten. Durch eine Fruktose-Malabsorption kommt es zu Resorptionsstörungen bestimmter Mikronährstoffe. Vor allem von Zink, Tryptophan und Folsäure. Patienten mit dieser Unverträglichkeit weisen diese Mikronährstoffmängel auf. Die Aufnahme von Fruktose aus dem Darm geschieht über den sogenannten Glut5-Transporter. Die Geschwindigkeit, mit der dieses Transportprotein arbeitet und auch die Anzahl der Transporter pro Darmwand wird durch die Anwesenheit von Schilddrüsenhormonen gesteuert. Patienten mit Schilddrüsen-Unterfunktion weisen überdurchschnittlich häufig eine Fruktose-Malabsorption auf.

Wird Fruktose nur ungenügend in vorderen Darmabschnitten aus dem Darmlumen aufgenommen, so gelangt es in hintere Darmabschnitte. Die Bakterien in diesen Bereichen sind nicht auf die Verstoffwechselung großer Kohlenhydratmengen ausgerichtet. Anwesenheit von Fruktose führt hier zu Fehlgärungen und zur Entstehung von Fuselalkoholen. Das sind minderwertige Alkohole, die ins Blut gelangen und die Leber schädigen, wie Studien an Ratten eindrucksvoll dokumentieren konnten. Die Ratten, die mit einer fruktosereichen Diät gefüttert wurden, litten nach kurzer Zeit an Leberzirrhosen und einer Verfettung der Leber, wie man sie sonst nur bei Alkoholikern findet.

Oben beschriebene Mikronährstoffmängel führen bei Patienten rasch zu Depression und Schlafstörungen durch den kombinierten Tryptophan- und Zinkmangel. Ein Folsäuremangel kann sich u. a. auch durch vermehrten Haarausfall in dieser Patientengruppe zeigen. Eine Fruktose-Unverträglichkeit führt durch die Fehlgärungen und Blähungen oft zu einem Öffnen der Ileozaecal-Klappe. Auf diese Weise können Bakterien des Dickdarms in den weniger dicht besiedelten Dünndarm vordringen und dort zu einem sog. „Small intestinal Bacterial Overgrowth Syndrome" führen. Hierbei kommt es zu einer unphysiologischen Zusammensetzung der Bakterienflora im Dünndarm, die mehr der des Dickdarms ähnelt. Auch zahlenmäßig überwuchern hier die Bakterien den betroffenen Dünndarmabschnitt. Symptome entsprechen denen der Fruktose-Malabsorption mit Blähungen, Aufstoßen, Durchfall oder Verstopfung und Bauchkrämpfen. Abhilfe können nur Medikamente bringen, welche die Bakterien im Wachstum hemmen. In schwierigen Fällen ist der Einsatz von Metronidazol und Antibiotika angezeigt, um die Flora wieder zu normalisieren.

Eine andere, ebenso effektive, aber sanfte Möglichkeit ist der Einsatz von Rizolen (mit Ozon angereicherte Öle) oder Oregano-Öl. Anschließend ist eine Symbioselenkung, z. B. mit Symbioflor, für eine Stabilisierung des Darmmilieus ratsam.

HISTAMINOSE –

auch Histamin-Unverträglichkeit oder Unverträglichkeit biogener Amine genannt. Schulmedizinisch anerkannt ist ein erhöhter Histaminspiegel, der zu Beschwerden führt. HPU-Patienten weisen jedoch zu 80 % eine erhöhte Aktivität des Histamin abbauenden Enzyms Diamino-Oxidase (DAO) auf, was zu einem erniedrigten Histamin-Spiegel führt.

Symptome nach Verzehr von histaminreichen Speisen in dieser Patientengruppe sind die gleichen, z. B.:

» Juckreiz, Rötung der Haut, Ekzeme bis hin zur Nesselsucht;
häufig Kopfschmerzen, Migräne, Schwindel oder Hitzegefühl,
Schweißausbrüche nach dem Essen;
» Atembeschwerden durch Zuschwellen der Nasenschleimhäute, Asthma,
Halskratzen;
» Blähungen, weicher Stuhl, Verstopfung oder Durchfall, Übelkeit/Erbrechen,
Bauchschmerzen, Magenstechen;
» Herzstolpern, Engegefühl der Brust, Bluthochdruck, der nicht auf Medikamente
reagiert, Bluthochdruckspitzen, Herzrasen, Herzrhythmusstörungen;
» Dysmenorrhoe, Schleimhautreizungen der Geschlechtsorgane, Blasenentzündung;
» Wassereinlagerungen;
» Gelenkschmerzen; Erschöpfung, Müdigkeit, Schlafstörungen, Seekrankheit.

DIAGNOSE

Eine zuverlässige Bestimmung des Histaminspiegels erfolgt im Vollblut.

THERAPIE

bei Histaminose: Toxaprevent pure, Okoubaka, DAOsin

bei Histapenie: Anheben des Histaminspiegels durch ProHis (Folsäure, Tryptophan, Vitamin B3). In schwierigen Fällen auch anfänglich tgl. Gabe von DAOsin.

GLUTEN-SENSITIVITÄT

Durch selektierte Zuchtmethoden steigt der Anteil an Gluten, einem Eiweißbestandteil des Weizens, zunehmend. Immer mehr Patienten zeigen Symptome einer Gluten-Sensitivität. Diese kommt auch bei HPU-Patienten gehäuft vor. Das gleichzeitige Auftreten von Gluten-Sensitivität, Diabetes und Hashimoto bei dem Patienten wird mit dem Vorhandensein von Antikörpern gegen Candida diskutiert (Nieuwenhuizen et al., 2003).

Viele Patienten vertragen anstelle des Weizens Dinkel sehr gut. Ob Eiweiß-Bestandteile der häufig verzehrten Getreidearten (Weizen, Roggen, Gerste, Hafer) problematisch sind, sollte durch Analyse der IgA-Fraktion und IgG-Tests untersucht werden.

II. GENERELLE PRINZIPIEN IN BEZUG AUF URSACHE, DIAGNOSE UND BEHANDLUNG VON ERKRANKUNGEN

2. geistige/psychische Ebene

URSACHE

Psychische Krankheiten folgen immer einem klaren Konzept, welches sich im Wesentlichen aus drei Ebenen zusammensetzt. Die erste Ebene, die Ausgangssituation, ist der momentane Gefühlszustand, der durch die sog. Triade bestimmt wird.

Die Triade setzt sich zusammen aus der Physiologie, was bedeutet: Körperhaltung, Bewegung und Atmung.

Eine aufrechte Haltung bedingt in Sekundenschnelle einen deutlich besseren Gefühlszustand, als eine gebückte Haltung mit hängenden Schultern. Der „Unterschied" zwischen einem tendenziell depressiven Zustand und einem tendenziell euphorischen Zustand beträgt oft nur wenige Millimeter (was der geneigte Leser in einer einfachen Selbstübung einfach nachprüfen kann).

Der zweite Teil der Triade ist der Fokus: Je nachdem, ob wir uns auf etwas Negatives oder Positives fokussieren, ändert sich auch hier der Gefühlszustand im Bruchteil einer Sekunde. Grundsätzlich ist es immer unsere Wahl, auf was wir uns fokussieren.

Der dritte Teil ist die Sprache: Jedes Wort, gesprochen, gelesen oder gehört, erzeugt eine biochemische Reaktion in unserem Organismus (wenn nachts bei Abwesenheit eines Familienmitgliedes das Telefon klingelt und der Gegenüber nur das Wort *Unfall* ausspricht, löst das in uns sofort eine Kortison Ausschüttung (evtl. besser: Stressreaktion) und Veränderung von Puls und Kreislauf aus).

Insofern jeder Mensch aus dem Zusammenwirken der Selbst-Bestimmung, welche Atmung, welche Haltung, welchen Fokus auf welche Bilder, welche Wörter und welche Sprache er verwendet, kann er jedes beliebige Gefühl innerhalb eines Bruchteils einer Sekunde hervorrufen.

Auch hier gilt: die Gefühle kommen nicht zu uns, sondern wir gehen zu den Gefühlen.

Mit diesem Verständnis der Gefühlswelt befinden wir uns allerdings noch nicht auf einer zielgerichteten Ebene; diese entsteht durch eine Art Magnet, auf den sich jeder Mensch dieser Welt hinbewegen möchte: die sog. sechs menschlichen Grundbedürfnisse (Six Human Needs).

Bei seelischen Erkrankungen sollte man auch an körperliche Ursachen und bei körperlichen Erkrankungen auch an seelische Ursachen denken. So fahnden ganzheitliche Therapeuten bei Depressionen oder psychosomatischen Erkrankungen z. B. nach Funktionsstörungen der Schilddrüse, Belastungen mit Schwermetallen oder nach Elektrosmogbelastung.

Bei körperlichen Erkrankungen sollte dagegen nie die seelische Seite vergessen werden. Rückenschmerzen sind eben nicht eine reine Erkrankung der Bandscheiben oder der Wirbelsäule. Selbst Menschen mit massiven körperlichen Veränderungen sind oft beschwerdefrei. Einer der häufigsten Gründe, warum Rückenschmerzen chronisch werden, ist der Gang zum Orthopäden. Der Mensch bleibt dann möglicherweise in seiner Erkrankung haften, hat zunächst vermeintliche Vorteile daraus und kann sich später oft nicht daraus lösen, auch wenn es ihm letztendlich zum Nachteil gereicht.

Trauma als Ursache von chronischer Krankheit auf körperlicher, psychischer und seelischer Ebene

Herausforderungen unterschiedlicher Art in Form von körperlichen, psychischen oder seelischen Belastungen sind im Laufe eines menschlichen Lebens unvermeidbar und mitunter sogar notwendig für entsprechende Entwicklungsprozesse auf den verschiedenen Seinsebenen. Wenn Menschen aber in die sog. "Traumatische Zange" geraten, d.h., wenn tatsächliche oder empfundene lebensbedrohliche Situationen eintreten, die verbunden sind mit Ohnmacht, Hilflosigkeit und Kontrollverlust, dann kann das lebenslange schwerwiegende negative und krankmachende Folgen haben. Auslöser von Traumatisierungen sind bekanntermaßen u. a. Unfälle, Gewalt- und Kriegserlebnisse, Natur- und andere Katastrophen, Erfahrungen von Vernachlässigung in der Kindheit und nicht zuletzt körperliche und sexuelle Misshandlungen.

Die Symptome sind vielfältig und reichen über chronische Angst, innere Unruhe, Schlafstörungen, Übererregung, Depressivität, Vermeidungsverhalten, Kontakt- und Beziehungsstörungen, Sucht- und Zwangsverhalten bis hin zu ausgeprägten Persönlichkeitsstörungen, Psychosen und Suizidversuchen.

Ein Trauma wird in diesem Zusammenhang so verstanden, dass zwischen der bedrohlichen Situation und den individuellen Möglichkeiten, sie zu bewältigen, eine nicht zu überwindende Kluft liegt, die mit Gefühlen von Hilflosigkeit und schutzloser Preisgabe einhergeht und so eine dauerhafte Erschütterung von Selbst- und Weltverständnis bewirkt.

Traumatische Erfahrungen können seelisch verletzen und somit schwere Bindungsstörungen bewirken , die sich sogar über mehrere Generationen auswirken können. Ein Psychotrauma im Sinne einer überwältigenden, seelisch nicht zu verarbeitenden Lebenserfahrung führt in der Folge zu einer Desintegration psychischer Vorgänge und zu dauerhaften seelischen Entwicklungsstörungen, betrifft aber immer den ganzen Menschen, also Körper, Psyche und Geist sowie auch die sozialen Beziehungen.

Aus neurobiologischer Sicht wird beim Trauma der hintere Ast des parasympathischen (autonomen) Nervensystems aktiviert, der im Gegensatz zum vorderen Ast nicht für Entspannung und Beruhigung sorgt, sondern einen Totstellreflex und eine Schockstarre (auch bekannt aus dem Tierreich) auslöst, wie ein Einfrieren der Gefühle bzw. deren Dissoziation bewirkt. Dadurch wird auch der fundamentale Unterschied zum Stressgeschehen deutlich, da im Trauma weder Kampf noch Flucht (Funktionen des sympathischen Nervensystems) möglich sind.

Nach einer Traumaerfahrung kommt es zu einer seelischen Spaltung in Traumaanteil, Überlebensanteil und gesunden Anteil. Der Überlebensanteil sorgt ab diesem Zeitpunkt dafür, dass die Traumaerfahrung (gespeichert im Traumaanteil) nicht wieder ins Bewusstsein gelangen darf. Dies kann treffend als "Leben im Überlebensmodus" beschrieben werden und zeigt sich in Aktionismus (Leben und Agieren im Außen), in chronischem Dauerstress, weil Symptome unterdrückt werden müssen durch Flucht in Alkohol, Drogen, Spielsucht, Sexsucht, Arbeit etc. (> Burnout) und nicht zuletzt in der Chronifizierung von (körperlichen) Krankheiten, die durch symptomatische Therapieansätze wie Medikamente, Operationen etc. beseitigt werden sollen (was jedoch nicht gelingen kann).

Durch die sog. Aufstellungsarbeit und speziell durch deren Weiterentwicklung in Form der "Aufstellung des Anliegens" (z. B. durch Prof. Franz Ruppert) gelingt es, die entsprechenden (inneren) Anteile (Traumaanteil, Überlebensanteil, gesunder Anteil) sichtbar zu machen. Aufstellungen sind eine Widerspiegelung der seelischen Struktur eines Menschen, ermöglichen die Suche nach den traumatischen Ursprüngen von Symptomen und stellen eine kausale und effektive Methode der Heilung von Traumatisierungen und Bindungsstörungen dar. Häufig entstehen erste Traumatisierungen durch eine gestörte Mutter-Kind-Bindung (frühkindliche Bindungserfahrungen) und dementsprechend zeigt die Aufstellung sowohl eine derartige Verstrickung und gleichzeitig Wege in die Autonomie.

DIAGNOSE

Die Diagnose kann von einem erfahrenen Psychotherapeuten sehr einfach erkannt werden, aber auch durch entsprechende Analysemethoden dieser unter dem Kapitel „Ursache" skizzierten sogenannten „Human Needs Psychology" nach Anthony Robbins eruiert werden. Auch die Psycho-Kinesiologie kann sehr einfach und schnell Hinweise auf die Art der psychischen Störung geben. Meist ist diese aber sehr offensichtlich und äußert sich in einer Depression, in einer Phobie oder in Zwängen.

BEHANDLUNG

Eine der möglichen Therapiemöglichkeiten für psychische Erkrankungen ist die „Human Needs Psychology". Die Therapie entsprechend der sog. „Seven Master Steps nach Anthony Robbins" und umfasst sieben Schritte:

1.) Verstehe und anerkenne die Welt des anderen.

2.) Setze einen Hebel an.

3.) Unterbreche und zerstöre die vorhandenen Muster.

4.) Definiere und unterteile das Problem in lösbare Einzelteile.

5.) Kreiere eine Alternative.

6.) Konditioniere das neue Muster, bis es voll übernommen ist.

7.) Verbinde das neue Muster mit einem höheren Sinn und verstärke es durch eine unterstützende Umgebung.

Diese Therapie muss durch einen sehr geübten Therapeuten durchgeführt werden und kann allerdings auch schwerwiegende psychische Erkrankungszustände wie Depressionen innerhalb von 1 – 2 Std. dauerhaft beseitigen. Eine Eigentherapie kann der Patient dahingehend selbst durchführen, indem er zumindest die Ausgangsbasis positiv beeinflusst und eine Art „Triaden-Hygiene“ betreibt.

Ein Mensch, der sich viel bewegt, bewusst tief in den Bauchraum atmet, eine ausgesprochen aufrechte Haltung einnimmt und zusätzlich vermeidet, negative Bilder in Form von Visualisierungen, Fernsehen, Kino und Zeitungen aufzunehmen, sondern sich im Gegenteil auf positive Visualisierungen fokussiert und gewisse Wörter wie *Problem, Krankheit* etc. aus seinem Vokabular streicht, bzw. abschwächt („Ich bin ein klein wenig gereizt“ statt „Ich drehe durch“) und in gleicher Weise positive Situationen maximal verstärkt („Ich berste vor Glück!“ statt „Cool!“), wird deutlich positivere Gefühle produzieren und stellt damit eine ganz andere Ausgangsbasis für eine Ausheilung der psychischen Erkrankung dar. Dies wurde auch durch den russischen Forscher Prof. Mirsakim Norbekov bestätigt.

SPEZIELLE INFORMATION

Chronischer Stress macht krank

Für unsere Vorfahren war Stress ein biologisches Überlebensprogramm. Sie mussten sich in Lebensgefahr blitzschnell entscheiden: flüchte ich oder kämpfe ich mit dem Säbelzahntiger? Heute können wir weder flüchten noch kämpfen. Wer rennt schon aus dem Büro oder schlägt zu, wenn er vom Chef eine negative Beurteilung bekommt? Nicht abgebaute Stresshormone machen aber auf Dauer krank: Puls, Blutdruck und Atemfrequenz steigen. Die Leber mobilisiert Zucker und Fette. Dieses Notfallprogramm schaltet dann nicht mehr ab, wenn die Stresssituation chronisch wird. Für unser Gehirn ist es gleichgültig, ob die Bedrohung nur im Kopf, also virtuell, oder tatsächlich, also real ist.

Rücken- und Muskelschmerzen, Magen-Darm-Störungen, Schlafstörungen, Bluthochdruck, Ohrgeräusche, Infektanfälligkeit aber auch chronische Entzündungen und Depressionen können Folge einer anhaltenden Stressreaktion sein. Gefäße und vor allem das Gehirn werden auf Dauer geschädigt. Ständige Erreichbarkeit, Multitasking und massive Reizüberflutung (Fernsehen, Mobilfunk, Internet etc.), Fastfood, Bewegungsmangel, chronischer Schlafmangel und zu allem Überfluss noch Freizeitstress fordern ihren hohen Preis. Dazu kommen die täglichen „bad news“, Sorgen um den

Arbeitsplatz und die Umwelt, und nicht zuletzt der zunehmende Verlust einer Halt gebenden und ordnenden Instanz durch Religion oder Glauben.

Laut Umfragen leben weit über 50 Prozent der Menschen im Dauerstress, Tendenz ständig steigend. Betroffen sind längst nicht mehr nur Manager oder Führungskräfte. Menschen in helfenden Berufen, LehrerInnen, ÄrztInnen, aber auch Mütter und Hausfrauen, Schüler und Studenten bleiben nicht verschont. Sind wir „ein Volk der Erschöpften", gekennzeichnet durch ein „überfordertes und ausgebranntes Ich" fragte unlängst eine bekannte deutsche Zeitschrift. Die Übergänge von Dauerstress zu chronischer Erschöpfung, Burnout und Depression sind fließend. Wer ausgebrannt ist, hat vorher gebrannt, - für eine Idee, eine Sache oder ein Ziel. Das ist einer der vielleicht tragischen Umstände, dass es vor allem diejenigen trifft, die von ihrem Naturell her überaus engagiert waren.

Aus der Bindungsforschung ist bekannt, dass bestimmte Persönlichkeitsmerkmale hierbei mit entscheidend sind, ebenso wie frühe Lebens- und Bindungserfahrungen und ganz besonders erlebte Traumata. Wenn Überforderung zum Dauerzustand wird, folgt der Erschöpfung unweigerlich der Zusammenbruch. Zur Diagnose einer chronischen Stressbelastung und von Burnout gibt es mehrere Untersuchungsmethoden. Im Urin können Stresshormone, Serotonin u. a. untersucht werden. Der Speichel gibt Aufschluss über den Tagesverlauf des Cortisolspiegels, eines der wichtigsten Hormone im biologischen chronischen Stressgeschehen. Nicht selten fehlen notwendige Vitalstoffe und Mikronährstoffe, die im But gemessen und individuell ersetzt werden sollten. Besonders hilfreich hinsichtlich der Einschätzung von Vitalität oder Erschöpfung ist die Messung der Herzratenvariabilität (HRV) während 24 Stunden. Das sog. „Lebensfeuer" (graphische Darstellung der 24-Std.-Messung der HRV) zeigt sehr anschaulich den jeweils gegenwärtigen Zustand des Probanden.

Im Sinne eines multimodalen Konzeptes, das sowohl den Körper, die Psyche als auch den Geist mit einbezieht, können aufgrund der Analysen individuelle Präventions- bzw. Therapieprogramme erarbeitet werden. Dies betrifft auch Fragen des Bewegungs- und Ernährungsverhaltens, Fragen zum Lebenssinn, dem eigenen Selbstwert, der Selbstwahrnehmung und eines achtsamen Lebensstils. Biologische und natürliche Substanzen können helfen, den aus dem Gleichgewicht geratenen Hirnstoffwechsel wieder zu rebalancieren.

Um das „Lebensfeuer" wieder zu entfachen und zum Lodern zu bringen ist es häufig notwendig, parallel auf verschiedenen Ebenen zu arbeiten. Coaching, Gesprächs- und

Psychotherapie, regelmäßige sportliche Betätigung, Ernährungsumstellung, Mikronährstofftherapie und Auszeiten, aber vor allem auch die eigene Erlaubnis, nicht perfekt sein zu müssen und wieder zu lernen, „nein" zu sagen, sind einige der erfolgversprechenden und wesentlichen Ansätze für einen Weg aus der chronischen Erschöpfung hin zu Gesundheit und Balance.

Durch eine spezielle Form der spezifischen Aufmerksamkeitslenkung kann Stress auf körperlicher, seelischer und geistiger Ebene sehr effektiv gegengesteuert werden. Ein einfaches Achtsamkeitstraining im Sinne eines aufmerksamen Wahrnehmens ermöglicht es, die Stresskaskade und den normalerweise ablaufenden Stressautomatismus zu unterbrechen und somit heilsame Impulse in Richtung Entspannung, Entschleunigung und Gesundung entstehen zu lassen. Inzwischen gibt es zahlreiche wissenschaftliche Hinweise, dass bereits ein achtwöchiges Achtsamkeitstraining die Hirnstruktur in Richtung neuronaler Balance und damit zu vermehrtem Wohlbefinden und Verbesserung der Lebensqualität verändern kann. In einer aktuellen Studie konnte gezeigt werden, dass durch Meditation die Dichte der grauen Substanz derjenigen Hirnareale, die für Selbstwahrnehmung, Mitgefühl und Selbstprüfung zuständig sind, zunahm. Hingegen nahm sie ab in jenen Hirnarealen, die eine wichtige Funktion in der Entstehung von Ängsten und Stress haben. Die Veränderungen können dann im sog. „Lebensfeuer" anschaulich und sichtbar gemacht werden.

II. GENERELLE PRINZIPIEN IN BEZUG AUF URSACHE, DIAGNOSE UND BEHANDLUNG VON ERKRANKUNGEN
2. geistige/psychische Ebene
1. Bewusstseins-Medizin

URSACHE

Bewusstseins-Blockaden als Heilhindernis in der Medizin

Angestoßen von ganzheitlichen Gesichtspunkten gibt es weltweit eine Evolution unserer Überzeugungs- und Glaubenssysteme. Weltweit scheinen wir aus dem rigiden Feld des „Nur so!" zu erwachen. Realität ist somit weich und damit fließend und damit offen; damit gestaltbar und veränderlich. Harte Realität erweist sich zunehmend als unbrauchbar. Das vom Autor neu aufgelegte Projekt einer „praktizierten Bewusstseinsmedizin" mit „MindLINK" zeigt, was entstehen kann, wenn Neues ins Fließen und in die Welt kommt. Die damit erzielbaren Effekte lassen sich über den modernen Feld-Begriff erklären. Die einfachsten und uns geläufigsten Prägungsprozesse von biologischen Feldern sind Gedanken; hieraus entstehen „Gedankenfelder":

» **Die Anwendung von MindLINK ist wie das Lesen eines Buches:
Es induziert Gedanken und präationale Bewusstseinsfelder.**

MindLINK ermöglicht durch die Wiederherstellung der Dimension des Intuitiven die Wiederaufnahme der Dimension des „Sinns". MindLINK fördert das „Erinnern an sich selbst". Der Verlust der Orientierung – was ja Krankheit letztlich ist, in körperlich-zellulärer oder seelisch-psychischer Dimension – wird durch die Einführung einer neu definierten Bewusstseinsdimension von MindLINK aufgehoben. Dieser Mangel an „Wegweisung" ist es, der den Patienten zum Arzt führt. Die Wegweisung findet mit MindLINK aber nicht so statt, indem es vom Klienten „weg-weist"; vielmehr liefert MindLINK dem Anwender den Resonanz-Schlüssel zu nicht zugänglichen Teilen seines Selbst auf der Ebene eines „Inneren Wissens um sich selbst".

MindLINK ist das Betreten einer neuen Dimension innerhalb der Begrifflichkeit der Resonanz: Resonanz zu den unfassbaren Inhalten des „Verstehens von sich selbst". Ich stelle nach 30-jähriger Erfahrung mit zahlreichen der oben genannten Verfahren einer bioenergetischen und biokybernetischen Medizin ein von mir selbst aus der Praxis heraus entwickeltes und patentiertes Verfahren vor (Bemerkung von Dr. Johann Lechner, einer der Autoren der OPEN MIND ACADEMY). Dieses MindLINK-Verfahren baut auf dem „Dialog mit dem Inneren Bewusstsein“ auf und besteht aus drei Bausteinen.

1.1 Theorie des Inneren Bewusstseins

Erfahrungen wie Intuition, Bauchgefühl, innere Stimme oder Ähnliches bestätigen die Existenz einer inneren Entscheidungsinstanz, die dem Unbewussten zugeordnet wird. Wissen und Entscheidungskompetenz dieses „Inneren Bewusstseins“ sind für die Medizin bis heute nicht direkt zugänglich und nicht direkt nutzbar. MindLINK gesteht dem Organismus ein “höheres Wissen um sich selbst” zu, dessen Lösungsmöglichkeiten bei Problemen nur richtig gesteuert werden müssen. MindLINK bietet diesem “Inneren Bewusstsein” Lösungsinhalte an, zu denen dieses selbsttätig und in eigener Auswahl in Resonanz treten kann. Die MindLINK-Lösungsinhalte und das Problem des Anwenders koppeln in kürzester Zeit, wenn Übereinstimmung besteht. Diese Resonanz tritt bevorzugt auf, da die von MindLINK erzeugten und inhaltlich definierten Felder und die Felder des Inneren Bewusstseins einerseits inhaltliche und andererseits physikalische Gleichwertigkeit besitzen.

Die Resonanz der beiden Bewusstseinsfelder, von Problem einerseits und MindLINK-Lösungsangebot andererseits, zieht eine wichtige Reaktion nach sich: Die Psyche des Klienten erkennt, in welche Richtung sie ihr “falsches Bewusstsein” ändern muss, um zu ihrem idealen Funktionszustand zurückzukehren: Dadurch werden vorhandene Selbstheilungs-Blockaden abgebaut und eine Korrektur von Fehlfunktionen wird selbsttätig eingeleitet. Der Teil des Inneren Bewusstseins, der Heilungsprozesse steuert, wirkt soweit korrigierend, dass eine autonome Selbstbalance stattfindet.

DIAGNOSE

2. Der Muskelreflex macht die Blockaden des Inneren Bewusstseins sichtbar

Körpereigene Muskel- und Sehnenreflexe können als Anzeigeinstrument oder „Display“ für innere Befindlichkeiten benutzt werden. Der Autor empfiehlt hierzu die ideomotorischen Erscheinungen des so genannten „MindREFLEX“, abgeleitet aus dem kinesiologischen Armlängenreflex Test nach *R. v..Assche*. Beim MindREFLEX ist der „Wechsel der Armlänge“ das Display, mit dem Resonanzen des Inneren Bewusstseins sichtbar werden. Mit dem ideomotorischen Reflextest MindREFLEX kann mit dem Inneren Bewusstsein über Resonanzen kommuniziert werden.

» **Die Resonanz repräsentiert die kognitive Qualität des Inneren Bewusstseins**.

Damit ist ein Einblick in die unsichtbare Mechanik „fehlgeleiteter Prozesse des Unbewussten" möglich. Die Kombination aus computergespeicherten Sprach- und Musik-Dateien der Testprogramme „MindLINK TEST®" und „PrevenTEST®" und skalarer Feldinduktion über die MindLINK-Transmitter-Spulen einerseits und neuromotorischer Reflexabfrage in Form des MindREFLEX andererseits machen eine systematisierte, themenorientierte und leicht zu praktizierende Abfrage des Inneren Bewusstseins möglich.

» Der MindREFLEX ersetzt den unreflektierten Glauben an apparativ erzeugte Resultate durch selbst erlebbare Muskelreflexe.

» Diese sind sowohl vom Klienten als auch vom Therapeuten jederzeit nachvollziehbar und kontrollierbar.

2.1 Aufbau der MindLINK-Testsysteme

Die MindLINK–Testsysteme besitzen einen dreigliedrigen Aufbau:

» Ein Computer speichert die Software, die im Kern aus Sprachdateien, also hörbaren Worten und ganzen Sätzen besteht. Wie zu einem Lautsprecher werden von diesem Speichermedium die gewählten Sprachdateien über ein Kabel zu einer Mind LINK-Transmitter-Spule übertragen.

» Diese Spule wandelt die Sprachdatei in ein Bewusstseinsfeld, dessen Inhalt durch das übermittelte Wort definiert ist.

» Tritt das System des zu testenden Patienten zu diesem Inhalt in Resonanz, entsteht ein Reflex. Dieser ideomotorische Reflex wird über die wechselnden Armlängen des MindREFLEX sichtbar.

Den dreigliedrigen Aufbau des MindLINK-Systems zeigt die folgende Abbildung:

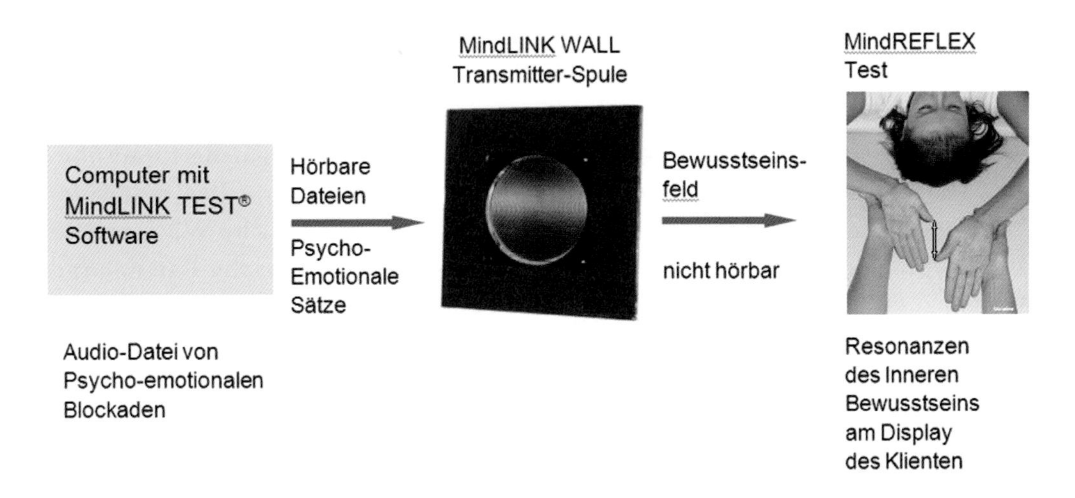

2.2 Technische Umsetzung des Dialogs mit dem Inneren Bewusstsein

Die technischen Annahmen von MindLINK basieren auf früheren Patenten und Experimenten von *N. Tesla* und einem aktuellen Patent des Autors: Skalare Felder können künstlich durch Stromeinleitung in nicht-induktive Spulen aufgebaut werden. Leitet man in solche Spulen „informierten Strom" in Form von Sprach- oder Musik-Dateien ein, entsteht ein entsprechend „informiertes skalares Feld". Dieses „informierte Skalarfeld" repräsentiert das Gedanken- und Bewusstseinsfeld, das hinter der eingespeisten Sprach- oder Musik-Datei steht. Ein solches mit Musik, Worten und ganzen Sätzen „informiertes Feld" ist nicht hörbar, aber dennoch biologisch wirksam.

» **MindLINK geht davon aus, dass die MindLINK-Transmitter-Spulen solche „informierten skalaren Felder" erzeugen.**

Sprache ist der hörbare Träger zwischenmenschlicher Kommunikation. Sprache ist darüber hinaus Ausdruck von Bewusstsein. Worte und Sätze sind demnach „akustische Verschlüsselungen" oder „Codes" für ein dahinterliegendes Bewusstseinsfeld. Daraus entwickelt sich die Arbeitsthese von MindLINK:

» Bewusstsein ist ein Feld, dessen physikalische Parameter dem eines skalaren Feldes gleichkommen.

» Wenn es gelingt, skalare Felder künstlich zu erzeugen und mit "Bewusstseinsinhalten" zu modulieren, können klienteneigene Bewusstseinsfelder damit in Resonanz treten.

Diese "Bewusstseinsinhalte" sind als Sätze und Worte in den Testprogrammen MindLINK TEST® und PrevenTEST® (siehe weiter unten) gespeichert und über die MindLINK-Transmitter-Spulen als vermutlich über Skalarwellen wirkendes Informationsfeld berührungslos übertragbar. Die grundsätzliche Wirksamkeit dieses Prinzips beweist die Patenterteilung durch das Deutsche Patent- und Markenamt.

BEHANDLUNG

„Das Muster HINTER der Krankheit"

Eine störfeldorientierte Heilkunde vertritt ein Behandlungskonzept, das auf der Steigerung von Selbstregulation und Selbstheilung beruht. Um einem ganzheitlichen Menschenbild gerecht zu werden, müssen auch **psychoemotionale Affinitäten** (*C. G. Jung*) hinter körperlichem Krankheitsgeschehen berücksichtigt werden. Die Frage **nach dem „Schicksal hinter der Krankheit"** erfordert **die Einbeziehung der Psyche** in die Störfeldbetrachtung. Das folgende praktische Beispiel zeigt die aktuelle Mustererkennung und Systemvernetzung zwischen einem Zahnstörfeld und der Psyche.

3.1 Die Bewusstmachung des Problems

Die Fragestellung in diesem Beispiel ist: welches Muster liegt hinter dem ständig schmerzenden, aber bestens wurzelgefüllten und röntgenologisch völlig unauffälligen Zahn 11? Das Vorgehen sieht schematisch aus wie folgt:

Schritt 1: Kontrolle der Armlänge: g**leiche Armlänge** als balancierte Ausgangslage.

Schritt 2: Therapielokalisation des Zahnes 11 durch einfaches Drücken auf den wurzelgefüllten Zahn 11.

Schritt 3: Einspeichern der Therapielokalisation des Zahnes 11.

Schritt 4: Kontrolle der Armlänge:
Ungleiche Armlänge als Ausdruck der Stresssituation durch Zahn 11.

Schritt 5: Wechsel zu MindLINK TEST®

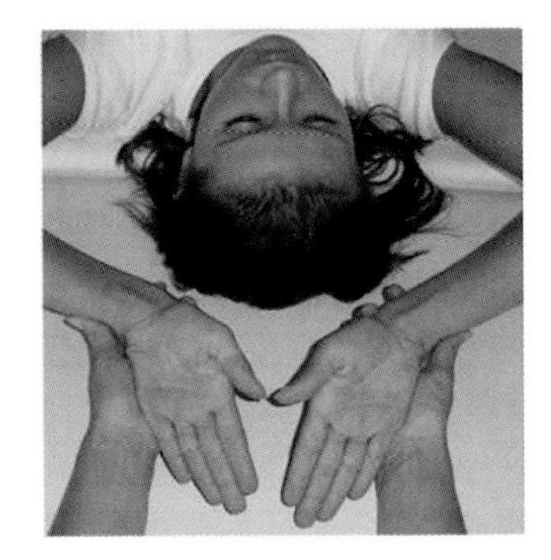

+ Druck auf schmerzenden Zahn 11 +

+

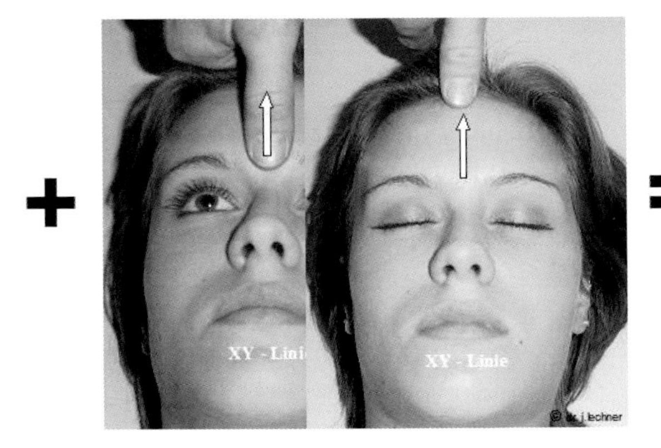

=

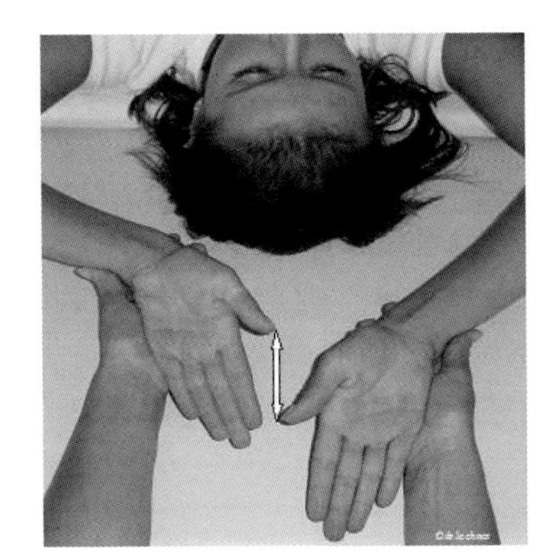

3.2 Die psycho-emotionale Systemvernetzung des Zahnes sichtbar machen

Selbstregulation und Selbstheilung sind Bestandteile des Inneren Bewusstseins. Die Kommunikation mit diesem Wissen gelingt durch die patentierte MindLINK-Übertragungstechnik, aufbauend auf hypothetischen Skalarwellen. Diese erlaubt es, die negativen Glaubenssätze des Klienten zu entschlüsseln, die eine erfolgreiche autonome Problemlösung blockieren oder zu einer Problementstehung geführt haben. Die vom Autor zu diesem Zweck entwickelte Testsoftware **MindLINK TEST®** ermöglicht dem

Therapeuten eine Kooperation mit dem Unbewussten des Patienten unter Umgehung des blockierenden Ichs. MindLINK TEST® arbeitet mit emotionalen Begriffen und psychoemotionalen Glaubenssätzen und dient der Analyse von psychoemotionalen Blockaden und Systemvernetzungen. Die Fragestellung bei MindLINK TEST® ist:

Wo sind psychoemotionale Blockaden der autonomen Selbststeuerung?
MindLINK tritt **in diagnostische Resonanz** mit dem Inneren Bewusstsein der Blockaden (in diesem Beispiel) **hinter dem schmerzenden Zahn 11.** In unserem Beispiel sei dies aus der MindLINK TEST®-Software das Testelement: *Blockade der „Persönlichkeits-Dynamik“* mit der Unterebene *„Ego Ohnmacht“* und dem Satz *„Nicht verzeihen können“*.

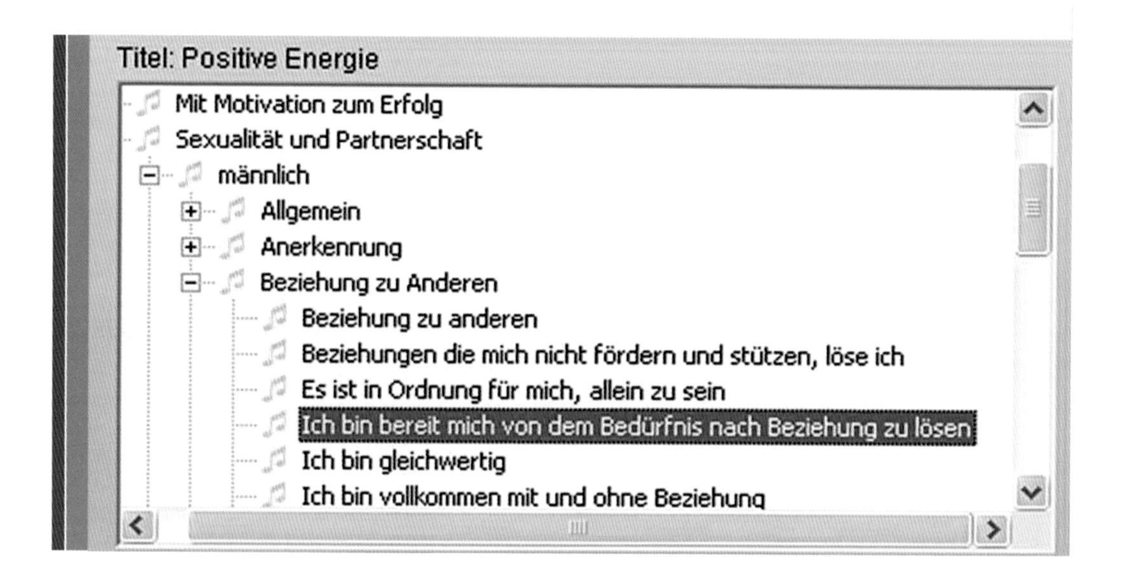

3.3 Die Auflösung der belastenden Systemvernetzung

MindLINK TEST® ist eine biologische Softwaretechnologie, mit der sich innere Steuerungsmuster der emotionalen Intelligenz auch **zielführend steuern** lassen. Die Anwendung von MindLINK TEST® besteht im Einspielen positiver Verstärkungssätze und balancierender Musik oder Naturgeräusche.
MindLINK wirkt in der **therapeutischen Resonanz** als **transformierender Katalysator blockierter Bewusstseinszustände, die sich in diesem Beispiel als „nicht verzeihen können“ darstellen.** Der ideomotorische Reflextest zeigt Resonanz zu folgendem Bewusstseinsinhalt:

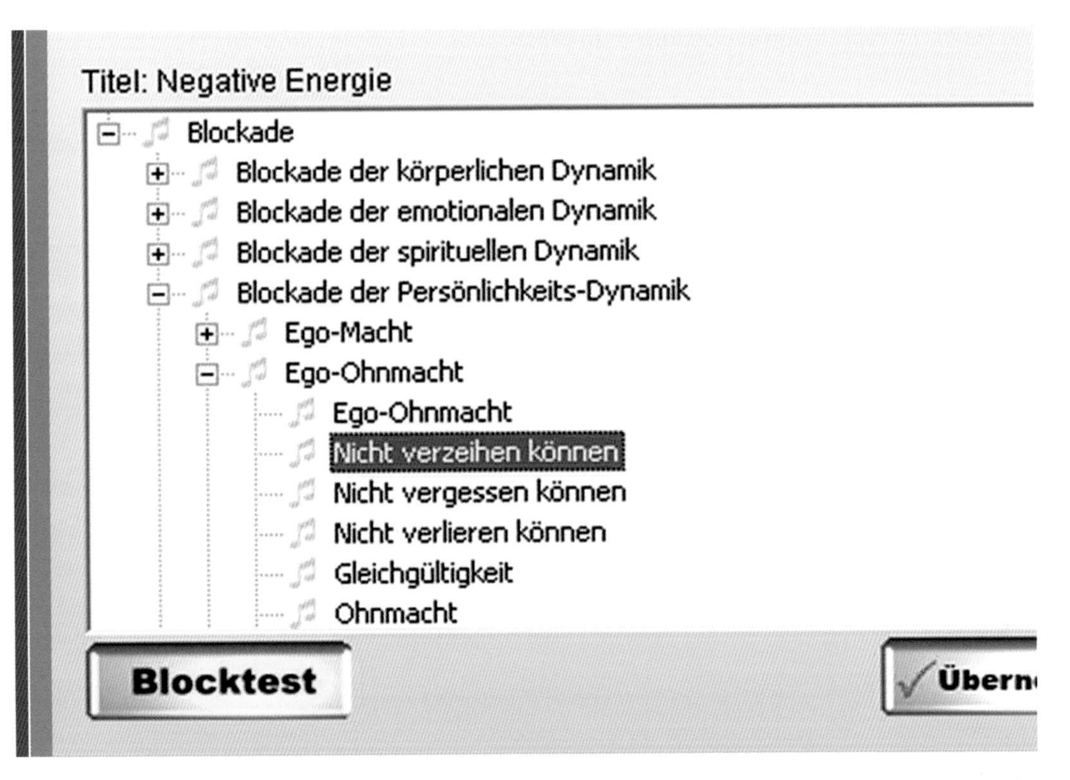

Schlussfolgerung: Hinter dem „klinisch grundlos" schmerzenden Zahn 11 steht das blockierende Bewusstsein „nicht verzeihen zu können". Die Auflösung dieser Blockade liegt im Bereich „Sexualität und Partnerschaft" und dort in der Unterebene „Beziehung zu Anderen" und dort in dem Satz „Ich bin bereit mich von dem Bedürfnis nach Beziehung zu lösen". Dieser Satz wird nicht-hörbar und berührungslos über die MindLINK-Transmitter-Spulen in Form eines hypothetischen Skalarfeldes übertragen und führt zu Korrektur und Auflösung der blockierenden epigenetischen Muster und Systemvernetzungen „hinter" dem Zahn 11. Unter dem Aspekt der **Somatotopien** ist interessant, dass der „Nieren-Zahn 11" Beziehung zum übergeordneten Bewusstseinsfeld von **„Sexualität und Partnerschaft"** hat.

3.4 Präventive Praxis der Mustererkennung – Oder: „Das Muster VOR der Krankheit"

Wenn es möglich ist über ideomotorische Reflexe mit dem Inneren Wissen eines Patienten zu kommunizieren, dann kann auch eine Methode entwickelt werden, die erkennen lässt, ob eine krankhafte Entwicklung abläuft

» **bevor** die Erscheinungen spürbar auftreten und

» **bevor** sie mit den bildgebenden Verfahren der Mainstream-Medizin zu erkennen sind.

Die Idee von PrevenTEST® ist, eine Methode zu entwickeln, die sagen kann, **mit welchen Mitteln oder Maßnahmen diese Entwicklung zu stoppen oder umzukehren ist, bevor die – zumindest bislang – nicht zu heilenden Veränderungen bestimmter Organe aufgetreten sind.** Wie kann ein solches System zu einer Vorbeugung funktionieren? Das kann nur über diese innere Wissens- und Entscheidungsinstanz geschehen, die ich in meinen MindLINK-Verfahren das „Innere Bewusstsein" nenne.

» Das Innere Bewusstsein jeder Zelle und jedes Organs weiß, **in welchem Zustand diese sich augenblicklich befinden**.

» Das Innere Bewusstsein jeder Zelle und jedes Organs weiß aber auch, in welcher **augenblicklichen Entwicklungstendenz** sich die Dynamik der Lebensprozesse dieser Zelle, dieses Zellverbandes oder dieses Organs augenblicklich befindet: Geht meine Entwicklung **in Richtung Degeneration und Entartung**? Oder geht meine Entwicklung in Richtung **Erhalt des augenblicklichen stabilen Zustandes**?

PrevenTEST® arbeitet im Spannungsfeld **künftiger Entwicklung** von Krankheitserscheinungen, um diese **optimal zu verhindern.** Die Vorbeuge-Software PrevenTEST® arbeitet – wie MindLINK TEST® – mit körpereigenem Biofeedback und körpereigenen Reflexen, die augenblicklich noch keinen Eingang in die wissenschaftlich basierte Medizin finden. Die auf den patentierten Übertragungstechniken des Autors basierenden Testsysteme zeigen aber hundertfach in Praxen weltweit, dass die Grundüberlegungen richtig und wirksam sind.

Die Testergebnisse von PrevenTEST® bestehen im Auffinden von Supplementen und Maßnahmen des Lebensstils und der Ernährung, die krankheitsfördernde Entwicklungen rechtzeitig abpuffern oder gesundheitsfördernde Entwicklungen beschleunigen und unterstützen. Entscheidend bei PrevenTEST® ist nicht das, was IST, sondern **was sein wird, wenn die Entwicklung unverändert so weitergeht.** PrevenTEST® liefert als Testergebnis, **was zur Krankheitsverhinderung zu tun oder einzunehmen ist.**

3.5 Ein praktisches Beispiel zu PrevenTEST® zur künftigen Mustererkennung und Systemvernetzung

Die Fragestellung in diesem Beispiel ist: Kann der bestens wurzelgefüllte und röntgenologisch völlig unauffällige Zahn 11 in den nächsten Jahren organische Probleme bei diesem Patienten fördern? Und wenn ja, dann wo? Das Vorgehen gleicht schematisch dem Vorgehen mit MindREFLEX wie unter 3.1 dargestellt: Der belastende Zahn 11 wird über eine Therapielokalisation eingespeichert. Aus diesem Stress resultiert eine ungleiche Armlänge.

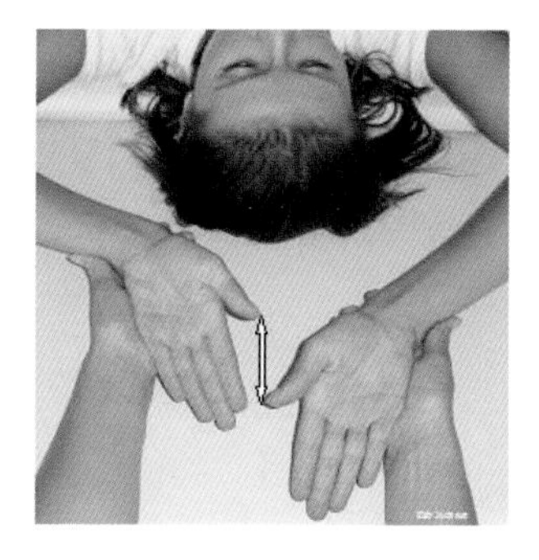

= **Eingespeicherter Stress ausgelöst durch Zahn 11**

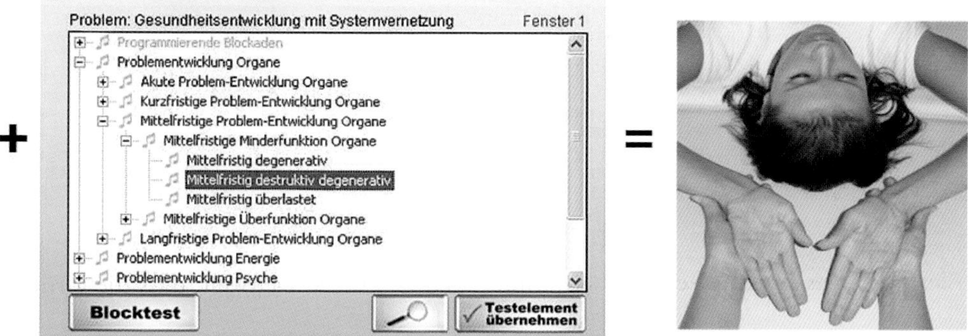

Wird die Pathologie des Zahnes 11 mit der PrevenTEST®-Information „mittelfristig destruktiv degenerative Problementwicklung“ in Verbindung gebracht, entsteht Resonanz, bzw. Zustimmung. **Interpretation:** Zahn 11 steht mit einer in circa fünf Jahren (= mittelfristig) entstehenden destruktiven Degeneration im Bereich der Organe in Verbindung. Zur Klärung der Frage „an welchem Organ“ wird der Auslöser Zahn 11 gemeinsam mit der Information „mittelfristig destruktiv degenerative Problementwicklung“ eingespeichert, was wieder zu einer ungleichen Armlänge führt.

Die jetzt mit MindREFLEX zu testende Resonanz mit der PrevenTEST® Information „Prostata-Funktion“ bedeutet, dass die „mittelfristig destruktiv degenerative Problementwicklung“ in Verbindung mit Zahn 11 sich auf die Prostata auswirken kann: Der Zahn 11 sollte unter einer künftigen systemischen Entwicklung des Krankheitsmusters des Patienten als **destruktiv-degenerativer Katalysator im Bereich der Prostata** beurteilt werden.

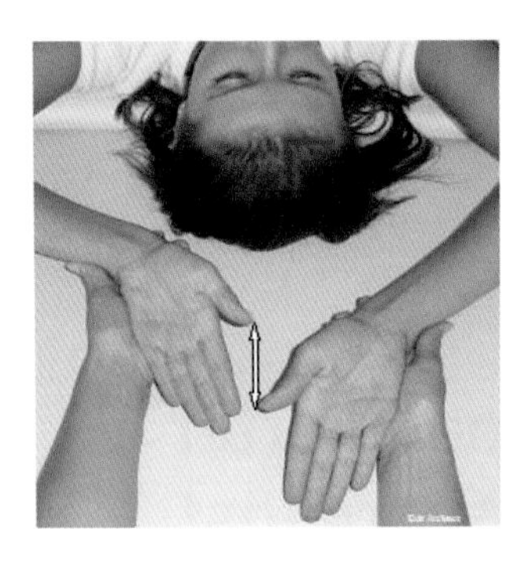

=

Eingespeicherter Stress von Zahn 11 + Information „mittelfristig destruktiv degenerative Problementwicklung“

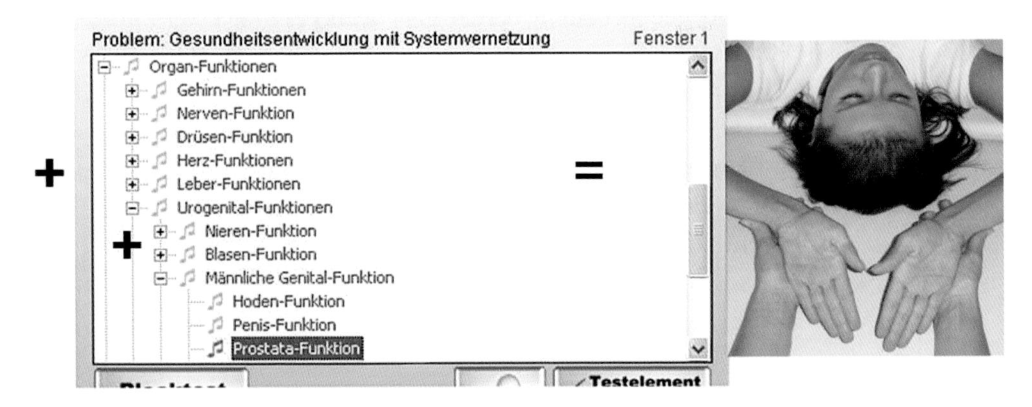

SPEZIELLE INFORMATION

Praktizierte Bewusstseins-Medizin mit einem System transmaterialer Katalysatoren und holografischer Bewusstseins-Kopplung mit Skalarwellen

Aus den in den vorigen Kapiteln dargestellten technischen Überlegungen – und bezogen auf einen geisteswissenschaftlichen Teilbereich der Skalarwellen – entstehen die Testsysteme nach Dr. Lechner zu einer praktizierten Bewusstseinsmedizin mit folgenden Arbeitshypothesen:

» Das Gerüst und Geflecht des Mentalen organisiert als „Inneres Bewusstsein“ die Selbststeuerung des Organismus.

» Es benutzt hierzu hyperreale Muster von Skalarwellen und Skalarfeldern.

» Die diagnostischen Decodierungen und therapeutischen Steuerungen von Bewusstseinsfeldern verlaufen auf der Basis transmaterialer Katalysatoren.

4.1 Was ist ein „transmaterialer Katalysator“?

Mit dem Begriff „transmaterialer Katalysator“ werden in meinen Anwendungen Verfahren bezeichnet, die in der Lage sind, Lebensprozesse auf einem „paramaterialen“ Pfad zu beeinflussen, den die etablierte Physik, Chemie und Biologie bislang nicht zu erklären vermochten. Ein transmaterialer Katalysator wird als „Katalysator“ bezeichnet, da er in den beeinflussten Prozess nicht direkt eingeht. Er heißt „transmaterial“, da zwischen Wirkquelle und beeinflusstem System ein transmaterialer Wirkprozess im Sinne der etablierten Physik / Chemie zu beobachten ist. Die in unserer Gesellschaft bekanntesten transmaterialen Katalysatoren sind homöopathische Mittel. Transmateriale Generatoren geben Wirkfelder ab, die das jeweilige Zielobjekt möglichst gut erreichen. Letzteres ist in doppelter Hinsicht wichtig. Einerseits, um mit möglichst wenig energetischem Einsatz die Nachrichten dahin zu bringen, wo sie im Zielobjekt wirksam werden sollen, und zum anderen, um nicht ein breitbandiges Wirkfeld zu produzieren, das in energetischer Hinsicht destruktiv auf das Zielobjekt oder auf andere Objekte (hier als Koppelobjekte bezeichnet) wirkt.

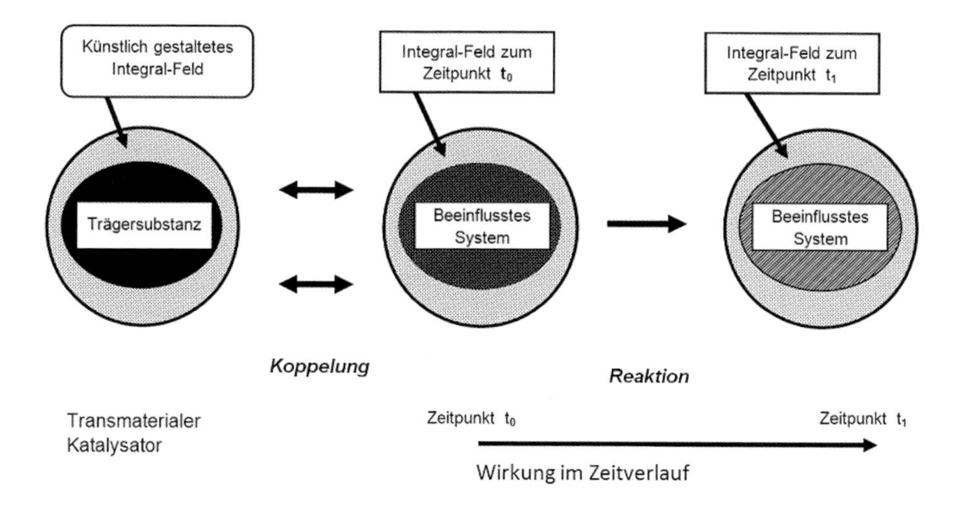

Die Technologie transmaterialer Katalysatoren ist keine klassische, mechanistisch-materialistische Technologie. Sie ist vielmehr in erster Linie eine „biologische“ Softwaretechnologie, die – jedoch anders als Computersoftware – lebende Systeme zielführend zu beeinflussen vermag. Sie hat mehr Bezüge zur „klassischen Magie“ als zur „klassischen Mechanik“, was den Umgang mit ihr keineswegs erleichtert. Will man ihre Wirkungsweise wirklich verstehen und sie aufgeklärt handhaben, so wird es nach unserer Auffassung notwendig, ihrer Anwendung ein nachmaterialistisch erweitertes Bild von Natur, Leben und Mensch zugrunde zu legen (*Bechmann*).

4.2 Was ist eine „kranke Zelle“?

Gesundheit, Krankwerden und Heilung sind integrative Prozesse der Selbstorganisation des Organismus. Der menschliche Körper besitzt ein leibseelisches Informationssystem mit drei wichtigen Fähigkeiten:

» Die Fähigkeit zur **Selbstdiagnose**: die Abweichung vom Idealzustand und der Norm wird ohne äußere Hilfe erkannt.
» Die Fähigkeit zur **Selbstheilung**: neben der Abweichung von der Norm wird gleichzeitig der Zielpunkt des Heilungs- und Reparaturvorgangs erkannt. Dieser Zielpunkt richtet die Selbstheilungskräfte an einer Idealvorstellung und an einem optimalen Funktionszustand der Zelle aus.
» Die Fähigkeit zur **Selbststeuerung**: einfließende Reize werden so verarbeitet, dass biophysische und körperliche Realität optimal aufrechterhalten bleiben.

Im Zustand von Krankheit oder Dysfunktion verliert oder reduziert eine betroffene Zelle alle drei der oben genannten Fähigkeiten:

» **Sie hat ein** defizitäres Bewusstsein ihres Zustandes**, verliert also die Fähigkeit zur korrekten Selbstdiagnose und „beurteilt sich selbst nicht mehr richtig“.**
» Sie verliert das **Bewusstsein einer höheren Zielsetzung** ihres Ideal- oder Sollzustandes, wodurch die Fähigkeit zur Selbstheilung orientierungslos wird.
» Sie verarbeitet in Folge einfließende Reize ungenügend, desorientiert oder falsch, wodurch die Selbststeuerung nicht lebens- und situationsgerechte Ergebnisse produziert. Im Extremfall einer so genannten „psychologischen Umkehr“ (*Callahan*) mündet die Selbststeuerung in eine Selbstsabotage.

4.3 Die kranke Zelle - Phase 1: Das defizitäre Bewusstsein des „wie krank bin ich?"

Wir nehmen an, dass eine Körperzelle nicht mehr richtig funktioniert, sich also in einem bestimmten Krankheitszustand befindet. Diese Körperzelle hat im Moment ein Bewusstsein ihres eigenen eingeschränkten Istzustandes. Sie weiß, „dass sie krank ist", aber etwas hindert sie, ihre korrigierenden Heilkräfte freizusetzen: Sie weiß zwar, dass „ihr etwas fehlt", aber sie kann nicht definieren, was das ist. Ihr fehlt also nicht nur das Bewusstsein „wie sie eigentlich sein sollte", ihr fehlt auch das Bewusstsein „des, wie sie im Augenblick ist":

» **Die Fähigkeit zur Selbstdiagnose ist eingeschränkt.**
» Sie kann ihr Defizit nicht selbstständig definieren und
» findet daher „mangels Wissen" keinen gezielten Zugang zu ihrem Problem, um dieses aus eigener Kraft einer sachgerechten Korrektur zuzuführen.

Daraus entsteht ein erster Schritt zu einer neuartigen „praktizierten Bewusstseinsmedizin":

» „Bewusstseinsmedizin" bezeichnet ein Symptom als „Materialisation" eines **ungelösten Bewusstseinsprozesses**.

Die folgende Abbildung beschreibt die Bewusstseinskonstellationen dieses Stadiums einer kranken Zelle.

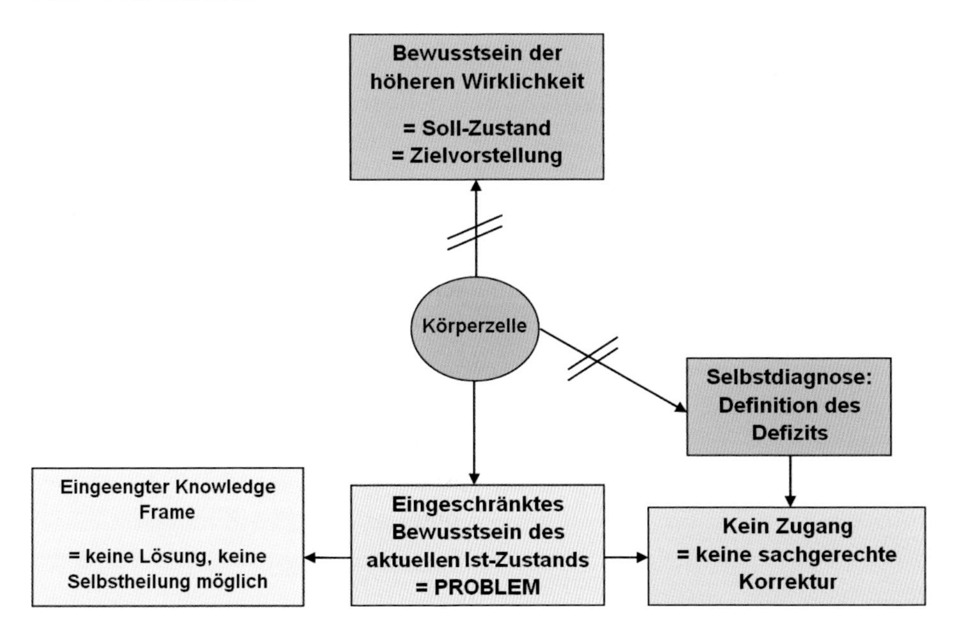

4.4 Die informierte Zelle – Phase 2: Zugang zur höheren Wirklichkeit des „wie sollte ich eigentlich sein?"

Das Signal, das eine erkrankte Körperzelle nach außen abgibt, nennt der Arzt das „Symptom"; das Symptom ist die Spiegelung ihres defizitären Inneren Bewusstseins:

» Wenn die therapeutische Voraussetzung jedes Heilungsprozesses die Diagnose des Istzustandes ist,
» dann ist die Definition des Defizits des Inneren Bewusstseins der erste Schritt zur Induktion eines Heilungsprozesses.

Im Moment der Resonanz mit dem Begriff ihrer Heil-Blockade erkennt und formuliert die Zelle ihren Istzustand. Das „Erkennungssignal" des Defizits lässt sich in einem Resonanzphänomen sichtbar machen.

» Sie gewinnt das **Bewusstsein „von dem, wie es ist"** und von Qualität und Intensität ihrer augenblicklichen Dysfunktionen zurück.
» Gelingt es, den hinter einem Symptom stehenden Bewusstseinsprozess zu entschlüsseln, ist dieser Krankheitsprozess **diagnostisch zugänglich**.

Das Einspielen eines zur Heil- und Selbstregulations-Blockade passenden Lösungssatzes ermöglicht der Zelle die Identifikation mit ihrem **Bewusstsein „von dem, wie sie sein sollte"**. Wenn der Zelle das Bewusstsein vermittelt wird, vom dem, **was ihr fehlt** und wenn sie wieder das Bewusstsein erlangt hat, von dem, wie sie **dieses Defizit beheben** kann, hat sie alle Chancen zu **Selbstheilung und Selbstregulation**:

» Nachdem der Zelle ihr Defizit bewusst geworden ist, kann eine Korrektur des Istzustandes eingeleitet werden.
» Gelingt es, den hinter einem Symptom verborgenen Bewusstseinsprozess zu korrigieren, ist dieser Krankheitsprozess **therapeutisch zugänglich**.

Hierzu ein Beispiel: Angenommen ein psychosomatisches Problem entsteht, weil ein Klient sich „nicht liebenswert" fühlt. Natürlich weiß er nichts von diesem Zusammenhang und es ist ihm auch nicht bewusst, dass sein Inneres Bewusstsein den negativen Glaubenssatz gespeichert hat: *„Ich bin nicht liebenswert"*. Wird der positive Verstärkungssatz, *„Ich bin liebenswert"*, über den transmaterialen Katalysator eingespielt, löst das Bewusstseinsfeld dieses Satzes eine Erkennungsreaktion des Inneren Bewusstseins im Sinne: *„Aha! Das-ist-es!"* aus. In diesem Moment erkennt das Innere

Bewusstsein, dass im Bereich des „*Sich liebenswert Fühlens*" ein Defizit besteht: Die bis jetzt blockierte Selbsterkenntnis setzt die Eigendiagnose in Aktion. Da jetzt das Defizit definiert ist, ist die Lösung nicht mehr weit: Das Innere Bewusstsein erkennt, dass die Lösung des Problems darin liegt, „*sich liebenswert zu fühlen*". Dass dieses Gefühl überhaupt eine erstrebenswerte Zielvorstellung ist und dass es das Lösungsmuster für ein –in diesem Beispiel körperliches - Problem ist, war bislang nicht Bestandteil des „Knowledge-Frames" des Klienten.

» Wendet der Klient den positiven Verstärkungssatz „*Ich bin liebenswert*" über die nichtinduktiven MindLINK-Transmitter-Spulen an, steht der Selbstregulation ein völlig neuartiges Lösungsmuster für ausweglos erscheinende Probleme zur Verfügung.
» Die informationstragende MindLINK-Skalarwelle „*Ich bin liebenswert*" koppelt das Bewusstsein des Ideal- und Sollzustandes an das defizitäre Bewusstsein der Zelle an und alle Funktionen der Zelle erhalten jetzt informatorischen Zugang zur **Zielvorstellung einer „idealen Zellgesundheit"**.

Die Körperzelle kann jetzt selbst den Unterschied zwischen ihrem Istzustand und dem Ideal- oder Sollzustand – also der Möglichkeiten ihres biologischen Entwicklungspotenzials – erkennen; sie erkennt ihren idealen Sollzustand und „**weiß plötzlich, wie sie sein sollte"**. Diese Selbstdiagnose und Selbstorientierung einer Zelle: „**Wo bin ich?"** und „**Wohin soll ich gehen?**" sind Grundvoraussetzung eines erfolgreichen Korrektur- oder Heilungsprozesses. Veränderungen der biologischen Prozesse dieser Zelle sind die Folge dieser Selbstdiagnose und Selbstorientierung. Ein Korrektur- und Balanceprozess „aus sich selbst heraus" ist das Ergebnis.

Die folgende Abbildung beschreibt diese „Bewusstseins-Zustände" einer Zelle in der Phase eines Wandels ihres Knowledge-Frames durch die **„Diagnose" oder „Bewusstwerdung" der Blockaden ihrer Gesundheits- und Regulationsdynamik.**

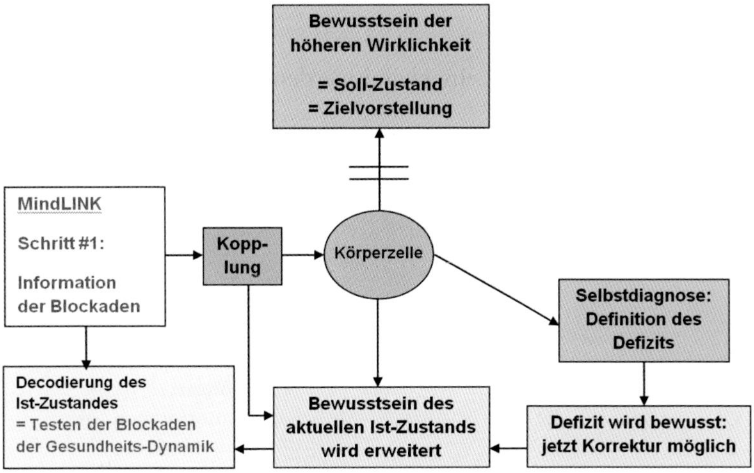

Bewusstsein der höheren Wirklichkeit
= Soll-Zustand
= Zielvorstellung
MindLINK
Schritt #1:
Information der Blockaden
Kopplung
Körperzelle
Selbstdiagnose: Definition des Defizits
Decodierung des Ist-Zustandes
= Testen der Blockaden der Gesundheits-Dynamik
Bewusstsein des aktuellen Ist-Zustands wird erweitert
Defizit wird bewusst: jetzt Korrektur möglich

4.5 Autonome Selbstbalance der Zelle - Phase 3: Der Wandel des Inneren Bewusstseins zum „ich bin, wie ich selbst sein sollte“

Die Selbstbalance der gestörten Zelle ist dann vollzogen, wenn das Bewusstsein des Istzustandes gleich dem Bewusstsein des Sollzustandes ist: **„Ich bin, wie ich selbst sein sollte“**. Dieser balancierte oder harmonisierte Bewusstseinszustand ist die Basis jedes physiologischen oder biochemischen Korrekturprozesses. MindLINK verwandelt die Information seines über die Software vermittelten Bewusstseinsfeldes:

» zuerst intern als Erkennungsreaktion zur **Bewusstseins-Bildung** und

» danach zum **Bewusstseins-Korrektiv**.

Die folgende Abbildung beschreibt die „Bewusstseins-Zustände“ einer Zelle in der Phase des gewandelten Inneren Bewusstseins und der zunehmenden Selbstbalance. In dieser Wandlungsphase der kranken Zelle ist die Selbstdiagnose der Blockaden aus Schritt 1 so zielsicher abgelaufen, dass die in Schritt 2 getesteten Lösungssätze unmittelbar die höheren Zielsetzungen des Ideal- und Sollzustandes zugänglich machen.
Alle Funktionen der Selbststeuerung arbeiten jetzt ungehindert – **ohne Blockaden des Unbewussten** - und lösungsorientiert – **mit expliziter Formulierung des Korrektivs** - und in perfekter Rückkopplung zueinander.

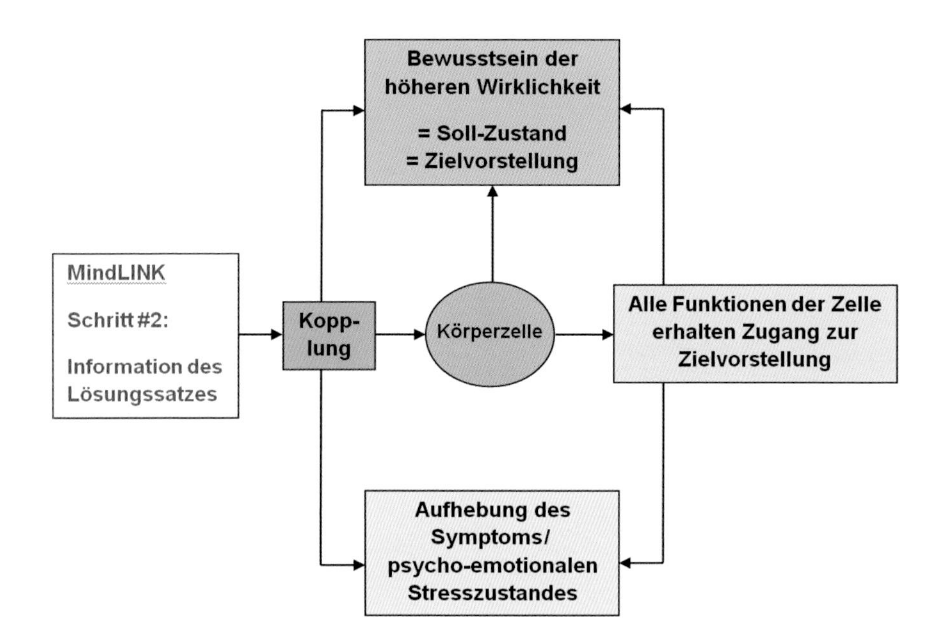

Wieweit sich diese Korrekturprozesse auf der körperlichen Ebene auswirken, kann nicht vorhergesagt werden. Wir wissen aber aus der Placebo-Forschung, aus Psychologie, Medizin und Medizingeschichte, dass es unendlich viele Berichte über „Spontanheilungen" und „medizinische Wunder" gibt, die auf ausschließlich körperlicher und wissenschaftlicher Ebene nicht erklärbar sind. Mit den Überlegungen und Techniken, die mein System einer „praktizierten Bewusstseinsmedizin" charakterisieren, erklären sich solche „Wunder" sehr einfach über **eine Änderung innerer Bewusstseinsfelder**. Aus den oben genannten Punkten entsteht die Architektur des gesamten – von mir so genannten - MindLINK-Systems mit einer vierfachen Zielsetzung:

» **Ziel 1:** Das Einspielen negativer Kennsätze macht dem Körper sein Defizit bewusst.

» **Ziel 2:** Dieses Bewusstsein lässt den Körper das passgenaue Korrekturprogramm der Lösungssätze erkennen.

» **Ziel 3:** Das Einspielen positiver Verstärkungssätze über die MindLINK-Transmitter-Spulen ist der Weg zur inhaltlichen Lösung des Problems.

» **Ziel 4**: Die Resonanzen des Inneren Bewusstseins steuern autonom die Selbstheilungs- und Selbstregulationskräfte des Organismus.

Mein System eines skalarwellengestützten, transmaterialen Katalysators – von mir **„MindLINK"** genannt – macht die „Heilquelle Inneres Bewusstsein" mit modernen Techniken zugänglich. Gelingt es, das Innere Bewusstsein aus den Fixierungen seiner früheren Begrenzungen zu lösen, erweitern sich die Möglichkeiten autonomer und selbstständiger Problemlösungen. Daraus entsteht ein wachsendes Gefühl „innerer Befreiung" von unbewusst festgelegten Blockaden und hemmenden Glaubenssätzen. Alte Grenzen unserer Lebensdimensionen werden dadurch aufgelöst und völlig neuartige und ungeahnte Lösungspotentiale freigesetzt.

» MindLINK macht von der Möglichkeit Gebrauch, Skalarfelder über Einspeisung akustischer Feldinhalte inhaltlich zu modulieren und damit ein physikalisches Korrelat zu Gedanken- und Bewusstseinsfeldern zu erzeugen.

» MindLINK vermittelt Bewusstseinsfelder „außersinnlich" oder „metasensorisch" über das Einspielen von Musik, Worten oder ganzen Sätzen.

» Diese „Metasensorik“ erweitert Sprache um ein definiertes Bewusstseinsfeld: Erst mit dem Beipack eines impliziten Bewusstseinsfeldes gewinnt die akustische Information der Sprache Sinn und Bedeutung.

» Sprache ist demnach lediglich der „sensorisch-akustisch erfahrbare Code“ eines bestimmten Bewusstseinsfeldes.

» Wenn MindLINK über den Code der Sprache auf das Innere Bewusstsein einer Zelle Einfluss nehmen kann, ist dies ein Schritt zu einer neuartigen “praktizierten Bewusstseins-Medizin” mit den Testsystemen MindLINK TEST® und Preven TEST®.

» Die grundsätzliche Wirksamkeit dieser Prozesse wurde durch die Patenterteilung amtlich bestätigt.

Weiterführende Informationen zu diesem Thema sind zu finden unter www.mindlink.info oder im Buch des Autors Dr. Johann Lechner (einer der Autoren der OPEN MIND ACADEMY): „Dialog mit dem Inneren Bewusstsein - Mit moderner Skalarwellen-Technologie zu emotionaler Selbstbalance und autonomen Bewusstseinsstrategien“.

II. GENERELLE PRINZIPIEN IN BEZUG AUF URSACHE, DIAGNOSE UND BEHANDLUNG VON ERKRANKUNGEN

2. geistige/psychische Ebene

2. Human Needs Psychology

URSACHE

Die **„Six Human Needs“** (die sechs menschlichen Grundbedürfnisse) lenken wie ein Magnet das gesamte menschliche Verhalten. Aus dem individuellen Muster der Erfüllung oder Nichterfüllung dieser Bedürfnisse kann jede denkbare psychische Störung erklärt werden.

Hierbei wird unterschieden zwischen den vier biologischen Grundbedürfnissen, die jeder Mensch erfüllen muss, um sein Überleben sicherzustellen und den zwei spirituellen Grundbedürfnissen, welche erst eine vollständige Lebenszufriedenheit ermöglichen.

Die vier biologischen Grundbedürfnisse sind:

» **Liebe / Freundschaft,**

» **Anerkennung / Aufmerksamkeit,**

» **Sicherheit und**

» **Abwechslung.**

Das Grundbedürfnis **„Liebe / Freundschaft“** steht zum zweiten Grundbedürfnis **„Anerkennung / Aufmerksamkeit“** in einem gewissen Widerspruch, – ebenso wie das dritte Grundbedürfnis **„Sicherheit“** zum vierten Grundbedürfnis **„Abwechslung“**.

Das fünfte und sechste menschliche Grundbedürfnis ist:

» **Wachstum** und

» **Beitrag.**

Jede Tätigkeit, die ein Mensch dieser Erde ausführt, wird von diesen sechs menschlichen Grundbedürfnissen angetrieben. So erfüllt sich z. B. ein jugendlicher Raucher das Grundbedürfnis **Liebe / Freundschaft**, indem er mit seinen Freunden zusammen in der Ecke steht und raucht.

Auch - von der Zigarettenwerbung vorgelebt - wird das zweite Grundbedürfnis **Anerkennung** erfüllt, ebenso das dritte Grundbedürfnis **Sicherheit**, da sich der junge Mensch zugehörig fühlt und weiß, was er mit seinen Händen anfangen soll.

Auch das vierte Grundbedürfnis **Abwechslung** ist erfüllt. Nicht erfüllt werden durch das Rauchen jedoch **Wachstum** und **Beitrag.**

Da die vier biologischen Grundbedürfnisse beim jugendlichen Raucher auf hohem Niveau erfüllt werden, kann dieses Verhalten deshalb nicht einfach eliminiert werden, da sonst ein Vakuum entsteht. Es muss ein anderes Verhalten installiert werden, welches das Unerwünschte ersetzt und auf einer möglichst noch höheren Ebene die sechs menschlichen Grundbedürfnisse erfüllt.

Beispielsweise erfüllt ein erfolgreiches Geigenspiel eines jungen Menschen das erste Grundbedürfnis **Liebe / Freundschaft** auf einem sehr hohen Niveau, ebenso das zweite Grundbedürfnis **Anerkennung**, ebenso das dritte Grundbedürfnis **Sicherheit**, ebenso das vierte Grundbedürfnis **Abwechslung** (sofern das Geigenspiel auch in der Öffentlichkeit und an verschiedenen Orten durchgeführt wird), ebenso das fünfte Grundbedürfnis **Wachstum** und ebenso das sechste Grundbedürfnis **Beitrag**, wenn Menschen damit Freude bereitet wird.

Insofern werden junge Menschen, die ihre sechs Grundbedürfnisse mit einer positiven Tätigkeit, wie z. B. Musik, Sport oder Kunst erfüllen, weniger gefährdet sein, zu Drogen oder anderen schädlichen Handlungen zu greifen.

Wie ist nun der Verhaltensprozess eines Menschen zu verstehen? Die „Human Needs Psychology" geht davon aus, dass wir durch drei Aspekte, eine sogenannte Triade aus Körperhaltung, inneren Bildern (worauf wir uns fokussieren) und Sprache (innerer Dialog) unsere Gefühle generieren und auch jederzeit verändern können. Dies geschieht über biochemische Prozesse. Dieser Gefühlszustand wird von den sechs menschlichen Grundbedürfnissen in ihrer individuellen Konfiguration wie von einem Magneten angezogen.

Die Erfüllung dieser individuellen Bedürfnissituation geschieht nun auf sehr unterschiedliche Art und Weise, indem jeder Mensch sein eigenes Vehikel benutzt. Für den einen kann dieses „Fahrzeug", wie oben skizziert, das Geigenspiel sein, für einen anderen ein auffälliges Auto, das ihm z. B. die Grundbedürfnisse **Anerkennung**, **Sicherheit** und **Abwechslung** erfüllt.

Die Wegstrecke vom durch die genannte Triade generierten Gefühl zur Erfüllung der „sechs menschlichen Grundbedürfnisse", die mithilfe des Vehikels durchlaufen wird, wird zusätzlich durch verschiedene Filter moduliert. Diese können z. B. Glaubenssätze, Identität, Werte, dazugehörige Regeln oder Metaprogramme sein.

Die Gesamtheit dieser individuellen inneren Faktoren, die im Wesentlichen unser Verhalten steuern, wird als „innere Landkarte" bezeichnet.

DIAGNOSE

Die Diagnose wird zum einen durch Beobachten des Patienten gestellt. Hier erkennt der erfahrene Therapeut sofort Triadenmuster. So steht z. B. ein depressiver Patient immer mit hängenden Schultern da und richtet den Blick eher nach unten.
Zum anderen erkennt der Therapeut die individuelle Konfiguration der Grundbedürfnisse sehr schnell durch gezieltes Fragen und genaues Zuhören.

Die häufigste Ursache für Probleme ist die Dominanz der beiden Grundbedürfnisse **Sicherheit** und **Anerkennung**.

Weitere Fragen zur Diagnose zielen auf das Erkennen der Glaubenssätze und der Regeln, die ein Patient unbewusst zur Erfüllung seiner Grundbedürfnisse definiert hat (z. B. *„Ich fühle mich dann geliebt, wenn dies zu mir gesagt wird!"*).

BEHANDLUNG

Die Therapie folgt den sog. **„Seven master steps nach Anthony Robbins"** und umfasst sieben Schritte:

1.) Verstehe und anerkenne die Welt des Anderen.

2.) Setze einen Hebel an.

3.) Unterbreche und zerstöre die vorhandenen Muster.

4.) Definiere und unterteile das Problem in lösbare Einzelteile.

5.) Kreiere eine Alternative.

6.) Konditioniere das neue Muster, bis es voll übernommen ist.

7.) Verbinde das neue Muster mit einem höheren Sinn und verstärke es durch eine unterstützende Umgebung.

Diese Therapie muss durch einen sehr geübten Therapeuten durchgeführt werden und kann selbst schwerwiegende psychische Erkrankungszustände wie Depressionen innerhalb von 1 - 2 Stunden dauerhaft beseitigen.

Eine Eigentherapie kann der Patient dahingehend selbst durchführen, indem er zumindest die Ausgangsbasis positiv beeinflusst und eine Art „Triaden-Hygiene“ betreibt.

Derjenige Mensch, der folgende Punkte umsetzt, wird deutlich positivere Gefühle erzeugen und sich damit eine ganz andere Ausgangsbasis für die Ausheilung einer psychischen Erkrankung, aber auch allgemein für ein erfülltes Leben schaffen:

» sich viel bewegen, bewusst tief in den Bauchraum atmen und eine ausgesprochen aufrechte Haltung einnehmen;
» vermeiden, negative Bilder selbst in Form von Visualisierungen herzustellen oder sie über Fernsehen, Kino und Zeitungen aufzunehmen; sich im Gegenteil auf positive Visualisierungen fokussieren;
» gewisse Wörter wie „Problem“, „Krankheit“ etc. aus dem Vokabular streichen bzw. sie abschwächen (*„Ich bin ein kleinwenig gereizt“* statt *„Ich drehe durch“*) und in gleicher Weise positive Situationen maximal verstärken (*„Ich berste vor Glück!“* statt *„Cool!“*),

Weitergehende Informationen und Seminartermine finden Sie auf der Website:
www.ulrich-volz-stiftung.org

II. GENERELLE PRINZIPIEN IN BEZUG AUF URSACHE, DIAGNOSE UND BEHANDLUNG VON ERKRANKUNGEN

2. geistige/psychische Ebene

3. Norbekov-System

NORBEKOV-LEHRMETHODE

Die Entwicklung der Wissenschaft, insbesondere in Bezug auf den Menschen, ging von der allgemeinen einheitlichen Ebene zu immer spezifischeren Ebenen. Die heutige Zeit ist schon reif, zur menschlichen Einheit zurückzukehren. Die von Prof. Dr. Mirsakarim Norbekov entwickelte Lehrmethode zur Selbstwiederherstellung des Menschen gründet auf seinem eigenen Heilungsweg sowie intensiven Studien von chronischen Krankheiten und dem Verhalten chronisch Kranker. Die aus den Forschungsergebnissen resultierenden Trainingsmaßnahmen wurden mehr als 35 Jahre erprobt und immer weiterentwickelt und zeigen jedem Menschen, wie er seine Gesundheit und sein Leben selbst regenerieren kann.

Die Methode bietet eine Möglichkeit an, alle Ebenen des Menschen – Körper, Seele und Geist – gleichzeitig zu beeinflussen, mit dem Ziel die vollkommene Harmonie wiederherzustellen. Auf diese Weise kann jeder Mensch in relativ kurzer Zeit seine Gesundheit zurückgewinnen und ein erfülltes, glückliches Leben führen. Dieser Weg ist eine selbstständige Arbeit an sich selbst auf allen drei Ebenen.

Auf körperlicher Ebene lernt jeder Mensch, die angeborenen Mechanismen zur Selbstwiederherstellung und Selbstregulierung in seinem Körper zu nutzen, wobei er selbst diese Mechanismen aktiviert und sie in die von ihm gewünschte Richtung lenkt.

Auf emotionaler Ebene schafft der Mensch, das Verhältnis zu sich selbst, zum Leben und zur Außenwelt gesund zu halten und sein Gleichgewicht im Alltag zurückzugewinnen.

Auf geistiger Ebene nimmt der Mensch seine tatsächliche Größe einer einzigartigen Persönlichkeit wahr.

WORAUF BASIERT DIE NORBEKOV-METHODE?

Betrachten wir unseren Körper. Es ist schon bekannt, wenn man mit positiven Emotionen und Gedanken lebt, bleibt man gesund und glücklich. Wie kann man die positiven Emotionen und Gedanken in seinem Alltag hervorrufen und beibehalten? Die wissenschaftlichen Forschungen haben herausgefunden, dass über das Blut jede Körperzelle des menschlichen Organismus etwa alle 30 Sekunden die Information über den emotionalen Zustand des Menschen bekommt. Diese Information spielt für jede Körperzelle die Rolle eines Befehls zur Veränderung ihrer Lebensaktivität. Damit der Prozess der Selbstwiederherstellung gestartet wird, ist es notwendig, die entsprechende Information zu erstellen, d. h., es ist notwendig, einen gewissen positiven Nervenimpuls mit bestimmter Qualität und Stärke zu schaffen, der die entsprechenden biochemischen Veränderungen im Organismus verursacht. Nachdem das Gehirn den positiven Impuls bekommt, wird die Information über das Blut zu jeder Körperzelle übertragen. Der Organismus reagiert mit „Selbstdiagnose", dabei findet er die Ursachen für die Leiden und beseitigt sie, d. h., der Organismus beginnt, sich selbst zu regenerieren und zu heilen. Der positive Impuls wird durch Willenssteuerung der Körperhaltung und der Mimik erzeugt, wobei das Denken und Fühlen über den Blutkreislauf in die positive Richtung gelenkt wird.

Der Zustand der Freude wird bewusst trainiert und auf Körperebene gespeichert. Der menschliche Körper ist in der Lage, ohne irgendwelche Interventionen von außen, jedes einzelne Organ, bzw. Körperteil selbst zu regenerieren. Durch diese Methode wird die Funktion der Sinnesorgane stark beeinflusst und verbessert, z. B. bei der Sehkraft kann die Weit- bzw. die Kurzsichtigkeit und der Astigmatismus kompensiert werden, der Graue oder der Grüne Star beseitigt werden. Das Hörvermögen, der Hörnerv kann wiederhergestellt werden, Tinnitus kann beseitigt werden. Der Geruchssinn kann auch wiederhergestellt werden.

Verschiedene chronische Erkrankungen, die bis jetzt durch Medikamente oder andere Behandlungen nicht effektiv beeinflusst werden konnten, sind durch diese Methode besiegbar. Zu diesen Krankheiten gehört z. B. Osteoporose, Arthritis, Magengeschwür, Diabetes, Asthma, Erkrankungen der Schilddrüse, Krampfadern, Neurodermitis, Psoriasis, verschiedene Arten von Allergien, Zysten, Myome, Abweichungen von normalem Blutdruck. Auf seelischer Ebene erreicht man im Alltag innere Ruhe und Gleichgewicht. Die Verhältnisse in der Familie, mit den Kollegen und überhaupt mit den Mitmenschen verbessern sich. Stresssituationen werden über den Körper schnell verarbeitet und abgebaut. Auf geistiger Ebene erkennt man sein unbegrenztes inneres

Potenzial. Dadurch findet man den Zugang zu den inneren Reserven des Körpers. Die Einstellung auf Erfolg wird trainiert und auf Körperebene gespeichert. Man gewinnt sein Selbstvertrauen zurück, die Gewohnheit zur bewussten Steuerung des eigenen Körpers und die Gewissheit, man sei in der Lage, seine Ziele zu erreichen und sein Leben selbst zu gestalten.

Nach dieser Methode wurde ein Lehrsystem entwickelt. Das System beinhaltet einen Komplex von einfachen, sehr effektiven Atmungs- und Gymnastikübungen, Emotions- und Konzentrationsübungen. Er trägt bei, Fantasie und Gestaltdenken zu entwickeln, die dem Menschen helfen, selbst seinen Organismus auf Genesung umzuprogrammieren mit dem Endziel: Wiederherstellung der Fähigkeiten des Organismus zur Selbstregulierung und Verjüngung des Körpers.

DAS HAUPTPRINZIP DES NORBEKOV-SYSTEMS

Aktive Teilnahme des Menschen im Heilungsprozess und bei der Gestaltung seines Lebens. Die einzigen Ressourcen, aus denen der Mensch schöpft, sind sein eigener Körper, sein Bewusstsein und seine natürlichen Selbstheilungskräfte. Mit diesem System bekommt man das Wissen an die Hand, wie sich chronische Krankheiten entwickeln, wie man ungesunde Gewohnheiten und Haltungen überwindet und dem inneren Schweinehund Einhalt gebietet. Nur durch den Willen, eine positive Lebenseinstellung und gezielte Handlungen erreichen die Menschen positive Ergebnisse. Körperübungen zusammen mit Bewusstseins- und Willensübungen bilden eine perfekt wirksame Einheit. Mit den Übungen ändern sich die Emotionen, der Wille wird gestärkt, das Selbstvertrauen wächst, neue Perspektiven in Bezug auf Erfolg und Erhöhung der Lebensqualität entfalten sich.

Wissenschaftliche Studien bescheinigen eine hohe Wirksamkeit dieses Systems bei chronischen Erkrankungen im Atemwegs- und Verdauungsbereich, bei Herz-Kreislaufkrankheiten sowie des Nerven-, Endokrin- und Immunsystems, des Bewegungsapparates, insbesondere an Gelenken und Wirbelsäule. Es werden verschiedene Techniken genutzt, um den Verstand auszuhebeln und die Gewohnheiten zu durchbrechen. Ein wichtiges Werkzeug ist dabei die Oktave, eine Technik der Schwingungserhöhung und Einstimmung auf das Positive. Die Oktave ist aktives Schöpfertum, der Zustand der inneren Ruhe und des absoluten Wissens, dass man alles schaffen kann. Wenn man die Arbeit an sich selbst beginnt, muss man sich eine klare, konkrete und auf physischer Ebene spürbare Aufgabe des Ergebnisses vorstellen. Wenn man sich willentlich ein Bild der Genesung herstellt und Freude mit starker Körperreaktion darüber empfindet, dass man schon gesund ist, beginnt man den Organismus durch diese konkrete Aufgabe bewusst zu lenken. Dabei nutzt man die ideomotorische Reaktion des Organismus auf die Gedanken: Eine geschärfte Aufmerksamkeit in einem bestimmten Körperbereich ruft im Gehirn eine erhöhte Informationsfülle über diese Zone hervor, und das äußert sich in erhöhter Sensibilität. Es gibt eine ideomotorische Antwort des Körpers auf intensive Bilder und Vorstellungen – jede Körperzelle reagiert auf die Gedanken. Gedanke und Bild mit den entsprechenden Emotionen haben eine konkrete, materielle Kraft. Man nimmt also die Körperhaltung eines glücklichen gesunden Menschen ein, strafft das Muskelkorsett, setzt ein Lächeln auf und synchronisiert anschließend die äußere Form mit dem inneren Zustand. Die künstliche Erschaffung einer freudigen Erwartung der Gesundheit und eines gesunden Lebensgefühls in der Seele ist der erste Schritt.

Dennoch ist das System kein Allheilmittel, weil es nicht die Krankheit herausfordert, sondern den chronisch Kranken. Nicht die Krankheit ist das Problem, sondern der chronisch Kranke selbst, welcher sich oftmals nicht wirklich ändern will, sei es aus Unwissenheit oder der Vorteile wegen, die er aus der Krankheit hat. Nur der Mensch selbst ist in der Lage, sich zu heilen, sein Leben neu und glücklich zu gestalten und zu genießen.

Nach dem Norbekov-System werden Lehrseminare angeboten. Weitere Informationen bekommen Sie hier: www.norbekov-europe.de. Verantwortlich für die Inhalte des Artikels „Norbekov-System“ zeichnen die Mitautoren der OPEN MIND ACADEMY Tatyana Jerkova und Georgi Jerkov.

II. GENERELLE PRINZIPIEN IN BEZUG AUF URSACHE, DIAGNOSE UND BEHANDLUNG VON ERKRANKUNGEN
3. seelische/spirituelle Ebene

URSACHE

In unserer spirituellen Vorstellung gibt es eine Zwischenwelt, in der die Seelen auf ihre Wiedergeburt (Inkarnation) warten und von dort aus, z. B. durch Wahl der Eltern, ihre weitere Entwicklung fördern wollen.

Die Ursache für seelische Erkrankungen sehen wir darin, dass ein Zwiespalt besteht zwischen dem Lebensplan, den wir uns in der Zwischenwelt für diese Inkarnation vorgenommen haben und dem Leben, das wir tatsächlich führen. Je weiter wir davon entfernt sind, desto größer wird die Spannung, die dabei entsteht und die sich dann nach einiger Zeit in einer Krankheit äußert, die uns auf den Zwiespalt (Inkongruenz) zwischen Lebensplan und Lebenssituation aufmerksam machen will. Wird diese nicht zusätzlich auf der seelischen Ebene mit Anpassung der Lebenssituation an den Lebensplan korrigiert, so kann dies auch nach Behandlung dieser ersten Erkrankung zu einer erneuten, schlimmeren Erkrankung führen und ggf. bei nachhaltiger Verweigerung der Anpassung „Lebenssituation an den Lebensplan“ zu einer Resignation der Seele nach dem Motto „Rückzug, neuer Versuch!“ führen.

Gleichzeitig ist zu unterscheiden zwischen Krankheiten der ersten Ebene, die wir für diese Inkarnation speziell geplant haben, um eine entsprechende Erfahrung mitzunehmen – besonders häufig ist dies bei angeborenen Missbildungen, angeborenen Krankheiten bzw. Behinderungen der Fall.

Krankheiten der zweiten Ebene sind eher die oben beschriebenen Krankheiten, die auf diese Inkongruenz zurückzuführen sind.

Auf der dritten Ebene finden sich häufig nicht gelöste Konflikte aus früheren Inkarnationen oder solche, die von den Eltern übernommen wurden.

DIAGNOSE

Die Diagnose kann durch Verfahren wie Psycho-Kinesiologie oder durch Systemische Aufstellungsarbeit u. a. erfolgen.

BEHANDLUNG

Durch Meditation erreichen wir die Verbindung zu unserer Seele. Dabei wird ein sogenanntes Dimensionstor geöffnet, und es entsteht die Chance, den Lebensplan besser zu verstehen und gegebenfalls das Verhalten zu verändern.

Weitere Möglichkeiten bestehen in der Unterstützung durch Heiler, wie z. B. Joao de Deus, homöopathische Hochpotenzen oder andere feinstoffliche Therapieverfahren.

SPEZIELLE INFORMATION

Der Einfluss des seelischen Anteils auf körperliche Erkrankungen kann sehr unterschiedlich sein. Die Therapie auf der seelischen Ebene führt sehr oft zu einer schnellen Ausheilung auf der seelischen Ebene, was nicht immer heißt, dass die Ausheilung auf der körperlichen Ebene ebenfalls sofort stattfindet. Oft folgt diese zeitverzögert und evtl. auch in einer anderen Art und Weise. Dies bedeutet, dass nicht jeder Rollstuhlfahrer nach einer seelischen/spirituellen Therapie wieder gehen kann, aber möglicherweise seine Situation aus einer anderen Perspektive sehen und den tieferen Hintergrund erkennen kann und deshalb glücklich sein wird oder zumindest sein Schicksal ohne Groll annehmen kann. Hierbei müssen wir uns aber klar machen, dass wir keine physischen Wesen sind, die eine spirituelle Erfahrung machen, sondern spirituelle Wesen, die eine physische Erfahrung machen wollen.

Was sind die Ursachen des Leidens?

Als menschliche "verstandesorientierte" Wesen versuchen wir permanent (und mit großem energetischem Aufwand) zu trennen (Grenze zwischen dem Individuum und der Welt), was eigentlich miteinander verbunden ist. Wir versuchen zu stabilisieren (Homöostase), was aber in ständiger Veränderung (Homöodynamik) begriffen ist. Letztendlich versuchen wir, Freude festzuhalten und Schmerz zu vermeiden (dauerhaftes Glück), was auf Dauer als biologisches Wesen in dieser „dritten“ Dimension nicht gelingen kann (oder aber erkennen, dass dies eine Transzendenz der Welt der Polarität bedeuten würde).

Demnach ist der "Ausweg" aus diesem Leiden relativ einfach, wenn wir uns als verbundene Wesen empfinden (> Mitgefühl), eingewoben in ein Umfeld und einen Kosmos, der ständiger Veränderung unterworfen ist und akzeptieren (> Akzeptanz), dass Glück und Unglück nur zwei Seiten einer Medaille sind (in einer polaren Welt), ausgesprochen relativ und zu großen Teilen vom Beobachter (also von uns selbst) (> Achtsamkeit) und dessen Interpretation abhängen.

Heilwerden bedingt letztendlich, sich aus diesem Kreislauf der Gegensätze zu befreien. Menschen bedauern die Vergangenheit, machen sich Sorgen um die Zukunft, machen sich Vorwürfe wegen der Gegenwart und leiden darunter, dass sie leiden.

Wenn wir es schaffen, jeweils im Moment der Gegenwart zu bleiben (> Achtsamkeit), also diese mentalen Konstrukte von Vergangenheit und Zukunft auszublenden (da sie ohnehin keine wirkliche "Realität" haben), dann entziehen wir unserem Geist den Boden für Sorgen, Angst und Gier, also den krankmachenden "toxischen, d. h. giftigen" Gefühlen.

Ein hilfreiches und praktisches Instrument, um in diesen „heilsamen“ Raum des Augenblicks einzutreten, ist unser eigener Atem. Wenn wir bei unserem eigenen Atem sind, sind wir automatisch in der Gegenwart, denn atmen ist nur im jeweiligen Moment möglich, weder in der Vergangenheit noch in der Zukunft. Wenn wir im Augenblick leben, dann sind die Bedingungen meistens besser als (von unserem kritischen Geist) erwartet und bewertet, und dann entziehen wir dem Leiden seinen Nährboden.

Dieses Innehalten im Augenblick schafft überdies einen inneren Raum, der über unser Schicksal entscheiden kann, denn er unterbricht diesen andauernden Strom von vergehender Zeit und lässt uns erwachen, weil wir uns in diesem Moment bewusst werden können, wer und was wir sind. Und nur dann haben wir wirklich die Chance, zu entscheiden, wohin wir wollen (> Atemmeditation, Achtsamkeitsmeditation).

In diesem Moment haben wir die Möglichkeit, Zugang zu erhalten zu unserem Inneren, zu unserm Herzen. Heilung geschieht genau dort.

Heilung kommt dem Wortstamm nach von „heilig". Heilig aber bedeutet „abgesondert", „vorbehalten". Abgesondert von äußeren Einflüssen und vorbehalten dem Innersten, dem Heiligtum, dem Herzen. Wenn wir also heil werden wollen, müssen wir uns genau dorthin begeben, wo Heilung stattfindet, nach innen, in unser Herz. Und dieser Raum ist frei von Gegensätzen, frei von Bewertungen und Urteilen und frei von Zweifeln und Ängsten.

Die Qualität des Herzens ist die Liebe. Wenn wir bereit sind, diese allumfängliche Liebe in unserem Herzen zuzulassen, kann und ist Heilung (bereits) geschehen. Denn *"die Liebe erträgt alles, glaubt alles, hofft alles, hält allem Stand. Die Liebe hört niemals auf"*. (1. Kor. 13,7). Dann haben wir unseren Lebenssinn in dieser Sekunde erfüllt.

Wenn wir anerkennen, dass wir (und alle Schöpfung!) göttliche Wesen sind (*"Heilig sollt ihr sein, denn heilig bin ich, der Ewige, euer Gott."* 3. Buch Moses 19,2), dann erkennen wir auch plötzlich unsere Bestimmung und dann hat der Sinn des Leidens seine Berechtigung verloren.

II. GENERELLE PRINZIPIEN IN BEZUG AUF URSACHE, DIAGNOSE UND BEHANDLUNG VON ERKRANKUNGEN

3. seelische/spirituelle Ebene

1. Achtsamkeit

Achtsamkeit und Mitgefühl als Schlüssel zur Heilung:

EINFÜHRUNG

Unser Gesundheitswesen verzeichnet Hochkonjunktur. Die Zahl der Menschen mit chronischen Erkrankungen nimmt ständig zu. Die Wartezimmer der Therapeuten sind übervoll. Man hat den Eindruck, dass sowohl Patienten als auch Therapeuten unter immer größerem Stress leiden. Die Folgen von chronischem Stress bis hin zum Burnout oder zum chronischen Erschöpfungssyndrom, häufig gepaart mit chronisch entzündlichen Immunsystemveränderungen, werden in deutlich zunehmendem Maße zum Beratungsanlass in der therapeutischen Praxis.

Der Stand medizinischer Forschung ist so hoch wie niemals zuvor. Und das alles hat seinen Preis. Manchmal fragen wir uns, ob der Nutzen mithalten kann mit dem Aufwand, den wir betreiben. Und trotz all dieser vermeintlichen Fortschritte beschleicht uns zunehmend das Gefühl, dass etwas fehlt, dass etwas abhanden gekommen ist, was möglicherweise aber für den Heilungsprozess von essentieller Bedeutung ist.

Gesundheit und Heilung sind eben mehr als die Abwesenheit bzw. die Beseitigung von Symptomen. Rein konventionelle bzw. pharmakologische Therapieansätze werden den Ursachen der Probleme oftmals nicht gerecht, da es sich bei fast allen chronischen Erkrankungen um die Beeinträchtigung von vernetzten körperlich-biologischen, psychologisch-emotionalen, geistig-mentalen, spirituellen und nicht zuletzt sozialen Systemen geht.

Anmerkung: Im Folgenden bleiben die zahlreichen Krankheitsauslöser, u. a. als Folge unseres modernen Lebensstils (Schwermetallbelastungen, künstliche elektro-magnetische Felder, chemische Schadstoffe, Mikronährstoffmangel (u. v. a.) und Mitverursacher vieler chronischer Erkrankungen unberücksichtigt. Nicht, weil sie unbedeutend wären, ganz im Gegenteil, sondern ausschließlich aus Gründen der Konzentration und der Begrenzung auf das Thema Achtsamkeit.

Es ist vielmehr so, dass auch hier die Entwicklung von Achtsamkeit ein Schlüssel wäre, um noch weitere unheilvollere Entwicklungen zu begrenzen und eine lebenswichtige und existenzerhaltende Richtungsänderung vorzunehmen. Die derzeitige Gefährdung unseres Planeten geht offensichtlich einher mit dem Gesundheitszustand der Individuen, die ihn bevölkern.

In dieser Situation kann uns das Konzept von Achtsamkeit sehr hilfreich sein, - zu großen Teilen bestehend aus den Anteilen Aufmerksamkeit und Akzeptanz. Hier sei vorab betont, dass Achtsamkeit und Akzeptanz nicht bedeuten, alles für alle Zeiten hinzunehmen, sondern nur für den jetzigen Moment anzunehmen. Erst aus dieser Haltung heraus können notwendige Veränderungsprozesse erkannt und in weiteren Schritten eingeleitet und umgesetzt werden.

WAS BEDEUTET ACHTSAMKEIT?

Achtsamkeit (engl. Mindfulness) ist eine spezielle Form der Aufmerksamkeitslenkung. Es ist das absichtsvolle, klare, unabgelenkte, offene und annehmende Beobachten und Gewahrwerden dessen, was im Augenblick der jeweiligen gegenwärtigen (äußeren oder inneren) Erfahrung geschieht, ohne irgendeine Bewertung positiver oder negativer Art. Achtsamkeit als eigenständiges Konzept wurde von dem Molekularbiologen Prof. Jon Kabat-Zinn Ende der 70er-Jahre in das westliche Medizinsystem integriert. Ohne religiösen Bezug und wissenschaftlich untersucht wird es in den USA in Hunderten von Schmerzreduktionskliniken und medizinischen Einrichtungen seit vielen Jahren erfolgreich angeboten. In der Zwischenzeit hat es auch in Deutschland regen Eingang gefunden sowohl in psychotherapeutische als auch medizinische Behandlungsansätze. Im psychotherapeutischen Kontext wird Achtsamkeit bereits als dritte Welle der Verhaltenstherapie bezeichnet.

Seine Grundlagen schöpft Achtsamkeit vor allem aus den universalen Lehren des Buddhismus. Dort wird sie als eine von acht Pfaden und als spiritueller Übungsweg zur Befreiung aus dem Kreislauf von Leid verstanden.

Wenn wir von Meditation sprechen, meinen wir in der westlichen Welt häufig die sogenannte Einsichts- oder Erkenntnismeditation (Vipassana-Meditation). Diese Form der Meditation stellt Achtsamkeit ganz in den Vordergrund.

Doch auch in unserer christlich geprägten Kultur hat Achtsamkeit eine lange, wenn auch weniger bekannte, tiefgründige Tradition. Hier wird das Gemeinte eher unter dem Begriff der Kontemplation gefunden. Wahrnehmen, ein Schlüsselbegriff der kontemplativen Praxis, könnte auch bedeuten, wir nehmen das, was wahr ist, die Wahrheit eben, an.

In einer achtsamen und wahrnehmenden Haltung öffnen wir uns unserem Innersten, dem Heiligtum, unserem Herzen. Aus dieser Stille heraus ist es möglich, Antworten auf Fragen zu erhalten, die im Lärm des Alltags oft überhört werden. Antworten auf Fragen, die wir uns möglicherweise bewusst gar nicht stellen würden, die aber mitunter sehr viel mit unserem Unbehagen oder gar mit unserem Unwohlsein oder Kranksein zu tun haben.

Unser alltäglicher, „normaler“ Geist ist häufig zerstreut, zersplittert, unkonzentriert und auf der Suche nach immer Neuem, gleichsam wie ein Scanner oder ein Radargerät. Die massive Reizüberflutung durch eine nicht mehr zu bewältigende Fülle von Informationen aus Medien, Presse und modernen Kommunikationsmitteln in Kombination mit dem meist unausgesprochenen Anspruch oder Zwang, ständig und überall permanent erreichbar zu sein, tun ihr Übriges. Um diesen unruhigen Geist zu zähmen, gibt es ein Gegen- oder besser ein Heilmittel, genannt Achtsamkeit. Aber Achtsamkeit erfordert eine gewisse Übung und Disziplin. Hier stehen uns formale Anweisungen zur Schulung zur Verfügung.

STECKBRIEF ACHTSAMKEIT:

» bewusst
» absichtlich
» annehmend
» nicht bewertend.

Sehr bewährt hat sich hierzu das strukturierte Programm namens MBSR (Mindfulness Based Stress Reduction) von Prof. Jon Kabat-Zinn, bestehend aus formalen Achtsamkeitsübungen wie Körperwahrnehmung (Body-Scan), Sitz- und Gehmeditation, einfachen Yogaübungen und Anleitungen zur Integration von Achtsamkeit in den Alltag.

Diese formalen Übungen und Anleitungen sind hilfreich und oft auch notwendig, um einen ersten Zugang in dieses häufig unbekannte oder vergessene Denken und

Handeln zu erlangen, das erst einmal meist konträr zum Lebensstil unserer modernen Gesellschaft erlebt wird. Ergänzt wird dieses Programm durch sog. informelle Achtsamkeitsübungen, die alles umfassen können, was sich im alltäglichen Leben ereignet wie Reden, Essen, Duschen, Gehen etc. Es geht darum, den Augenblick wahrzunehmen, zu erleben und zu erkennen, dass wir nur diesen einen Augenblick im Leben zur Verfügung haben. Alles Vergangene ist höchstens Erinnerung, alles Zukünftige ist nur Spekulation.

Um im jetzigen Augenblick zu verbleiben und nicht ständig durch die Unruhe des Geistes davon getragen zu werden, haben wir einen treuen Verbündeten, und das ist unser eigener Atem. Denn atmen können wir nur im Hier-und-Jetzt, wir können weder in der Vergangenheit noch in der Zukunft atmen. Immer wenn wir beim Atem sind, sind wir gleichzeitig präsent in der Gegenwart. Aus diesem Grund ist die Besinnung auf unseren Atem so elementar wichtig und hilfreich.

Zitat John Lennon: *"Life is what happens to you while you're busy making other plans"*.

WAS BEWIRKT ACHTSAMKEIT?

Dieses Achtsame, Wahrnehmende, Rezeptive, Lauschende versetzt uns in eine Haltung des Seins und entlässt uns aus den Klauen des Tuns und des ständigen Reagierens.

Zwischen Reiz und Reaktion befindet sich ein (virtueller) Raum. Wenn wir lernen, diesen Raum achtsam zu nutzen, dann können wir die Qualität unseres Lebens, und damit auch den Zustand unserer Gesundheit, verändern; zumindest können wir uns für eine Veränderung öffnen.

Zwischen Reiz und Reaktion befindet sich ein Raum, in dem sich unser Schicksal entscheidet.

Unsere Präsenz in diesem inneren Raum der Stille und des Gewahrseins ermöglicht das Entstehen neuer Erfahrungen und Wahrnehmungen. Dies wiederum erlaubt möglicherweise anderen, bisher weniger bekannten Gefühlen und Emotionen, sich erstmals zu zeigen. Und wir alle wissen inzwischen, in welch hohem Maße Emotionen am Gelingen unseres Lebens und unserer Gesundheit beteiligt sind. Grossarth-Maticek sieht z. B. abgekapseltes inneres Leid als einen hohen Risikofaktor für Krankheit.

Bernhard Badura beschreibt zurecht Emotionen als Mittler zwischen Mensch und Umwelt, zwischen Seele und Körper.

Durch die direkte und unmittelbare Erfahrung des gegenwärtigen Augenblicks und der darin enthaltenden Empfindungen, Gedanken und Gefühle ist es möglich, ein tieferes Verständnis für sich selbst und in der Folge auch für andere Menschen und Wesen, Dinge und der Welt zu erlangen.

Die Praxis der Achtsamkeit und die dadurch entstehende tiefere Einsicht in unsere gewohnheitsmäßigen Reaktionsweisen (Autopilotenmodus), vor allem auch im Umgang mit Problemen, Stress und anderen, auch schmerzhaften Erfahrungen und Lebenssituationen wie Krankheit und Verlust, kann uns dazu befähigen, auch und gerade angesichts aller Schwierigkeiten und herausfordernder Lebensumstände ein höheres Maß an Klarheit und Gelassenheit, innerer Ruhe und Akzeptanz zu finden. Die Akzeptanz, die Welt und die Dinge darin so sein zu lassen, wie sie im jeweiligen Augenblick gerade sind. Und diese Akzeptanz hat eine heilende Kraft. Achtsamkeit kann auch als mittlerer Weg verstanden werden zwischen den unheilsamen polaren Gegensätzen von Gier und Anhaftung einerseits und Abneigung und Aversion andererseits.

ACHTSAMKEIT IN DER THERAPIE

Durch ein einfaches und regelmäßiges Achtsamkeitstraining kann es gelingen, die Identifikation mit Körperempfindungen, Gedanken, Gefühlen und nicht zuletzt mit unangenehmen Lebenssituationen zu lockern und somit im ersten Schritt ein gewisses Maß an Akzeptanz dieser momentanen Erfahrungen zu ermöglichen, was sich wiederum regulierend auf das autonome Nervensystem und das biologische und psychische Stressniveau auswirkt. Im weiteren Verlauf können neue Wahrnehmungs- und in der Folge Handlungshorizonte entstehen, um innere und äußere Ressourcen in Richtung Klarheit, Veränderung und Heilung wirksam werden zu lassen.

Die Schulung der Achtsamkeit als spezielle Form der Aufmerksamkeitslenkung zeigt eine sowohl präventive als auch kurative nachhaltige positive Wirkung in vielen medizinischen und anderen Bereichen.

Die positiven Ergebnisse, die in der Anwendung mit Menschen und Patienten erzielt wurden, die z. B. unter starkem Stress, Burnout-Syndrom, chronischen Schmerzen, Schlafstörungen, psychosomatischen Beschwerden, Bluthochdruck, Krebs und vielen anderen Erkrankungen litten, sind inzwischen durch zahlreiche wissenschaftliche Untersuchungen belegt.

In einer unlängst publizierten Untersuchung konnte gezeigt werden, dass es den Patienten von Psychotherapeuten, die regelmäßig Zen-Meditation praktizierten, signifikant besser ging, als denjenigen, deren Therapeuten diese Form nicht praktizierten. Keine der beiden Patientengruppen wussten jedoch, ob ihre Therapeuten diese Form der Achtsamkeitsschulung ausübten oder nicht. Man könnte das Ergebnis dieser Studie folgendermaßen zusammenfassen: Diejenigen Therapeuten, welche regelmäßig meditieren, sind die erfolgreicheren, was den therapeutischen Nutzen für die Patienten betrifft. Nicht zu unterschätzen sind die hilfreichen und heilsamen Auswirkungen auf die Praktizierenden selbst.

Die Wirkungen von Achtsamkeit sind äußerst vielschichtig und vielgestaltig. Praktizierte Achtsamkeit bewirkt eine anhaltende Verminderung von körperlichen und psychischen Beschwerden sowie eine Verbesserung der allgemeinen körperlichen und psychischen Befindlichkeit. Stresssituationen werden adäquater verarbeitet, es entwickelt sich eine gelassenere, positivere Lebenseinstellung und ein stabileres psychisches Gleichgewicht. Mehr Vitalität und Lebensfreude, die Eröffnung neuer Perspektiven und Handlungsmöglichkeiten für die Gestaltung des eigenen Lebens sowie eine tiefgreifende innere und äußere Transformation sind möglich.

Menschen, sowohl Patienten als auch Therapeuten, die mit Stress (familiär, beruflich, krankheitsbedingt) anders als gewohnt umgehen wollen, an akuten oder chronischen Schmerzen oder Beschwerden (organisch und/oder psychosomatisch bedingt) leiden, achtsamer leben möchten oder eine Methode der Selbsterfahrung erlernen wollen, profitieren gleichermaßen von der Schulung der Achtsamkeit. Achtsamkeitstraining ist eine sinnvolle und heilsame Ergänzung zu den unterschiedlichsten medizinischen und/oder psychotherapeutischen Behandlungsformen. Es gibt nur wenige Kontraindikationen für ein strukturiertes Achtsamkeitstraining. An erster Stelle sind floride Psychosen, Borderline-Störungen oder schwere Depressionen mit Suizidgefahr zu nennen.

Bei der Kultivierung von Achtsamkeit spielt auch das Konzept „Self-Compassion“, einer Persönlichkeitseigenschaft, die mit positiver und fürsorglicher Selbstzuwendung einhergeht, eine wesentliche Rolle. Dies ist aber nicht gleichzusetzen mit dem, was wir gemeinhin unter Selbstwert verstehen.

Neuere Untersuchungen legen nahe, dass die Verringerung von affektiver Reaktivität als ein zentraler Wirkfaktor von Achtsamkeit neben anderen gilt. Als affektive Reaktivität wird die Tendenz unseres Geistes beschrieben, auf negative Emotionen wie Ärger, Wut, Hass, Trauer etc. mit Ablehnung zu reagieren.

Durch erhöhte Präsenz und Aufmerksamkeit verändern sich neuronale Muster im Sinne einer Kohärenzerhöhung (sog. synchrone Gammaoszillationen), auch strukturelle Veränderungen z. B. im linken frontalen Neocortex, wurden als Folge regelmäßigen Achtsamkeitstrainings gesehen.

Es scheint, dass Achtsamkeit modulierende Auswirkungen auf zahlreiche biochemische Regelkreise wie dem serotoninergen und dem dopaminergen System, der Hypothalamus-Hypophysen-Nebennieren-Achse und nicht zuletzt dem Immunsystem hat.

Das alles bewirkt auf emotionaler Ebene eine Verringerung von Stress, Angst und anderen „toxischen" Emotionen und hat eine verbesserte Selbstwirksamkeit, die Förderung von Resilienz (Gedeihen trotz widriger Umstände) sowie das Entstehen von Mitgefühl zur Folge.

Genau dieses Mitgefühl aber scheint für Heilungsvorgänge ungemein wichtig zu sein, denn es konnte gezeigt werden, dass eben die Ausbildung und das Entstehen von Mitgefühl wiederum jene Veränderungen in unserem Gehirn bewirken, die ein Gefühl von Zufriedenheit, Gelassenheit und sogar Glücksgefühle aufkommen lassen. Manche Forscher sprechen hier auch von neuronaler Glückseligkeit.

Demnach ist Mitgefühl in einer therapeutischen Beziehung möglicherweise das heilende Elixier schlechthin.

Mitgefühl heilt den Patienten und den Therapeuten auf einer tiefen Ebene.

Authentisches Mitgefühl zu anderen Menschen und Patienten ist letztlich aber nur möglich, wenn wir diese Form der wohlwollenden Zuwendung auch uns selbst zugestehen (Konzept self-compassion). Denn wir können nur jenes geben, was in uns selbst vorhanden und kultiviert ist.

Die Schulung der Achtsamkeit ist so gesehen wechselseitig wirksam und unentbehrlich. Auf der einen Seite verleiht es dem Therapeuten das vielleicht wichtigste Handwerkszeug in Bezug auf die Unterstützung für seine Patienten im Prozess der Heilung und andererseits versetzt es ihn erst in die Lage, sein gesamtes Potenzial einzusetzen und auszuschöpfen.

Ein innerer Zustand, in dem der Therapeut den größtmöglichen Nutzen für seinen Patienten erbringen kann, ist geprägt von Zentriertheit, Offenheit, Gewahrsein, Verbundenheit und Getragensein. Abgekürzt könnte man ihn als „COACH"-Zustand bezeichnen (centered, open, aware, connected, hold). In der Mitte dieses Zustandes finden wir das Gewahrsein, die Aufmerksamkeit, die Achtsamkeit, vielleicht auch das Erwachen (Awakening).

» **COACH-ZUSTAND**

centered - zentriert
open - offen
aware - gewahr, bewusst
connected - verbunden
hold - haltend

In diesem COACH-Zustand hat aber auch der Therapeut die besten Voraussetzungen, selbst gesund zu bleiben. Hier spiegelt sich das Mitgefühl sich selbst gegenüber auf den Patienten, trifft und heilt sozusagen beide.

Als Einstieg in eine achtsame Denk- und Lebensweise kann z. B. die Hinwendung zum eigenen Atem dienen. Eine fünf- bis zehn-minütige kurze, aber regelmäßige Atemmeditation ist am Beginn eines jeden Tages sowohl Therapeuten als auch Patienten sehr zu empfehlen. Auch immer wieder eingeschobene bewusste „Atempausen" können uns wieder in den Zustand der inneren Ruhe, Zentriertheit und Gelassenheit, zur eigenen Mitte, zurückbringen.

Ein epidemisches Ausmaß in unserer Hochleistungsgesellschaft hat die schon mehrfach angesprochene „Krankheit" Stress angenommen. Und die Lösung kann nur lauten: Entschleunigung. Entschleunigung bedeutet aber auch, sich zuvor bewusst zu werden, was vorrangig ist im Leben, die Uhr oder der Kompass. Was ist erstrebenswerter, Effizienz oder Effektivität? Welche Ziele, welche Werte sind erstrebenswert? Und auch zur Klärung dieser Frage ist eines notwendig: Achtsamkeit. Die Werkzeuge für dieses Training haben wir stets dabei. Es sind dies der eigene Atem, der Körper mit seinen Empfindungen, die Gefühle und Gedanken und das, was wir als offenes Gewahrsein bezeichnen.

Dieses offene Gewahrsein unterscheidet auch Achtsamkeitsmeditation von manchen anderen Formen. Hier ist alles willkommen, alles darf da sein.

Ein einfacher Weg zu Sammlung und Achtsamkeit kann folgendermaßen aussehen:

» mentaler Fokus auf den Atem (als Anker in der Gegenwart)
» passive Haltung
» Augen schließen
» alles so sein lassen
» nichts bewerten
» inneres Lächeln
» 10 - 20 Minuten täglich

Achtsamkeitstraining und die sich daraus entstehende Haltung von Mitgefühl ist jedoch keine Mentaltechnik oder Entspannungsmethode. Sie ist vor allem eine Lebens- und Geisteshaltung, und die zu gewinnende größere Stabilität des Geistes durch regelmäßiges Üben macht stressresistenter, wirkt ausgleichend und heilsam sowohl auf körperlicher, psychischer und geistiger Ebene für den Übenden als auch für die ihm Anvertrauten. Sie ist ein wertvolles Instrument im Rahmen eines integrativen Präventions- bzw. Therapiekonzeptes. Der häufig sich einstellende allgemeine Entspannungseffekt ist hierbei ein angenehmer, aber bei Weitem nicht der wesentliche Effekt.

Menschen in helfenden Berufen sind selbst, wie aktuelle Untersuchungen sehr dramatisch zeigen, in hohem Maße gefährdet, an chronischen Stressfolgen wie Burnout-Syndrom oder chronischer Erschöpfung zu erkranken.

Achtsamkeitstraining ist deshalb nicht nur für Patienten sehr hilfreich, sondern ist auch von hohem Nutzen für all diejenigen, die selbst aktive Gesundheitsvorsorge, Stressprophylaxe und nicht zuletzt Psychohygiene betreiben möchten.

Achtsamkeit, so könnte man sagen, ist zwar ein uralter, aber gleichzeitig hochmoderner Heilungsweg. Die sich daraus entwickelnde Eigenschaft von Mitgefühl ist vielleicht kein Allheilmittel, sie ist aber in jedem Fall eine kraftvolle und starke Medizin. Aber, so sagt der Begründer von MBSR, Prof. Jon Kabat-Zinn, Achtsamkeits-Meditation sei nichts für Feiglinge.

Es bedeutet ein gewisses Risiko und erfordert Mut, sich aus dem aktiven Handeln ins passive Sein zu begeben. Diese Transformation des Therapeuten aber kann eine Veränderung beim Patienten bewirken, welche einen Heilungsprozess in Gang setzt, den die Medizin ja manchmal auch als „Re-Mission" bezeichnet. Möglicherweise hat der Betreffende auf diesem Weg seine Mission wieder entdeckt.

Gesundheit wird häufig versucht zu machen, Heilung geschieht.

Heilung aber ist eher als Empfangen denn als aktives Tun zu verstehen, und dieses Verständnis unterstützt Achtsamkeit außerordentlich.

Dieses Empfangen setzt aber außer dem schon genannten Mut auch so etwas wie Demut voraus, was wiederum mit Vertrauen und mit Gnade verwoben ist.

Achtsamkeit stellt eine Schlüsselqualifikation dar sowohl für individuelle Gesundheit, das Heilsein des Therapeuten genauso wie das Heilwerden des Patienten. Dies wird auch umschrieben mit dem Begriff der emotionalen Intelligenz bzw. Kompetenz. Aus dieser Haltung und Fähigkeit entsteht ein Bewusstsein, welches über das Genannte hinausreicht und auch die Verantwortung für alle Mitgeschöpfe und den gesamten Planeten mit einschließt.

Die gute Nachricht ist, dass diese Haltung eingeübt und kultiviert werden kann. Matthieu Ricard, promovierter Molekularbiologe und buddhistischer Mönch, sagt, Glück sei eine Fertigkeit. Ergänzen könnte man, also weder Zufall noch Schicksal.

Freilich kann Achtsamkeit nicht ausschließlich theoretisch verordnet oder gelehrt werden, ohne als höchstpersönliche Erfahrung, gewonnen durch eigenes regelmäßiges Üben, präsent zu sein.

BEISPIEL AUS DER PRAXIS

Eine 27-jährige Studentin stellte sich im Februar 2007 nach einer Vielzahl von diagnostischen und therapeutischen Interventionen mit der von einer Universitätsklinik gestellten Diagnose eines chronischen Erschöpfungssyndroms vor. Sie war inzwischen aufgrund der seit 2003 anhaltenden sowohl körperlich als auch psychischen Erschöpfung studierunfähig. Man hatte ihr geraten, sich einerseits zu schonen, andererseits aber moderaten Sport zu betreiben, in der Hoffnung, dass sich innerhalb von Monaten diese Beschwerden spontan zurückbilden würden. Dem war leider nicht so. Nach eingehender Diagnostik fand sich eine Schwermetallbelastung kombiniert mit einer chronischen Borreliose und laborchemisch nachgewiesenen ausgeprägten Mikronährstoffdefiziten. Trotz intensiver sowohl komplementärer, naturheilkundlicher und konventioneller Therapie trat nur eine mäßige Erholung bzw. Besserung ein.

Im weiteren Verlauf (Herbst 2007) entschloss sich die Patientin, einen strukturierten achtwöchigen Kurs in Achtsamkeitsschulung (MBSR) zu absolvieren. Im Frühjahr 2008 zog die Patientin wieder an ihren ehemaligen Studienort, um dort das begonnene Studium wieder fortzusetzen. Sie fühlte sich den kommenden Anforderungen gewachsen, hatte sowohl chronische Schmerzen als auch die bleierne Müdigkeit und Abgeschlagenheit verloren und war sehr zuversichtlich, dass sich ihre wiedergewonnene Vitalität und ihr erreichter Gesundheitszustand noch weiter bessern würden. Nach eigenen Aussagen der Patientin war das Achtsamkeitstraining ausschlaggebend für die grundlegende Wendung in ihrem Gesundungsprozess.

II. GENERELLE PRINZIPIEN IN BEZUG AUF URSACHE, DIAGNOSE UND BEHANDLUNG

4. Phänomene und Physik von subtilen Energien

Hinweise auf die Existenz einer nichtphysikalischen Wirklichkeit gibt es mehr und mehr. Wir finden, dass die bereits vorhandene Evidenz dafür so stark geworden ist, dass man sie sehr schwer von der Hand weisen kann. Es mag da noch Daten geben, die einen mentalen Abwehrmechanismus bei einem Skeptiker auslösen, aber im Großen und Ganzen sieht die Situation heute sehr anders aus, als sie vor nur etwa 10 Jahren noch war.

Wir werden hier auf drei Gebiete von moderner Phänomen-Forschung eingehen, bei denen jedes für sich zu der Aussage veranlasst, dass die physikalische Wirklichkeit, so wie wir sie in den letzten vier Jahrhunderten gekannt haben, nicht alles ist, was es gibt, sondern dass es noch viel, viel mehr zu entdecken gibt, was Leben, so wie wir es kennen, viel interessanter macht, als es jemals zuvor war. Wir behaupten nicht, dass es nicht noch mehr als diese drei Gebiete gibt, die diese Aussagekraft haben, aber sie sind kraftvoll und überzeugend.

Es handelt sich um:

1. Psycho-energetische Experimente von William A. Tiller und – vollkommen unabhängig voneinander – Cleve Backster,
2. Lichtmikroskopie an mit Intention imprägnierten Wasserkristallen von Masuro Emoto und
3. Orb-Phänomen-Untersuchungen.

Dr. Tiller ist ein renommierter Professor Emeritus in Materialforschung an der Stanford Universität in Palo Alto, Kalifornien. Er führte zahlreiche Experimente durch, in denen er den Einfluss des menschlichen Verstandes auf materielle Vorgänge untersuchte. Er veröffentlichte seine Ergebnisse in mehreren Büchern, die im amerikanischen Buchhandel und weltweit bei Amazon.com erhältlich sind (siehe auch www.tiller.org).

Tiller erfand z. B. eine Korona-Entladungs-Apparatur, mit der er eine elektrische Entladung nachweisen konnte, wenn eine Person sich mit den Händen dieser Apparatur näherte, ohne sie jedoch zu berühren. Die Größe des gemessenen Stroms hing von der Konzentration der Testperson auf das Experiment ab (kein Strom floss, wenn die

Person sich auf etwas Anderes als das Experiment konzentrierte). Die Experimente waren reproduzierbar und wurden mit vielen verschiedenen Studenten als Testpersonen durchgeführt.

Cleve Baxter (Jahrgang 1924) ist bekannt als "Vater" des Polygraphen (Lügendetektor) und verwendete seine Erfindung in seiner Freizeit für Experimente in Biokommunikation von Pflanzen und Tierzellen. Er veröffentlichte eine Vielzahl von hochinteressanten Versuchen. Z. B. beobachtete er, dass das Blatt einer Pflanze eine elektrische Änderung anzeigt, wenn an einer anderen Stelle die Pflanze verletzt wurde, oder wenn auch nur eine menschliche Intention zu einer Verletzung bestand. Er zeigte, dass Pflanzen menschliche Intentionen wahrnehmen. Er nannte die Sensitivität zu Gedanken "primäre Wahrnehmung" und publizierte seine Ergebnisse im „International Journal of Parapsychology".

Dr. Emoto platzierte Wassertropfen, die er von verschiedenen Stellen entnahm, auf Mikroskopier-Glas-Substrate und brachte sie in einem Tiefkühlschrank zum Gefrieren. Anschließend untersuchte er sie mit einem Lichtmikroskop. Wenn er intensiv und spezifisch über den Substraten, eines nach dem anderen, meditierte, änderten sich die Kristallbilder. Positive Gedanken verursachten Kristallbilder mit einfachen Symmetrien und generell attraktivem Aussehen. Negative Gedanken erzeugten bizarre, irreguläre, unschöne Strukturen. Dr. Emoto führte diese Experimente in vielen Variationen durch, z. B. auch mit Gruppen-Meditation und unter Berücksichtigung von umweltbedingten Effekten.

Über das Orb-Phänomen in Digital-Blitz-Fotografie wurde erstmalig in der einschlägigen Presse im Jahr 2007 berichtet. In dem Buch "The Orb Project" (K. Heinemann and M. Ledwith, Beyond Words Publishing, Atria Books, Simon & Schuster, 2007, übersetzt in viele Sprachen, u. a. auch Deutsch – "Das Orb Projekt") untersuchten die Autoren Licht/Geistwesen-Orbs in großem Detail und präsentierten Ansätze einer Erklärung, um was es sich handeln könnte, und wie Orbs auf Fotos aufgezeichnet werden.

In einem Folgebuch "Orbs, Their Mission and Messages of Hope" (K. Heinemann und G. Heinemann, Hay House, 2010, in deutscher Übersetzung vom Amram Verlag erhältlich) gehen sie einen Schritt weiter und postulieren, dass sie aus einem demonstrativen Grund erscheinen. Unser derzeitiges Verständnis ist, dass authentische Licht/Geistwesen-Orbs Emanationen von nicht-physikalischen, bewussten, wohlwollenden Wesen sind. Sie scheinen die Fähigkeit zu besitzen, präzise ihre Position innerhalb des

Fotos einzunehmen und damit zu versuchen, eine Botschaft zu vermitteln. Orbs sind extrem mobil und können ihre Größe und Position extrem schnell ändern (möglicherweise uneingeschränkt von Raum und Zeit). Orbs emittieren Photonen mit einer Energie von etwa 10^{-16} Wattsekunden (Ws) höchst-direktional in die Fotokamera, was uns Anzeichen über die Natur und Energiedichte von Bewusstsein und subtiler Energie gibt.

Wir verstehen Bewusstsein als eine Energie – subtile Energie. Wohingegen der Energieinhalt von Bewusstsein sehr klein ist im Vergleich zu normaler physikalischer Energie, so hat Bewusstsein jedoch eine sehr bedeutende Aufgabe, indem sie als Lebenskraft für alles biologische "Material" (Zellen) agiert. Es dirigiert, es ist die "Software", welche die Funktion der Zellen kodifiziert. Physikalische Energie ist dagegen das, was etwas bewegt, es ist die "Hardware" des Lebens. Die Arbeit mit Orbs hat dazu geführt, dass man unser Verständnis von subtiler Energie quantifizieren kann. Orbs werden mit Energien von nur etwa 10 - 16 Ws erzeugt. Da Orbs mit Bewusstsein energetisch verwandt ist, kann man die Hypothese aufstellen, dass Bewusstsein über Orbs eine aktive Rolle in einem physischen Heilungsprozess spielen kann. Die Rolle von Orbs in Bezug auf Leben und Gesundheit ist vergleichbar mit Reprogrammieren und Berichtigen von Programmfehlern in der Software von Computern.

Das hat tiefgreifende Auswirkungen für das Gesundheitswesen. Konventionelle und alternative Methoden stehen in einem symbiotischen Verhältnis. Das Eine ersetzt nicht das Andere, sondern es hängt von ihm ab. Vorausschauende Ärzte haben das schon seit Langem gewusst: man benötigt ihre Bemühungen, jetzt und in der Zukunft, sowohl … also auch – und nicht anstelle von –Therapien, die subtile Energie verwenden. Und das ist es auch, was bewusste alternative Heilpraktiker anerkennen: Ihre Bemühungen sind komplementär zu – nicht anstelle von – den traditionellen medizinischen Therapien. Die Vertreter auf beiden Seiten des Gesundheitswesens werden ihre Kunst zu neuen Höhen katapultieren, wenn sie sich diese "sowohl … als auch" – im Gegensatz zu "entweder … oder" – Philosophie zu eigen machen.

II. GENERELLE PRINZIPIEN IN BEZUG AUF URSACHE, DIAGNOSE UND BEHANDLUNG

4. Phänomene und Physik von subtilen Energien

1. ORB-Phänomen-Forschung

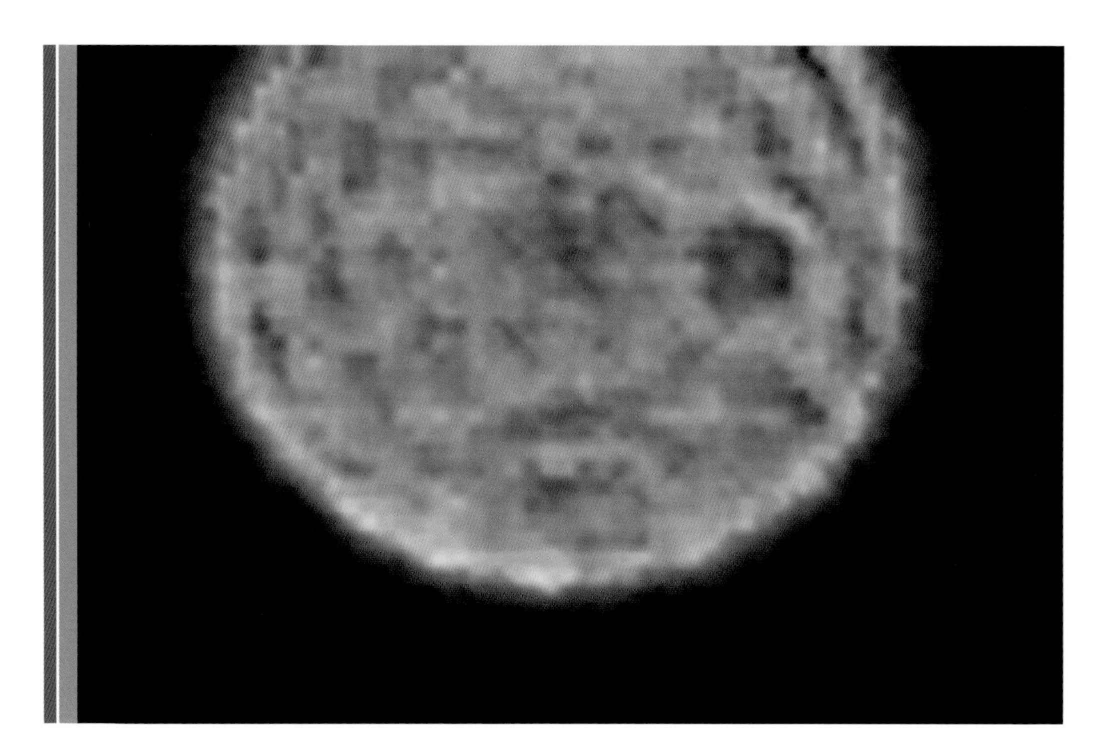

EINLEITUNG

Eine Vielzahl von Menschen auf der ganzen Welt bemerken durchsichtige kreisförmige Formen in ihren digitalen Blitzlicht-Fotos und fragen sich, was sie bedeuten. In einem früheren Buch, "Das Orb Projekt", haben Dr. Klaus Heinemann und Dr. Miceal Ledwith diese Phänomene in großem Detail untersucht und Vorschläge unterbreitet, was sie sein könnten und wie sie auf Fotos gelangen.

In einem weiteren Buch, "Orbs, Lichtboten der größeren Realität," haben Klaus und Gundi Heinemann postuliert, dass es sich bei den Orbs nicht um zufällige, bedeutungslose Erscheinungen handelt, sondern dass sie aus einem bestimmten Grund auftreten. Sie argumentieren, dass sie solide physikalische Hinweise dafür geben, dass es eine Realität außerhalb unserer physikalischen Welt gibt, die großes, unmittelbares Wissen und Bewusstsein besitzt. In dieser Zeit, die von noch nie da gewesenen Herausforderungen für uns alle und für das Überleben des uns alle unterstützenden Systems – der Erde – geprägt ist, erinnern uns Lichtkreise in Digitalfotos daran, dass es kreative Lösungen gibt. Diese Lichtkreise sind Emanationen von Botschaftern der Hoffnung.

Seit "Das Orb Projekt" im Jahr 2007 publiziert wurde, sind zahlreiche andere Bücher über Orbs erschienen. Einige sind Sammlungen von wunderschönen Orb-Bildern ohne spezifische Deutungen (z. B. Ed Vos, "Orbs und andere Lichtphänomene," Neue Erde GmbH, Saarbrücken, 2010, ursprünglich in Holländisch publiziert); andere gehen so weit, dass sie bestimmte Engel in den Orbs identifizieren (z. B. Diana Cooper und Kathy Crosswell in "Ascension through Orbs," Findhorn Press, 2009); und wieder andere legen den Schwerpunkt auf die Authentizität der Orbs (z. B. Ernst Laschan, "Orbs, Schein und Sein," Novum, z. Z. vergriffen; "Il Fenomeno degli Orb," „Il Punto d'Incontro", 2009, in Italian). Wenn man diese gemeinsam als eine Gruppe von Hinweisen ansieht, zerstreuen sie die Argumente von Kritikern, dass Orbs in Fotos nichts anderes als Blitzreflektionen an Teilchen seien, die nahe an dem Kameraobjektiv in der Luft schweben, oder dass es sich um andere Foto-Phänomene handele.

DIE ECHTHEIT VON ORBS

Wegen der Bedeutung, die wir Orbs zuordnen, werden wir zunächst die Argumentation und unsere Schlussfolgerungen bezüglich der Authentizität von Orbs zusammenfassen. Wir verweisen auf das Chapter 1 in "Orbs, Lichtboten der größeren Realität" für eine detaillierte Diskussion mit relevanten Orb-Fotos. Das weitläufigste Argument, das von Kritikern gegen die Authentizität von Orbs angeführt wird, ist, dass man behauptet, sie seien Reflektionen an in der Luft suspendierten Partikeln in der Nähe des Kameraobjektivs (Gary Schwartz und Katharine Creath). Diese Erklärung kann aus zahlreichen Gründen für die Mehrheit von Orb-Bildern nicht aufrechterhalten werden. Das schließt ein kürzlich von Dr. Ulrich Volz und Andreas Burkhart durchgeführtes Experiment ein, welche einen Orb unter Reinraumbedingungen fotografierten, d. h. unter Bedingungen, bei denen in der Luft suspendierte Partikel in einer Größe, die solche Reflektionen erklären könnte, nicht anwesend sein konnten.

Andere überzeugende experimentelle Resultate, die die "suspendierte Partikel-Reflektions-Theorie" (welche erfordert, dass die Reflektion innerhalb von wenigen Zentimetern vor dem Kameraobjektiv – der "Orb-Zone" – stattfindet) darstellen, sind unter anderem:

1. das Abschneiden des Orb-Bildes von einem Gegenstand, der sich zwischen Kamera und dem Orb befindet, was bedeutet, dass der Orb mehrere Meter (nicht Zentimeter) von der Kamera entfernt ist (siehe auch "Das Orb-Projekt" und "Orbs, Lichtboten der größeren Realität");

2. Orbs werden in schneller Bewegung fotografiert, um einige Größenordnungen schneller, als sich Teilchen in der Luft innerhalb der Orb-Zone jemals bewegen könnten (siehe obige Bücher).

3. die Schärfe der Orb-Konturen, besonders wenn die Orbs mit einer Telefoto-Kamera-einstellung fotografiert wurden;

4. Orbs, die ohne Verwendung eines Blitzlichtes fotografiert wurden;

5. sukzessive Fotos von demselben Objekt, wobei in einem Foto viele Orbs erscheinen und in dem darauf folgenden Bild keine;

6. Fotos desselben Orbs, einige Sekunden oder in einigen dokumentierten Fällen sogar nach langer Zeit (einem Jahr) nacheinander aufgenommen;

7. Stereo-Orb-Foto-Experimente, wo eine Kamera, die neben einer anderen Kamera positioniert war, welche den Blitz für beide Aufnahmen lieferte, wobei in statistisch relevanten Mehrfachversuchen die Kamera, die den Blitz lieferte, – gleichviele Orb-Fotos erzielte wie die andere Kamera.

Andere Argumente von Kritikern betreffen Verunreinigungen oder Abnormalitäten in der Kameraoptik oder Elektronik. Diese Klasse von Einwänden kann man mit mehreren relevanten Fakten ausschließen, u. a. auch damit, dass immer wieder zahlreiche Orb-Fotos auf normalem, konventionellem Negativfilm aufgenommen werden (siehe der holländische Berufsfotograf Ed Vos).

Das wichtigste Argument für die Authentizität von Orbs ist jedoch, dass zahlreiche, verblüffende Hinweise dafür bestehen, dass Orbs in gewissen strategischen Fotos und Positionen innerhalb der Fotos erscheinen. Solche strategischen Positionierungen deuten darauf hin, dass Orbs viel mehr sind als zufällige Reflektionseffekte. Es ist durchaus denkbar, dass die nicht-physikalischen Wesenheiten, von denen Orbs vermutlich Emanationen sind, ihre Positionen in Bildern dazu verwenden, zu versuchen mit den Personen, die das Foto gemacht haben oder in dem Foto abgebildet sind zu kommunizieren. Vieles von dem, was wir in "Orbs, Lichtboten der größeren Realität" mitgeteilt haben, fällt in diese Rubrik. Die Tatbestände bezüglich strategischer Positionierung von Orbs sind so überzeugend, dass es praktisch unmöglich ist, alle diese Vorkommnisse als statistisch zufällige Anekdoten wegzurationalisieren.

INTELLIGENZ HINTER DER ERSCHEINUNG VON ORBS

Man kann in vielfältiger Weise aus Orb-Fotos schließen, dass eine große Intelligenz hinter dem steht, was sie erzeugen.

Nachfolgend einige Beschreibungs-Beispiele:

Die Heinemanns führten Experimente mit drei verschiedenen Digitalkameras durch, die parallel auf einer gemeinsamen Unterlage montiert waren und deren Verschlüsse gleichzeitig ausgelöst wurden. Sie wollten herausfinden, ob Kameratyp und vielleicht Kamera-Konditionierung eine Rolle in der Häufigkeitsrate spielt, mit der Orbs in den Fotos erscheinen. Sie machten 324 Aufnahmen (108 Fotoereignisse mit je drei Kameras) während eines zwei-stündigen geistlichen Seminars. (Diese Anzahl entstand rein zufällig – "108" ist eine im tibetanischen Buddhismus sehr bedeutsame Zahl). Unter Berücksichtigung der statistischen Fehlergrenzen erhielten sie in jedem Fotoereignis exakt 1.0 Orbs. Es ist statistisch verblüffend, dass Orbs in 108 Fotos zu finden waren, nicht in mehr oder nicht in weniger, und es ist noch außergewöhnlicher, dass sich diese Orbs gleichmäßig (zu je 1/3) auf die drei sehr verschiedenen Kameras aufteilten.

In einem Versuch, Stereoaufnahmen von Orbs zu machen, synchronisierten sie zwei Kameras, die im Abstand von 10 cm parallel nebeneinander montiert waren. Der Blitz der einen Kamera wurde exakt dann ausgelöst, wenn der Verschluss der anderen offen war. Somit wurden beide Stereobildteile mit einem Blitz (von 1/1000 Sek. Dauer) belichtet. Sie erhielten keine Stereobilder von Orbs. Es wurde jedoch innerhalb der statistischen Fehlergrenzen in jeder Kamera dieselbe Anzahl von Orbs aufgezeichnet. Dieses Experiment widerlegt nicht nur die "suspendierte Partikel-Theorie" von Kritikern, sondern, noch bedeutsamer, sie weist auf Intelligenz hin, die hinter den Orb-Erscheinungen besteht: Es zeigt auf, dass, obwohl der Versuch, Stereo-Orb-Fotos zu erhalten, "misslang", das Experiment dennoch kein triviales Ergebnis erbrachte. Mit gleicher Wahrscheinlichkeit zielten die Orbs in die eine oder die andere Kamera, aber nicht gleichzeitig in beide. Aus energetischen Gründen emittieren die Orbs Licht nicht isotrop, sondern mit laserartiger Strahlenbündelung entweder in die eine oder andere Kamera.

Zahlreiche Orb-Enthusiasten haben berichtet, dass die Häufigkeitsrate von Orbs nach ihrer erstmaligen Entdeckung in ihren Aufnahmen wesentlich angestiegen ist. Bei dem Forscherehepaar Heinemann stieg sie etwa auf das Hundertfache. In Anbetracht des energetischen Aufwandes vonseiten der Intelligenz hinter den Orbs ist es verständlich, dass diese ihre Bemühungen darauf konzentrieren, in den Bildern von Leuten gesehen zu werden, von denen sie annehmen können, dass sie in der Tat ernst genommen werden, wie z. B. mit Bemühungen vonseiten der Fotografen, das Orb-Phänomen besser zu verstehen und davon zu berichten und eventuelle Botschaften, die sie entdecken, weiterzuleiten.

In den Bildern einiger Orb-Fotografen haben Orbs menschenähnliche Gesichtszüge; bei anderen haben sie die Form von Mandalas oder verschiedenartigen Symbolen. Unsere Nachforschungen weisen stark darauf hin, dass die Orbs – oder die Wesen, von welchen Orbs Emanationen sind – diejenige Erscheinungsform aussuchen, die am natürlichsten zu den Personen passt, die das Foto anschauen werden, sodass die Wahrscheinlichkeit, dass die hinter dem Orb liegende Botschaft an die Zielperson gelangt, maximiert ist.

Als letzten Punkt in dieser selektiven Liste verweisen sie darauf, dass für sie die strategische Positionierung von Orbs in Fotos – wie schon erwähnt, und wie nachfolgend noch genauer beschrieben wird – der bedeutsamste Indikator für Intelligenz hinter Orbs ist.

BEISPIELE VON ORBS IN STRATEGISCHEN POSITIONEN ODER ERSCHEINUNGSARTEN

In "Orbs, Lichtboten der größeren Realität" haben Heinemanns in zahlreichen Beispielen beschrieben, wie Orbs Botschaften an die Personen richten, die die Bilder aufnehmen oder anschauen.

Eine Sängerin hat einen Orb an ihrem Mund, ein Lehrer an seiner gestikulierenden Hand, ein Heiler an seiner Hand oder seinem Kopf, eine Athletin an ihrem Herzen oder dort, wo die unsichtbare Realität ihr sagen will, sie solle vorsichtig sein und sich nicht überanstrengen. Ein Orb erinnert den Fotografen an ein für ihn bedeutsames

Gedicht, Kinder sind von Orbs umgeben, die sie beschützen und in vielen Situationen, wo unerklärliche physische Heilung erfahren wurde, erinnern die Orbs uns oder die Fotografen, dass die Heilung ihren Ursprung in der größeren Wirklichkeit hatte. In einem außergewöhnlich prägnanten Beispiel bewirkte ein Orb, der sich an ein Buch hoch oben in einem Bücherregal positioniert hatte, an eine Lebensänderung einer bekannten Autorin, als sie durch den Orb erkannte, dass sie sich auf dem Weg zu tragischen gesundheitlichen Konsequenzen befand. (Diese bewegende Geschichte wird demnächst als Buch von Freda Chaney unter dem Titel "George Elliot lebt" veröffentlicht).

KOMMUNIKATION MIT ORBS

In den Orb-Büchern wurden mehrere Beispiele über Kommunikation mit Orbs gebracht. Melissa Davenport, die "Orbs, Lichtboten der größeren Realität" gelesen hatte, schrieb den Autoren, dass das Buch sie motivierte herauszufinden, ob Orbs in der Tat auf unsere Vorschläge eingehen.

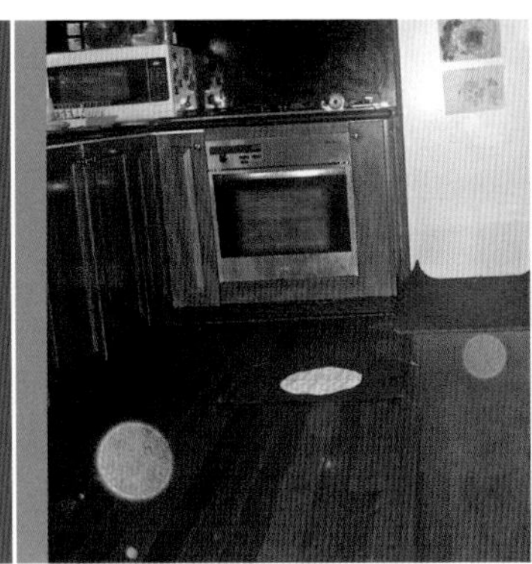

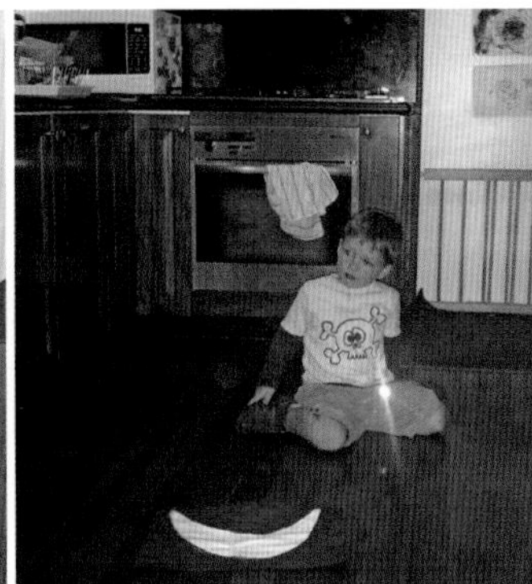

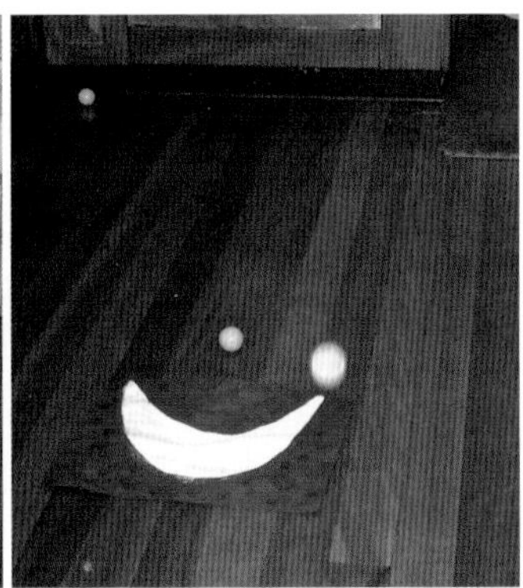

Ihr 5-jähriger Sohn schaute sich ein Fernsehprogramm über den Mond an. Ihr erster Wunsch war einfach, dass sich ein Orb in dem Foto zeige. In der Tat platzierte sich ein Orb nahe an dem Kopf ihres Sohnes – also wolle er bekräftigen, dass ihr Sohn der Sendung mit gespannter Aufmerksamkeit zuhörte. Dann gab sie dem Wunsch Ausdruck, dass ein Orb in derselben Größe, wie sie den Mond im TV gesehen hatten, erscheinen solle. Um dabei zu "helfen", malten sie den Orb/Mond als weißen Kreis auf einen schwarzen Untergrund und legten es auf den Boden. Von der Kamera aus gesehen sah das elliptisch aus. Zwei Orbs zeigten sich in der ungefähren Größe der großen und der kleinen Achse der Ellipse. Sie malten dann einen Halbmond und fragten sich, was die Orbs wohl damit machen würden. Ein Orb erschien etwas abseits, als wenn er sagen wolle: "Seid etwas spezifischer mit Euren Instruktionen!" Melissa und ihr Sohn erklärten dann, der Halbmond solle der Mund eines "Mond"-Gesichtes werden, und baten die Orbs, die Position der Augen einzunehmen. Sie nahmen zwei Tennisbälle, um das zu demonstrieren. Ein Orb platzierte sich im Hintergrund, in wartender Position. Dann bekam der Junge den Impuls, einen der Tennisbälle wegzurollen, in der Hoffnung, ein Orb würde dann seinen Platz einnehmen. Auf der Stelle folgte der Orb dieser Anregung und platzierte sich so und in solcher Größe, dass der Halbmond, Tennisball und Orb ein "Mondgesicht" machten (mehr Bilder zu diesem Experiment sind auf www.theHeinemanns.net zu finden).

Das Experiment spricht für sich selbst. Die Fotos, die Melissa den Autoren schickte, zeigen u. a. auch zwei Aufnahmen, auf denen ihr 5-jähriger Sohn unmissverständlich auf einen Orb schaute, als wenn er ihn gesehen hätte. Das bestätigt, was schon verschiedentlich in anderen Orb-Fotos gesehen worden war, dass Kinder viel leichter als Erwachsene Orbs direkt sehen können.

DAS INNERE AUSSEHEN VON ORBS

Orbs erscheinen in verschiedenen Formen. Meistens nehmen sie die Form eines Mandala an: schön, nicht vollkommen symmetrisch, aber dennoch perfekt rund. Manchmal sehen Leute Gesichter in ihnen. Für viele war das zuerst schwierig zu akzeptieren – bis dann Gundi und Dr. Klaus Heinemann einen Orb mit einem so markanten Gesicht fotografierten, dass die Frage sich von: "Ist es ein Gesicht?" zu: "Wer ist es?" änderte. Eine Analyse von solchen Fotos zeigt, dass, wenn vorhanden, Orbs versuchen, Strukturen im Hintergrund mit in Gesichtsstrukturen einzubauen, sodass die Anzahl der Photonen, die nötig sind, um das Orb-Bild zu erzeugen, so gering wie möglich gehalten wird. Diese Analyse ist im Detail in "Orbs, Lichtboten der größeren Realität" beschrieben.

II. GENERELLE PRINZIPIEN IN BEZUG AUF URSACHE, DIAGNOSE UND BEHANDLUNG

4. Phänomene und Physik von subtilen Energien

2. Erörterung und Ergebnisse

Eine der bedeutendsten Entdeckungen beim Studium des Orb-Phänomens erscheint uns die Beziehung zu subtiler Energie zu sein. Orb-Fotos geben uns interessante Informationen über Energien, die im Vergleich zu gewöhnlicher physikalischer Energie den Wesenheiten in der nicht –physikalischen Welt zur Verfügung stehen. Viele, meist spirituell geneigte Leute, sind der Meinung, dass der nicht-physikalische oder spirituelle Bereich über riesige Mengen von Energie verfügt, derartig massenhafte, dass jegliche physikalische Energie im Vergleich dazu in den Schatten gestellt wird. Wir stimmen zwar damit überein, dass der physikalische Bereich wahrscheinlich nur einen minutiösen Anteil der gesamten Energie beider Realitäten ausmacht. Jedoch glauben wir, dass die Energieprozesse in den beiden Realitäten möglicherweise ganz anders aussehen als weit verbreitet angenommen wird.

Man unterscheidet zwischen physikalischer oder "schwerer" oder "dichter" Energie und "leichter", subtiler Energie. Die Letztere wird oft zur Bezeichnung von Energie im spirituellen Bereich benutzt. Wissenschaftler, die versucht haben, ein theoretisches Verständnis für den Bereich des Bewusstseins zu formulieren, wissen, dass subtile Energie sehr gering ist, wenn man sie mit normaler physikalischer Energie vergleicht. Als einfaches Beispiel nehmen wir eine Wattsekunde. Das ist eine relativ geringe Menge von physikalischer Energie, die sich sehr leicht von Menschen "herstellen" und bearbeiten läßt. Im Bereich der subtilen Energie ist diese Energiemenge vergleichbar mit einem Milliardstel von einem Milliardstel 10^{-18} von einer physikalischen Wattsekunde. Dieses Thema wird im Buch von Dr. Klaus Heinemann "Expanding Perception" genauer behandelt. Der exakte Unterschied zwischen physikalischer und subtiler Energie, d.h., wie genau es sich um einen Faktor 10^{-18} handelt, ist sicherlich irrelevant. Viel wichtiger ist es, auf welche Art und Weise, wo und in welchem Zusammenhang diese Energien gebraucht werden. Vergleichen wir Wattsekunden mit Wattsekunden oder haben die Energien im nicht-physikalischen Bereich eine andere Form? Diejenigen, die sich mit diesen Themen beschäftigen, stimmen mit der letzteren Annahme überein. Die treibende Kraft im nicht-physikalischen Bereich erscheint immer noch eine Art von Energie zu sein, ist aber in der Form von Bewusstsein, kann also besser als Bewusstseinsenergie beschrieben werden. Wir haben damit die direkte Analogie zwischen physikalischer Energie und Energie im spirituellen Bereich.

Diese Analogie, in "Expanding Perception" (Dr. Klaus Heinemann) diskutiert, führt zu interessanten Schlussfolgerungen. Vor allem Biologen und Alternativ-Mediziner sind sich darüber bewusst, dass jede einzelne Zelle von jedem Organismus Bewusstsein besitzt. Dieses Bewusstsein gibt der Zelle die Anweisungen, wie sie in ihrem natürlichen Milieu funktionieren muss zum Wohl des Organs, dem sie angehört. Wir wissen, dass letztlich viele Krankheiten auf ein Versagen dieses individuellen Zellbewusstseins zurückzuführen sind. Nun ist es so, dass selbst eine kleine Zelle (über Einsteins Beziehung $E=mc^2$) einen relativ ungeheuer großen physikalischen Energieinhalt hat, während die Menge von subtiler Energie – Bewusstsein – welche ihre Funktion bestimmt, nur sehr gering ist. Es ist nicht unrealistisch anzunehmen, dass es im Bereich der Möglichkeiten von Lichtwesen oder Wesenheiten in der nicht-physikalischen Realität liegt, solche kleinen, jedoch einflussreichen Energien zu produzieren und damit umzugehen. Das wäre dann der Mechanismus, mit welchem kleine Energien aus der nicht-physikalischen Realität einen relativ ungeheuer großen Einfluss in der "schweren" physikalischen Realität ausüben können. Das wäre vergleichbar mit dem Gegensatz von Computer-Software und -Hardware: Ein energetisch minutiöser Unterschied zwischen einer korrekten oder falschen Software-Instruktion kann das planmäßige Funktionieren oder einen Meltdown (Kernschmelze) eines Atomkraftwerkes bewirken – ein geringfügiger Programmfehler verursacht eine Katastrophe. Und hier sind wir an der Stelle, wo spirituelle Heilung ins Bild kommt.

SUBTILE ENERGIE UND ORBS

Digitalkameras mit CCD-Technologie sind hochempfindlich, sie können nahezu einzelne Photonen registrieren. Man kann annehmen, dass solche Kameras ein klares Orb-Bild mit nur wenigen Hundert Photonen herstellen können, was einer Energie von etwa 10^{-16} Wattsekunden (Ws) entspricht. Die Energie, die für ein Orb-Bild erforderlich ist, ist damit vergleichbar mit der Energie, die notwendig ist, einen Laptop für ein Milliardstel eines Milliardstels einer Sekunde mit Energie zu versorgen. Das ist in der Tat ein sehr geringer Betrag von physikalischer Energie. Andere, z. B. Tiller (Dr. William A. Tiller, "Psychoenergetic Science," verfügbar bei www.amazon.com) und Emoto (Dr. Masuro Emoto, "The Hidden Messages in Water," in vielen Büchern, die bei www.amazon.com erhältlich sind), haben gezeigt, dass der menschliche Verstand ähnliche physikalische Energien erzeugen kann. Z. B. war es Tiller möglich, den

PH-Wert von Wasser allein durch intensives Meditieren zu erhöhen. Emoto ist bekannt für seine Dokumentation des Einflusses von Gedanken auf die mikroskopisch nachweisbare Kristallstruktur von Wasser. Steve Backster hat demonstriert, dass Pflanzen auf menschliche Intentionen reagieren können. Diese menschlichen Energien sind in ähnlicher Größenordnung als die, welche Orb-Bildern zugrunde liegen.

Es ist jedoch so, dass diese Experimente von Tiller, Emoto und Baxter einen wesentlichen apparativen Aufwand benötigen. In Orb-Fotografie ist dieser geringfügige Energieinhalt hinreichend, um einen Effekt zu bewirken, der sehr gut sichtbar ist, leicht gespeichert werden kann und unendlich viele Male wieder zum nochmaligen Anschauen oder Kopieren abgerufen werden kann. Er benötigt kein spezifisches technisches Wissen zum Sichtbarmachen und kann mit einem Gerät aufgenommen und gespeichert werden, das für jedermann in der ganzen Welt im Einzelhandel käuflich zu erhalten ist und schon im Besitz von vielen Millionen Menschen ist. Die Erfindung der Digitalkamera hat bewussten Wesenheiten in der unsichtbaren Realität eine noch nie da gewesene Möglichkeit gegeben, uns zu demonstrieren, dass es sie wirklich gibt. Die Anzeichen sind, dass es generell schwierig für Wesenheiten aus der anderen Realität ist, physikalische Energie zu erzeugen. Offensichtlich ist es so, dass es besser ist, wenn die Energie, die sie aufbringen müssen, so gering wie möglich ist. Wir sehen wesentlich mehr lichtschwache Orbs, die vermutlich nur mit einigen Dutzend Photonen erzeugt werden, als große, kontrastreiche Orbs.

Der besondere Vorteil von Digitalfotographie ist, dass man sehr einfach elektronische Kontrastanhebungen vornehmen kann und damit selbst sehr lichtschwache Orbs sichtbar machen kann. Das ist nicht möglich mit konventionellen Negativfilm-Fotokameras, die auch generell lichtschwächer sind. Und das ist wohl auch der Grund, dass die Wesenheiten, von denen Orbs Emanationen sind, sich bis zur Erfindung der hochempfindlichen CCD-Digitalkamera nicht die Mühe gemacht haben, als Orbs in Fotos zu erscheinen. Unsere Experimente zeigen, dass Orbs ihre Photonen mit laserartiger Bündelung exakt in die Kamera zielen und nicht isotrop (in alle Richtungen) emittieren. Die Bündelung ist so stark, dass es ihnen nicht möglich war, in beide nebeneinander geordnete Stereokameras gleichzeitig zu zielen, sondern so antworteten, dass sie ihre geringe Energiestrahlung statistisch gleich oft in die eine oder andere Kamera lenkten. Sie konnten sich keine Energieverluste durch ungenügende Bündelung leisten.

ZUSAMMENFASSENDE BEMERKUNGEN

Die Orbs haben uns bemerkenswerte Einsichten gegeben. Sie sind Emanationen von intelligenten Wesenheiten außerhalb unserer physikalischen Wirklichkeit. Mit ihnen ist es schwierig, auf der Behauptung zu beharren, dass man mit der gegenwärtigen Physik alles beschreiben kann, was es gibt. Sie haben die Tür zum Anerkennen dessen geöffnet, was man nicht verstehen oder berechnen kann. Das Mystische ist ein wenig realer geworden. Sie haben, so hoffen wir, die Kluft zwischen den gesunden Skeptikern – denen, die noch einen Spalt für das Verstehen des unmöglich Erscheinenden offen lassen – und Leuten, die keine weitere Erklärung brauchen, verringert. Der sprichwörtliche Zwiespalt zwischen den Naturwissenschaften und Spiritualität hat sich verringert.

Die Arbeit von Gundi und Dr. Klaus Heinemann mit den Orbs hat im Jahr 2004 angefangen. Viele Tausende von prägnanten Orb-Fotos sind in deren Computern. Weltweit schätzen sie, dass es inzwischen mehrere Millionen Orb-Fotos gibt. Sie sind fast alle mit CCD–Digitalkameras aufgenommen, aber nicht wenige sind auch mit den teureren CMOS-Kameras aufgenommen und etliche sogar mit konventionellen Negativ-Film-Fotoapparaten. Allein die ungeheure Anzahl von Orb-Fotos, ganz abgesehen von zahlreichen soliden Echtheitsargumenten, bürgt mit an Gewissheit grenzender Wahrscheinlichkeit dafür, dass ein hoher Prozentsatz von allen Orb-Fotos echte Aufnahmen von Phänomenen sind, die jenseits von unserer physikalischen Wirklichkeit kommen.

Eine wesentliche Schlussfolgerung aus dieser Arbeit ist für uns, dass wir nicht nur einige seltene, interessante Phänomene sehen, sondern dass viele von diesen Orbs als Emanationen von hochevolvierten spirituellen Wesenheiten verstanden werden können und dass sie spezifische Botschaften an den Fotografen oder Fotografierten oder Gruppen von Menschen tragen. Der Ton dieser Botschaften zeugt von einem großen Interesse, das sie für uns und das Wohlergehen der Menschheit schlechthin haben. Dieses Wohlergehen schließt Hilfe und Heilungen auf allen Ebenen der menschlichen Existenz ein: mental, emotional, geistig und ganz besonders auch physisch.

Diese Arbeit gibt uns auch Einsichten in die Größenordnungen des physikalischen Aspektes von subtiler Energie. Es bestehen Anzeichen, dass diese durch Orbs vermittelten Botschaften einen plausiblen "Mechanismus" vermitteln, mit dem physische Heilungen von der Welt der ungesehenen Wesenheiten an Menschen vorgenommen werden können. Das Heilungsprinzip erfordert das Zusammenwirken von konventionellen und spirituellen Heilmethoden.

II. GENERELLE PRINZIPIEN IN BEZUG AUF URSACHE, DIAGNOSE UND BEHANDLUNG

5. subtile Energien / Behandlung von Erkrankungen

Wie wir schon betont haben, ist das Bereitstellen von physikalischer Energie das größte Handikap für Wesenheiten in der nicht-physikalischen, "leichten" Realität, von denen Orbs Emanationen sind, wenn sie etwas in unserer "dichten" Realität tatkräftig beeinflussen wollen. Das ist jedoch kein Grund anzunehmen, dass sie überhaupt keinen bedeutsamen Einfluss ausüben könnten. Denn wir wissen, dass fast alles, was in unserer Wirklichkeit von Bedeutung ist, eine Folge von Ursache und Wirkung ist, wobei die Ursache im nicht-physikalischen Bereich liegt: Gedanken und Bewusstsein, die Lebenskraft ("Prana"), die Intelligenz von Zellen, all das hat eine nicht-physikalische Natur. Es ist daher für den Heilungsprozess von vielen Krankheiten mit Hilfe von nicht-physikalischer Intelligenz vollkommen unnötig, große Mengen von physikalischer Energie zu verwenden. Ein kleiner Energieinhalt, kombiniert mit hoher Intelligenz, ist oft alles, was notwendig ist, um Zellfunktion wiederherzustellen, im Gegensatz z. B. zu Regeneration von Zellsubstanz, wofür wesentlich mehr Energie erforderlich ist.

Die Untersuchungen von Gundi und Dr. Klaus Heinemann weisen klar darauf hin, dass den Orbs ein hoher Grad von Intelligenz unterliegt. Siehe z. B. die oben beschriebenen Stereo-Versuche, wo Orbs intelligent die eine oder andere Kamera aussuchten. Oder auch die Orb-Fotos mit Gesichtszügen, bei denen Maserungen im Hintergrund benutzt wurden, um klare Gesichtszüge mit minimalem Energieaufwand zu produzieren. Das Spiel mit den Orbs von Melissa und ihrem Sohn weist auf Intelligenz der Orbs hin. Ebenso lassen die erstaunlichen statistischen Ergebnisse bei unseren Untersuchungen uns die Schlussfolgerung ziehen, dass die Orbs über einen hohen Grad an Intelligenz zu verfügen scheinen.

All diese Ergebnisse wurden uns sicherlich mit einer gewissen Absicht gegeben. Vielleicht sollte demonstriert werden, dass eine Intelligenz außerhalb der physikalischen Realität besteht. Die Beispiele, welche die Heinemanns in "Orbs , Lichtboten aus einer größeren Realität" geben, zeigen zusätzlich zur Intelligenz auch eine wohlwollende, hilfreiche Absicht der Orbs für die Menschheit an. Sie scheinen höchst interessiert an uns zu sein und wollen uns so viel wie möglich helfen, wenn wir es zulassen, während unserer "Lebensreise" einen hohen Grad an Bewusstsein zu erreichen. Das Ergebnis könnte man ganz einfach mit dem bezeichnen, was wir "spirituelles Heilen" nennen.

Denn was ist “Spirituelles Heilen”? Ist es nicht das, was im Endeffekt Leben erhält und Leben lebenswert macht? Wir müssen uns sogar mit dem Gedanken vertraut machen, dass spirituelles Heilen nicht nur eine Rolle spielt, wenn wir krank sind. Gesund zu sein ist ein ebenso großes “Wunder” wie von einer Erkrankung geheilt zu werden. In beiden Fällen ist eine Lebenskraft am Werk, die von außen her kommt. Es ist nicht unser persönlicher Verdienst, dass wir noch am Leben sind, nachdem wir Jahrzehnte lang vielen körperlichen Herausforderungen ausgesetzt waren und vielseitige Gefahren hinter uns gebracht haben. Jede dieser Gefahren hätte dazu beitragen können, dass wir nicht überlebt hätten. Vielleicht sind die Orbs hier, um uns daran zu erinnern, was uns tatsächlich beim Überleben geholfen hat und was uns zur Seite stehen wird, bis wir das erfahren haben, was unser Sinn und unsere Aufgaben hier im Leben sind.

Die Orbs haben in gewisser Weise zu besserem Verständnis von “subtiler Energie” beigetragen. Mit Maßstäben von konventioneller Physik gemessen ist sie enorm gering, nur etwa 1/1016 von in der physikalischen Wirklichkeit üblichen Energien. Jedoch liegt diese Kraft der subtilen Energie nicht im Bereich dessen, was wir rein physikalisch gebrauchen, wie z. B. um Fahrzeuge zu bewegen oder Berge zu versetzen. Auch bei physischen Heilungen liegt sie nicht in den normal üblichen medizinischen Heilmethoden. Die Arbeit, die von Medizinern geleistet wird, die Rolle, die unseren Krankenhäusern und der pharmazeutischen Industrie zufällt, wird weiterhin ihren angemessenen Platz behalten. Viele dieser normalen Heilungsprozesse beruhen zum großen Teil auf rein physikalischer und chemischer Energieaufwendung. Z. B. braucht man eine enorme Menge rein physikalischer Energie, um einen Tumor zu entfernen. Viel “echte Energie” wird dabei gebraucht, um die Operation oder die chemische Behandlung durchzuführen und alle sonst nötigen Prozesse einzuleiten.

Die Kraft der subtilen Energie besteht zum größten Teil darin, dass sie eine Bewusstseinsenergie ist, dass sie die antreibende Intelligenz ist, die hinter allem wirkt. Man könnte sagen, sie ist das Gehirn, das alle körperlichen Funktionen steuert. Sie ist vergleichbar mit der Software eines Computers. Sie arbeitet auf derselben Ebene wie das Bewusstsein, das allen lebenden Organismen zu eigen ist, allem lebenden Gewebe, allen Zellen und ihnen vorschreibt, wie sie sich zu verhalten haben. Genau in diesem Bereich von Intelligenz ist es dann möglich, dass subtile Energie Tumore inaktiviert oder ihr pathologisches Verhalten rückgängig machen kann, oder sie so reprogrammiert, dass sie sich wieder an ihre wahre Funktion erinnern.

Subtile Energie steuert und dirigiert, während physikalische Energie bewegt. Beide sind aufeinander angewiesen und arbeiten zusammen. Zukunftsweisende Ärzte haben das schon seit Langem erkannt und geben diesen unsichtbaren Kräften Raum in ihrer Arbeit. Weise Heilpraktiker im alternativen Bereich geben bescheiden zu, dass ihre Bemühungen die der westlichen Medizin ergänzen und unterstützen, nicht aber ersetzen wollen. Sobald Experten aus beiden Lagern anerkennen, dass es nicht um "entweder/oder", sondern um "sowohl/als auch", also ums Zusammenarbeiten geht, dann werden neue Höhen und Erfolge im Gesundheitswesen erreicht.

II. GENERELLE PRINZIPIEN IN BEZUG AUF URSACHE, DIAGNOSE UND BEHANDLUNG

5. subtile Energien / Behandlung von Erkrankungen

1. ganzheitliche Therapien

Achtsamkeit als Schlüssel zur Heilung – (siehe auch verschiedene Artikel zu „Achtsamkeit“ unter II. 3., seelische/spirituelle Ebene).

Es wurde "Spirituelles Heilen" hier in drei Untergruppen eingeteilt und als:

» **"Ganzheitliches Heilen",**
» **"Alternatives Heilen" und**
» **"vom Geist geleitetes Heilen"**

bezeichnet. Diese Einteilung ist zweifellos ein wenig willkürlich, da die Grenzen zwischen diesen Untergruppen ineinander übergehen. Auch ist keine positive oder negative Beurteilung bei dieser Klassifizierung beabsichtigt. Viele Heilpraktiker, die ihre Arbeit unter "Ganzheitliche Therapien" einstufen, könnten genauso gut unter einer der anderen Kategorien ihren Platz haben. Viele Heilpraktiker als auch Ärzte im konventionellen medizinischen Bereich beanspruchen bewusst Kräfte aus der unsichtbaren Realität, wenn sie ihre Arbeit tun. Sie wissen, dass alles Heilen aus diesem Bereich entspringt und letztlich vom Geistigen dirigiert ist.

Wenn wir diese Präambel im Auge behalten, dann finden wir, dass "Ganzheitliches Heilen" sicherlich die größte, am meisten praktizierte Untergruppe von „Spirituellem Heilen“ ist. Wir sehen es so an, als wenn sie alle Therapien einschließt, die vornehmlich nach der Ursache der Krankheiten schauen, im Gegensatz zu solchen, die primär Symptome behandeln. Die Liste von diesen Therapien schließt ein: Chiropraktik, Akupunktur, Homöopathie und nahrungsergänzende Minerale und Vitamine sowie zahlreiche Variationen von diesen Fachbereichen.

Behandlung mit ganzheitlichen Heilmethoden bedeutet normalerweise, ohne dass es besonders betont wird, dass subtile Energien verwendet werden und dass die Heilpraktiker sich darum bemühen, ihre Effektivität zu maximieren. Ganzheitliche Heilpraktiker betonen, dass es ihnen wichtig ist, ihren Klienten Wohlbefinden zu bereiten. Sie wollen sie lieber sehen, wenn es ihnen gut geht, sodass sie bei guter Gesundheit bleiben, als wenn sie krank sind. Sie wollen Ihren Klienten zeigen, wie sie mit ihrer natürlichen inneren Weisheit in Verbindung kommen können. Sie helfen ihnen, bestmögliche

Verbindung zu den subtilen Bewusstseins-Feldern zu schaffen, die dazu beitragen, die Zellen an ihre richtige Funktion zu erinnern.

Ganzheitliche Therapien sind vergleichbar mit automatischen Software-Updates bei unseren Computern: Periodisch, ohne dass man sich überhaupt in jedem einzelnen Fall darüber bewusst ist, werden unsere Programme untersucht, um sicherzustellen, dass wir auch mit der neueste Version arbeiten und Updates werden automatisch eingeführt. Es wäre sicherlich kein großes Problem, wenn das eine oder andere Update mit ein wenig Verzögerung implementiert würde, aber es kommt dann der Zeitpunkt, wenn Programme, die wiederholt nicht gewartet wurden, nicht mehr richtig funktionieren. Vielleicht hat ein Virus sie zerstört. Wenn sich die Situation dann weiter verschlechtert, kommt der Moment, wo wir das ganze Programm durch ein neues ersetzen oder vielleicht sogar einen neuen Computer kaufen müssen, was natürlich ein Luxus ist, den wir in unserem Leben nicht haben, wenn unser ganzes körperliches System zu weit aus der Balance gekommen ist.

II. GENERELLE PRINZIPIEN IN BEZUG AUF URSACHE, DIAGNOSE UND BEHANDLUNG

5. subtile Energien / Behandlung von Erkrankungen

2. alternative Heilung

Alternatives Heilen geht einen Schritt weiter als ganzheitliches Heilen. Es ist, als wenn man von einem Familienarzt zu einem Spezialisten geht. Während er immer noch bemüht ist, die Grundursache für das Krankheitsproblem zu behandeln, ist der alternative Heilpraktiker hauptsächlich ein Channel zum Anzapfen von direkter subtiler Energie (die oft Prana, Chi, Ki, Göttliche Energie, Spirituelle Kraft, usw. genannt wird). Mit besonderen Finger- oder Handpositionen, manchmal auch nur mit seiner Intention, ohne den Klienten zu berühren, "leitet" er diese Energie zu den Krankheitszentren im Körper.

Viele alternative Heilmodalitäten sind in den letzten Jahren entstanden – oder wieder entstanden –, die dieses Naturheilprinzip verwenden, z. B. Reiki, Karuna Reiki, Quantum Touch, Pranic Healing, Healing Touch, Jin Shin Jyutsu, Matrix Energetics, Yuen Methode, die Gregory Grobovoi Methode, um nur einige wenige von einem großen und schnell wachsenden Feld von neuen Methoden zu nennen. Diese Wachstumsrate ist ein gutes Zeichen dafür, dass die heutige Zeit reif ist für die weitverbreitete Verwendung von alternativem Heilen. Das Internet, Radio-Talk-Shows und DVDs bringen so viele Angebote von neuen Heilmodalitäten, dass es schier unmöglich ist, auf dem Laufenden zu bleiben. Alle helfen den Klienten, ihrer Daseinsbestimmung näher zu kommen, indem sie über die rein physische momentane Manifestation ihrer Krankheit hinausgehen. Die subtile Energie wirkt dort, wo sie am meisten gebraucht wird, indem sie harmonisiert und das System wieder ins Gleichgewicht bringt und die eigene, innere Heilkraft des Patienten erneut in Bewegung setzt.

Alternative Heilmethoden machen den Patienten behutsam auf die Ursachen seiner Probleme aufmerksam. Normalerweise werden Balance und Harmonie energetisch wiederhergestellt ohne lange mündliche Therapiesitzungen und ohne im Detail auf vergangene Traumata einzugehen oder unerfreuliche Erlebnisse aus der Vergangenheit des Klienten erneut ins Bewusstsein zu holen. Der Klient fühlt sich bekräftigt und bereit, neue Verantwortung auf seinem Weg zu erfülltem Leben zu übernehmen.

Was sind einige der Geheimnisse dieser alternativen Heilmethoden, die uns allen helfen können, mehr in Balance und Harmonie zu leben, ohne den vielen negativen Nebenwirkungen von den technologischen Entwicklungen, die ein Teil des modernen Lebens sind, ausgesetzt zu sein?

» ***Verbindung mit der Erde:***
Glücklicherweise gibt es in allen modernen Städten Grünanlagen mit Bäumen und Wiesen. Selbst wenn wir in den üblichen Wohnblocks wohnen und uns meistens über zementierte Bürgersteige bewegen, gibt es sicherlich ein Fleckchen Gras in der Nähe, wo man die Schuhe ausziehen und für ein paar Minuten barfuß gehen könnte. Nur dieses bescheidene Erlebnis, ab und zu ein wenig mit unseren nackten Füßen mit der Erde in Verbindung zu kommen, kann unseren inneren "Schalter zum Selbstheilen" ganz einfach wieder anstellen. Vielleicht versuchen Sie das einmal, wenn Kopfweh oder Rückenschmerzen Sie überkommen. Nichts ist dabei zu verlieren, es sei denn, der überraschte Blick eines Zuschauers, der sich darüber wundert, warum Sie mit Schuhen und Socken in Ihren Händen über's Gras laufen.

» ***Atmen Sie tief:***
Atem ist die Lebenskraft, die uns mit allem Lebenden verbindet. Die meisten alternativen Heilmethoden verwenden Atemübungen, um Menschen zu Balance, Entspannung und Harmonie in ihrem Körper zu verhelfen. Ohne sich auf komplizierte Methoden zu konzentrieren, können ein paar bewusste Atemzüge Wunder bewirken. Stress, Angstzustände, aufregende Konflikte, all das kann sich in Nichts auflösen, wenn wir uns die Zeit für ein paar tiefe Atemzüge nehmen und angehäufte Schadstoffe und Spannungen loslassen.

» ***Beschützen:***
Es gibt zahlreiche Beispiele von Leuten, die in einer Umgebung wohnen, die voll von Umweltproblemen, Gefahren, negativen Einflüssen etc. ist, von denen einige krank werden, während es anderen aber gut geht und sie trotzdem bestens gedeihen. Worin besteht der Unterschied? Es wäre ideal, wenn wir alles, was ungesund oder schädlich ist, abschaffen und harmlos machen könnten. Da das leider nicht immer möglich ist, wäre es gut, wenn wir die subtile Energie unseres Geistes helfen lassen würden. Damit könnten wir mögliche Gefahren neutralisieren. Das kann so effektiv sein, als wenn die betroffene Person momentan in die gesündeste Gegend der Welt versetzt worden wäre. Mit der Kraft der Vorstellung des Geistes können wir ein Schutzschild um uns herum, um einen Ort oder eine Situation aufbauen, welches uns "unsichtbar" oder unantastbar gegenüber jeglicher Gefahr machen kann, die uns umgibt. Die einheimischen Ameri-

kaner (Indianer) benutzten diese Methode regelmäßig, um sich vor ihren Feinden zu schützen. Sie stellten sich vor, unsichtbar zu sein, und das gelang! Wir fragen uns oft, ob das Danken für das Essen vor einer Mahlzeit nicht eine ähnliche Wirkung hat und wir damit subtile Energien mobilisieren, die alles, was nicht gut für uns sein könnte, in etwas Nahrhaftes und Gesundes für uns transformieren. Menschen, die in bester Form und Kraft sind, haben die Fähigkeit, eine schadhafte Umgebung positiv zu beeinflussen.

» ***Das Gute anziehen:***
Unsere Gedanken sind mächtig. Wie oft beschäftigen uns Gedanken von Misstrauen, Sorge, Furcht und Ärger anstelle von Vertrauen, Wohlbefinden, Gutem und Schönem? Wir müssen wissen, dass die Kraft unseres Geistes in beiden Richtungen wirkt. Was wir säen, das ernten wir. Das Gesetz der Anziehung ist unnachgiebig. Dankbarkeit, Anerkennung, ein Empfinden von Ehrfurcht und Staunen, sowie positive Erwartungen stärken im Menschen auf natürliche Weise eine Haltung, die Güte, Freude, Liebe, Wohlbefinden, Kooperation und kreative Ideen bewirkt. Diese innere Haltung ist der Schlüssel dazu, in allen Situationen Liebe anzuwenden.

» ***Liebe ausstrahlen:***
Wir wissen, dass subtile Energie nicht an Raum und Zeit gebunden ist. Wir können fürsorgende Gedanken und heilende Energie überall hin "verschicken" - Zeit und Entfernung spielen dabei keine Rolle! Alles, was dafür notwendig ist, ist Intention und das Ausrichten der Gedanken auf die Person, die in Bedrängnis ist oder die Situation, die gelöst werden muss. Die Heilenergie muss aktiviert werden und auf die Person oder Situation ausgerichtet werden. Diese Heilmethode, oft "Heilung auf Entfernung" genannt, macht einen wesentlichen Teil von vielen Alternativ-Heilmodalitäten aus. Sie hat sich als sehr erfolgreich erwiesen und überrascht immer wieder mit verblüffenden Resultaten.

» ***Das Harmonisieren von Frequenzen:***
Das Universum ist ein System von Schwingungen. Alles oszilliert mit spezifischen Eigenfrequenzen. Wenn ein Organ nicht richtig funktioniert, ist seine Frequenz verändert. Man kann mit der Kraft der Intention eine Harmonisierung von Frequenzen, die aus dem Gleichgewicht gekommen sind, bewirken. Das kann mit Ton, Farbe oder Lichteffekten geschehen. Professor Tillers Experimente (mit „Intention Embedded Electrical Devices") untermauern diese Aussage.

II. GENERELLE PRINZIPIEN IN BEZUG AUF URSACHE, DIAGNOSE UND BEHANDLUNG

5. subtile Energien / Behandlung von Erkrankungen

3. Geistheilung/vom Geist geleitetes Heilen

VOM GEIST GELEITETES HEILEN

Womit hängt es zusammen, dass wir mehr und mehr hören, wie schnell, mühelos und ohne Tricks und Geräte jeglicher Art der Heilprozess in einem Patienten aktiviert werden kann und Heilung erfolgt? Wir wissen, dass Heilung mit der größeren Wirklichkeit, dem Feld von unbegrenzten Möglichkeiten zusammenhängt. Spirituelle Lehrer und Menschen, die vom Geist geleitetes Heilen praktizieren, bekennen bescheiden, dass sie als ein Instrument dieser Wirklichkeit arbeiten. Sie sagen nicht, dass sie der Heiler sind – es sind die Klienten, die ihnen diesen Titel geben. Vielleicht ist es an der Zeit, anzuerkennen, dass Heilen von einer anderen Dimension aus gesteuert wird, und dass das Beste, was wir für einen Kranken tun können, ist, ihn in eine heilende Umgebung zu setzen, wo er seine eigene Fähigkeit aktivieren kann, sich mit dem Feld der unbegrenzten Möglichkeiten in Verbindung zu setzen, um wieder Wohlbefinden und Harmonie einzuleiten.

Die letzte Kategorie, die wir beschreiben, ist also "vom Geist geleitetes Heilen". Hier werden ganz spezifisch Energien von einer anderen Dimension zum Heilen von Krankheiten einberufen. Spezielle Invokationen werden oft durch ein Medium durchgeführt, d.h., durch eine Person, durch die Geistwesen aktiv werden, wie z. B. der Brasilianer Joao Teixeiro de Faria (Joao de Deus), der Deutsche Bruno Goering in den 1950er Jahren, der kroatische Geschäftsmann Braco und der verstorbene Geistliche Dr. Ron Roth. Viele andere Namen könnten hier genannt werden, u. a. auch der verstorbene Gründer von "Pranic Healing" aus den Philippinen, Grandmaster Choa Kok Sui, die amerikanische Glaubensheilerin Aimee Semple McPherson, Katherine Kuhlmann von Los Angeles und der japanische Gründer – bzw. Wiederentdecker – von Reiki-Heilung, Dr. Mikao Usui. Wir müssen jedoch verstehen, wie schon bemerkt, dass jeder holistische oder alternative Heiler im Prinzip vom Geist geleitetes Heilen durchführen kann, da es sich dabei nicht um ein gottgegebenes Talent handelt, welches nur wenigen auserlesenen Personen vorbehalten ist. Es ist jedem zugängig. Alles, was dazu notwendig ist, ist gezielte Intention und ein demütiges Verständnis, dass nicht die Person, sondern die unendliche Kraft der göttlichen Realität die Heilung vollzieht.

Die Arbeit auf dem Gebiet von Orbs hat gezeigt, dass direkter physikalischer/physischer Einfluss von der nichtphysikalischen auf die physikalische Realität möglich ist, wenn auch mit ein wenig Mühe verbunden. Gundi und Dr. Klaus Heinemann haben in ihren bereits veröffentlichten Büchern über Orbs ein einfaches Theorem vorgeschlagen, wie man sich vom Geist geleitetes Heilen vorstellen kann. Ihre Hypothese bezüglich Orbs basiert auf den folgenden vier wesentlichen Beobachtungen:

» sie können sich mit extrem hoher Geschwindigkeit bewegen, vermutlich unbegrenzt durch die Lichtgeschwindigkeit;

» sie können sich innerhalb unbegrenzt kurzer Zeit extrem ausdehnen und auf kleinste Größen zusammenziehen;

» Orbs sind Emanationen von hochintelligenten Geistwesen und

» wenn sie auf molekulare Volumen konzentriert sind, können Orbs hohe physikalische Energie-Dichten erreichen.

Die letzte dieser Charakteristiken kann von sehr einfachen energetischen Überlegungen abgeleitet werden. Selbst sehr geringe Energiemengen, wie z. B. 10^{-16} Wattsekunden oder nur ein paar Hundert Photonen, die einen Orb ausmachen, können, wenn man sie in einen extrem kleinen Rauminhalt fokussiert, nachhaltig Moleküle oder Zellstrukturen verändern, indem sie spezifische chemische Verbindungen zerstören oder induzieren oder sogar ganze Zellen vollends vernichten. Wir kommen dann zu der pragmatischen Beschreibung, wie Geistwesen möglicherweise physikalische Heilungen durchführen können: Durch Sequenzen von Ausdehnung und Kontraktion von Orbs könnten sie ihre Energie exakt auf die winzigen Stellen projizieren, wo strukturelle "Heilung" von Zellen, DNA-Molekülen, usw. notwendig ist. Dieses kann mit extremer Geschwindigkeit geschehen, und wenn fertig, kann die Aufmerksamkeit auf die nächste Zelle gewendet werden. All das kann in so rapider Reihenfolge geschehen, Billionen von Malen im Bruchteil eines Momentes, bis der gesamte Heilungsakt getan ist.

Das wäre nicht unmöglich. Es handelt sich buchstäblich um die Umwandlung von Bewusstseinsenergie außerhalb von Raum und Zeit in Energie, die physische Heilung bewirkt. Die vielen verschiedenen schöpferischen Methoden, die auf diesem Gebiet angeboten werden, sind erstaunlich und faszinierend. Je mehr wir die Vielzahl von Modalitäten anschauen und studieren, die angeboten wird, desto mehr erkennen wir, dass Heilen mit Hilfe von subtiler Energie jenseits von jeder Technik liegt. Es handelt sich lediglich darum, eine Verbindung mit dem Feld herzustellen, von dem sich alle Ergebnisse ableiten. Das scheint das übergeordnete Prinzip zu sein, das die verschiedenen Modalitäten verbindet.

Es wurde betont, dass es sehr wenig Energie bedarf, um Zellen oder ganze Zellblöcke, die aus dem Gleichgewicht gekommen sind, wieder zur richtigen Funktion, Harmonie oder Balance zurückzuführen. In einigen Fällen kann das spontan passieren. Es wurde z. B. oft in Seminaren erlebt, in denen vom Geist geleitetes Heilen erfolgte, dass an einen Rollstuhl gebundene Menschen spontan wieder gehen konnten. Andere, die unter langwierigen, massiven Rückenschmerzen litten, wurden spontan schmerzfrei.

Was bewirkten diese Änderungen? Die zwei wichtigsten Faktoren, die allen diesen Situationen unterlagen, sind:

» Der Klient vertraut dem "Heiler", dass er/sie die erwünschte Heilung bewirken kann;

» Der Klient ist willens, sich der ungewöhnlichen Heilungssituation, die manchmal seltsame Rituale beinhaltet, hinzugeben und innere Kritik bestmöglich abzuschalten.

Das bedeutet, dass der Patient nicht unbedingt vollkommen überzeugt von dem spirituellen Heilungsprozess zu sein braucht. Es ist lediglich eine gewisse Offenheit gegenüber dem Prozess notwendig, eine Bereitwilligkeit, Vorurteile abzubauen. Wenn der Patient am Ende seiner Weisheit steht, und er willens ist, etwas ganz Neues und Ungewöhnliches zu versuchen – z. B. zu einem Schamanen zu gehen, sich einer Native-American-Sweat-Lodge-Zeremonie zu unterziehen, zu Heilern auf fremden Kontinenten zu reisen, wie z. B. zu Joao de Deus in Brasilien, oder Ähnliches – wenn er sich von den Fesseln der alten, familiären Methoden befreit und sich etwas Neuem, Unbekanntem anvertraut – jedoch aufrichtig an das beste Ergebnis glaubt – dann haben die subtilen Heilkräfte den fruchtbarsten Boden. Heilung erfolgt, wenn wir in das Feld von Ganzheit eintreten, anstatt uns abseits von diesem Feld der unendlichen Möglichkeiten zu halten, welches wir nicht sehen können, aber das dennoch da ist. Heilen erfolgt, wenn wir den Wesenheiten aus der größeren Realität, die uns helfen wollen, offen begegnen und sie arbeiten lassen.

III. ERKRANKUNGEN UND BELASTUNGEN

1. Allergien / Neurodermitis

Die Kausalitätstriade allergischer Erkrankungen als Grundlage für ein erfolgreiches Therapiemodell

EINLEITUNG

Ein kausaler Zusammenhang zwischen der steigenden Umweltbelastung und der rapiden Verbreitung von Allergien wird in den letzten Jahren in der Fachliteratur immer häufiger diskutiert. Da die aktuellen Statistiken über knapp 30 Millionen Allergikern und Umweltkranke in der Bundesrepublik Deutschland berichten, ist die Frage durchaus berechtigt, ob zwischen den Begriffen «Allergieexplosion» und «Umweltbelastung» ein Zusammenhang besteht.

Diese Entwicklung war bis zur 2. Hälfte des vorigen Jahrhunderts praktisch unbekannt, vielmehr bemerkt man gerade in den letzten 40 - 50 Jahren parallel zu den steigenden Schadstoffexpositionen eine rapide Verbreitung der Allergien besonders in den Ballungszentren.

Neben bekannten konditionierenden Faktoren allergischer Reaktionen in Tierexperimenten (intermittierende Exposition mit unterschiedlichen Allergenkonzentrationen, Anwesenheit mikrobieller Körper und potenzierender Phenole) wird bestimmten Umweltschadstoffen eine immer wichtigere adjuvante Rolle für die Induktion einer Allergie zugeschrieben.

Gesamtbelastung durch negative Umweltfaktoren

Man rechnet zur Zeit mit über 7 Millionen chemischen Verbindungen mit einer jährlichen Steigerungsrate von mehr als 250.000 neuen Stoffen. Über 50.000 davon befinden sich im täglichen Gebrauch. Sie bewirken sowohl die Luftbelastung durch Pkw und Reizabgase (SO_2, NO_2, CO) von Industriewerken, Heiz und Brennanlagen, durch Ozonüberschuss, industriellen Staub oder Tabakrauch als auch die Boden und Wasserbelastung mit Pestiziden, Düngemitteln, Insektiziden, Schwermetallen sowie chemischen und radioaktiven Rückständen aller Art. Im Haushalt oder am Arbeitsplatz bleibt man von der negativen Wirkung verschiedener Schadstoffe wie Asbest, Formaldehyd, Holzschutzmittel, Klebstoffe, Lösungsmittel aller Art, Öle und Benzine, Harze, Detergentien, Spülmittel und Schwermetalle ebenfalls nicht verschont. Außerdem erlebt man durch die tägliche Aufnahme halb fertiger Nahrung die Nebenwirkungen einer ganzen Reihe von Zusatzstoffen. Hierzu gehören die mit „E" gekennzeichneten Konservierungsstoffe, Farbstoffe, Bindemittel, Geliermittel, Emulgatoren und Geschmacksverstärker, die unserer Nahrung die lange Haltbarkeit, das appetitliche Aussehen und den gewünschten Geschmack «schenken». Auch Wirk- und Hilfsstoffe aus den Kosmetika, Drogen und Pharmaka tragen häufig neben den Farbstoffen und synthetischen Fasern der Textilindustrie zu verschiedenen Intoleranzreaktionen bei.

Allergische und umweltsensitive Patienten reagieren nicht zuletzt empfindlich auf die negative Wirkung elektromagnetischer Felder verschiedenster Elektrogeräte von Bildschirmcomputern und Fernsehern bis hin zu Stereoanlagen, Mobilfunk-Sendemasten und Hochspannungsleitungen sowie radioaktiver Strahlung von Rückständen aus der Umwelt bzw. medizinischen Bestrahlungsgeräten. Wenn man zu all diesen Faktoren den Einfluss des täglichen psychosozialen Stresses (Disstress) addiert, dann ergibt sich ein erstes Bild der körperlichen Belastung durch exogene Umweltfaktoren.

Die Funktion verschiedener Organsysteme kann aber auch durch die Anwesenheit chronischer Infekte, hervorgerufen durch Bakterien, Hefepilze und Viren, die die Haut sowie die Schleimhäute des Respirations- und vor allem des Magen-Darm-Traktes besiedeln, zusätzlich belastet werden. Ihre Stoffwechsel- und Abbauprodukte (Endo, Exo und Mykotoxine, Indol, Skatol, Phenol, biogene Amine und andere) bilden zusammen mit der Freisetzung toxischer Schwermetallrückstände aus Pessaren, Amalgamfüllungen, Kronen und Zahnbrücken oder Ionomerstoffen aus verschiedenen Implantaten (Kunststoffe, Silikon, Acrylate, Dental-Zement) eines zweite Gruppe endogener Belastungsfaktoren, die ebenfalls zu einer kumulativtoxischen Steigerung der Gesamtbelastung beitragen. Amerikanische Autoren haben vor Jahren den Begriff „Total Environmental Load" als Maßstab für die Gesamtbelastung durch Umweltstressoren eingeführt.

Der Kontakt mit den oben genannten Fremdstoffen und Chemikalien findet primär im Respirationstrakt über die Atemluft, im Magen-Darm-Trakt über Nahrungsmittel und Trinkwasser sowie über die Haut statt und verursacht sehr unterschiedliche Effekte. Durch Haut und Schleimhäute greifen die meisten Gifte die Stoffwechselvorgänge und Zellstrukturen des Immunsystems und/oder des Zentralnervensystems an. Als direkte Folge werden immunotoxische* oder mitogene* Effekte auf die Blutzellsubpopulationen registriert sowie ein Schwund sekretorischer Immunglobuline*, in der Regel verbunden mit einer erhöhten Infektanfälligkeit der Haut, Schleimhäute und des Darmes, die bei Allergikern besonders ausgeprägt ist. Die neurotoxischen* Wirkungen der Umweltschadstoffe sind vielfältig und können sich in Form von Kopfschmerzen über Schwindel, Konzentrationsschwierigkeiten, Zittern, Antriebslosigkeit, Schlaf und Herzrhythmusstörungen bis hin zu Lähmungen und depressiven Zuständen manifestieren. Über die gestörte Freisetzung von Katecholaminen* bei umweltsensitiven Hyperkinetikern (Dopamin) und Atopikern (Noradrenalin) wurde ebenfalls berichtet.

Ein Teil der Schadstoffe wird auch im Fettgewebe, Bindegewebe, in Knochen und im Nervensystem gespeichert und gelegentlich mit negativen Auswirkungen für den Betroffenen wieder mobilisiert. Analytische Gewebeuntersuchungen können dies einwandfrei dokumentieren.

	Jahr	Anzahl der Proben	Durchschnittswerte (mg/kg) von					
			p,p'-DDE	pp-DDT	Dieldein	HCB	total HCH	PCB
Belgien	1975	60	6.5	1.52	0.26	1.36	0.76*	0.91
Kanada	1972	168	2.095	0.439	0.069	0.06	0.065	0.91
Deutschland		282	4.4	1.1	0.14	5.6	0.99	8.3
Griechenland		50	7.86	1.99	0.23	3.84	0.98**	
Japan	1974	30	2.91	0.68			2.36	1.04
Nordirland	1975	11	1.60	0.34	0.10	0.15	0.45	
Spanien	1977	40	2.268	1.781	0.150		0.062	
Schweiz	1971/72	12	3.8	1.6	0.29	1.9	0.90	1.0
England	1976/77	236	5.1	0.21	0.11	0.19	0.33	0.7
USA	1973/74	898	2.1		0.15		0.21*	
Neuseeland	1973	51	4.4	0.46	0.21	0.31	0.49	0.82
Dänemark	1972/73	78	3.7	0.6	0.12			3.8

* Gemessen als ß-HCH; ** gemessen als Lindan

(Tabelle 1: Quelle: Mineral-und Spurenelement-Report, Stuttgart, 1/93)

Aufgrund immer häufigerer Fälle entstanden in den letzten Jahren neue medizinische Begriffe wie „Multiple-Chemical-Sensibility" oder das „Sick-Building-Syndrom" mit äußerst breiten Auffälligkeiten verschiedener Organsysteme. Ein Teil der Betroffenen glaubt, an einer Allergie gegenüber Umweltchemikalien zu leiden, obwohl diese Allergie mittels klassischer immunologischer Testverfahren nicht nachweisbar ist. Andererseits stellen die Allergologen fest, dass die meisten diagnostizierten Allergiker mit Asthma, Neurodermitis, allergischer Rhinitis oder Urtikaria gleichzeitig umweltsensitive Patienten mit einer gesteigerten Überempfindlichkeit gegenüber geringsten Konzentrationen verschiedener Umweltchemikalien und biogener Gifte sind. Ihre Symptome sind stets auf eine Mischung allergischer und pseudoallergischer Reaktionen zurückzuführen. Man spricht bereits von Allergotoxikologie als einem aktuellen interdisziplinären Gebiet, dem Allergiker und umweltsensitive Patienten zugeordnet werden.

Provokationsfaktoren allergischer Reaktionen

Eine durch Botenstoffe / Zytokine vermitteltes komplexes Zusammenspiel verschiedener Blut und Gewebezellen wie Makrophagen*, Lymphozyten*, Eosinophilen*, Basophilen*, Neutrophilen und Mastzellen* ist bei der Induktion einer normalen Immunantwort bzw. allergischen Reaktion und daraus resultierenden Entzündungskomponenten von entscheidender Bedeutung. Nach Coombs und Gell unterscheidet man sofortige und verspätete allergische Reaktionen von Typ I bis Typ IV. Das Immunsystem ist immer beteiligt. Neben einer erblichen Disposition zur Atopiemanifestierung, die am stärksten ist, wenn beide Elternteile Allergiker sind (Prävalenz der Atopie* von 60 - 80 % in der Filialgeneration), spielen verschiedene Faktoren eine wichtige Rolle bei der Entstehung einer Allergie. Hierzu gehören:

1. Das Allergen* bzw. die *Sensibilisierungspotenz des Allergens*. Man weiß z. B., dass ein frühzeitiges Abstillen und die Gabe von Babynahrung, basierend auf starken Allergenen wie Kuhmilch, Soja oder Nahrungsmitteln mit Ei, Getreide- und Hefeanteilen zu einer Allergieinduktion bei Säuglingen führen kann. Die chemische Zusammensetzung der sogenannten Haptene* ist hierbei entscheidend für die Sensibilisierungspotenz.

Die wiederholte *intermittierende Exposition* mit unterschiedlichen Allergenkonzentrationen ist auch eine bekannte Voraussetzung für die Induktion einer Allergie. Deshalb ist die lückenlose Identifizierung und Ausschaltung/Vermeidung der sensibilisierenden Allergene eine wichtige Säule der Allergiebehandlung.

2. Mikrobielle Körper *(Bordetella pertussis, Staph. aureus, Klebsiella sp., Candida albicans und andere Infekte)* nehmen ebenfalls Einfluss auf die Induktion einer IgE-Antwort bzw. Allergie in Tierexperimenten und bei Menschen. Ähnliche Beobachtungen wurden auch bei Säuglingen gemacht, die bei Geburt oder unmittelbar danach durch fakultativ oder obligat pathogene* Keime der mütterlichen Geburtswege oder des Krankenhauses infiziert wurden.

Dies führt zu einer falschen Kontaminierung des Darmes mit einer abnormen Mikroflora verbunden mit erheblichen Absorptions- und Stoffwechselstörungen. Ähnliche mikrobielle Verhältnisse mit Produktion größerer Mengen sensibilisierender Abbauprodukte (u. a. Alkohole, Aldehyde, Indol, Phenol, toxische Diamine etc.) können auch später entstehen durch darmfloradezimierende antibiotische Behandlungen oder unter dem Einfluss immunsuppressiv wirkender Bestrahlungs-, Zytostatika- oder Cortison-Therapien. Derartige dysbiotische Zustände des Darmes sind durch die Pionierarbeiten der Spezialklinik Neukirchen als ein Merkmal allergischer Erkrankungen bestätigt. Die mikrobielle Fehlbesiedlung des Darmes bewirkt in den ersten sechs Lebensmonaten eine nachgewiesene falsche Schulung des darmassoziierten Immunsystems, verbunden mit einer deutlicher Vermehrung der allergiefördernden TH2-Lymphozyten (Abb. 1).

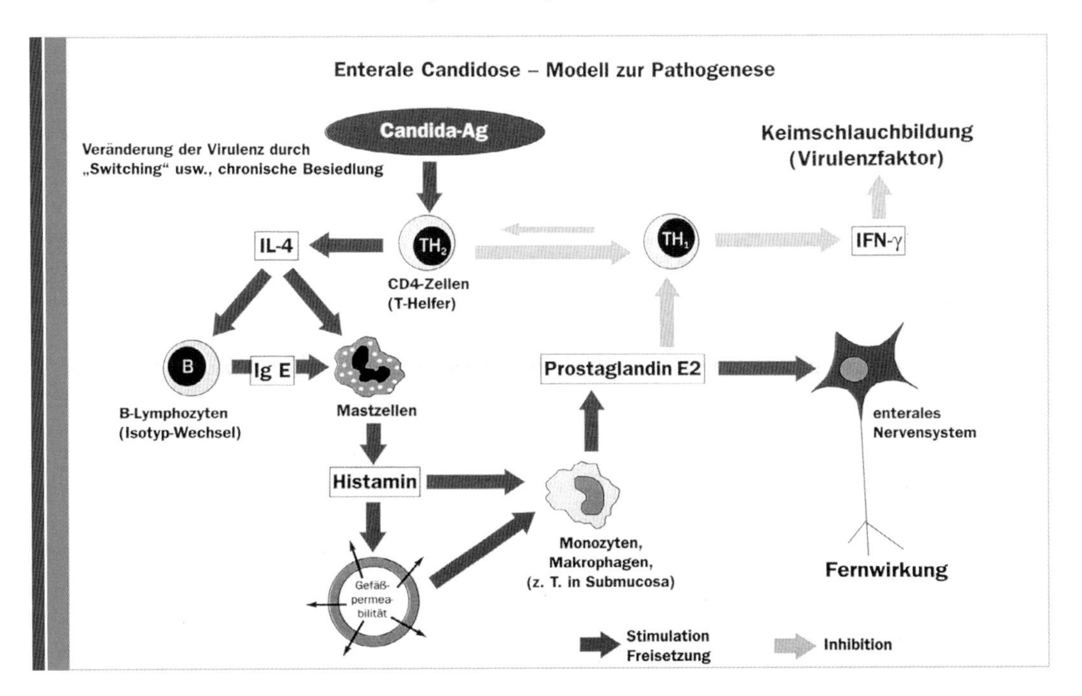

(Abbildung 1: Die Rolle der Darmflorafehlbesiedlung in der Schulung des Immunsystems [nachHeizmann, W. R., 2002].)

3. Verschiedenen **Chemikalien und *Umweltschadstoffen*** wird seit Jahren eine *adjuvante Rolle* für die Induktion einer Allergie zugeschrieben. Eine verminderte Entgiftungsfunktion z. B. infolge erworbener Leberschäden (Hepatitis, Alkohol / Fettleber etc.) oder infolge genetischer Polymorphismen trägt dazu bei, dass die Umweltgifte die entsprechenden allergotoxischen und erbgutschädigende Wirkungen entfalten können. Hierzu kommen mehrere Mechanismen infrage:

» Eine erhöhte IgE-Produktion mit Ausbruch allergischer Symptome wurde nach Einwirkung von Phenole, Reiz und Dieselabgasen, Zigarettenrauch, Quecksilber verbindungen, Nickel, Blei, Platinsalzen und Weichmacher (Phtalate) beschrieben. Erhöhte Schadstoffkonzentrationen können ihre Wirkung auf verschiedenen zellulären Ebenen entfalten, abhängig von ihrem Absorptions- und Reizpotential.

» Schädigung der Haut und Schleimhautbarrieren durch chemische, physikalische oder mikrobielle Einflüsse über eine direkte Verletzung der Zellmembranen und Freisetzung von Entzündungsmediatoren wie Histamin, Prostaglandine und Leukotriene, wie z. B. nach Einwirkung von Pestiziden, Alkohol und mikrobiellen Giften. Die damit erhöhte Durchlässigkeit der Schleimhautbarrieren führt zu einer gesteigerten Allergenaufnahme und Sensibilisierung.

» Induktion der IgE-Synthese nach Bindung von Schadstoffen an Serumproteine (z. B. Formaldehyd und Formaldehydderivate mit Bildung neuer Antigenstrukturen.

» Konformationsänderung der Zelloberfläche nach Kontakt mit Schwermetallen mit sensibilisierender Wirkung für schadstoffspezifische T-Lymphozyten* mit nachfolgender Induktion der Proliferation und Differenzierung (Kontaktallergien).

» Eingriff in den intermediären Stoffwechsel durch die Veränderung der Struktur und der biologischen Tätigkeit verschiedener Enzymsysteme (MAO*, DAO*, DNase*, ATPase*, MethylHg*/oxidative Phosphorylierung*; Hg2+/SH-Proteine; Alkohol, Nikotin etc.) ATP*-Konzentrationen und Eiweißsynthesen.

» Genetische Polymorphismen* wichtiger Detoxsysteme (GST*, NAT2*, UDP-GT* u. a.) spielen eine zentrale Rolle in der Phase II der Detoxifikation Prozesse und sind in der Pathogenese* allergischer und umweltbedingter Erkrankungen stark involviert. Ihre genetischen Varianten wie z. B. GSTM1, GSTP1 und GSTT1 sind für die Konjugierung des Gluthathions mit zahlreichen Xenobiotika, Schwermetalle, Peroxide und Metabolite endogener und exogener Stoffe zuständig und wurden stark reduziert bzw. abwesend bei Asthmatikern, Neurodermitikern und anderen Atopikern.

In der Regel sind die Symptome der Allergiker eine Folge der Interaktionen mit exogenen Schadstoffeinflüssen, falschen Nahrungsmitteln und/oder endogenen Giften. Dies erklärt auch die polymorbiden klinischen Zustände, die diese Patienten aufweisen.

Daher ist die Bedeutung präventivmedizinischer Maßnahmen mit Vermeidung relevanter Allergene bzw. Umweltgifte und einer entsprechenden gesundheitlichen Einstellung auch im psychosozialen Bereich evident.

Die Identifikation der Triggerfaktoren bei Allergikern

Die eigenen Erfahrungen bei der Behandlung von über 18.000 Neurodermitispatienten in der Spezialklinik Neukirchen zeigen, dass neben den allergischen Mechanismen immer stärker pseudoallergische Reaktionen durch toxisch-irritative Umweltfaktoren (Formaldehyd, Abgase, zusatzstoffreiche Nahrung, Nikotin, Holzschutzmittel, Weichmacher, Pestizide, Schwermetalle) als Ursache für die komplexe Symptomatik in den Vordergrund treten. Über die intrauterinen und postnatalen Einflüsse solcher Faktoren (Schadstoffe in Muttermilch, falscher Ernährung, Quecksilber in Impfstoffen etc.) wurde ebenfalls in der Fachliteratur berichtet.

Von besonderem Interesse ist bei Asthmatikern und Neurodermitikern das *Auftreten allergischer und pseudoallergischer Reaktionen gegen Nahrungsmittel und Zusatzstoffe,* die wir in kontrollierten Studien vor und nach Testmahlzeiten schon Mitte der 80er-Jahre untersucht haben. Neben deutlichen Abweichungen der Serumwerte zirkulierender Immunkomplexe und spezifischer IgE und IgG4-Antikörper gegen Nahrungsmittel zeigen Untersuchungen des Serumhistaminspiegels und der Freien Radikale im Blut der Neurodermitiker, vor und 1/2 h nach Testmahlzeiten, hochsignifikante Anstiege nach der Nahrungsmitteleinnahme. Da jedoch sehr häufig auch im Nüchternserum der Neurodermitis-Patienten hohe Histaminspiegel vorliegen, untersuchten wir die Abbauwege dieses Entzündungsmediators. Die Diaminoxidase (DAO) ist das abbauende Schlüsselenzym für Histamin, aber auch die Monoaminoxidase (MAO) ist am Abbauweg beteiligt. Wir konnten in einer Studie über die MAO- und DAO-Aktivität im thrombozytenreichen* Plasma von Patienten und Kontrollpersonen nachweisen, dass die Aktivitäten sowohl von MAO als auch von DAO bei den Neurodermitispatienten im Vergleich zu den Kontrollpersonen signifikant erniedrigt waren. Gleichzeitig stellten wir eine signifikante Erhöhung des Histaminspiegels bei denselben Atopikern fest. Es ist bekannt, dass hohe Konzentrationen von biogenen Aminen wie z. B. Tyramin, Octopamin, Histamin usw. diese abbauenden Enzyme hemmen.

Weitere Hemmfaktoren sind Zusatzstoffe aus der Nahrung, Schwermetalle, Alkohol und Nikotin, wobei Alkohol zusätzlich zu einer vermehrten Aufnahme von biogenen Aminen aus dem Magen-Darm-Trakt führt. Diese Befunde erklären die pseudoallergischen, also nicht immunologisch vermittelten Reaktionen auf bestimmte Nahrungsmittel, wie z. B. tiefgefrorenen Fisch, in dem im Vergleich zu frischem Fisch bis zu 10mal höhere Histaminwerte nachzuweisen sind. Auch in verschiedenen Käsearten, Sauerkraut, eingelegten Gurken, Tomaten aus Dosen oder Ketchup findet man hohe Histaminkonzentrationen. Auch gegen andere biogene Amine wie z. B. Tyramin, Phenyläthylamin und Putrescin entstehen aufgrund eines Mangels oder einer Hemmung der abbauenden Enzyme MAO und DAO pseudoallergische Reaktionen. Hohe Konzentrationen des biogenen Amins Tyramin finden wir in Champignons, Trauben, Wurst, Rotwein, Sekt und bestimmten Käsearten.

Die Identifizierung der o.g. Provokationsfaktoren aus der Nahrung erlaubt erstmalig die Zusammenstellung eines individuellen Diätplanes frei von sensibilisierenden Stoffen.

Die *allgemein erhöhte Darmdurchlässigkeit bei Atopikern* verbunden mit einer signifikant erhöhten Antigenabsorption, die ihrerseits zur Immunsensibilisierung mit IgE- und IgG-Antikörper, höheren zirkulierenden Immunkomplex*Werten, zur Aktivierung des Komplementsystems* und der Gerinnungskaskade, zur Aktivierung der B-Lymphozyten* und zur Degranulation von Mastzellen und Basophilen führen können, erweist sich ebenfalls als ein bedeutender Triggerfaktor. Eine direkte Korrelation zwischen den höheren Darmdurchlässigkeitswerten einerseits und den Serumhistaminwerten bzw. der Anwesenheit IgE-enthaltender Immunkomplexe andererseits ließ sich jedoch nicht feststellen.

Die Ursache für die erhöhte Darmdurchlässigkeit liegt in einer deutlichen Darmdysbiose, die bei fast allen Allergikern vorliegt und mit einem Überschuss an fakultativ pathogenen Bakterien und Pilzen bzw. mit einer Verminderung der gesunden Milchsäure produzierenden Bakterien und physiologischen E-coli-Stämmen einhergeht.

In einer zusammenfassenden Studie mit 110 Neurodermitispatienten der SKN konnten wir schon 1990 nachweisen, dass in über 50 % der untersuchten Fälle deutlich erniedrigte Werte von Laktobazillen und/oder Bifidobakterien und eine massive Vermehrung fakultativ pathogener Keime wie hämolytische E. coli, Klebsiella, Proteus, Clostridien und von Hefepilzen wie Candida und Geotrichum vorlag.

Im LaktoseMalabsorptionstest konnten wir in derselben Studie signifikant erniedrigte Werte von Galaktose im Blut und im Urin der Neurodermitispatienten im Vergleich zu gesunden Kontrollpersonen nachweisen. Bekanntlich entsteht die vorhandene Laktose (Milchzucker)Malabsorption durch ein Defizit der Laktaseaktivität. Häufig stellen wir auch eine Fruchtzuckerintoleranz fest durch eine verminderte ß-Aldolase Tätigkeit. Darin liegt die Erklärung für die verbreitete Intoleranzreaktion der Neurodermitispatienten gegen Zucker, Zuckerprodukte und bestimmte Obstarten.

Es handelt sich hier um pseudoallergische* Reaktionen gegen Zuckerarten wie Milchzucker, Rohrzucker oder Maltose, die durch einen sekundären Dissaccharidasemangel verursacht werden und sich in Durchfall, Darmkoliken, Migräne, Hautrötungen und Ödeme äußern können. Die nicht verdauten und nicht gespaltenen Zuckerarten dienen im Darm einer starken Vermehrung von pathogenen Bakterien und vor allem von Pilzen. *Candida albicans* und die hämolytische E-coli sind die wichtigsten Hemmer der Laktaseaktivität im Dünndarm.

Durch fermentative Gärung wandeln verschiedene Darmhefen und Bakterien die ungespaltenen Kohlenhydrate in organische Alkohole und kurzkettige Fettsäuren mit narkotisierender Wirkung um, welche die ausgeprägte postprandiale Müdigkeit und Alkoholintoleranz der Patienten erklären lassen und ebenfalls zu einer Steigerung der Darmdurchlässigkeit führen. Toxische Fleischabbauprodukte (Indol, Skatol, Phenole, biogene Amine), die in Anwesenheit einer putriden Fäulnisflora (Clostridien, Bacteroides sp., pathogene Enterobacteriaceae) entstehen, tragen auch zur Reizung der Haut, der Schleimhaut und des Nervensystems bei und wirken als adjuvante Faktoren bei der Induktion der IgE-Synthese mit.

Schwermetallbelastung bei Neurodermitis

Über die immuno und allergotoxische Relevanz der Schwermetallbelastungen (Cadmium, Blei, Quecksilber, Platin, Kupfer) wurde in den letzten Jahren immer häufiger berichtet.

Dem Quecksilber wird eine Sonderrolle eingeräumt, gerade durch die heftige Diskussion zum Thema «Amalgam». Es ist wichtig, hier von Anfang an zwischen dem allergischen

Potenzial des Quecksilbers (bis 17 % Allergieinzidenz mit positivem Epikutantest) und seinem chronischtoxischen Potenzial, das besonders bei Allergikern zu einem beschleunigten Summationseffekt mit anderen Noxen führen kann, zu unterscheiden. Hier wird auf mehrere Angriffsmechanismen hingewiesen, z. B.:

» Bindung an Serum und Zelleiweißstoffe (Albumin, Coenzym A, SHProteine) mit Interaktion im intermediären Stoffwechsel;

» Steigerung der zellulären Vermehrungsrate in Lymphozytenpopulationen (siehe den Lymphozyten-Transformations-Test* nach Kontakt mit verschiedenen Metallen);

» Induktion der IgE-Synthese mit Steigerung der allergenspezifischen IgE-Antwort;

» Abfall der T-Lymphozyten, der T-Helferzellen und der NK-Zellen nach Hg-Mobilisierung aus Amalgamfüllungen;

» Förderung inflammatorischer Reaktionen durch Aktivierung entsprechender Enzymsysteme (z. B. Metalloproteasen / Kollagenasen).

» Von besonderer Bedeutung für Patienten ist die Umwandlung der ionisierten Hg2+Form durch Methylierung in eine vielfach toxischere, lipidlösliche organische Verbindung (Methylquecksilber) mit hoher Penetrationsfähigkeit der Blut-Hirn-Schranke. Hier spielt die Anweseheit von Mund- und Darmbakterien (Streptokokken, Clostridien) und insbesondere Hefepilze (Candida albicans) eine entscheidende Rolle und lassen die Symptomunterschiede von einem Amalgamträger zum anderen teilweise erklären.

» Einmal im Nervensystem führt das Methyl-Quecksilber zu erheblichen toxischen Nebenwirkungen mit Hemmung der Eiweiß- und ATP-Synthese. Dies führt gleichzeitig zu unkontrollierten Freisetzungen von Stresshormonen wie Noradrenalin und Dopamin, welche die unkontrollierten Histaminfreisetzungen bzw. Unruhezustände der Patienten erklären lassen.

Die wichtigsten Quecksilberquellen finden sich nach wie vor in verschiedenen Medikamenten (Salben, Tropfen, Impfungen usw.), fischreicher Nahrung, Innereien (von 0,3 bis 2,3 µg/Tag) und besonders in Amalgamfüllungen (317 µg Quecksilberdämpfung pro Tag nach WHO-Angaben).

Das Quecksilber besitzt eine ausgeprägte Affinität für Organe wie das Epithel des Gastrointestinaltraktes und der Haut, für Haare, Schilddrüse, Leber, Pankreas, Nieren und für das Gehirn, vor allem in der grauen Substanz sowie in Kerngebieten des Hirnstammes und in der Großhirnrinde. Kernspintomografische Untersuchungen des Kopfes sind nicht durchführbar, wenn die Patienten Schwermetalllegierungen im Mund tragen.

Eigene Untersuchungen bei Neurodermitikern und Psoriatikern zeigen mithilfe des sogenannten Kaugummitests eine erhebliche Quecksilberfreisetzung, die mit der Zahl der Füllungen direkt korreliert. Die Mobilisierung aus den Füllungen ist besonders groß bei Verzehr von heißen Getränken (Kaffee, Tee), Fruchtsäften, frischem Obst oder bei Kauen von Kaugummi. Dieses Phänomen ist nicht nur für Patienten, sondern auch für Schwangere und Mütter von Bedeutung, denn nach neueren Erkenntnissen führt die Quecksilberfreisetzung sowohl zu einer transplazentaren Belastung der Föten als auch der Säuglinge durch die Muttermilch.

Die allergotoxische Wirkung des Quecksilbers wird häufig durch die synergistische Wirkung anderer Umweltschadstoffe (Pestizide, Dioxine, Furane und andere) aus der Muttermilch potenziert.

Zwei Tatsachen stehen nach unserer Erfahrung mit über 18.000 Allergikern fest:

a) Bohrarbeiten in den Amalgamfüllungen bei Allergikern ohne entsprechende Schutzmaßnahmen (Kofferdam, Antioxidantien) führen in der Regel zu einer rapiden Verschlechterung der Symptome, und

b) therapieresistente, rezidivierende Problemstellen im Bereich der Kopf-, Hals- und Gesichtshaut sowie chronische Heuschnupfen- und Rachensymptome bleiben nach Entfernung der Amalgamfüllungen gefolgt von entsprechenden Ausleitungsmaßnahmen dauerhaft aus.

Prophylaxe und Therapie

Wichtige Präventivmaßnahmen bei Allergikern finden ihren Platz schon bei Schwangeren, bei denen die Vermeidung starker Allergene in der Nahrung, Alkohol, Nikotin und exogenen Schadstoffen zu einer Senkung des Atopierisikos des Neugeborenen führen kann. Auch die Sanierung endogener Belastungsfaktoren wie Infekte aller Art, der Haut, der Schleimhäute, der Geburtswege und des Darmes ist zwingend angezeigt.

Im Rahmen des integrativen Therapiekonzeptes der Spezialklinik Neukirchen hat sich gezeigt, dass eine individuelle allergenarme Rotationsdiät, zusammen mit der Sanierung mikrobieller Herde, Schadstoff ausleitenden, immun modulierenden und psychologischen Betreuungsmaßnahmen einen wichtigen Beitrag zu einer langfristigen bzw. dauerhaften Beschwerdefreiheit bei Neurodermitis und anderer allergischer Erkrankungen leisten kann.

1. Individuelle Diät nach entsprechender Identifizierung allergener und pseudoallergener Nahrungsmittelreaktionen

Die Austestung und Identifizierung der Lebensmittel, die vom Patienten nicht vertragen werden, erfolgt anhand kontrollierter Testverfahren (Messung der spezifischen IgE-, IgG- und LTT-Sensibilisierungen gegen Nahrungsmittel und Zusatzstoffe), wobei die Differenzierung allergischer und pseudoallergischer Reaktionen gegen Nahrungsmittelallergene geprüft wird.

Bei der Nahrungsmittelauswahl kommt es außerdem auf die gezielte Ausschaltung von Zusatzstoffen in Lebensmitteln an (Konservierungsmittel, Farbstoffe, Emulgatoren, Gelier-, Binde- und Spritzmittel), die die ursprünglichen Eigenschaften eines Nahrungsmittels in nicht berechenbarer Weise verändern.

Im konkreten Fall werden hypoallergene Such- und Auslassdiäten verordnet. Durch die gezielte Gabe bestimmter Nahrungsmittel (-gruppen) in bestimmten Zeitintervallen können neue Sensibilisierungen gegen erlaubte Nahrungsmittel vermieden werden (Rotationsdiät).

Die aus den ernährungsdiagnostischen Untersuchungen gewonnenen Erkenntnisse über die individuellen Provokationsfaktoren sind Grundlage eines für jeden Patienten zusammengestellten Diätplanes (Food-Allergy-Control - computergestützt), welcher für einige Monate einzuhalten ist.

Die Kompensation der festgestellten Defizite an Antioxidantien, Fettsäuren, Aminosäuren, Spurenelementen und Vitaminen mit Co-Enzym-Funktion ergänzt in Infusions- oder Kapselform die oben beschriebene hypoallergene Ernährungsumstellung.

2. Akutbehandlung mikrobieller Herde

Die Sanierung mikrobieller Herde der Haut, der Schleimhäute und des Darmes kann u.U. bis zu 3 Wochen dauern. Spezielle Behandlungsverfahren mit Antiseptika-, entzündungshemmende- und Energie spendende Salben sowie eine zusätzliche Softlaser-Therapie beschleunigen die Regeneration der Haut und hemmen gleichzeitig den Juckreiz.

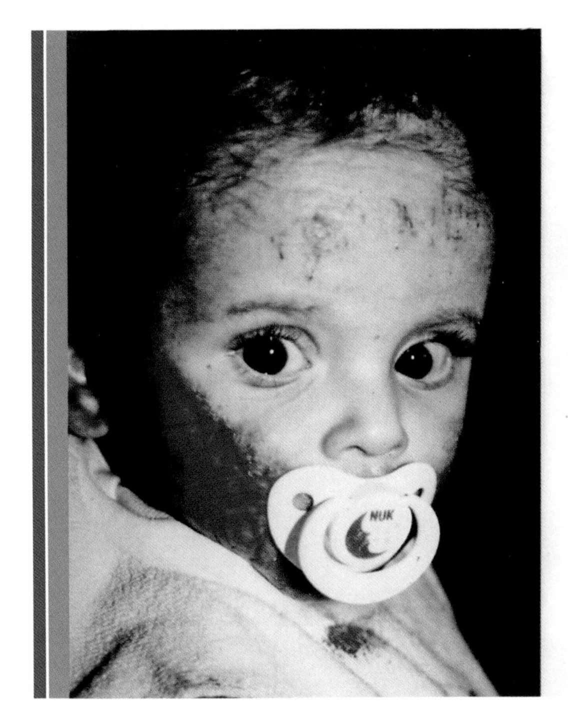

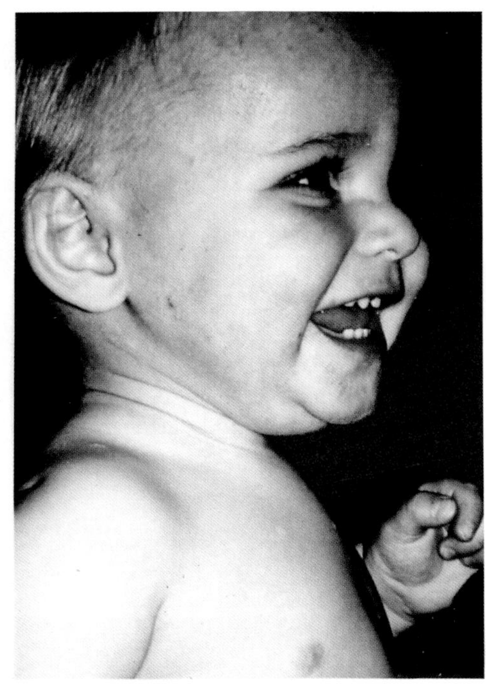

(Abbildungen 2 und 3: Neurodermitiskind mit schwer infizierter Haut vor und nach 5 Wochen Behandlung in der Spezialklinik Neukirchen.)

Sowohl die Neurodermitiker als auch die meisten Asthmatiker leiden unter immer wiederkehrenden Infekten des Magen-Darm-Traktes und der Lunge. Zur Sanierung werden bestimmte Medikamente durch intravenöse Infusionen oder oral verabreicht. Gleichzeitig wird die physiologische Darmflora mit speziellen Prä- und Probiotikapräparaten wieder aufgebaut.

3. Individuelle Detoxverfahren (Infusionen, orale Therapien, Infrarot-Sauna)

Abhängig von den festgestellten Belastungen (Holzschutzmittel, Pestizide, Farbstoffe, Lösungsmittel, Zusatzstoffe aus der Nahrung bzw. Schwermetalle aus Dentallegierungen und Metallgeschirr) bzw. genetischen Polymorphismen werden entsprechende Ausleitungs- und Detoxverfahren verordnet.

Nach Entfernung von Dentallegierungen bei nachgewiesener Schwermetallbelastung werden Chelatstoffe (DMSA, DMPS, EDTA u. a.) unter antioxidativen Schutz in Infusions- oder Kapselform verordnet. Damit wird die chronische adjuvante Rolle der Schwermetalle bei Unterhaltung allergischer Symptome unterbrochen. Diese Therapieform wird auch in der Nachbehandlungsphase mit milden Chelatoren wie Algenpräparate, Zeolith-Kapseln u. a. fortgesetzt.

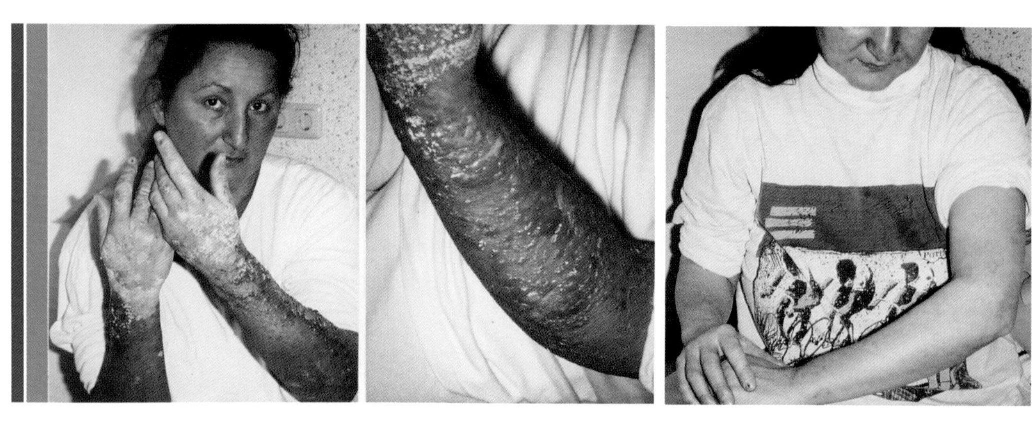

(Abbildungen 4 und 5: Metallbelastete Neurodermitikerin vor und nach 4 Wochen Therapie in der Spezialklinik Neukirchen.)

Zur Ausleitung organischer Schadstoffe werden biologische Mittel (wie z. B. Nutrigen PS und PA, Antioxidantien, Vitamine mit Co-Enzym-Funktion etc.) zur Modulierung der I. und II. Detoxphasen in der Leber, Nieren und Nervensystem in Infusions- und Kapselform gegeben. Individuell verordnete Hyperthermieanwendungen/Infrarot-Sauna, Hydrocolontherapie, Toxin-Absorbers, Enzympräparate u. a. beschleunigen die körperliche Entgiftung ohne spürbare Begleiterscheinungen.

Entsprechend der Untersuchungsergebnisse wird ein konkretes Sanierungsprogramm am Arbeitsplatz und zu Hause erstellt, das die Entfernung verschiedener Emissionsquellen wie Holzschutzmittel, Weichmacher, Formaldehyd-freisetzende Spanplatten, mit Lindan imprägnierte Teppichböden und Tapeten, PCP-belastete Ledermöbel bzw.

-kleidung, Wasch- und Desinfektionsmittel, Berufsallergene, Metallgeschirr/-besteck u. a. berücksichtigt.

4. Individuelle Immunmodulation

Ziel der immun modulierenden Maßnahme ist die Umwandlung einer T-Helfer-2* geprägten Immunantwort in eine normale T-Helfer-1*-Reaktionslage. Die bereits angesprochene individuelle Ernährung gepaart mit der Eliminierung mikrobieller Superantigene wie Staph. aureus, Candida sp. u. a. und der Ausleitung organischer und anorganischer Schadstoffe spielen hier die entscheidende Rolle. Anstelle von Kortikoiden oder Biologicals wird die allergische Reaktion mithilfe ausgewählter Gammaglobulinpräparate, immun modulierender bakterieller Extrakte, pflanzlicher Mittel in Tees und Kapselform und (bei komplizierten Problemfällen) mit homöopathisch potenzierter Eigenblutbehandlung, erfolgreich therapiert.

5. Psychologische Betreuung

Der Patient soll innerhalb des Behandlungszeitraums in seiner Sensibilität gegenüber Körpersignalen geschult werden und lernen, die eigenen „Spielräume“ zu erkennen und zu nutzen. Mithilfe spezieller Entspannungstechniken wie Bio-Feedback, Yoga und Autogenes Training, Atemübungen für Allergiker und progressive Muskelentspannung werden neue Möglichkeiten vorgestellt, um Auslösefaktoren der Erkrankung (Alltagsanforderungen, Stresssituationen) durch aktive Entspannung zu begegnen. Ziel der Verfahren und Techniken ist es, durch bestimmte eingeübte Selbstkontrollmechanismen, die vom autonomen Nervensystem gesteuerten Funktionen aktiv selbst zu beeinflussen, so dass einem evtl. neuen Krankheitsschub schon frühzeitig entgegengewirkt werden kann. Von besonderer Bedeutung ist hier das gezielte Training des Umgangs mit krankheitsspezifischen Situationen, mit den Methoden der Verhaltenstherapie (Seminare für Selbstsicherheitstraining bzw. Stressbewältigung) sowie die Mutter-Kind-Beziehungs-Seminare, die die Führung des neurodermitischen oder hyperaktiven Kindes in seiner gewohnten sozialen Umgebung zu Hause neu definieren.

6. Nachbehandlungsphase

Nach vier Wochen Intensivtherapie ist der Heilungsprozess trotz Beschwerdefreiheit noch nicht abgeschlossen. Um weiterhin beschwerdefrei zu bleiben, werden die Patienten vor der Entlassung ausführlich über die Einhaltung wichtiger pflegerischer, diätetischer, darmsanierender und verhaltenstherapeutischer Maßnahmen in der Nachbehandlungsphase geschult.

Die Untermauerung des Behandlungserfolges wird in der Regel durch Kontrolluntersuchungen gesichert, wobei ein aktueller allergologischer, mikrobiologischer und diätetischer Status quo erhoben und mit entsprechenden therapeutischen Empfehlungen ergänzt wird. Der Kontakt und die Kooperation mit der Familie des Betroffenen und dem niedergelassenen Hausarzt sind ebenfalls von Bedeutung für den erfolgreichen Abschluss der Nachbehandlungsphase.

Das ganzheitliche Therapiekonzept der Spezialklinik führte bei über 80 % aller behandelten Neurodermitis- und Allergiepatienten zu einer dauerhaften Beschwerdefreiheit. Das Ergebnis bestätigt die Richtigkeit des Therapiekonzeptes ebenso wie auch Ärzte, Patientenorganisationen und alle Krankenkassen Deutschlands, die die Behandlungskosten seit 1988 völlig übernehmen.

www.spezialklinik-neukirchen.de - Verantwortlich für dieses Kapitel Allergien/ Neurodermitis zeichnet Prof. John Ionescu PhD (Forschungsabteilung der Spezialklinik Neukirchen, Lehrbeauftragter an der Donau Universität Krems), einer der Autoren der OPEN MIND ACADEMY.

---

* siehe Glossar A-Z am Ende des Buches

III. ERKRANKUNGEN UND BELASTUNGEN
2. chronische Infektionen

URSACHE

Neue Erkenntnisse

Infektionserkrankungen können einen spontan akuten oder aber auch chronisch schleichenden Verlauf nehmen. Das ist in der Regel abhängig von der Art des Erregers, aber auch von der konsitutionellen Verfassung eines Individuums. Als Erreger werden Parasiten, Bakterien, Viren und Pilze angesehen. Wie wir heute wissen ist nicht nur die Anzahl der Keime, mit der ein Patient infiziert wird, ausschlaggebend dafür, ob es zu einer Infektion mit Symptomen kommt oder nicht, sondern auch das innere Milieu entscheidend, ob sich ein Erreger festsetzen kann. Zu den Faktoren, die das Immunsystem in seiner Abwehrarbeit hemmen und so negativ beeinflussen, gehören zum Beispiel Schwermetalle, Makro- und Mikronährstoffmängel und Stoffwechselstörungen wie die Hämopyrollaktamurie (HPU).

In diesem Kapitel soll auf bekannte Erreger wichtiger chronischer Infektionserkrankungen der heutigen Zeit eingegangen werden sowie auf die wirkungsvollen schulmedizinischen und alternativmedizinischen Strategien zur Bekämpfung.

Borrelien

Borrelien werden mittlerweile von einigen namhaften Therapeuten wie Dr. Klinghardt und Kollegen als die Seuche des 21. Jahrhunderts angesehen. Sie können über Zecken, wahrscheinlich auch über Mücken und über Sexualkontakt auf den Menschen übertragen werden. Es sind kleine Spiralbakterien (sog. Spirochäten), die zur selben Familie wie die Erreger der Syphilis gehören. Borrelien können sich in allen Organen des Körpers aufhalten.

Krankheiten

Neben den klassischen Borrelien-Erkrankungen, welche in Stadium I, II oder III eingeteilt werden (z. B. Hautentzündung, Gelenkentzündung, Herzentzündung und Schäden des peripheren und zentralen Nervensystems) können theoretisch fast alle möglichen Krankheiten und Beschwerden ausgelöst werden. Das Krankheitsbild ähnelt dem einer Quecksilberbelastung und ist klinisch oft nicht von diesem zu unterscheiden. Meist sind Gehirn, Nerven- und Bindegewebe, Gelenke, Herz, Muskulatur und Haut betroffen.

Insbesondere haben die Beobachtungen der letzten Jahre gezeigt, dass Borrelien vor allem bei schwermetallbelasteten Personen chronisch vorhanden sind und vielfältige Beschwerden – insbesondere des Zentralnervensystems – verursachen können, wie z. B. Schwindel, Schwäche, Tinnitus, Schleiersehen, Müdigkeit, Depressionen, Schizophrenie, Gedächtnisverlust, Konzentrations- und Schlafstörungen. Auch Gelenkbeschwerden, Muskelschmerzen und Herzerkrankungen finden sich häufiger.

Gerade der HPU-Patient, als schlechter Entgifter, reichert Schwermetalle im Körper an. Durch den kombinierten Zink und Vitamin B6-Mangel und daraus folgender eingeschränkter Immunfunktion kommt es bei dieser Patientengruppe zur Verbindung aus Schwermetallbelastung einerseits und Borreliose bzw. chronischen Infektionskrankheiten andererseits gehäuft vor.

Weiterhin werden von den Borrelien Stoffwechselprodukte gebildet, die im Körper wie Neurotoxine wirken. Diese müssen von der Leber entgiftet und über die Galle in den Darm ausgeschieden werden. Allerdings werden sie in der Regel dort über den enterohepatischen Kreislauf wieder aufgenommen.

Borrelien können auch innerhalb der Körperzellen überleben, sodass sowohl das Abwehrsystem als auch Antibiotika sie weniger gut erreichen können. Sie haben außerdem die Fähigkeit, sich mit Gerinnungsfaktoren zu umgeben (insbesondere in Blutgefäßen), sodass sie auch dort vor Angriffen des Immunsystems und vor Antibiotika geschützt sind. Weiterhin wird dadurch die Durchblutung vermindert, was zu noch besseren Überlebensbedingungen der Borrelien führt. Die verminderte Durchblutung kann sich in kalten Extremitäten, aber auch in Muskelschmerzen, Müdigkeit und mangelnder Hirnfunktion äußern.

Da Borrelien meist mit Schwermetallen anzutreffen sind, können durch sie Krankheiten wie Morbus Alzheimer, Morbus Parkinson, Amyotrophe Lateralsklerose (ALS) und Autismus verschlimmert oder erst ausgelöst werden. Die klassische Antibiotikumtherapie reicht meist nicht aus, um von Borrelien befreit zu werden, da sie gegen Antibiotika resistent werden können oder sich bei schlechten Lebensbedingungen in eine Art Winterschlaf begeben und so als Zystenform vielen Antibiotika-Therapien trotzen. Außerdem liegt die Vermutung nahe, dass Borrelien ähnlich wie Herpes-Viren ein Leben lang im Körper des Menschen verweilen können. Im Fall einer Abwehrschwäche des Immunsystems können sie sich reaktivieren und zu Krankheiten führen. Unter „Diagnose“ werden ab Seite 159 diagnostische Möglichkeiten vorgestellt, bei „Behandlung“ werden ab Seite 160 die Methoden vorgestellt, mit denen man die Borrelien effektiv behandeln kann.

Babesien (Piroplasmose)

Diese intrazellulären Parasiten können die gleichen Beschwerden auslösen wie Borrelien. Sie sind dem Malariaerreger ähnlich bzw. stammen evtl. sogar von diesem ab.

Bartonella

Auch diese Erreger können als Co-Infektion beteiligt sein.

Ehrlichiosen

Diese Bakterien können ebenfalls durch Zecken übertragen werden und siedeln sich hauptsächlich intrazellulär an.

Parasiten

Manchmal bestehen auch subklinische Parasiteninfektionen, die nur selten mit schulmedizinischen Methoden diagnostiziert werden können. Parasiten (wie z. B. allgegenwärtige Amöben, Leberegel, Oxyuren etc.) können evtl. selbst mit Borrelien infiziert und dadurch vor manchen Antibiotika geschützt sein.

Viren

Gifte, insbesondere Schwermetalle, begünstigen Infektionen, wie z. B. EBV, CMV, Herpes, Varizellen oder auch Borna-Viren. Meist besteht bei Patienten ein positiver Nachweis von chronischen viralen Erkrankungen.

Als neuer Vertreter sollen hier Borna-Viren genauer beschrieben werden. Borna-Viren werden unter anderem auch als Auslöser von neuropsychiatrischen Störungen diskutiert. Jeder Dritte ist mit Borna-Viren infiziert, aber nur bei jedem 20. Menschen besteht das Risiko für immer wiederkehrende Störungen der Stimmung. Bei Vergiftungen, Stress und Ernährungsmängeln kann eine Virusaktivierung erfolgen, welche u. a. zu Depressionen und anderen mentalen Beschwerden führen kann.

Jedes zweite Pferd soll mit Borna-Viren infiziert sein, aber nur jedes 10. Pferd zeigt Episoden von Verhaltensauffälligkeiten. Der beste Test zum Nachweis einer Borna-Viren-Erkrankung ist ein Antigen-ELISA-Test. Die Messung von Antikörpern ist wie bei der Borreliose nicht ausreichend: Auch bei negativem Testergebnis kann eine Infektion bestehen.

Auch in Borrelien selbst könnten sich Mirkoorganismen verstecken, insbesondere Viren. Dies muss bedacht werden, wenn bei der Borrelientherapie plötzlich virale Erkrankungen wie Epstein-Barr-Virus (EBV), Herpes Zoster, Cytomegalievirus (CMV) und Herpes simplex aufflammen.

Eine chronische Infektion mit EBV ist bei vielen chronisch kranken Patienten anzutreffen und kann sich durch folgende klinische Symptome zeigen (Mononukleose, Pfeiffersches Drüsenfieber):

» periodisch vergrößerte Lymphknoten
» periodisch auftretende Halsschmerzen
» Phasen von extremer Müdigkeit
» verlängerte Erschöpfung nach milden viralen Infekten
» stark erniedrigte Leukozyten (zwischen 2000 und 4000)
» chronisches Müdigkeitssyndrom
» im späteren Leben: Lymphom, Brustkrebs.

DIAGNOSE

Borrelien-Diagnostik

Laut Referenzzentrum für Borreliose kann ein positiver Test auf IgG das Vorliegen einer Borreliose beweisen, falls Beschwerden vorhanden sind. Hingegen kann ein positiver Test auf IgM gegen Borrelien auch bei einer Epstein-Barr-Virusinfektion auftreten. Da Borrelien das Immunsystem schwächen, hat dieses bei einigen Patienten möglicherweise nicht mehr die Fähigkeit, Antikörper gegen die Borrelien zu produzieren. In diesem Fall sind die herkömmlich verwendeten Tests, die Antikörper messen (z. B. ELISA, Westernblot), negativ.

In schweren Fällen ist es nicht einmal mehr den Lymphozyten möglich, sich bei Borrelienkontakt zu vermehren, sodass auch der Lymphozyten-Transformations-Test (LTT) auf Borrelien negativ ausfällt (siehe auch Seite 203 unter „Therapie“). Neben dem LTT empfiehlt sich der „Functional- Acuitiy-Contrast-Test“ (FACT) und eventuell eine Mikroskopie von Punktaten und zusätzlich PCR-Methoden. Leider wird aufgrund alter Studienergebnisse der Borrelien-LTT nicht empfohlen und oft auch nicht von den Krankenkassen übernommen.

Neuere Studienergebnisse und die Erfahrung vieler Therapeuten zeigen, dass chronisch Kranken mit positivem Borreliose-Nachweis, welche nur durch den LTT – aber nicht durch die herkömmlichen Tests – erkannt wurden, adäquat behandelt geholfen werden konnte.

Viren

Die Diagnose ist schwierig, da mit diesen Erregern viele Menschen infiziert sind, ohne dabei krank zu werden. Laborttests werden in den meisten Fällen routinemäßig durchgeführt. Ausnahme Borna-Virus. Diesen Spezialtest bieten nur vereinzelt Labore an.

Entzündungsmarker

Die Messung des CRP (C-reaktives Protein) kann bei Erhöhung eine akute Infektionskrankheit anzeigen. Allerdings zeigt die ultrasensitive CRP-Messung bei Abwesenheit von Infektionserkrankungen auch Entzündungen in den Blutgefäßen an. Das ultrasensitive CRP sollte so niedrig wie möglich sein. Auch das Protein Fibrinogen kann erhöht sein und steigert das Risiko für Blutgerinnung und damit das Herzinfarkt- und Schlaganfall-Risiko. Jedoch bei chronischen Infektionen, wie z. B. Borreliose, muss das CRP nicht zwangsläufig erhöht sein. Dies gilt auch für die Blutsenkungsgeschwindigkeit.

BEHANDLUNG

Parasiteninfektionen

Parasitenkuren umfassen Rizole, hoch dosierte Wermutextrakte und Knoblauch.

Nach Hulda Clark sind auch Walnussblättertinkturen, Nelken- und Olivenbaumblätterextrakte wirksam, sowie spezifische Frequenzgeräte, deren Wirksamkeit aber anscheinend schwankt.

Es wird auch die Salztherapie empfohlen. Bei dieser Therapie sollen die Parasiten – aber auch extrazelluläre Erreger – durch starke osmotische Gradienten durch „Austrocknen" getötet werden.

Weiterhin sind gegen Parasiten die derzeit klassischen antiparasitären Mittel, wie z. B. Praziquantel, Mebendazol, Pyrantel, Albendazol sowie Tinnidazol wirksam.

Viren

Zu einem antiviralen Konzept gehören die Gabe von Melissenextrakten, Johanniskraut, Omega-3-Fettsäuren und die Gabe von N-Acetyl-Cystein bzw. liposomalem Glutathion zur Anregung der TH1-Zellaktivität (siehe auch Seite 243).

Auch Ziegenmolke führt zu einer Steigerung der Glutathionbildung und enthält zusätzlich sogenannte Transferfaktoren, Immunsubstanzen, die bereits den Säugling vor Infektionen schützen. Alternativ kann auch biologisches Colostrum – oder noch besser – ein gefriergetrocknetes (also noch rohes) Colostrumextrakt, welchem Laktose und Kasein entzogen worden ist (z. B. ICG-forte von homo-novus), gegeben werden.

Manche Therapeuten geben auch Amantadin, ein Mittel, das ursprünglich gegen Viren entwickelt wurde, aber normalerweise in der Therapie von Parkinson-Patienten eingesetzt wird. Borrelien sollen in einer sauren Vakuole intrazellulär vorhanden sein, Amantadin wirkt der Säure entgegen.

Babesien (Piroplasmose)

Babesien werden mit den klassischen Antibiotika nicht abgetötet, da sie Resistenzen aufweisen. Es gibt Kombinationstherapien von Clindamycin zusammen mit Azithromycin, die aber oft schlecht vertragen werden.

Laut Dr. Klinghardt werden Babesien auch mit Noni-Extrakt in Kombination mit Arteminisin beseitigt. Dabei müssen aber auch die Kieferstörherde behandelt werden.

Bartonella

PC-Noni und Polygonum werden zusammen mit einer Herdsanierung empfohlen.

Ehrlichiosen

Erlichiosen werden durch Ceftriaxon nicht abgetötet, sondern durch Makrolide (z. B. Azithromycin, Roxithromycin) und Tetracycline. An Kräutern sind PC-Noni, Astragalus und evtl. Colchicin möglich.

Chlamydien, Mykoplasmen

Diese intrazellulären Erreger können eine Vielzahl von Krankheiten auslösen. Klassischerweise sind sie im Zusammenhang mit Lungen- und Augenentzündungen sowie Erkrankungen der Sexualorgane bekannt. Sie werden durch Makrolide, Tetracycline und Chinolone abgetötet, nicht aber durch Ceftriaxon. Der Nachweis von chronischen bakteriellen und viralen Co-Infektionen kann möglicherweise mit dem Lymphozyten-Transformations-Test (LTT) geführt werden (siehe auch Seite 203 unter „Therapie“). Dieser zeigt aktive Infektionen an, gegen die der Patient manchmal aus verschiedenen Gründen keine Antikörper bilden kann, weshalb die klassischen serologischen Tests negativ ausfallen. Arginin (zeitverzögerte Freisetzung, z. B. Perfusia SR) kann als

Stickoxid-Bildner und somit zur Unterstützung der Abwehr intrazellulärer Erreger dienen, wenn genug Thiole anwesend sind (siehe auch Seiten 52 und 376).

Viren

Infektionen verschwinden zum Teil automatisch mit einer effektiven Entgiftung bzw. HPU-Therapie.

Alternative Behandlungsmöglichkeiten bei EBV:
» **Pilzextrakte**
» **Propolis**
» **Artemisinin**

Therapien bei Borreliose und anderen Erregern

Sauerstoff

Borrelien haben die Eigenschaft, bei hoher Konzentration von Sauerstoff abzusterben. Vielleicht ist der von Menschen verursachte abnehmende Sauerstoffgehalt in der Atmosphäre (von ca. 25 % auf aktuell 18 %) dafür verantwortlich, dass sich die Borreliose nahezu seuchenhaft ausbreiten kann. Aber auch durch die zunehmende Schadstoffbelastung kann unser Immunsystem nicht mehr so gut wie früher arbeiten. Die Sauerstoffempfindlichkeit der Borrelien macht sich die hyperbare Sauerstofftherapie (HBO) zunutze, bei welcher der Sauerstoffgehalt im Blut steigt und Werte erreicht, die zum Absterben der Borrelien führen können. Dadurch wurden auch Herxheimer-Reaktionen beschrieben. Bei hartnäckigen Borreliosen wird die HBO mit der Antibiotikatherapie und Sport kombiniert.

Nach Dr. Klinghardt kann hiermit jedoch nur knapp der Hälfte der Borreliosepatienten geholfen werden. Andere Therapeuten berichten über Verbesserungen durch Oxygenierung des Bluts (nach Regelsberger) bzw. Ozontherapie (große Eigenbluttherapie mit Ozon).

Blutverdünnung

Meistens führt die Belastung mit Giften aller Art (Metalle, Abgase, Feinpartikel, Lösungsmittel, Bakteriengifte, insbesondere Borrelien) zu einer Zusammenlagerung von Fibrinmonomeren und Verkrampfung der Gefäßmuskulatur. Dies verursacht nicht unbedingt sofort die klassischen Gefäßverschlüsse, wie z. B. Thrombosen oder Embolien, dafür aber eine chronisch verminderte Durchblutung in betroffenen Gebieten, insbesondere in den feinsten Haargefäßen. Zudem wird offensichtlich gerade durch Einwirkung von hochfrequenten gepulsten Mikrowellenstrahlen (u. a. bei Mobilfunk, UMTS, WIMAX, Schnurlostelefonen, WLAN oder Babyphones) die Geldrollenbildung der roten Blutkörperchen angeregt und die Verformbarkeit der roten Blutkörperchen reduziert, was auch zu einer Abnahme der Durchblutung führen kann (siehe auch Seiten 19, 47, 222 und 302).

Sämtliche Blutgefäße eines erwachsenen Menschen aneinandergereiht ergeben eine Länge von 400.000 km. Davon sind 95 % kleinste Kapillaren mit einem Durchmesser von nur 7 µm. Diese Blutgefäße werden bei Vergiftungen nicht mehr richtig durchblutet und führen zu einem Versorgungsmangel des Gewebes. Die verminderte Durchblutung wiederum führt dazu, dass entgiftende Maßnahmen, z. B. durch Gabe von DMPS oder die Gabe von Antibiotika wegen Infektionen gerade diese Stellen nicht erreichen, wo die Gifte abgelagert sind oder Erreger sich aufhalten.

Deshalb hat es sich als vorteilhaft erwiesen, während einer Entgiftung oder einer Therapie gegen Erreger gleichzeitig blutverdünnende Maßnahmen durchzuführen (siehe auch Seite 159 „Borrelien-Diagnostik“). So gibt es z. B. positive Berichte über die Anwendung von Heparin bei Fibromyalgie. Allerdings wurde auch beschrieben, dass unter Heparin Candida-Hefepilze aggressiver werden können.

Als Alternativen steht hochdosiertes Lezithin, liposomales Ethylendiamintetraacetat (EDTA), hochdosierte oligomere Procyanidine (OPC), Vitamin B3, Lumbrokinase, Nattokinase und Rechtsregulat zur Verfügung. Weiterhin wirken sich Saunatherapie, Wechselduschen und Trockenbürsten positiv auf die Durchblutung aus. Eine basische, frischkostreiche und tierisch eiweißarme Ernährung führt zu einer besseren Sauerstoffversorgung der Gewebe. Die Senkung von Lp(a) und Homocystein ist obligatorisch (siehe auch Seite 159 „Diagnose“).

Maßnahmen zur Durchblutungssteigerung:

» hochdosiertes Magnesium als Magnesiumcitrate und Malate ohne Zucker oder Süßstoffzusatz – bei schweren Fällen auch intravenös
» Bürstenmassagen der Haut
» Wechselbäder und Sauna (insbesondere Infrarotsauna)
» Sport (nur im aeroben Bereich)
» hochdosiert Nicotinsäure, auch in der retardierten Form, falls keine Phthalate (Weichmacher) enthalten sind
» Enzyme; Rohkost, frei von tierischen Eiweißen, mit niedrigem Kohlenhydrat- (das bedeutet: eher kein Obst) und hohem Wildkräuteranteil
» Heparin, Nattokinase oder Lumbrokinase, die vorhandene Thromben auflösen und die Blutgerinnung herabsetzen können. Sie erhöhen dabei jedoch nicht das Blutungsrisiko wie die klassischen blutverdünnenden Mittel (z. B. Marcumar, Streptokinase, Urokinase oder Heparine). Möglich ist hierzu auch der Einsatz von Rechtsregulat. Eicosapentaensäure (EPA) und Docosahexaensäure (DHA) aus Algen- oder Krillölen
» Lichttherapie, insbesondere UVB-Strahlung (bei Sarkoidose diese meiden)
» hochdosiert Phospholipide (Phosphatidylcholin, Phosphatidylethanolamin, Phosphatidylserin)
» Basenbäder und Einnahme von Basenbildnern
» Chelattherapie mit Ethylendiamintetraacetat (EDTA) in Kombination mit Dimercaptobernsteinsäure (DMSA)
» Aderlass bzw. Blutspenden (nur wenn kein Eisenmangel besteht).

Marginalie: unzureichende Durchblutung der Blutgefäße bei Vergiftungen, dadurch Versorgungsmängel der Gewebe.

Antibiotika

Die Wahl der Antibiotika spielt im Rahmen der Therapie bei nachgewiesener Borreliose eine wichtige Rolle. Viele Ärzte verwenden Tetracycline wie z. B. Doxycyclin oder auch Metronidazol oder eine Kombination von Cotrimoxazol/Trimethoprim und Roxithromycin (Gasser-Schema). Da manche Antibiotika die Funktion der Mitochondrien aber schädigen können, die wiederum zur Funktion des Abwehrsystems gebraucht werden, bewirken diese Antibiotika vielleicht kurzfristig eine Verbesserung, evtl. aber langfristig eine Verschlechterung der Beschwerden.

Bewährt hat sich anfangs die Langzeitgabe von 2 g Ceftriaxon täglich über vier bis sechs Wochen. Der Vorteil dieses Antibiotikums ist, dass es über 24 Stunden wirkt, in entlegene Körperabschnitte (Gelenke, Kieferknochen) und auch in das Gehirn gelangen kann. Falls sich die Beschwerden unter der Behandlung nicht verbessern, kann man auch höhere Dosierungen geben (z. B. 4 oder 6 g täglich oder jeden zweiten Tag). Nebenwirkungen sind meist in den ersten drei Tagen zu erwarten – durch Absterben der Borrelien, deren Zellbestandteile und Zellwände durch den Körper ausgeschieden werden müssen oder die zu einer allergischen Reaktion führen (Herxheimer-Reaktion). Der Nachteil von Ceftriaxon ist, dass es nur auf die sich vermehrenden Erreger wirkt und anscheinend auch intrazellulär nicht gut wirken kann.

Alternativ sind Makrolide (z. B. Azithromycin i. v.) möglich, die im Gegensatz zu Ceftriaxon auch gegen Ehrlichiosen, Chlamydien und Mykoplasmen wirken. Weiterhin werden in neuster Zeit über Erfolge mit der 32-tägigen oralen Gabe von Clarithromycin oder Azithromycin zusammen mit Hydrochloroquin (Quensyl) berichtet. Quensyl bewirkt eine intrazelluläre Alkalisierung, ähnlich wie Amantadin (PK-Merz) und somit eine verbesserte intrazelluläre Wirksamkeit des Antibiotikums. Borrelien können sich in sauren Blasen (intrazelluläre Vakuolen) befinden und dort unangreifbar für Antibiotika werden.

Kräuter

Begleitend zur Antibiotikumgabe oder auch alleine stellen Kräuter manchmal eine effektive Therapie dar. Sie haben oft ein weit größeres Potenzial, uns auf verschiedenen Ebenen zu helfen als chemische Präparate. Man muss sie allerdings bis zu einem Jahr verabreichen. Kräutermittel werden besser absorbiert, wenn genügend Elektrolyte (Magnesium, Kalium, Chlor, Natrium) und Ultraspurenelemente (wie z. B. in Mumijo) vorhanden sind.

Katzenkralle (PC-Samento)

Dieser Extrakt hat von den bekannten Kräutern die beständigsten Wirkungen gegen Borrelien, Ehrlichien, Rikettsien und Mykoplasmen, da er die TH1-Immunabwehr steigert. Der Kräuterextrakt ist so aufbereitet, dass das pentacyclische TOA, das die Effektivität der Pflanze hemmt, reduziert ist. Da Herxheimer-Reaktionen möglich sind, empfiehlt Dr. Klinghardt während solcher Reaktionen Rohkost, Colon-Hydro-Therapie, Lymphdrainage, Bewegung und viel Wasser. Man beginnt mit zweimal vier Tropfen und steigert, falls keine Verschlimmerungen eintreten, jede Woche um vier Tropfen bis zu einer Erhaltungsdosis von etwa zwei Pipetten. Schwangere und Organtransplantierte sollten auf eine Einnahme verzichten.

Noni-Extrakt

Dieser konzentrierte Extrakt aus der Noni-Pflanze wirkt nach Dr. Klinghardt auf intrazelluläre Erreger, auch auf Babesien, die sonst schwer zu therapieren sind. Es werden sechs Tropfen zwei Mal am Tag gegeben. Diese werden dann langsam auf drei Pipetten pro Tag erhöht.

Kardenwurzel

Der deutsche Ethnobotaniker Dr. Storl beschrieb die Wurzel als sehr effektiv bei Borreliose; sie wirkt aber auch besonders gut bei Arthritis und Schlaflosigkeit. Man gibt hohe Dosen von dem Extrakt oder dem Pulver (ein bis zwei Teelöffel, mehrmals am Tag).

Kurkuma

Die japanische Gelbwurz ist effektiv zur Regeneration der Mitochondrien und wirkt deswegen auch bei Immunschwäche, Krebs und Müdigkeit. Weiterhin wurden gute Wirkungen bei Arthritis, Lebererkrankungen und Autoimmunerkrankungen erzielt (siehe auch Seiten 32 und 308).

Stephaniawurzel (S. tetranda und S. cepharanta)

Diese Wurzel wirkt stark antientzündlich und hat positive Wirkungen auf Immunabwehr, Gehirn, Gelenke und Bindegewebe. Man gibt beide Arten dieser Wurzel im Verhältnis von 1 : 5, einen Teelöffel drei Mal pro Tag.

Wermut und Beifuß

Beides sind wichtige Kräuter zum Anregen der Verdauungsenzyme und gegen Parasiten. Ein hochdosierter Extrakt (Arteminisinin) könnte eine Wirksamkeit auf Babesien besitzen. Man gibt 1,5 g pro Tag für drei Tage und wiederholt die Kur alle zwei bzw. vier Wochen. Günstig ist es dabei, Vitamin B12 (als Methylcobalamin) zu substituieren, da Wermut und Beifuß zu einem Vitamin B12-Mangel führen könnten.

Knoblauch und Bärlauch

Sowohl frisch als auch als gefriergetrocknete Extrakte gehören sie zum Basisprogramm bei Borreliose und Schwermetallvergiftung. Ein thiolhaltiger Wirkstoff, Alliin, hat eine antibakterielle, aber auch tumorhemmende Wirkung. Nach Dr. Klinghardt hemmt Alliin das Wachstum der Zystenform der Borrelien. Die Extrakte sollten lange hochdosiert gegeben werden. Man gibt zwei bis drei Kapseln nach den Mahlzeiten.

Weitere Ansätze zur Borreliose-Therapie

Rizole

Die aus Pflanzenölen zusammen mit Ozon entstandenen Ozonoide wirken im Körper ähnlich wie Wasserstoffperoxid. Durch Sauerstoffabspaltung werden Erreger abgetötet, die auf Sauerstoff empfindlich reagieren (dies trifft auch auf Borrelien zu). Die Wirksamkeit wurde in einigen von der Dr.Veronika-Carstens-Stiftung geförderten Studien belegt. Es gibt mittlerweile mehrere Mischungen mit Pflanzenölen zur Wirkungsverstärkung. Auf Rezept sind diese in Apotheken erhältlich. Rizol alpha und -beta werden äußerlich gegeben, Rizol gamma bis -lambda werden äußerlich und innerlich bei einer Vielzahl von Krankheiten angewendet. In der Regel wird mit einem Tropfen Rizol auf ein Glas Wasser begonnen und langsam die Menge auf drei Mal zehn Tropfen gesteigert. Da schwere Absterbereaktionen auftreten können, sollte die Therapie überwacht werden.

Rizole wirken auch gegen andere Erreger und gegen Pilze.

Neurotoxinausleitung

Die Leberfunktion muss durch klassische Lebermittel wie Mariendistelsamen (fein gemahlen und eingeweicht) oder Extrakte daraus, sowie aus Löwenzahn, Schafgarbe, Koriander-, Wermut- und Tausendgüldenkraut angeregt werden. Manchmal ist es auch hilfreich, hochdosiert Phospholipide oral oder intravenös zu geben; dies auch z. B. zusammen mit reduziertem Glutathion. Als Thiolspender ist zudem N-Acetyl-Cystein zu erwähnen.

Eine Neurotoxinausleitung ist wichtig, um die durch die Leber in den Darm abgegebenen Neurotoxine im Darm zu binden und auszuscheiden. Dies gelingt klassischerweise mit Colestyramin (einem Cholesterinsenker), oder besser mit hochdosierten Chlorella-Algen (siehe auch Seite 51 „Allgemeine Entgiftungen“, Seite 52 „Chlorella“, Seite 224 „Toxinbelastungen“, Seite 238 „HPU-Therapie“ und Seite 303 „Amalgam“), mit Propolis und Flohsamenschalen. Von Chlorella sollten über den Tag verteilt bis über 50 g täglich gegeben werden. Außerdem muss die Darmflora mit probiotischen Darmbakterien, effektiven Mikroorganismen, Glutamin, rechtsdrehender Milchsäure und Chlorella regeneriert werden. Dadurch können auch Nebenwirkungen von Antibiotika, wie Fehlbesiedelungen des Darms mit pathogenen Keimen, vermindert werden.

Schwermetallausleitung

Bei Menschen ohne implantierte Metalle (Amalgam, Gold, Titan etc.) oder/und nach einer Schwermetallausleitung und Ausleitung anderer Gifte scheint die Erfolgsrate einer Borrelientherapie zu steigen (siehe auch Seiten 159, 162, 163 und 225). Einige Patienten konnten wahrscheinlich bereits dadurch von ihrer Borreliose geheilt werden, da durch eine Schwermetallausleitung die Funktionen der Körperzellen und der Mitochondrien wiederhergestellt werden konnten. Auf diese Weise konnten Immunfunktionen, insbesondere die Bildung von Stickoxid (NO), die zur Abwehr von intrazellulären Erregern wichtig ist, wieder angeregt werden (siehe auch Seite 199 und 236).

Eigenurintherapie

Nach Dr. Klinghardt werden zum Teil Borrelienantigene mit dem Urin ausgeschieden. Zur Präsentation dieser Antigene, welche das Immunsystem trainieren sollen, wurde die intramuskuläre Eigenurintherapie beschrieben. Dabei wird Urin durch einen Bakterienfilter steril auf eine Spritze gezogen und intramuskulär gegeben.

Bienen

Bekanntermaßen haben Personen, die oft von Bienen gestochen werden, eine längere Lebenserwartung und leiden seltener an rheumatischen Erkrankungen. Bienengift hat verschiedene antibiotisch wirksame Inhaltsstoffe, die auch Borrelien abtöten können. Insbesondere Mellitin scheint hier wirksam zu sein. Außerdem enthält Bienengift neurotrophe Inhaltsstoffe, die ähnlich wie der Nerv-Growth-Factor (NGF) die Regeneration und den Schutz von Nervenzellen bewirken, was bei Borreliose von Vorteil ist.

Weitere Einflüsse übt das Bienengift auch im Sinne einer Immunmodulation auf das Immunsystem aus, sodass auch Autoimmunerkrankungen wie die rheumatoide Arthritis gut auf eine Bienengifttherapie ansprechen. Bienengiftsalben können hier auf erkrankte Körperbereiche aufgetragen werden. Bei der Gewinnung von hochwertigen Produkten sterben die Bienen nicht ab, da ein spezieller Stechapparat verwendet wird. Für alle Bienenprodukte gilt, dass diese sämtliche Stoffe, denen die Bienen ausgesetzt sind, enthalten. Insbesondere können in Honig, Blütenpollen, Bienengift, Gelee Royal etc., Umweltgifte, Pestizide und Abgasbestandteile sowie die vom Imker eingesetzten Biozide gegen Schädlinge (z. B. gegen die Varoamilbe) enthalten sein sowie auch Gene von genveränderten Pflanzen.

Deshalb empfiehlt es sich, Bienenprodukte aus ökologischer Imkerei zu kaufen, da dort der Einsatz von schädlichen Chemiegiften gänzlich verboten ist. Wichtig ist auch, dass die Imkereien in unberührten Gegenden gelegen sind. Es nützt nichts, wenn die Bienen in der Nähe von Industrie, Straßen, Atomkraftwerken und intensiv landwirtschaftlich genutzten Flächen (Obstanbau, Weinanbau, Getreideanbau, Maisanbau) herumfliegen. Dies gilt auch für den meist billigen spanischen Pollen.

Bienengift wird am besten zusammen mit Procain neuraltherapeutisch in Haut, Ganglien und Körperarealen angewendet (z. B. Gelenke, Wirbelsäule), in denen Beschwerden bestehen. Vor der ersten Injektion sollte eine Testquaddel gesetzt werden, um zu prüfen, ob bei den Patienten eine Allergie besteht, was jedoch nur selten der Fall ist. Von der Dosis her kann das Spritzen von Bienengift jeden zweiten Tag durchgeführt werden. Es kann zu lokalem Hitzegefühl und Jucken führen. Dr. Mutter kombiniert es oft sogar noch mit DMPS. Blütenpollen und Gelee Royal haben sich zusätzlich als stärkendes und aufbauendes Mittel erwiesen. Sie enthalten alle essenziellen Aminosäuren. Bienenhonig sollte nur wenig verwendet werden, da der Zuckergehalt hoch ist und an Borrelien chronisch Erkrankte meist Zuckerunverträglichkeiten sowie Verpilzungen des Darmes aufweisen.

Außerdem weisen 30 - 60 % der Bevölkerung eine Fruktose-Malabsoprtion auf und Bienenhonig besteht hauptsächlich aus Fruchtzucker. Propolis (als Granulat oder Tinktur) hat antibiotische Eigenschaften und bindet möglicherweise die im Darm befindlichen Neurotoxine der Borrelien.

Marginalie: Rheumatoide Arthritis spricht auch auf eine Bienengifttherapie an.

Salzkur

Von einigen Therapeuten wird diese Kur empfohlen. Dabei geht man davon aus, dass durch hochdosierte Einnahme von Salz ein osmotischer Gradient geschaffen wird, der zum Austrocknen von Parasiten und Borrelien führt. Patienten, die jedoch keinen Bluthochdruck haben dürfen, erhalten pro Tag relativ viel Salz zusammen mit Vitamin C über mehrere Wochen oder Monate. Dr. Klinghardt empfiehlt aus praktischen Gründen, Salztabletten einzunehmen, die als Ganzes geschluckt werden können.

Ethylendiamintetraacetat (EDTA)

Besonders liposomales EDTA scheint eine gewisse Wirksamkeit gegenüber Borrelien zu haben. Andere Autoren verwenden auch eine Verbindung zwischen Wismut und EDTA (Bi-EDTA), was aber aufgrund seiner giftigen Wirkung bei zu hoher Dosis umstritten ist. Wismut (Bismut) wurde früher oft bei Magengeschwüren und Magenschleimhautentzündungen eingesetzt. Zu beachten ist, dass EDTA manche Schwermetalle mobilisieren und ausleiten kann – mit Ausnahme von Quecksilber. Verschiedene Forschungen zeigen sogar, dass es die Giftigkeit von Quecksilber erhöht. Aus diesem Grund sollte bei Personen, die auch eine Quecksilberbelastung aufweisen, EDTA immer nur gleichzeitig mit Pro-Glutathion, Dimercaptobernsteinsäure (DMSA) oder Dimercaptopropansulfonsäure (DMPS) angewendet werden, damit auch Quecksilber effektiv abgefangen werden kann.

Spurenelemente, Magnesium und Carnosin

Manchmal besteht bei Borrelienkranken ein Kupfermangel, der zu eingeschränkter Kollagenproduktion und Immunfunktion führt. Der Mangel wird noch verstärkt durch die oft dauerhafte Einnahme von Zink. Aus diesem Grund muss, wenn der

Verdacht auf Kupfermangel besteht, Kupfer vorsichtig substituiert werden. Als gutes Präparat hat sich Copperpicolinat von Centropa oder Kupfer (Paracel) erwiesen. Andere Spurenelemente wie Mangan, Chrom, Molybdän, Vanadium und Selen sind wichtig für die Energieerzeugung, Entgiftung, für den Knorpelaufbau und Kohlenhydratstoffwechsel. Magnesium sollte bei Borreliose hochdosiert gegeben werden, da gerade die Immunzellen dieses benötigen, damit die Abwehr gegen Borrelien funktionieren kann. Zum Schutz des Bindegewebes wird auch Carnosin empfohlen.

Kryptopyrrolurie (HPL)

Bei den meisten Borreliosepatienten besteht diese genetisch bedingte Stoffwechselstörung, wodurch es zu einer verstärkten Ausscheidung von Hämoglobinzerfallsprodukten und zu einem Verlust an Zink, Vitamin B6 und Linolsäure kommen kann. Sie kann anhand der Ausscheidung von HPL (fälschlich als Kryptopyrrol bezeichnet) im Urin bestimmt werden (siehe auch Diagnosen). Es sollten Zink (und Kupfer), Vitamin B6, kaltgepresstes Weizenkeimöl, Vitamin B3 und Magnesium hochdosiert verordnet werden.

Marginalie: Hochdosierte Magnesium-Gabe bei Borreliose.

Fallbeispiele

Eine Patientin mit beginnendem Parkinson sowie stärksten Gelenkschmerzen, welche schulmedizinisch nicht als Borreliose erkannt wurde und ihr deshalb die Therapie mit Antibiotika verwehrt wurde, konnte innerhalb von zwei Wochen nach Beginn der antibiotischen Therapie wieder laufen und das Zittern verschwand.

Ein anderer Patient mit chronischer Müdigkeit und Fibromyalgie, welcher auch in den herkömmlichen Tests nicht als borrellienkrank erkannt wurde, konnte unter laufender Antibiotikumgabe wieder pro Tag bis zu 100 km Rad fahren (er war früher Leistungssportler).

Eine Verwandte von Dr. Klinghardt erlebte nach 6-wöchiger Antibiose eine deutliche Verbesserung ihrer langjährigen Beschwerden. Bei einem Patienten mit einer seit einem Jahr bestehenden Psychose, dem Psychopharmaka verabreicht wurden, konnte eine Verbesserung schon nach drei Tagen Antibiotikumtherapie erreicht werden.

III. ERKRANKUNGEN UND BELASTUNGEN

3. Krebs

EINLEITUNG

Einleitend möchten wir betonen, dass es, wie bei anderen chronischen Erkrankungen, im Falle einer Krebserkrankung keine alleinige Krankheitsursache und deshalb auch keine einzelne Standarttherapie gibt oder geben kann. Es muss deshalb immer ein individueller Status erstellt werden, der optimalerweise so unterschiedliche Gesichtspunkte wie die Mikronährstoffversorgung, toxische Belastungen oder emotionelle Blockaden erfasst.

So kann zum Beispiel Vitamin C anti- oder prooxidativ wirken. Dies hängt von dem Redoxpotenzial der Zelle, vom Spiegel der Übergangsmetalle und von der tatsächlichen Konzentration von Ascorbat (Vitamin C) ab. Nur eine entsprechende Basisdiagnostik kann aufzeigen, ob der Einsatz einzelner Mikronährstoffe, Allopathika, Phytotherapeutika, Homöopathika oder anderer Therapieprinzipien sinnvoll oder unsinnig ist. Nur so kann eine effektive Therapie gestaltet werden. Diese sollte dann anhand der Veränderung der Einzelparameter ständig hinsichtlich ihrer Effizienz überprüft werden.

Doch gibt es auch allgemeingültige Empfehlungen (z. B. hinsichtlich der Ernährung und anderer Aspekte der Lebensführung, der Zahngesundheit oder der Wahl der Kosmetika und Reinigungsmittel), die jeder zur Vorbeugung oder während der Therapie einsetzen kann. Die hier aufgelisteten Empfehlungen sind von Experten verifiziert und experimentell bestätigt. Nur derartige Kriterien sind hier aufgenommen worden.

60 % der chronischen Erkrankungen sind laut WHO durch Schwermetalle ausgelöst. Dies gilt im Besonderen für die Krebserkrankungen, da in entartetem Gewebe signifikant erhöhte Schwermetallwerte gefunden wurden. Die amerikanische Krebsgesellschaft (ACS) schätzt, dass ein Drittel aller neu entstehenden Krebserkrankungen mit Übergewicht, physischer Inaktivität und schlechter Ernährung zusammenhängt, ein weiteres Viertel mit dem Rauchen. Alle diese Fälle könnten also durch geeignete Präventionsmaßnahmen vereitelt werden. Neue Erkenntnisse hinsichtlich der Bedeutung von Mikronährstoffmängeln, insbesondere Vitamin D-Mangel, und Elektrosmogbelastungen bei der Entstehung von Krebserkrankungen zeigen weitere Aspekte auf,

die durch sinnvolles Verhalten des Einzelnen unmittelbar im Sinne des Krebsschutzes beeinflusst werden können.

Krebs ist ein Rückfall in archaische Überlebensprogramme, wodurch einzelne Zellen versuchen zu überleben (Dr. Heinrich Kremer). Das ist möglich aufgrund des Entstehens einer bedrohlichen Signalumgebung für diese Zellen innerhalb ihres jeweiligen Gewebes.

Zur Signalumgebung gehört alles, was die Arbeit der Zellen beeinflusst. Die Arbeit jeder Zelle und jedes Organs schränkt massiv ein:

» Fehlernährung mit der Folge von Darmmilieustörung und Mikronährstoffmängeln
» toxische Belastungen, z. B. durch Umweltgifte oder schwermetallhaltige Dentallegierungen wie Amalgam, Holzschutzmittel, Pestizide, etc.
» elektromagnetische Belastungen natürlicher Herkunft (Geopathie) oder aus technischen Quellen (Elektrosmog)
» chronische Infekte (z. B. Im Kiefer, Tonsillen, Magen)
» anhaltende Stressbelastungen ohne Phasen tiefgreifender Erholung
» andauernde seelische Konflikte
» tiefsitzende Denkmuster von Minderwertigkeit und Sinnlosigkeit.

Letztendlich ist Krebs, allgemein gesehen, die Folge eines gesundheitswidrigen Lebenskonzeptes unserer Industriegesellschaft und, individuell gesehen, die Folge der bisherigen Lebensweise:

» der Art und Weise, wie wir mit der Natur umgehen, sie zerstören und toxische Substanzen und Schwingungen produzieren
» der Art und Weise, wie wir miteinander umgehen in einer leistungsorientierten Ellenbogengesellschaft voller sozialer Kälte
» der Art und Weise, wie wir selbst mit unserem Körper umgehen und Raubbau an seinen Ressourcen treiben.

Krebs ist also kein böser Feind, sondern ein biologisches Signal, dass unser biologisches System im Ungleichgewicht ist. Durch geeignete Maßnahmen kann es wieder ins Gleichgewicht kommen! Die konventionelle Therapie kann eine Entlastung von Tumorlast oder Organkomplikationen leisten (deshalb überleben Menschen trotz hochtoxischer Maßnahmen wie Chemotherapie oder Bestrahlung), und den Menschen Zeit geben, die notwendige tiefgreifende Umstellung durchzuführen, bevor ihre Krebserkrankung sich wieder ausbreitet. Deshalb sind insbesondere Operation, aber auch Bestrahlung, Hormon-, Chemo- oder Immuntherapie oft nicht zu vermeiden und hilfreich, aber mindestens genauso wichtig ist es, das gestörte Gleichgewicht wiederherzustellen!

Um genau dies zu erreichen, ist an erster Stelle eine radikale Veränderung der bisherigen Lebensweise, in deren Folge der Krebs entstanden ist, notwendig. Hierzu gehört:

» sich selbst zu ermächtigen und das eigene Leben selbst in die Hand zu nehmen. Wir haben alle einen überaus mächtigen Inneren Arzt; ihn gilt es zu unterstützen!
» sich zu informieren und Gesundheitswissen zu erarbeiten. Hervorragende Hilfen hierfür geben die Bücher von Dr. Joachim Mutter: „Gesund statt chronisch krank" und von Ralf Meyer: „Chronisch gesund".
» alle Ebenen der bisherigen Lebensweise zu überdenken und alle ungünstigen Faktoren so weit es möglich ist zu verändern. Ein wunderbares Hilfsmittel ist hierfür unser Gefühl: "Was fühlt sich für mich gut an, wo spüre ich, dass ich aufatmen kann, wann wird es mir leicht ums Herz?" So kommen wir nicht nur weg von krankmachenden Einflüssen, sondern bauen aktiv eine positive Signalumgebung auf.
» sich Zeit zu nehmen für sich selbst und alte seelische Belastungen und akute Konfliktschocks aufzulösen (Hilfen z. B. über www.robert-betz.de)
» sich mit der geistigen und spirituellen Dimension zu befassen: "Was ist der Sinn meines Lebens, woher kommt mir Hilfe?"

Diese Gesichtspunkte sind eine unabdingbare Voraussetzung dafür, dass die medizinische Therapie, am besten mithilfe eines in der ganzheitlichen Onkologie erfahrenen Arztes oder Heilpraktikers zur Wirkung kommen kann.

Diesen Weg versucht die Integrative Onkologie zu gehen. Ihr Ziel ist es, die für den individuellen Patienten in seiner augenblicklichen Situation beste Therapie zusammenzustellen. Und dies unter unterschiedlichen Gesichtspunkten, soweit sie für den Patienten von Bedeutung sind, ob die Maßnahmen aus dem Bereich der Wissenschaft kommen oder nicht, ob sie schulmedizinisch oder komplementärmedizinisch sind, technisch oder natürlich.

Folgerichtig ist das Spektrum sehr groß und reicht von High-Tech-Hyperthermiegeräten in Kombination mit Chemotherapie und immunologischen Therapien über Mistel-therapie und Akupunktur bis hin zu Hilfe bei Lebensstiländerung, z. B. bezüglich Ernährung und Bewegung unter Beachtung von psychischen und sozialen Aspekten.

Diese Gedanken machen deutlich, dass es nicht um ein Abarbeiten von Behandlungsschemata geht, sondern um echte Heilkunst mit Wahrnehmung und Achtung des leidenden Menschen in seiner Einzigartigkeit. Gerade bei der Krebserkrankung ist der einfühlsame Heilkundige gefragt, der sich Zeit nimmt, behutsam zu erklären und, wenn es nottut, auch Trost zu spenden.

GRUNDLAGEN DER THERAPIE

Erklärungsmodelle für Krebsentstehung

Sicher ist, dass es nicht eine Ursache für Krebs gibt, sondern vielmehr kommt es zu einem Zusammenspiel aus Empfindlichkeit des Patienten (genetisch, Vorbelastungen, u. a.) und äußeren Einflüssen (Ernährung, Strahlung, Rauchen, Stäube, Chemie, Krankheitserreger wie Viren, u. a.).

Normalerweise ist der Mensch mit sehr guten Abwehrmechanismen ausgestattet, weshalb auch Raucher 90 Jahre und älter werden können, bzw. nur 10 % der Raucher Lungenkrebs bekommen.

Auf der anderen Seite werden die chronischen Belastungen immer vielfältiger und intensiver, die Ernährung immer minderwertiger.

Inwiefern sich der Mechanismus über eine Mitochondriopathie mit gestörter Atmungskette oder über Schädigung am Erbgut abspielt, ist für Forscher sehr wichtig, die aufgrund neuer Denkmodelle neue Therapien entwickeln können.

Für den Therapeuten im Alltag ist es wichtiger, ob diese Therapien ihr Ziel, den Patienten zu helfen, auch erreichen, und wie er dieses gestörte Gleichgewicht wieder ausgleichen kann.

Jede Tumorart hat ein wenig ihre eigene Vorgeschichte, d. h., andere Faktoren spielen eine größere Rolle, z. B. Sonnenbrände bei Hautkrebs, Rauchen bei Lungenkrebs; dennoch sind auch diese Erkrankungen multifaktoriell zu sehen.

Dieses Erklärungsmodell gilt im weitesten Sinne für alle Erkrankungen, weshalb sich die integrative Krebstherapie in ihren Grundlagen nicht wesentlich von der Therapie aller anderen Erkrankungen unterscheidet.

Belastende Faktoren

Elektromagnetische Felder:
» Mobilfunk
» Schnurlostelefone
» WLAN, alles kabellose, nicht nur Computer (ausführliche Auskünfte siehe auch Kapitel II.1., Seite 47)

Schwermetalle:
» Quecksilber aus Amalgam (auch über die Mutter während der Schwangerschaft), Impfungen, Fisch, u. a.
» Nickel und Chrom (Geschirrlegierungen, Münzen, Schmuck, Piercing und bestimmte Nahrungsmittel, Prothesen, etc.)
» Blei aus der Luft, Trinkwasser, Toner, Photokopiergeräte, etc.
» Platin und Palladium bei Zahnversorgung, Luft, Stäube, Ernährung (Autokatalysatoren)
» Kadmium, Saatbeize, Zigarettenrauch, Autoabgase, etc.
» Zinn: Tributylzinn in Fischen aus Anstrichen von Schiffen
» "Chemie" über Luft in Innenräumen sowie im Außenbereich, Pflegemittel, Pestizide, Holzschutzmittel, Imprägnationsmittel, u. a.
» chronische Infektionen mit Viren, Parasiten, Bakterien
» Medikamente, Impfungen, Strahlentherapie, auch falsche Nahrungsergänzungsmittel
» Mangelernährung (immer weniger Vitalstoffe im Essen durch Mangel im Boden, Verarbeitung und neue Züchtungen)
» belastete Ernährung: Pestizide, aber auch hoher Glutengehalt im Weizen durch Züchtung, Gentechnologie, höheres Allergisierungspotenzial, auch Typ IV, Zusatzstoffe, Verarbeitung (Trans-Fette, Acrylamid)
» Bewegungsmangel
» Lärm
» Licht auch nachts, Fernsehen (Melatoninstörung)
» Stress im Beruf, Freizeit, finanzielle Sorgen, Informationsflut, u. a., komibiniert mit fehlender Regeneration

» ungelöste seelische Konflikte in Familie, Partnerschaft, Umfeld, Schlafstörungen
» Mangel an Sonnenlicht (Vitamin D-Mangel).

Prädisponierende Faktoren (vorbestehende Schäden, bzw. Empfindlichkeit)

» genetisch: Mangel an Entgiftungs- und anderen Enzymen, Gendefekte, epigenetische Einflüsse, familiäre Prädispositionen für Erkrankungen
» Vorerkrankungen wie chronische Infekte, Bewegungseinschränkungen, u. a.
» Vorbelastung über Mutter, Schwermetalle über Plazenta, PCBs, DDT, u. a.
» frühere Belastungen, Z. n. Chemo, Z. n. Bestrahlung, Ex-Raucher, Fehlernährung, Vitalstoffmangel, Sonnenbrände (in der Jugend)
» schlechte Zähne, belastende Zahnversorgung
» Persönlichkeit: schluckt Ärger runter, mag keinen Sport, mag kein Gemüse.

Ein Großteil der prädisponierenden und belastenden Faktoren lässt sich nicht oder nur kaum, meist nur anamnestisch und selten labortechnisch, noch seltener zuverlässig oder gar eindeutig labortechnisch erfassen.

Grundsätzliche therapeutische Überlegungen

Es gilt, die o. g. belastenden (ob sie nun bekannt sind oder nicht) und (so weit erfasst) prädisponierenden Faktoren so weit individuell, wie mit dem Patienten möglich, zu identifizieren und zu reduzieren.

Der Blick auf das, was den Patienten gesund erhält, wird auch Salutogenese bezeichnet. Sie ist mindestens so wichtig wie die Pathogenese, d. h., was krank macht.

Die stärkenden Therapieansätze sind oft wichtiger als der „Kampf gegen den Krebs", den wir aber auch oft führen, und sei es durch gleichzeitige Gabe einer wohldosierten Chemotherapie.

Wichtig ist die sogenannte Patientenkompetenz. Dies bedeutet, dass der Patient durch Beratung so kompetent wird, dass er in dem für ihn möglichen und von ihm gewünschten Rahmen die Auswahl der Therapiemaßnahmen gemeinsam mit dem Therapeuten und seinem eigenen Umfeld entscheiden kann. Hierfür sollte im Behandlungsprozess genügend Zeit eingeplant werden.

Wir gehen dabei davon aus, dass alles, was Krebs verhindern kann, auch gut in der Therapie von Krebs ist.

Unter dieser Prämisse sind wissenschaftlich recht gut gesichert:
» gesunde Ernährung
» viel Bewegung
» viel Sonne ohne Sonnenbrände

Minderung von:
» Lärm
» Feinstäuben
» Kanzerogener Chemie (über 99 % der chemischen Stoffe sind nicht gut untersucht!)

Es gilt immer im Einzelfall abzuwägen, denn manchmal ergibt sich aus der Behebung bzw. Vermeidung eines Faktors eine neue Belastung, z. B.:
» Austausch von Amalgam durch möglicherweise belastenden Kunststoff
» Nebenwirkungen durch die Therapie von Infektionen mit Antibiotika
» finanzieller Stress durch teure Vermeidungsstrategien oder Therapien.

Auch kann die Kenntnis aller möglichen schädigenden Faktoren zu Angst führen, insbesondere wenn es kaum Möglichkeiten gibt, sie zu vermeiden.

Die grundsätzlichen Therapieprinzipien unterscheiden sich nicht wesentlich von denjenigen anderer Erkrankungen. Dies hat den Vorteil, dass die Maßnahmen auch gegen andere Beschwerden und Krankheiten helfen können. Dies ist umso bedeutsamer, da viele Krebspatienten, z.B. bei Prostatakrebs, gar nicht am Tumor selbst, sondern an anderen Erkrankungen wie Herzinfarkt, Schlaganfall oder Infekten versterben, worauf inzwischen auch die Schulmedizin hinweist.

1. Gesichtspunkte auf der körperlichen Ebene

a) Die Ernährung

Die Basis jeder effektiven Therapie ist eine geeignete Ernährung. Dies gilt besonders für die Krebserkrankung. Seit Anfang des letzten Jahrhunderts ist es bekannt, dass sich entartete Zellen von Zucker ernähren. In diesem Zusammenhang gab es sogar einen Nobelpreis. Deshalb ist die Vermeidung von Kohlenhydraten (Mehlprodukte), z. B. Zucker in seinen verschiedenen Formen (Honig, Rohrzucker, etc.), der wichtigste Baustein der Ernährung bei Krebs. Einfache Kohlenhydrate sollten deshalb konsequent gemieden werden. Wird dies richtig durchgeführt, dann wird innerhalb von sieben Tagen die Ketonkörperausscheidung im Urin positiv. Dies ist leicht durch eine Urin-Stix-Untersuchung nachweisbar.

Ernährung hat viel zu tun mit Gewohnheit und Psychologie. Es fällt daher leichter, die Ernährung nicht zu Hause, sondern an einem anderen Ort umzustellen. Am besten beginnt man die Umstellung mit einem kurzen Fasten von 3 bis 5 Tagen Dauer:

» Beginn mit Magnesiumsulfat, Heilerde und Flohsamenschalen
» Zur Ausleitung über den Darm ist die Colon-Hydro-Therapie hilfreich.
» Kaffeeeinläufe (ein wichtiges Prinzip der Gerson-Therapie) oder Einläufe mit Buttersäure sind auch möglich.

Danach kann die Ernährung auf Rohkost umgestellt werden nach dem Prinzip der „Gorilla Kost“. Hierbei ist die Kost überwiegend vegan, rohes Eigelb ist jedoch sinnvoll.

Diese Ernährungsform enthält überwiegend rohes Chlorophyll aus richtig grünen Pflanzenbestandteilen, z. B. auch Gras und Algen. Im Zentrum stehen Wildkräuter, die man gut als „Green Smoothies“ zubereiten kann. Wildgräser und Nadelbaumtriebe sollten unbedingt dabei sein. Sie können mit Xylit oder Stevia gesüßt werden.

Algen sollten in Form von reichlich Spirulina roh und Chlorella verzehrt werden. Letztere enthält gegen Krebs wirksame Stoffe. Auch Meeresalgen aus Irland sind geeignet. Japaner essen 12 kg Algen pro Kopf und Jahr. Sie enthalten viel Astaxanthin, das zur Regenerierung der Mitochondrien und somit zur Reduzierung der Zuckervergärung in den Zellen beiträgt.

Auch Sprossen und Kerne sind empfehlenswert, z. B. als eingeweichte rohe Mungosprossen, Kichererbsensprossen, Sonnenblumenkerne, Hanfnüsse, Sesam oder Mohnsamen, Aprikosenkerne, Pinienkerne.

An Gewürzen sind u. a. Schwarzkümmel, Anis, Fenchel, Zimt, Koriander, Thymian, Basilikum und Oregano wertvoll.

Knoblauch, Schnittlauch, Bärlauch, Rosenlauch und die verschiedenen Kohlarten haben einen hohen Gehalt an schwefelhaltigen Aminosäuren (Methionin, Cystin und Taurin) und sollten reichlich verzehrt werden.

Kohlenhydrate

Keine einfachen Zuckerarten, Süßgetränke, Kartoffeln und Mehlprodukte (Brot, Nudeln, etc.)! Wenn noch Kohlenhydrate benötigt werden, sind Waffeln oder Knäckebrot aus Quinoa, Mais, Reis, Amaranth und Johannesbrot, Obst mit wenig Zucker (meist Beeren) oder kohlenhydrathaltiges Gemüse (z. B. rohe Karotten) das Beste.

Fette und Öle

Rohe, frische und Omega-3-haltige astige Öle. Hier sind zu nennen: das Leindotteröl oder Leinöl, das wegen des Vitamin E-Defizits im Leinöl mit 10 % Weizenkeimöl gemischt werden sollte; Fischöl. Dann rohes Kokosöl (achten Sie auf die Qualitätsbezeichnung „VCO“, das bedeutet: Virgin Coconut Oil), Kokosmus, Butter und Aufstriche (vegetarische Pasteten), die diese wertvollen Fette enthalten. Die Öle sollten nur kalt und nicht erhitzt verwendet werden!

Salz

Vermeiden Sie Salz! Anstatt dessen Salzersatz auf Kräuterbasis, z. B. „Diätsalz“ aus der Apotheke (in Ausnahmefällen kleine Mengen von Meersalz).

Siehe auch Empfehlungen im Kapitel II.1. ab Seite 27.

b) Orthomolekulare Gesichtspunkte

Basis:

» Rechtsdrehende Milchsäure. Davon sollten täglich etwa 2 - 8 Gramm pro Tag, gebunden an Magnesium und eventuell Kalium, aufgenommen werden.
» Die Kalium-Aufnahme sollte 12 Gramm pro Tag inklusive des in der Nahrung enthaltenen Kaliums betragen.
» Kurkumaextrakt: Curcumin 1 g pro Tag + 10 g Kurkumapulver
» **Auf die Gabe von Glukose (auch in Infusionen!) sollte auf jeden Fall immer verzichtet werden, da die entartete Zelle diese für Ihren Stoffwechsel nutzt!**

Vitamine

Der Ausgleich von Vitamin D-Defiziten hat einen ganz hohen Stellenwert! Viele Krebspatienten haben einen massiven Vitamin D-Mangel! Folgende Gesichtspunkte sind zu beachten:

» Sonnenbäder (unbekleidet!) in der Mittagssonne (Solaris SPF 25 als Lichtschutzmittel)
» Dabei bringt es mehr, öfter kurz an die Sonne zu gehen, da nach einer Weile das Vitamin D in der Haut durch viel Sonneneinstrahlung wieder abgebaut wird. Im Herbst sollte man eine Weste tragen, um die Arme freilassen zu können.
» In Deutschland sollten von Oktober bis März um die 10.000 IE Vitamin D pro Tag bis 20.000 alle zwei Tage (in Biokokosöl oder Olivenöl) genommen werden, jedoch unbedingt unter Laborkontrolle des Vitamin D-Spiegels, um Überdosierungen zu vermeiden.
» Rohe und getrocknete Biopilze enthalten Vitamin D.
» Bei Vitamin D-Rezeptordefizit sollte man Vitamin D3 (Calcidiol) geben. Dabei sollten anfangs nur 5.000 IU gegeben und engmaschige Laborkontrollen durchgeführt werden.

Weitere wichtige Vitamine

» Vitamin B12, am besten als Methyl-Cobalamin.
» Vitamin B2 (höher dosiert), B3 (wichtig: hoch dosiert) und B5 (Pantenol) sowie B6 (Pyridoxal 5-Phosphat)
» Vitamin K2

» Ubiquinol (bis 500 mg)
» Vitamin C: oral 1 - 3 Gramm gepuffert. Über die beschriebene Ernährung wird bereits viel Vitamin C aufgenommen. Eventuell hochdosierte Infusionen bis 30 Gramm, jedoch erst die G6PDH (Glukose-6-phosphat-Dehydrogenase) prüfen und die Auswirkung auf den Metall- und/oder Redoxstatus ermittlen (Prof. Dr. John Ionescu).
» Eventuell cis-Vitamin A

Aminosäuren

» Cystin, Methionin, optimalerweise in Form von SAM, und Taurin.
» Bei starkem Gewichtsverlust (Tumorkachexie): Glutamin 20 Gramm, Lysin 5 Gramm, L-Glycin bis 20 Gramm, Aminosäurepulver auf Reisprotein- oder reiner Molkeproteinbasis. Acetyl-Carnitin: bis zu 4 Gramm
» Zeitverzögertes Arginin nur bei Thiolüberschuss. Hierzu muss das Gleichgewicht zwischen oxidierten und reduzierten Schwefelverbindungen geprüft werden.

Spurenelemente und Mineralien

» Molybdän, Mangan, Bor, Vanadium, Germanium (organisch und niedrig dosiert) etc.
» Selen: es sollte nur in anorganischer Form gegeben werden; dabei kommt es nicht zu starken Anstiegen im Blut (Kontrolle nötig!). Bester Parameter ist die Haarmineralanalyse, wobei für aktuelle Ergebnisse 0,5 cm ab Haaransatz genommen werden sollten.

Fette

» Krill-Öl: bis zu 10 - 20 Kapseln pro Tag!
» Leinöl
» Fischölkapseln
» Butter
» evtl. Sonnenblumenlezithin als Cholinquelle
» Leinsamen (frisch), Mandeln, Paranüsse, Aprikosenkerne und Pinienkerne (eingeweicht).

Zum Schutz der Zelle

- Resveratrol und OPC-Extrakt (wegen Sirtuin-Gen-Expression)
- Heilpilze (Shitake, Maitake, Ganoderma) in hoher Dosis

Weitere Hilfen

- Mittel zum Aufbau der Darmflora
- Enzyme
- Amla-Beeren, Granatapfelsaft
- evtl. rohe Kakaoschoten (Fruchtfleisch und Kerne sind essbar)
- unreife Papayafrüchte, -schalen, -blätter und -kerne zerkauen

c) Physikalische Gesichtspunkte

- Sehr wichtig, auch bei Chemotherapie, ist Ausdauertraining im immunstimulierenden Bereich nach Dr. Uhlenbrock. Dies sollte intensiv, aber nicht leistungsorientiert durchgeführt werden. Als Ziel gilt ein Verbrauch von ca. 2.000 kcal pro Woche, bei Krebspatienten je nach Situation auch weniger, und sicher kein Streben nach "Best zeiten". Bei Gesunden kann mit dem hoch sensitiven CRP im Blut gemessen werden, ob mit dem Sport übertrieben wird, bei Krebspatienten nur, wenn dieser Wert nicht bereits durch die Erkrankung selbst erhöht ist. Weitere Hinweise unter www.ortholine.de/10_uhlenbruck.pdf.
- körperliche biomechanische Integration (Osteopathie, Rolfing, Massage, etc.)
- Wasseranwendungen nach Kneipp, z. B. Güsse, Wassertreten, auch Schwimmen
- Der Schlaf 3 - 4 Stunden vor Mitternacht ist besonders wichtig. Naturschlaf trägt zur Wiederherstellung und der Erhaltung der Gesundheit bei.
- Vermeiden von künstlichem Licht; kritischer Umgang mit dem Fernsehen
- Sauna ist hervorragend, am besten mit der Infrarot-Wärmekabine. Dies kann, soweit möglich, täglich erfolgen unter Substitution der durch Schweiß verlorenen Elektrolyte.
- Elektrosmog: Ausführliche Hinweise finden sie im Kapitel II.1. dieses Buches.

d) Weitere erwägenswerte Therapien

- Aderlass, um den Ferritin-Spiegel auf 90 - 150 ng/ml zu senken.
- Natriumbikarbonat-Injektionen an den Tumor. Dadurch wird die saure Tumorumgebung alkalisiert.
- Untersuchung auf Schwermetallbelastungen durch Mobilisationstest und danach Entgiftung mittels DMPS, DTPA, EDTA, DMSA etc.
- immunstimulierende Maßnahmen: Mistel-Therapie, Rhodiola, Eleutherkokkus, Ginseng, Ginkgo
- Zelltherapie (Dr. Kremer)
- Beseitigung von Belastungen im Wohnbereich wie Schimmel oder Wohngifte durch baubiologische Maßnahmen.

e) Im Sinne der Ursachenbeseitigung ist eine Sanierung des Zahn-Kiefer-Bereichs sehr wichtig. Hierzu gehören:

- die Entfernung aller wurzelbehandelten Zähne
- Abklärung und gegebenenfalls Behandlung von Kieferostitiden. Dies ist auch wichtig zur Vorbeugung von Metastasierung.
- Entfernung von Metallen aus dem Mundbereich und Ausleitung (Amalgam, Palladium, Gold, etc.) mittels Chelatstoffen.
- Identifikation, Testung und eventuelle Nachhärtung von Kunststoffen
- Testung von Titanimplantaten auf Unverträglichkeit mithilfe des Titanstimulationstests. Neue Implantate sollten nur aus Keramik bestehen.
- Neuraltherapeutische Behandlung von Narben, die nach dem Ziehen von Zähnen entstanden sind.
- Behandlung von Parodontitis
- Verwendung natürlicher Zahnpasten und Vermeidung von fluorhaltigen Zahnpasten.

2) Gesichtspunkte auf der emotionalen und mentalen Ebene

Es ist von entscheidender Bedeutung, Stressfaktoren so weit wie möglich abzubauen und einen seelischen Zustand der Ausgeglichenheit anzustreben. Nur wenn das vegetative Nervensystem entspannt und der Parasympathikus-Anteil genügend aktiviert ist, können sich Selbstheilungskräfte entfalten.

Hierzu gehört es, erlittene Schocks aufzulösen. Methoden wie EMDR („Eye Movement Desensitization and Reprocessing“ nach Dr. Francine Shapiro) oder MFT („Mentalfeld-Therapie“ nach Dr. Dietrich Klinghardt) sind hierfür hilfreich.

Negative Glaubensätze können unseren Heilungsprozess massiv behindern oder gar völlig sabotieren. Beispiele für solche negativen Glaubenssätze sind: “Ich schaffe es nicht”, “Ich bin nichts wert”, ”Es ist eh alles zu spät”. Positive Glaubenssätze dagegen fokussieren unsere Aufmerksamkeit auf das Heilsame und legen versteckte Ressourcen frei. Sie sollten so präzise wie möglich zu der jeweiligen Situation passen, von zuversichtlichen, freudigen Gefühlen begleitet und immer wieder wiederholt werden. Allgemeine Beispiele sind: ”Mein Innerer Arzt arbeitet unablässig an meiner Heilung”, “Ich bin ein wertvoller Mensch”, “Ich habe es verdient, gesund zu werden”.

Methoden wie Psychokinesiologie oder EFT („Emotional Freedom Techniques“ nach Gary Craig) können uns hierbei eine wesentliche Hilfe sein.

Oftmals sind durch alte Familienprägungen tiefsitzende Muster entstanden, die Krankheitsprozesse fördern. Diese können mit Hilfe von Methoden wie Familienstellen aufgelöst werden.

Sehr wichtig ist es, sich eine positive Signalumgebung zu schaffen. Hierzu sollte alles, was mich umgibt, geprüft und gegebenenfalls verändert werden: Menschen, Arbeit, Wohnen, Bilder, Bücher, Musik, Umgang mit den Medien, Kinder, Tiere, Garten, etc. Hierzu gehört auch, die Dinge zu tun, die einem gut tun, sei es im Beruf oder in der Freizeit.

Ein zentraler Punkt ist es, aus der Opferrolle herauszutreten und eigenverantwortlich aktiv zu werden. Wir haben es selbst in der Hand, uns positiv zu ändern und sollten nicht zu viel von anderen erwarten.

3) Gesichtspunkte auf der spirituellen Ebene

Das Gebet als persönliche Kontaktaufnahme mit einem höheren Wesen steht uns jederzeit zur Verfügung.

Durch Meditation können wir zur Ruhe kommen, nach innen gehen und Achtsamkeit erlernen. Dadurch erhalten wir einen ganz anderen Zugang zu uns selbst bis hin zur Selbsterkenntnis (siehe hierzu auch das Kapitel „II.3.1. Achtsamkeit").

Die Verbindung mit der Natur ermöglicht uns den unmittelbaren, meist verloren gegangenen Kontakt zur Schöpfung. Wir können das Wirken geistiger Prinzipien und höhere Wesen in der Natur wahrnehmen. Die Natur mit ihren Rhythmen gibt uns ein tiefes Verständnis für Leben und Sterben. Ein Bild hierzu: Pflanzen können nur wachsen und blühen mit Hilfe der Hinterlassenschaft früherer Pflanzen. Ohne Tod kein neues Leben. Das kann uns selbst den Umgang mit Sterben und Tod erleichtern.

Für weitere Auskünfte bezüglich der geeigneten Ernährung, den Kriterien zur Behebung von Elektrosmogbelastungen und Quellen zum Text fragen Sie nach der neuen OPEN MIND ACADEMY-Krebsbroschüre.

III. ERKRANKUNGEN UND BELASTUNGEN

4. Diabetes / Adipositas (Fettsucht)

URSACHE

Diabetes Typ 2 kommt u. a. als Folgeerkrankung einer Hämopyrrollaktamurie (HPU) vor. HPU führt zu Mikronährstoffmängeln mit weitreichenden Folgen. Durch einen kombinierten Vitamin-B6-, Zink- und Mangan-Mangel kommt es zu einer verminderten Synthese von schwefelhaltigen Aminosäuren, u. a. auch Glutathion. Glutathion hat neben seiner Funktion in der Entgiftungsphase 2 eine weitere wesentliche Funktion im Zuckerstoffwechsel. Die Anwesenheit von Glutathion ist entscheidend für die Sensitivität des Insulin-Rezeptors. Ein Mangel an Glutahion erhöht die Insulinresistenz. Eine Fruktose-Unverträglichkeit, die viele HPU-Patienten aufweisen, führt ebenfalls zu Beginn zu stark schwankenden Blutzuckerspiegeln mit extremen Insulin-Ausstößen und geht letztendlich in eine Überzuckerung und Insulinresistenz über (Khamaisi et al., 2000).

DIAGNOSE

Fruktosamin ist der sensitivere Marker im Vergleich zu dem Hba1c (Glykohämoglobin). Der Langzeitblutzuckerwert macht eine Aussage über den Blutzuckerwert der letzten acht Wochen. Die Halbwertszeit beträgt 23 Tage. Fruktosamin ist eine Zucker-Eiweiß-Verbindung, die durch die Verstoffwechslung von Glukose und Fruktose entsteht. Der Fruktosaminwert zeigt Unterzucker-Tendenzen oder stark schwankende Blutzuckerspiegel an, ebenso wie eine Tendenz zu erhöhten Blutzuckerwerten. Die Referenzwerte sind zur Beurteilung enorm wichtig. Zuverlässige Testinterpretationen erhält man beim niederländischen Labor KEAC.

BEHANDLUNG

Eine Ernährungsumstellung ist unabdingbar. Der Verzehr von rohem Gemüse, Salat und Wildkräutern kann ohne Anrechnung der Broteinheiten erfolgen und ist daher ohne Mengenbeschränkung möglich. Sobald diese aber gekocht werden, muss eine Einberechnung vorgenommen werden. Während schnell resorbierbare Kohlenhydrate (z. B. Auszugsmehle, auch glutenfreie Kohlenhydrate, erhitzte Getreidearten, Kartoffeln) gemieden werden sollten, sind pflanzliche Proteine wie Avocados, gekeimte Linsen oder Kichererbsen empfehlenswert. Eventuell ist eine Einnahme von Lysin, Glutamin, Alpha-Liponsäure, ACC und Arginin sowie eines pflanzlichen Proteinzusatzes, wie z. B. Spirulina, Chlorella oder Pro-Aminobasic ratsam. Verboten sind Fabrikzuckerarten, insbesondere Fruchtzucker sowie Aspartam, das möglicherweise zu schweren Erkrankungen führen kann (siehe auch Seite 209). Außerdem sollten Transfettsäuren und Acrylamid ganz gemieden werden. Wichtig ist das Auffüllen des bei Diabetes meist bestehenden Mangels an Vitaminen, Schwefel, Chrom, Vanadium, Zink und Selen.

Die Gabe von Zimt, rohem Leinsamen und rohem Vollkornhafer hat eine stabilisierende Wirkung auf den Blutzucker. Auch Wildkräuter, Heidelbeerblätter, Löwenzahn und Topinambur normalisieren den Blutzucker. Meist verbessert sich die Stoffwechsellage bereits durch die Ernährungsumstellung schnell, sodass Medikamente und Insulin reduziert oder ganz abgesetzt werden können.

In hartnäckigen Fällen ist auch eine Ausleitung von Schwermetallen (Blei, Quecksilber, Zinn, Kadmium) und Toxinen anzuraten, da diese die Insulinsensibilität der Leberzellen reduzieren oder die Funktion der Bauchspeicheldrüse beeinträchtigen können. Gerade Blei lagert sich auch im Pankreas ab. Die Bestrahlung mit Sonnenlicht oder UVB-verstärkten Lampen (am besten des ganzen Körpers) reduziert den Blutzuckerspiegel, ähnlich wie regelmäßiger Ausdauersport, der am besten auch noch täglich betrieben werden sollte. Sonnenbäder führen auch zur Gewichtsabnahme. Alternativ sollten mindestens 1.000 - 5.000 IU Vitamin D gegeben werden. Bei Übergewicht sind höhere Vitamin-D-Gaben notwendig. Übrigens sind auch in Pilzen und Chlorella und Spirulina Vitamin D enthalten. Insgesamt sollte ein HbA1c von unter 5,5 oder besser unter 5 angestrebt werden (siehe auch Seite 62). Als Kräuterpräparat zeigt auch Padma-28 gute Wirkungen.

Bei Übergewicht sollten zusätzlich hochwertige essenzielle und kalt gepresste Öle (und zwar Omega-6-Fettsäuren und Omega-3-Fettsäuren), rotes Palmfett und Kokosfett verzehrt werden, da die in Kokosfett enthaltenen kurzkettigen Fettsäuren (Laurin-, Myristinsäure) eine den Stoffwechsel anregende und Fett verbrennende Wirkung haben.

Marginalie: Ernährungsumstellung und Ausdauersport sind hilfreich.

Die Gabe von Glutahion in einer frühen Phase des entgleisenden Zuckerstoffwechsels kann zusammen mit einer HPU-Therapie und dem Ausgleich weiterer Mikronährstoffmängel mit einer Änderung der Ernährungsgewohnheiten heilsam sein.

III. ERKRANKUNGEN UND BELASTUNGEN
5. Gefäßerkrankungen / Herzerkrankungen

Erkrankungen des Herzens und des Kreislaufs führen in Deutschland, trotz rückläufiger Tendenz, nach wie vor die Statistik der Todesursachen an. Wir können in der ersten Ausgabe dieses Buches jedoch lediglich auf den Bluthochdruck und Durchblutungsstörungen eingehen.

Bluthochdruck (Hypertonie)

URSACHE

Bis zu 95 % der Erkrankungen an Bluthochdruck können schulmedizinisch ursächlich nicht geklärt werden und werden deshalb als essentielle oder primäre Hypertonie bezeichnet. Es werden jedoch Bezüge zu Faktoren des Lebensstils hergestellt, wie Übergewicht, Bewegungsmangel, Alkohol- und Nikotinkonsum und insbesondere Stressbelastungen. Letztere dürften eine weit unterschätzte Rolle spielen, denn der in unserer Gesellschaft immer mehr zunehmende Leistungsdruck führt bei vielen Menschen zu einer dauerhaften Erhöhung des Blutdrucks. Dies kann physiologisch - über eine Veränderung der vegetativen und hormonellen Regulation - sehr einfach erklärt werden.

Häufig tritt Bluthochdruck im Rahmen eines metabolischen Syndroms auf. Dieses umfasst die Kombination von Blutthochdruck mit Übergewicht (vor allem mit Vermehrung des abdominellen Fetts), Fettstoffwechselstörung und einer Insulinresistenz als zugrunde liegendem Faktor. Dadurch kann auch ein Diabetes mellitus Typ II entstehen. Hier besteht ein unmittelbarer Zusammenhang mit Fehlernährung und Bewegungsmangel.

Als pathogenetischer Faktor wurde erst in den letzten Jahren eine verminderte NO-Gas-Bildung in der Innenwand der Arterien entdeckt. NO-Gas hat eine gefäßerweiternde und damit blutdrucksenkende Wirkung. Hier besteht ein unmittelbarer Zusammenhang mit Störungen der Mitochondrienfunktion. Nur ein kleiner Teil der Bluthochdruckerkrankungen (5 - 15 %) können schulmedizinisch ursächlich erklärt werden. Man spricht dann von sekundärer Hypertonie. Als Ursachen kommen u. a. spezielle Erkrankungen der Niere, des Hormonsystems oder der Gefäße infrage.

Weitgehend unbeachtet bleiben bisher Belastungen mit Umweltgiften als ursächliche Faktoren des Bluthochdrucks.

In einer neuen Studie konnte nachgewiesen werden, dass schon Blutbleiwerte ab 20 µg/l zu einem erhöhten Herzinfarkt- und Schlaganfallrisiko führen. Der als unbedenklich angesehene Grenzwert liegt allerdings immer noch bei 100 µg/l! Blei kann durch eine Verkrampfung der Arteriolen (das sind die kleineren arteriellen Blutgefäße) zu Bluthochdruck führen.

Auch eine Quecksilberbelastung kann ein Risikofaktor, nicht nur für die Entstehung von Bluthochdruck, sondern auch von Herzinfarkt, Herzrhythmusstörungen, Entzündungen oder einer Erweiterung des Herzens sein. Der Verzehr von quecksilberverseuchtem Fisch kann demnach zu einem erhöhten Herzinfarktrisiko führen. Die positiven Effekte von Fischöl auf das Herz werden somit zunichtegemacht.

DIAGNOSE

Die Diagnose wird durch wiederholte Blutdruckmessungen unter Ruhebedingungen gestellt. Hierbei ist zu beachten, dass ein Arztbesuch häufig als Stressfaktor wirkt und deshalb zu hohe Blutdruckwerte gemessen werden (sog. Weißkitteleffekt). Auch schaffen sich manche Menschen selbst Blutdruckmessgeräte an und treiben den Blutdruck durch häufige Selbstmessung aufgrund einer negativen Erwartungshaltung in die Höhe.

Die schulmedizinische Abklärung zum Ausschluss sekundärer Bluthochdruckformen sollte bei anhaltend zu hohen Blutdruckwerten erfolgen. Eine Langzeitblutdruckmessung kann helfen, die Diagnose zu sichern.

BEHANDLUNG

Änderungen des Lebensstils stehen hier weit im Vordergrund. Es sollte konsequent ein Ausgleich zu den heute so verbreiteten Stressbelastungen geschaffen werden. Dies ist individuell aufgrund existentieller Sorgen und des ungeheuren Drucks unserer Leistungsgesellschaft oft schwer möglich. Wenn eine ganze Gesellschaft unter Hochdruck steht (Deutschland steht nicht nur bei den Exporten, sondern auch bei der Häufigkeit der Bluthochdruckerkrankung weltweit mit an der Spitze), ist es für den Einzelnen oft schwierig, sich dem zu entziehen. Dennoch gilt es, eigenverantwortlich zu handeln. Die Ernährung umzustellen, sich mehr im Freien zu bewegen (dies jedoch im Sinne des moderaten Ausdauersports und nicht des Leistungssports) und Inseln der Ruhe im Alltag zu schaffen ist jedem Menschen möglich!

Abbau von Elektrosmog-Belastungen und Fürsorge für einen gesunden Schlaf ist ebenfalls von zentraler Bedeutung. Hilfreiche Maßnahmen sind zudem Fasten, Lichttherapie, Sauna – insbesondere Infrarotsauna –, Tai-Chi und Qigong.

Maßnahmen zur Stabilisierung der Mitochondrienfunktion, wie sie insbesondere die Cellsymbiosistherapie umfassend darstellt, sind sehr wichtig, denn nur so kann die gefäßerweiternde NO-Gas-Produktion reguliert werden. Hierzu gehören neben den genannten Maßnahmen vor allem der Ausgleich von Mikronährstoffdefiziten nach Laborkontrolle und die Schwermetallausleitung, die für eine Regeneration der Mitochondrien von zentraler Bedeutung sind.

Deshalb ist die intensive Chelattherapie bei Bluthochdruck so wirkungsvoll. Dies auch deshalb, weil damit die Arteriosklerose behandelt werden kann.

Mit Ethylendiamintetraacetat (Ca-EDTA), intravenös oder in oral aufnehmbarer Form (als liposomale Form in LipoPhosEDTA), wird vor allem Blei ausgeleitet. Zusammen mit Dimercaptobernsteinsäure (DMSA) oder Dimercaptopropansulfonsäure (DMPS) werden auch Quecksilber und Arsen zur Ausscheidung gebracht. Außerdem sollten auch Kupfer, Nickel und Kadmium aus der Gefäßwand entgiftet werden. Dabei ist jedoch zu beachten, dass bei der Gabe von EDTA sowohl Zink als auch Vitamin B12 ersetzt werden müssen.

Ebenfalls empfehlenswert ist, eine Senkung von erhöhtem Lipoprotein alpha (Lp (a)) mit 1,5 - 6 g Vitamin B3, 1,5 - 6 g Vitamin C, L-Lysin, DHA (800 mg) und EPA (1.000 mg) anzustreben. Durch die Gabe von B-Vitaminen und Betain (Trimethylglycin) kann der wichtige Risikofaktor Homocystein gesenkt werden. Dabei sollte nicht nur Vitamin B6, B12 und Folsäure in den aktiven Formen geben werden, sondern auch die anderen Vitamine des Vitamin B-Komplexes. Dies verhindert das Entstehen von Ungleichgewichten. Insbesondere Benfotiamin ist als Vitamin B1 zu empfehlen. Das Einnehmen von Nikotinsäure wirkt sich auch günstig auf die Blutfette und die Durchblutung aus. Die Gabe von Vitamin D (bis 5.000 IU/Tag) sollte so lange erfolgen, bis der Blutspiegel von 25-OH-Vitamin D im obersten Referenzbereich ist. Die hochdosierte Einnahme von Vitamin K (rohes Gemüse), die Gabe von Lysin oder Aminosäuregemisch (Pro

Amino Basic), retardiertem Arginin (Perfusia SR), Acteyl-Cystein, Magnesium und Kalium gehören zur Therapie. Bewährt haben sich auch Gaben von Carnitin, Coenzym Q10 und anderen Vitaminen und Spurenelementen. Nattokinase oder Lumbrokinase können zur Blutverdünnung eingesetzt werden. Eine ausgesprochen blutdrucksenkende Wirkung hat auch Bio-Kakaopulver. In schweren Fällen empfehlen sich Infusionen mit Vitamin C, Lezithin, Coenzym Q10, reduziertem Glutathion, Carnitin oder Taurin.

Achtung: blutdrucksenkende Medikamente müssen entsprechend den sinkenden Blutdruckwerten nach und nach reduziert werden, bis sie ganz abgesetzt werden können.

Mit diesen Maßnahmen können die meisten Fälle von Bluthochdruck normalisiert werden! Insgesamt zeigen oben genannte Maßnahmen auch Erfolge bei Herzrhythmusstörungen.

Fallbeispiel:

Ein 67-jähriger Patient litt an einer seit 20 Jahren bestehenden Hypertonie, die auch mit drei blutdrucksenkenden Medikamenten nicht befriedigend behandelt werden konnte. Er litt zudem an einer Tachykardie (Ruhepuls bis 108 Schläge in der Minute), Kniegelenksarthrose und Schulterschmerzen. Beide Hüften waren bereits wegen Arthrose operiert worden (Titanhüften). Wegen der Knieschmerzen, bedingt durch die Arthrose, war eine Operation geplant.

Therapie:

Unter Ernährungsumstellung, orthomolekularen Rezepturen und Akupunktur kam es zu einer langsamen Senkung des Blutdrucks und die Medikamente konnten reduziert werden. Der Puls blieb jedoch weiterhin hoch. Nach der Amalgam- und Goldentfernung sank der Puls auf 68 bis 72 Schlägen in der Minute. Die weitere Therapie sah die Ausleitung mit Dimercaptobernsteinsäure (DMSA) und Lipophos-EDTA bzw. Phospholipid-Exchange, Basic-Nutrients I, Aderlass und Perfusia-SR vor. Schließlich wurden alle blutdrucksenkenden Medikamente abgesetzt und die geplante Knieoperation konnte abgesagt werden. Die Schulterschmerzen waren nach einer Akupunktur-Behandlung dauerhaft beseitigt.

Durchblutungsstörungen

Die Therapie entspricht der bei Bluthochdruck:
Ausleitung, bzw. Chelattherapie, mit zweimal pro Woche intravenöser Gabe von Ethylendiamintetraacetat (EDTA gemischt mit Magnesium) in Kombination mit Dimercaptobernsteinsäure (DMSA), zusätzlich hoch dosiert Magnesium und Gabe von retardiertem Arginin (Perfusia SR) und Cystein. Ein hoch dosiertes Ginkgo-biloba-Extrakt gehört als Basismittel dazu (z. B. Tebonin-forte-Tropfen). Senkung von Lipoprotein alpha (Lp(a)) und Homocystein.

Bei peripherer arterieller Verschlusskrankheit hilft manchmal die intraarterielle Infusion mit Procain, Phospholipiden und Mg-EDTA, Lysin, Prolin, hoch dosiert Eicosapentaensäure (EPA), DHA, Vitamin C und die Gabe von Nattokinase oder Lumbrokinase (zur wirksamen Blutverdünnung ohne Nebenwirkungen). Ernährungsumstellung, Nikotinentzug und Ausdauersport sind auch hier wichtig.

Bei einem Raynaud-Syndrom besteht die Therapie in der Metallentfernung und Ausleitung sowie dem Meiden von Zucker (auch Obst), Säuren, Getreide, Soja und tierischem Eiweiß. Eine Fastenkur mit Frischpflanzensäften (ohne Obst) und aufbauend tiereiweißfreie Frischkost sind zu empfehlen. Zusätzlich sollten Mikrowellen aller Art gemieden werden. Als Infusion eignet sich auch die von der Viktoria-Apotheke Saarbrücken hergestellte Protokoll-N-Infusion.

III. ERKRANKUNGEN UND BELASTUNGEN
6. neurodegenerative Erkrankungen

URSACHE

Bei neurodegenerativen Erkrankungen, d.h. Erkrankungen, bei denen Nervenstrukturen zugrunde gehen oder funktionslos werden, gelten alle im allgemeinen Teil erwähnten Ursachen.

Das Nervengewebe ist sehr empfindlich. Besonders fettlösliche Substanzen (wie z.B. Lösungsmittel, Pestizide, organische Schwermetallverbindungen u. a.) können Schäden verursachen. Außerdem ist die Regenerations- und Reparationsfähigkeit des Nervengewebes geringer als die anderer Gewebe.

Das Gehirn und Rückenmark ist durch eine besondere Struktur, die sogenannte Blut-Hirn-Schranke geschützt. Zur Entgiftung einer Substanz, die selbst diese Schranke überwunden hat und das Hirn oder Rückenmark (sog. Zentrales Nervensytem) schädigt, müssen Stoffe und Medikamente ebenfalls diese Schranke überwinden, was die Behandlung oft erschwert.

Elektromagnetische Felder sollen die Blut-Hirn-Schranke öffnen können, was möglicherweise eine ihrer wichtigsten Eigenschaften in Bezug auf die Förderung der Entstehung neurologischer Erkrankungen ist. Dies weist auf die Bedeutung von Handybenutzung, Mobilfunk und anderer Sendemasten, aber auch elektromagnetischer Felder am Schlaf- und Arbeitsplatz hin.

Auch Kiefer- und Zahnherde haben oft eine besondere, aber leider oft unerkannte Bedeutung bei neurologischen Erkrankungen.

Schwermetalle, vor allem Quecksilber aus amalgamhaltigen Zahnfüllungen, haben eine herausragende Bedeutung, da Bakterien und andere Mikroorganismen das anorganische Quecksilber der Amalgamfüllungen in organische Quecksilberverbindungen umwandeln können, das wiederum sehr viel giftiger für Nervengewebe ist (sog. Supertoxine nach *Prof. Boyd Haley,* Professor und *Direktor* des *Chemischen Instituts* der *University* Kentucky). Diese schädlichen Einflüsse führen meist zu einer gravierenden Beeinträchtigung der Mitochondrien-Funktion, d. h., die Kraftwerke jeder betroffenen Zelle werden schwer gestört oder gar zerstört. Weiterhin werden wichtige Stoffwechselwege durch Enzymblockaden behindert, was die Zelle massiv in ihrer Energiegewinnung beeinträchtigt. Dies führt zur immunologischen Abwehr und Notfallreaktionen des betroffenen Gewebes. So sind bei neurodegenerativen Erkrankungen die antioxidativ wirkenden Schutzfaktoren, wie z. B. Coenzym Q10, Vitamin E, Vitamin D, Glutathion und Coeruloplasmin, vermindert.

DIAGNOSE

Die schulmedizinisch übliche nervenärztliche Diagnostik sollte durchgeführt werden (bildgebende Verfahren, Elektromyographie, Elektroenzephalogramm, Untersuchung des Hirnwassers, ggfs. Muskel- / Nervenprobeentnahmen u. a.).

Es wird diskutiert, ob S100, eigentlich ein Blutwert, der als Marker für Melanome (bösartiger „schwarzer" Hautkrebs) gilt, anzeigen kann, wie durchlässig die Blut-Hirn-Schranke ist.

Oft sind hirnnahe, chronische Entzündungsprozesse, Degenerationen im Kieferknochen und/oder Metallablagerungen im Kieferknochen auf dem klassischen Zahnröntgenbild nicht erkennbar. Hier empfiehlt es sich, zunächst ein DVT (digitales Volumentomogramm) von einem versierten Untersucher durchführen zu lassen (diese Technik wurde ursprünglich zur Navigation bei Implantat-Operationen entwickelt).

Zusätzlich kann der sogenannte "TOPAS-Test" (ein schneller, schmerzloser und objektiver Test zum Nachweis von Zahntoxinen) hilfreich sein. Mit einer Ultraschalluntersuchung des Kiefers (z. B. mittels Cavitat-Technik, siehe auch Kapitel "III.10.4. NICO"), können Strukturveränderungen des Kiefers nachgewiesen werden, die im Röntgenbild oft nicht sichtbar sind. Röntgenologisch zunächst unauffällige Knochenbereiche stellen sich häufig während eines chirurgischen Eingriffs am Kiefer als massiv belastete Gewebe heraus. Dies lässt sich histologisch (feingewebliche Untersuchung) oder durch eine spezielle toxikologische Analyse (im Giftlabor) bestätigen. Sollte dieser Bereich allein ursächlich für eine bestimmte Symptomatik des Patienten verantwortlich gewesen sein, stellt sich oft schon innerhalb kürzester Zeit eine Symptomverbesserung oder Beschwerdefreiheit ein.

Von vielen Therapeuten werden zur Diagnostik auch regulationsdiagnostische Verfahren (z. B. EAV, Prognos, Dermographie, Regulationsdiagnostik nach Dr. Klinghardt,

RAC, SkaSys, Applied Kinesiology usw.) eingesetzt. Für diese Verfahren liegen derzeit nur Erfahrungsberichte vor. Ebenso wie diese Verfahren ist auch die Ultraschalldiagnostik und DVT-Analyse für die Diagnosestellung schulmedizinisch nicht anerkannt.

BEHANDLUNG

Die allgemeinen Behandlungsprinzipien sind zu beachten.

Die vier Grundprinzipien zur Therapie von neurodegenerativen Erkrankungen:

1. Sanierung: Metall- und Kieferherdentfernung in Mund und Kiefer (betrifft ggfs. auch tote Zähne und Titanimplantate).

2. Vermeidung: Meiden aller potenziell nervenschädigenden Faktoren (Ernährungsfaktoren, elektromagnetische Felder, Süßstoffe, Glutamat, Schlafmangel, weitere Umweltgifte und Wohngifte).

3. Aufbau: Hochdosierte intravenöse und orale Gabe von Radikalfängern und biologischen Wirkstoffen, sinnvollerweise nach Labordiagnostik, Ernährungsumstellung, Schlafhygiene- und ggf. baubiologische Untersuchung.

4. Entgiftung: Ausleitung (erst nach kompletter Mund- und Kiefersanierung und Ausgleich von Mikronährstoffdefiziten!) von Schwer- und Leichtmetallen mittels Chelatbildnern.

Insbesondere bei ALS (Amyotrophe Lateralsklerose), die normalerweise innerhalb von zwei bis fünf Jahren zum sicheren Tod führt, halten wir eine radikale und schnelle Vorgehensweise für gerechtfertigt.

Als begleitende Maßnahmen sind Entspannungstechniken, Bewegung und Koordination, Psychotherapie und andere Methoden zum positiven Umgang mit dem Leben und der Krankheit empfehlenswert.

Zu 1. Sanierung:

Hierbei sollten prinzipiell die amalgam- und metallgefüllten Zähne (Amalgamfüllungen, Goldkronen, Spangenmaterial) nicht ausgebohrt, sondern – zur Vermeidung weiterer Metallbelastungen – als Ganzes entfernt und das Zahnfach gründlich ausgefräst und gesäubert werden (ggf. die Materialproben auf Metalle untersuchen lassen). Wichtig ist auch, dass alle wurzeltoten Zähne fachmännisch extrahiert werden (d. h., chirurgisch entfernt) und das umgebende Kieferstörfeld mit chirurgischen Fräsen gesäubert wird. Alle Kieferleerstrecken (d. h. zahnlose Kieferbereiche), insbesondere im Weisheitszahnbereich enthalten meist weitere Kieferstörfelder (chronische Entzündungen, Wurzelreste, Schwermetalle), die nachoperiert werden sollten. Schlussendlich zeigen einige Erfahrungsberichte, dass auch Metallimplantate, insbesondere Titanlegierungen, chirurgisch entfernt werden sollten, auch wenn in Labortests (z. B. im LTT-, MELISA-Test oder im Makrophagen-Degranulationstest) keine Sensibilisierung gegenüber Titan nachweisbar ist. Leider gibt es in Deutschland nicht viele Zahnärzte, die dies durchführen, da es ein hohes Maß an Erfahrung voraussetzt.

Der Grund, warum wir diese radikal anmutende Therapie vor jeglicher Ausleitung empfehlen, ist unsere Beobachtung, dass es bei einigen Patienten mit Alzheimer oder ALS unmittelbar nach konventionellem „Ausbohren“ von Amalgamfüllungen (auch mit „Schutzmaßnahmen“!) zu rapiden Verschlechterungen kam, die auch durch intensive Therapie und Ausleitung nicht aufgehalten werden konnten. Auch zeigte sich, dass die bei ALS notwendige Ausleitung der Schwermetalle (z. B. mit DMPS oder DMSA) bei noch gleichzeitig bestehenden Kieferherden, Metallen im Mund oder wurzeltoten Zähnen meist die Erkrankung verschlimmerte.

Von den etwa 30 ALS-Patienten, die wir bisher gesehen haben, wurden die oben genannten Maßnahmen bisher nur von drei Patienten komplett durchgeführt. Nur bei diesen konnte eine Verlangsamung des Krankheitsfortschrittes bzw. ein Stopp beobachtet werden, was uns verständlicherweise in unseren Therapieforderungen bestätigt.

Zu 2. Vermeidung:

Alle Faktoren, die eine nervenschädigende Wirkung haben, und das sind letztlich alle schädigenden Einflüsse, müssen gemieden werden (siehe dazu ebenfalls den Abschnitt "Ursache" dieses Kapitels).

Zu 3. Aufbau:

Vor, während und nach der Zahn- und Kiefersanierung und während der nachfolgenden Ausleitung sollten Vitamine, Mineralstoffe, Spuren- und Ultraspurenelemente aufgefüllt werden. Mangelzustände können durch Blutanalysen in spezialisierten Labors nachgewiesen werden. Auch muss nach Dr. Klinghardt auf mögliche Infektionen mit Borrelien-, Mykoplasmen- und anderen Bakterien, Viren und Parasiten geachtet werden.

Folgende Mittel haben sich unserer Erfahrung nach bei der Behandlung bewährt:

» Die gleichzeitige intravenöse Gabe von Glutathion und von Phospholipiden,
» Glycin, Glutamin, Acetylcystein und S-Adenosyl-Methionin (wichtige Aminosäuren und Vorstufen zu Glutathion).
» Sehr effektiv ist Pro-Glutathion (erhöht reduziertes Glutathion).
» Hochdosiertes Phosphatidylserin, Cardiolipin und Phosphatidylcholin, Acetyl-Carnitin (500 – 2.000 mg), Coenzym Q10 (bis 300 mg), Quercetin, Resveratrol, Kurkumaextrakt (zusammen mit Piperin, was die Aufnahme um das 1.000-fache erhöht) und Carnosin, verbessern die Nervenfunktion.
» Wichtig ist auch, die erhöhten Werte für LDL-Cholesterin, Homocystein, Lipoprotein alpha, Ferritin und meist auch Kupfer zu senken (siehe auch Seite 191 und im Glossar die einzelnen Beschreibungen.
» Gleichzeitige Gabe von hochdosierten unbelasteten Omega-3-Fettsäuren (bevorzugt Krill- oder Algenöl) oral bzw. am besten intravenös (Omegaven), Cerebrolysin und hochdosiert ein Vitamin-B-Komplex, insbesondere Methylcobalamin, Pyridoxin-5-Phosphat, Methyltetrahydrofolsäure, Riboflavin, Niacin und Benfothiamin (zur Regeneration von Nervenzellen).
» Gabe von alpha-Liponsäure und Kräuterextrakten, Vitamin D (2.000 – 5.000 IU), verbessert den Zellstoffwechsel.
» Chlorella, Wild- oder Biospirulina, vom Kasein befreites und kalt verarbeitetes Colostrum und andere Molkeproteine (z. B. Ziegenmolke) dienen als Aminosäure quelle und zum Ausleiten von Neurotoxinen.
» Ginkgoextrakt (als Tropfen), Aminosäuren, ACC, verzweigtkettige Aminosäuren/ BCAA, Glutamin, Prolin, Lysin und Antioxidanzien.

Eine Ernährungsumstellung (siehe auch Kapitel II.1. ab Seite 27) sollte unbedingt angestrebt werden.

Farbtherapie, Bewegungskoordinations- und Konzentrationsübungen sind eine wichtige Ergänzung.

Das Epiphysenhormon Melatonin hat sich im Tierversuch als wirksam gegen den Nervenzerfall erwiesen. Es kann wahrscheinlich Schwermetalle aus dem Nervengewebe ausleiten. In Zellversuchen schützt es vor den schädlichen Wirkungen von Quecksilber.

Durch elektromagnetische Felder (alle Frequenzen) wird die Melatoninproduktion im Gehirn stark gehemmt. Propolisextrakte schützen hiervor teilweise.

Patienten mit neurodegenerativen Erkrankungen haben zu geringe Konzentrationen der Serotonin- und Melatoninvorstufe 5-HTP in ihren Geweben. Deshalb sollte 5-HTP zugeführt werden, da diese Aminosäure auch die Nervenschäden durch zu hohe Glutamatausscheidung hemmen könnte.

Sehr zu empfehlen ist auch die Ausarbeitung einer individuellen, speziellen Musiktherapie nach einer Messung durch das Institut für Kommunikation und Hirnforschung in Stuttgart-Feuerbach (Dr. Günther Haffelder).

Zu 4. Ausleitung:

Momentan scheinen mit dem fettlöslichen Wirkstoff Pro-Glutathion (in Deutschland aktuell nicht zu erhalten) die besten Ausleitungsergebnisse erzielt zu werden. Im Gegensatz zu allen anderen Ausleitungsmitteln dringt es direkt in die Zelle und in die Zellorganellen, wie z. B. die Mitochondrien, ein und kann dort Schwermetalle entfernen. Dies führt zu einer deutlich verbesserten Zellleistung, wie sie bisher mit anderen Mitteln nicht erreicht werden konnte.

Falls Pro-Glutathion nicht zur Verfügung steht, sollte die alternative Ausleitung mit den Chelatbildnern Dimercaptopropansulfonsäure (DMPS) und Dimercaptobernsteinsäure (DMSA) sehr intensiv durchgeführt werden (z. B. zwei- bis fünfmal pro Woche DMPS subkutan oder intravenös). In späteren Ausleitstadien kann der Abstand der Gabe ausgedehnt werden.

Alternativ kann dann auch DMSA gegeben werden, am besten täglich 500 – 1500 mg (oral in drei Tagesdosen oder als Infusion). DMPS und DMSA können zur Verbesserung der Wirksamkeit mit EDTA (am besten Ca-EDTA) oder DTPA kombiniert werden. Man muss sich darauf einstellen, und dies wird durch Tierstudien bestätigt, dass die ersten Gaben des Ausleitungsmittels zu einer höheren Konzentration von Quecksilber im Nervengewebe führen (Ausnahme Pro-Glutathion). Dies ist dadurch bedingt, dass die Chelatbildner im Bindegewebe und damit außerhalb der Blut-Hirn-Schranke abgelagertes Quecksilber mobilisieren, aber nur zum Teil zur Ausscheidung bringen. Durch die Mobilisation kann eine Umverteilung in das Gehirn vorkommen. Um aber das Nervengewebe zu entgiften, ist es notwendig, erst den Rest des Körpers so von Giftstoffen freizumachen, dass eine Entgiftung des Gehirns überhaupt möglich wird. Deshalb sollte verstärkt entgiftet und die anfänglichen Verschlechterungen durch die Quecksilbermobilisierung in Kauf genommen werden. Weitere Gaben von Chelatbildnern sollten dann allerdings zu einer Verringerung der Last an Quecksilber und an anderen Schwermetallen (wie z. B. Blei) führen. Dies bewirkt dann eine verringerte Glutamatgiftigkeit und höhere Serotoninwerte.

Bei Polyneuropathie muss zusätzlich – neben Schwermetallbelastungen, Mikronährstoffmängeln und elektromagnetischen Feldern als Ursache – auf einen möglichen Diabetes mellitus geachtet werden. Acrylamid aus der Nahrung (siehe auch Seite 19) ist gänzlich verboten, ebenso das im Körper durch hohe Blutzuckerspiegel entstehende AGE.

Polyneuropathien, die durch Lösungsmittel verursacht werden, erfordern eine Ausleitung mit hochdosierter Chlorella. Zusätzlich werden intravenös Phospholipide, Glutathion, alpha-Liponsäure, hochdosiert B-Vitamine (mit Methylcobalamin), Vitamin B15, Carnosin sowie Glycin verabreicht und täglich Infrarotsauna verschrieben, weiterhin eine neuraltherapeutische Gabe von DMPS und Procain an die betroffenen Nerven und Nervenwurzeln. Auch hier sollte auf mögliche zusätzliche Infektionen, wie z. B. Borrelien geachtet werden.

Bei allen neurologischen Erkrankungen werden über positive Erfahrungen durch die Gabe von Glykonährstoffen, wie z. B. D+-Galactose oder Ambrotose berichtet. Diese Hirnzuckerarten können normalerweise im Körper selbst hergestellt werden. Bei Giftbelastungen ist deren Aufbau aber gehemmt und deswegen kann die Substitution tatsächlich sinnvoll sein.

Die Behandlungsprotokolle sind also sehr komplex und erfordern viel Erfahrung und Verantwortung des Behandlers und natürlich viel Geduld und Einsicht des Patienten, da die Schulmedizin diese Therapieansätze als unwirksam und ungesichert ansieht.

III. ERKRANKUNGEN UND BELASTUNGEN
6. neurodegenerative Erkrankungen
1. Amyotrophe Lateralsklerose (ALS)

URSACHE

Ursache ist eine Zerstörung der Nerven, die zum Muskel führen (Motoneuron 1 oder 2). Die zugrunde liegende Ursache dieser Zerstörung ist aber letztlich noch unbekannt. Wir vermuten all die Ursachen, die in der allgemeinen Einleitung erwähnt sind. Sie können bei entsprechenden vererbten Voraussetzungen in unglücklichen Konstellationen diese schwere Erkrankung auslösen (5 % der Fälle sollen erblich sein, bei 0,5 % besteht ein sog. Superoxid-dismutase-1-Mangel).

Persönliche Beobachtungen sehen eine gleichzeitige Belastung mit Schwermetallen oder Zahnoperationen mit Impfungen, insbesondere FSME (geringer auch Grippe) einige Monate vor Ausbruch der Erkrankung.

Auffallend häufig sind sportlich aktive Menschen von ALS betroffen, da möglicherweise durch den Sport das im Körper abgelagerte Quecksilber, Blei und möglicherweise andere Giftstoffe immer wieder aus dem Binde-, Knochen-, und Fettgewebe mobilisiert und schlussendlich mehr im Nervengewebe abgelagert wird.

Wir haben bei etwa 30 ALS-Patienten fast immer überdurchschnittliche Amalgambelastungen gefunden. Bei vielen Patienten trat die Erkrankung erst nach zahnärztlichen Manipulationen an Amalgamfüllungen, Wurzelbehandlungen oder Einbau von Titanimplantaten oder anderen Metallen, aber auch nach Impfungen auf. In einigen Fällen bestand zusätzlich eine starke Belastung mit elektromagnetischen Feldern (z. B. Mobilfunktechniker, Physiker in der Mikrowellenforschung oder Wohnraum in der unmittelbaren Nähe von Fernseh-, Radar- und Mobilfunksendern).

Siehe auch "III.6. Neurodegenerative Erkrankungen", allgemeiner Teil.

DIAGNOSE

Die Erkrankung erkennt der erfahrene Arzt ohne weitere Untersuchungen. In Spezialambulanzen werden v. a. andere Erkrankungen mit ähnlichen Symptomen ausgeschlossen, so z. B. Muskelerkrankungen oder MS.

Zwar wird in der Regel unabhängig von den Laborwerten eine maximale Therapie durchgeführt, dennoch wird auch die Diagnostik in der Regel alle im allgemeinen Teil erwähnten Untersuchungen umfassen, damit auch sicher keine Ursache übersehen wird.

Siehe auch "III.6. Neurodegenerative Erkrankungen", allgemeiner Teil.

BEHANDLUNG

Die vier Grundprinzipien zur Therapie von neurodegenerativen Erkrankungen werden im Kapitel „III.6. Neurodegenerative Erkrankungen“ genauer beschrieben:

1. Sanierung: Metall- und Kieferherdentfernung im Mund (auch tote Zähne und Titanimplantate).

2. Vermeidung: Meiden aller potenziell nervenschädigenden Faktoren (Ernährungsfaktoren, elektromagnetische Strahlen, Süßstoffe, Glutamat, Schlafmangel, weitere Umweltgifte)

3. Aufbau: Hochdosierte intravenöse und orale Gabe von Radikalfängern und biologischen Wirkstoffen, Ernährungsumstellung, Schlafhygiene

4. Entgiftung: Ausleitung (erst nach der Mund- und Kiefersanierung) von Schwer- und Leichtmetallen mittels Chelatbildnern - Behandlung chronischer Infektionen.

Insbesondere bei ALS, die normalerweise innerhalb von zwei bis fünf Jahren zum sicheren Tod führt, halten wir eine radikale und schnelle Vorgehensweise gerechtfertigt. Als begleitende Maßnahmen sind Entspannungstechniken, Bewegung und Koordination, Psychotherapie und andere Methoden zum positiven Umgang mit dem Leben und der Krankheit empfehlenswert.

In manchen Fällen, insbesondere bei ALS, ist allerdings der Krankheitsfortschritt leider schneller als die Entgiftung. Zusätzlich zu den Chelatbildnern als Basisausleitung kann auch Korianderkrauttinktur, NDF (siehe auch Seiten 51, 57, 303 und 306)“, Chlorella und PCA-Spray gegeben werden. In Messreihen konnten wir allerdings zeigen, dass NDF nicht so viel Quecksilber ausleitet, wie z. B. DMPS oder DMSA. Ein Patient berichtete auch über positive Erfahrungen mit Zeolithen und Bentonit. Da männliche Hormone die Giftigkeit stark erhöhen, sollten die Androgenspiegel gemessen und Substanzen gegeben werden, welche die männlichen Hormone reduzieren. Manchmal kann auch eine Hämopyrrollaktamurie (fälschlich Kryptopylorurie) vorhanden sein. Die Gabe von Vitalstoffen (siehe oben) und die Ausleitung alleine, ohne Sanierung des Kiefers, konnte nur eine leichte Erhöhung der Überlebensrate bei ALS-Patienten bewirken, weswegen wir der Sanierung der Zähne und des Kiefers höchste Priorität einräumen.

Im Tierversuch zeigten sich erfreuliche Wirkungen von Lithium, welches nervenschützend wirken soll. Deshalb wird versuchsweise auch Lithium bei ALS-Patienten gegeben (z. B. Hypnorex). Der Wirkstoffspiegel muss regelmäßig überprüft werden, er sollte am oberen Grenzwert liegen.

Fallbeispiele

Ein 40-jähriger Mann (ehemals Sportler) litt seit zwei Jahren an einer bestehenden und fortschreitenden ALS. Das Sprechen war fast nicht mehr möglich. Sämtliche Backenzähne waren mit Amalgam gefüllt.

Therapie
Amalgamentfernung unter Schutz, Behandlung einer nur im LTT nachweisbaren Borreliose, hochdosierte Gabe von Vitalstoffen. Die Haarmineralanalyse zeigte eine Belastung mit Blei und Quecksilber. Im DMPS-Test fanden sich hohe Ausscheidungen von Quecksilber, Kupfer, Kadmium und Blei. Deshalb erfolgten über 70 Injektionen mit DMPS an jedem dritten Tag sowie später auch die Gabe von Nanocolloidal-Detox-Factors (NDF) und eine Neurotoxinausleitung. Wegen des positiven LTT-Borrelien-Tests erfolgte eine antibiotische Behandlung mit Ceftriaxon intravenös täglich für sechs Wochen.

Außerdem verzichtete der Patient auf Zucker, stattdessen Leinsamenmüsli, rohe Gemüse und Salate, rohe Weizenkeime und Rohmilch und schränkte das Rauchen ein (noch nicht ganz abstinent). Nach der Entfernung von zwei wurzeltoten Zähnen und der operativen Ausräumung einer Kieferzyste ist die Krankheit seit eineinhalb Jahren fast zum Stillstand gekommen. Der Patient kann weiterhin selbst mit dem Auto fahren und in seinem Schlossereibetrieb arbeiten. Der Physiotherapeut, die Freundin und er selbst bemerken seit Neuestem eine Zunahme einzelner Muskelgruppen. Der Patient verliert seit einem Jahr nicht mehr an Gewicht durch Muskelverlust.

Bei einem 56 Jahre alten Fußballer war die bulbäre und stark progrediente ALS (besonders maligne Form mit einer durchschnittlichen Überlebensdauer von ca. einem Jahr), seit neun Monaten bekannt. Die Amalgamfüllungen wurden vor Jahren entfernt; dafür hatte er sieben Titanimplantate und Goldkronen eingesetzt bekommen.

Therapie
Entfernung aller Metalle (Titanimplantate, Goldkronen) aus dem Mund und Sanierung von Kieferherden (unter den wurzelbehandelten Zähnen) sowie Ausleitung. Seit vier Jahren schreitet die Erkrankung nicht mehr fort.

Ein 55-jähriger Patient mit beginnender Form von Morbus Alzheimer hatte früher Amalgam-, jetzt allerdings Goldfüllungen.

Therapie
Metallentfernung, Entfernung von Kieferherden, Infusionen mit Glutathion, Vitamin C und DMPS, Acetyl-Carnitin sowie Fischöl.

Ergebnis: Die Alzheimer-Erkrankung ist gestoppt. Dem Patienten geht es seit vier Jahren konstant gut und er spielt wieder Golf.

Ein 70-jähriger Patient mit ALS, dessen Krankheit begonnen hatte, kurz nachdem mehrere Titanimplantate im Oberkiefer gesetzt worden waren (früher war Amalgam vorhanden). Der Patient will sich allerdings verständlicherweise die Titanimplantate, welche 15.000 Euro gekostet hatten und auch seine Metallkonstruktionen nicht entfernen lassen.

Therapie
Die Entgiftung wurde dennoch eingeleitet. Es kann noch nicht beurteilt werden, wie der Verlauf sein wird.

Siehe auch Kapitel "III.6. Neurodegenerative Erkrankungen", allgemeiner Teil.

III. ERKRANKUNGEN UND BELASTUNGEN
6. neurodegenerative Erkrankungen
2. Multiple Sklerose (MS)

URSACHE

MS wird als Autoimmunerkrankung angesehen, bei der der Körper die Schutzhülle (Myelinscheide) um die Nerven angreift und zerstört. Die Erkrankung kann in Schüben oder ständig voranschreitend verlaufen. Zum Glück sind die schweren Verläufe eher selten und 70 % der MS-Kranken haben sich nach 10 Jahren nur mäßiggradig verschlechtert.

Erfahrungsgemäß kann MS durch die Exposition zu Zahnmetallen, Impfungen, Borreliose, Vitamin D- bzw. Sonnenlichtmangel, falsche Ernährung und elektromagnetische Felder in ihrer Symptomatik ausgelöst werden.

Ernst Gleichmann und Mitarbeiter von der Universität Düsseldorf entdeckten, dass das Zusammenbringen eines Antigens mit Gold- bzw.- Quecksilbersalzen bei Mäusen die Immunantwort gegen dieses Antigen verändert. Antigene sind körperfremde Stoffe. Während ohne Gabe von Schwermetallen der richtige Teil des Antigens von T-Zellen angegriffen wird, reagiert das Immunsystem nach einer Behandlung mit Gold oder Quecksilber verstört. Es greift auch Teile des Antigens an, die nicht bekämpft werden sollten. Der Grund: Schwermetalle lösen eine chemische Veränderung des Antigens aus. Die T-Zellen können das ursprüngliche Antigen nicht mehr erkennen. Es wird vermutet, dass dieser Mechanismus auch für das Entstehen von Autoimmunkrankheiten verantwortlich ist.

Sonstiges: siehe allgemeine neurodegenerative Erkrankungen.

DIAGNOSE

Klinisch besteht der Verdacht immer dann, wenn neurologische Ausfälle auftreten, für die es sonst keine Erklärung gibt, insbesondere dann, wenn sie in Schüben auftreten oder wenn der Sehnerv mitbetroffen ist.

Die Diagnose wird durch eine Kernspintomografie (MRT) und durch eine Untersuchung des Liqours (Hirnwassers) gestellt, in dem besondere Eiweiße (oligoklonale Banden) vorkommen.

Auf eine latente Borreliose muss geachtet werden. Als die Erkrankung „Borreliose" entdeckt wurde, konnten damals viele scheinbar an MS Erkrankte richtig diagnostiziert und mit Hilfe von Antibiotika geheilt werden.

BEHANDLUNG

Grundsätzlich müssen alle Metalle im Mund und Körper unter korrekten, höchstgradigen Schutzmaßnahmen entfernt werden. Sonst besteht die Gefahr, dass durch eine verstärkte Metallexposition ein Schub ausgelöst wird. Die mehrtägige Gabe von Prednisolon (einem Cortison-Präparat) vor, während und nach dem Ausbohren kann einen Schub verhindern.

Bewährt haben sich auch Vitamin-C-Infusionen zur Behandlung von Schüben.

Eine konsequente und geschützte Ausleitung, z. B. mit Dimercaptopropansulfonsäure (DMPS) ist nach Beheben von Mikronährstoff-Mangelzuständen meist anzuraten, wobei auch hier durch Mobilisation von Quecksilber aus Körperdepots Schübe ausgelöst werden können.

N-Acetyl-Cystein, S-Adenyl-Methionin (SAM, z. B. 1200 mg), Methylcobalamin (B12), Folinsäure, Riboflavin (B2) und 5-Pyridoxal-Phosphat (B6) sind zur Anregung der Entgiftung der Glutathionbildung sowie zur Unterstützung der Myelinsynthese bei MS sinnvoll. Liposomales Glutathion, oder besser Pro-Glutathion, kann außerdem zu der wünschenswerten starken Anhebung des Glutathions in der reduzierten Form beitragen.

Die Gabe von Vitamin B6, B12 und Folsäure zusammen mit Eisen konnte in einer Studie die Symptome verbessern.

Vitamin D sollte hochdosiert (1.000 - 5.000 IU pro Tag) eingenommen oder es sollten Sonnenbäder durchgeführt werden. Der Vitamin D-Spiegel sollte im obersten Bereich liegen. Weihrauchpräparate, insbesondere der wirkstoffreichere afrikanische Weihrauch sind unverzichtbar.

Sehr wichtig sind auch hochkettige Omega-3-Fettsäuren (auch intravenös). Transfettsäuren aller Art (z. B. erhitzte Pflanzenfette) und anfangs auch Omega-6-Fettsäuren sollten gemieden werden. Die Omega-6-Fettsäuren können später wieder zugeführt werden, allerdings nur in nativer, kaltgepresster Form. Eine Balance von jeweils 50 % Omega-3-Fettsäuren und 50 % Omega-6-Fettsäuren sind anzustreben. Einige Öle bieten dieses Verhältnis an (z. B. die Okinawa-Öle von Amanprana).

Kurkuma oder Kurkumaextrakte haben sich bei dieser Erkrankung ebenfalls bewährt. Günstige Ergebnisse sind durch die Gabe von Cholincitrat und Paraaminobenzoesäure berichtet worden. Einige Therapeuten empfehlen die hoch dosierte Gabe von Coenzym Q10 (z. B. 100 - 200 mg pro Tag), Acetyl-Carnitin (z. B. 1.000 mg) und Magnesium (800 - 1.200 mg).

Lebensmittel aus überwiegend kontrolliert biologischem Anbau als frischkostbetonte Vollwerternährung sind selbstverständlich. Es ist wichtig, auf Milcheiweiß, Schweinefleisch, Sojaprodukte, Hefe (auch in Brot), Zucker und Früchte zu verzichten. Bei der früher in der MS-Behandlung erfolgreichen Evers-Diät ist dagegen neben einem maximalen Anteil an Rohkost auch rohe Milch erlaubt. Die Gabe von Lezithin (auch rohes Bio-Eigelb) ist möglich und sinnvoll.
Wichtig sind auch Konzentrationsübungen, Bewegung, mentales Training und Psychohygiene.

Fallbeispiele:

1. Eine 28-jährige Patientin mit klinisch gesicherter MS besaß seit ihrer Jugend Amalgamfüllungen. Bei der Erstuntersuchung fand sich im Lymphozyten-Transformationstest (LTT) eine Borreliose.

Therapie:
Amalgamentfernung, Therapie der Borreliose und regelmäßige DMPS-Gaben. Der dabei ausgelöste Schub konnte durch 25 g Vitamin C intravenös abgefangen werden, ohne dass Restschäden blieben.

Weitere Maßnahmen:
Gabe von Basic Nutritients III, Fischöl, Vitamin D (5.000 IU), Selen 900 µg, und Methylcobalamin. Die Patientin fühlte sich so gut, dass sie wieder tanzen konnte. Im Gegensatz zu der Zeit vor der Therapie hatte sie seither keine Schübe mehr.

2. Eine 13-jährige Patientin erlitt innerhalb von vier Monaten mehrere schwere MS-Schübe, welche jeweils hoch dosiert nach dem Cortisonschema behandelt wurden. Wegen der hohen Schubfrequenz wurden auch Interferone gegeben, die aber neue Schübe nicht verhinderten. Sie hatte keine Karies und somit keine Amalgamfüllungen und vor dem ersten Schub auch keine Impfungen erhalten. Allerdings wurde kurz vor dem ersten Schub eine WLAN-Anlage in der Nähe ihres Schlafzimmers installiert. Diese Anlage strahlt auch dann elektromagnetische Wellen ab, wenn sie nicht benutzt wird. Weiterhin konsumierte sie wegen Übergewichtes neuerdings auch Light-Produkte, insbesondere Light-Limonaden und zuckerfreie Kaugummis. Diese enthalten anstelle von Zucker den kritischen Süßstoff Aspartam.

Therapie:
Weglassen aller aspartamhaltigen Nahrungsmittel und Getränke sowie Abbau der WLAN-Anlage. Es wurde kein Schub mehr verzeichnet!

III. ERKRANKUNGEN UND BELASTUNGEN
6. neurodegenerative Erkrankungen
3. Parkinson

URSACHE

Eine Quecksilberbelastung durch Amalgam oder durch berufliche Exposition erhöht das Risiko, Parkinson zu entwickeln.

Auch andere Metalle, wie Mangan, Kupfer, Eisen oder Blei können Parkinson auslösen. Weiterhin ist es mittlerweile bewiesen, dass Pflanzenschutzmittel (Pestizide) zur Parkinsonkrankheit beitragen.

Ähnlich wie bei der Alzheimer-Erkrankung führt auch bei Parkinson das Vorhandensein von Apolipoprotein E4 (Apo E4) zu einem erhöhten Erkrankungsrisiko. Der Grund (s. Kapitel „Alzheimer“): Apo E4 kann, im Gegensatz zu Apo E2 und Apo E3, keine Schwermetalle aus dem Gehirn ausleiten.

Bitte auch die Erläuterungen unter „allgemeine Ursachen“ beachten.

DIAGNOSE

Parkinson ist klinisch einfach zu erkennen am kleinschrittigen Gang, Zittern (Tremor), geringer Mimik (Salbengesicht). Manchmal werden ständig die Finger bewegt, wie wenn etwas aufgewickelt wird. Wenn man die Arme oder Beine eines an Parkinson Erkrankten bewegt, fühlt sich das wie bei einem Zahnrad an (Rigor).

BEHANDLUNG

(Siehe Behandlung neurodegenerativer Erkrankungen, Kapitel III.6., ab Seite 196).

Parkinson schreitet nicht so rasch voran wie ALS. Man hat also mehr Zeit für die Therapie und kann oft zurückhaltender vorgehen.

Bei Parkinson erscheint es auch wichtig, eine Ausleitung von Pestiziden vorzunehmen. Hierzu ist die Gabe von Chlorella hoch dosiert, von Phospholipiden und essentiellen

Fettsäuren, die orthomolekulare Therapie und die Infrarotsauna sinnvoll.

Schon ein regelmäßiges Bewegungsprogramm in der Natur mit Sonnenlicht regt die Dopaminsynthese bei Parkinson an.

Es können auch L-Tyrosin und Mukunabohnenpulver als Vorstufen von Dopamin gegeben werden.

III. ERKRANKUNGEN UND BELASTUNGEN

6. neurodegenerative Erkrankungen

4. Morbus Alzheimer

URSACHE

Die Alzheimer-Erkrankung nimmt seit Jahren stark zu und wird in Zukunft ein immer größeres Gesundheitsproblem darstellen. Dies liegt nicht nur daran, dass die Bevölkerung älter wird. Schon weniger als 1/1.000 der Quecksilbermenge, die in Gehirnen von Amalgamträgern gefunden wird, können zu alzheimertypischen Schäden an Nervenzellen führen. Andere Metalle in niedrigen Mengen konnten dabei nicht diese alzheimertypischen Nervenveränderungen auslösen.

Es gibt einen starken genetischen (erblichen) Risikofaktor für die Alzheimer-Erkrankung: Apolipoprotein E (ApoE). Dieses kann in drei verschiedenen Ausführungen vorkommen, als Apo E2, Apo E3 oder Apo E4. Jeder Mensch besitzt zwei dieser Apolipoproteinformen (jeweils eine vom Vater und von der Mutter vererbt). Personen mit zwei Apo E2 haben ein um die Hälfte reduziertes Risiko, an Alzheimer zu erkranken, während Personen, die zwei Apo E4 besitzen, ein 15-fach erhöhtes Risiko für die Entwicklung der Alzheimer-Erkrankung haben. Personen mit zwei Apo E3 haben ein normales Risiko für Alzheimer.

Das Cystein besitzt eine Schwefelgruppe und kann damit Schwermetalle binden: Apo E2 – das „gute" – 2x Cystein Apo E3 – das „mittelgute" – hat zwar ein Cystein, Apo E4 – das „schlechte" – weist kein Cystein mehr auf.

Bereits bei 20 % der Personen zwischen dem 20. und 30. Lebensjahr und 50 % der 50-Jährigen treten erste alzheimertypische Gehirnveränderungen auf. Sobald die Ausmaße der Ablagerungen größer werden, ist die Krankheit erkennbar (Stadium III bis VI). Etwa 50 % aller über 85-Jährigen in Industrieländern leiden an Alzheimer-Demenz. 95 % aller Alzheimer-Erkrankungen sind dabei umweltbedingt (einschließlich Ernährung) entstanden.

Afrikaner, die ihre traditionelle Ernährung beibehalten (und im Übrigen kaum Karies haben), erkranken selten an Alzheimer, obwohl sie häufiger das „schlechte" Apo E4 aufweisen als die weiße Bevölkerung. Sobald sie jedoch in Industriestaaten leben und dann Industriekost, also viel Zucker und Auszugsmehle zu sich nehmen und als Folge in die nun kariösen Zähne Amalgamfüllungen bekommen, haben sie sogar ein höheres Alzheimerrisiko als weiße Amerikaner, welche schon eine der höchsten Raten an Alzheimer-Demenz in der Welt haben.

DIAGNOSE

Die Demenz besteht aus einem Verlust des Gedächtnisses, d. h., die Menschen erinnern sich an vieles, gerade kürzlich Erlebtes nicht mehr und verlieren mit der Zeit die Orientierung. In einer vertrauten Umgebung lässt sich das relativ lange verbergen.

Diagnostisch werden v. a. andere Ursachen für eine Demenz, insbesondere kleinere Schlaganfälle (Multiinfarkt-Demenz), Parkinson und andere neurologische Erkrankungen ausgeschlossen und ein Mangel an Vitalstoffen (B-Vitamine) oder Schilddrüsenfunktionsstörungen geklärt.

Sonstige Diagnostik, siehe allgemeiner Teil im Kapitel „III. 6.“.

BEHANDLUNG

Die Gabe von dem Epiphysen-Hormon Melatonin oder Glutathion konnte die schädlichen Quecksilberwirkungen an den Nervenzellen abmildern.

Ginkgo-biloba-Extrakte haben die günstige Fähigkeit, einen gewissen Schutz vor Quecksilber im Gehirn auszuüben.

Sonstige Therapien siehe allgemeiner Teil im Kapitel III. 6., ab Seite 196.

III. ERKRANKUNGEN UND BELASTUNGEN

7. ADHS / Autismus

Aufmerksamkeits-Defizit-Syndrom (ADS), Aufmerksamkeits-Defizit-/Hyperaktivitäts-Syndrom (ADHS), Sprach- und Entwicklungsstörungen im Kindesalter

Neue Daten erhärten in der Gesamtschau den Verdacht, dass auch diese Erkrankungen maßgeblich durch Quecksilber verursacht werden können, insbesondere spielt die Hg-Belastung der Mutter während der Schwangerschaft möglicherweise eine entscheidende Rolle. Weiterhin zählen auch quecksilberhaltige Impfstoffe zu den möglichen Auslösern. Zusätzlich kann der Impfung mit vermehrungsfähigen Erregern in Mumps-Masern-Röteln-Impfungen und der Kontakt zu Aluminium bzw. Natamycin möglicherweise eine Bedeutung zukommen. Unabhängig von diesen Faktoren scheint auch die Ernährung, die Belastung mit elektromagnetischen Feldern, der Einfluss der Medien, psychische Faktoren sowie auch die Aufnahme von künstlichen Nahrungszusätzen eine Rolle zu spielen.

Wir sehen ADS (Aufmerksamkeits-Defizit-Syndrom) oder ADHS (Aufmerksamkeits-Defizit- und Hyperaktivitäts-Syndrom) als eine sehr milde Form von Autismus an. Deshalb sind viele Therapieprinzipien vergleichbar mit denen bei Autismus. Therapeutisch muss oft zuerst die Belastung durch Elektrosmog und die Metallbelastung im Gehirn reduziert werden.

Erste Beobachtungen mit dem von Prof. Boyd Haley in USA entwickelten Pro-Glutathion sind hierbei sehr ermutigend. Da meist eine verminderte Funktion der wichtigen Schlüsselenzyme und Wirkstoffe vorliegt (Thiolgruppen, Glutathion, Homocystein, Vitamin B6, Methylcobalamin, Thiamin – hier Benfothiamin geben, S-Adenyl-Methionin, Folinsäure), sollte die Gabe von aktivierten Wirkstoffen, Aminosäuren und Vitaminen vor der Ausleitung im Vordergrund stehen. Dies ist deshalb notwendig, da ein wichtiges Enzym (Methioninsynthetase), das für fast alle Stoffwechselprozesse und auch für die Produktion von Botenstoffen notwendig ist, durch Quecksilber in geringsten Mengen blockiert wird. Aus diesem Grund können autistische Kinder nicht mehr das über die Nahrung zugeführte Vitamin B12 (Hydroxycobalamin und Cyanocobalamin) in das vom Körper benötigte Methylcobalamin umwandeln. Methylcobalamin kann dazu führen, dass autistische Kinder einen normalen Gehirnstoffwechsel aufbauen können. Zudem kann es dazu beitragen, den Glutathionspiegel zu erhöhen und somit selbst Quecksilber besser auszuscheiden. Meist ist auch ein Mangel an wichtigen Spurenelementen (Mangan, Chrom, Zink, Selen, Molybdän, Vanadium) und Mineralstoffen (besonders hochdosiert Magnesium und Kalium als Citrate) vorhanden.

Autistische Kinder und deren Mütter weisen meist erhöhte Werte für männliche Sexualhormone auf, welche die Giftigkeit von Quecksilber stark erhöhen. Quecksilber hemmt die Bildung einer Speicherform von Testosteron (DHEA-S) und führt dadurch zu einer erhöhten Androgenproduktion. Deshalb kann auch eine zusätzliche hormonelle Therapie, welche die Bildung von männlichen Sexualhormonen hemmt, versucht werden. Die Ausleitung kann durch Chelatbildner vorgenommen werden. Besonders die dreitägige Einnahme (alle acht Stunden) von Dimercaptobernsteinsäure (DMSA) hat sich bewährt. Dabei werden mehrere Zyklen mit elftägigen Pausen gegeben. DMSA wird aber nur zu 20 % im Darm resorbiert. Es kann im Darm auch von Pilzen (z. B. Candida) verstoffwechselt werden und deren Wachstum fördern. Dies wird durch die Gabe von rechtsdrehender Milchsäure verhindert, welche vor Einnahme durch Magnesium, Kalium und Kalzium abgepuffert wurde. Unmittelbar danach hat sich die Einnahme von Chlorella bewährt.

Dimercaptopropansulfonsäure (DMPS) kann auch als Creme verschrieben werden (TD-DMPS). Diese kann täglich nachts dem Kind beim Schlafen auf den Bauch eingerieben werden oder man injiziert DMPS subcutan. Glutathion (liposomal), S-Adenyl-Methionin und Acetylcystein liefern wertvolle Schwefelbestandteile, wovon bei diesen Kindern meist ein Mangel vorliegt. Wichtig sind auch die Zufuhr von Phosphatidylserin (mind. 300 mg / Tag) und Biolezithin. Die Gabe von unbelasteten Fischölen oder besser Docosahexaensäure (DHA) und Eicosapentaensäure (EPA) aus Algen- oder Krillöl oder Butter von Weidekühen und Chlorella-Growth-Factor (CGF) ist von Vorteil.

Besonders DHA hat einen positiven Effekt auf den Hirnstoffwechsel, sie kommt nicht nur im Fisch vor, sondern kann auch aus Krill bzw. Kaltwasseralgen gewonnen werden. Auch in Wildfleischfett und sogar im Milchfett von Tieren, die ihre Nahrung in der Natur selbst suchen (z. B. Weidekühe und -ziegen oder Schafe) haben einen hohen Anteil von DHA und EPA.

Gute Erfolge werden auch durch die zusätzliche Ernährungsumstellung erzielt, wobei auf Zucker, Süßigkeiten, Auszugsmehl und Gluten, auf erhitzte Milch und Milchprodukte und erhitzte Eier bzw. Eiweiß sowie auf Konservierungs- und Geschmacksstoffe,

Glutamat und Aspartam verzichtet wird. Die Gabe von Rohmilch, Kolostrum und rohem Eigelb (tierische Neurolipide) neben viel Frischkost ist oft von Vorteil.

Zur Therapie gehört, das Kind von allen elektronischen Medien und Spielen fernzuhalten und die gewonnene Zeit in der Natur zu verbringen (aber nicht neben einem Mobilfunksender). Es macht auch Sinn, die Kinder in einer funkarmen Umgebung zu behandeln. Die Ausleitung funktioniert dort besser. Dies konnte an autistischen Kindern gezeigt werden. Die Kinder sollten auch genug Sonnenlicht bekommen, zusätzlich wären 1.000 – 1.500 IU Vitamin D sinnvoll (unter Kontrolle des 25-OH-D3 Spiegels).

Aufmerksamkeits-Defizit-Störung (ADS) und Aufmerksamkeits-Defizit-Hyperaktivitäts-Störung (ADHS) sind keine Ritalinmangelkrankheiten. Die Erkrankungsrate hat in den letzten Jahren massiv zugenommen, was sich auch in den Verordnungszahlen von Ritalin, einem Psychopharmakon, widerspiegelt. Die Störungen sind aber nicht nur auf ererbte Faktoren zurückzuführen; einen größeren Einfluss haben die Exposition zu Schadstoffen im Mutterleib (Amalgam der Mutter) und sehr wahrscheinlich spätere Impfbegleitstoffe, zu elektromagnetischen Feldern (vor und nach Geburt) und zu Fehlernährung.

Ritalin kann möglicherweise bei Langzeitgabe zu Nervenzellverlust von dopaminergen Neuronen führen. In vielen Fällen kann es aber erfahrungsgemäß abgesetzt werden. Die Therapie ähnelt der bei Autismus. Alleine die hochdosierte Gabe von Magnesium oder Zink konnte in einigen Fallbeobachtungen die Symptome schon verbessern, bzw. Ritalin überflüssig machen. D-Ribose, D-Galaktose oder Ambrotose kann zusätzlich versucht werden, falls die oben angegebene Therapie kein zufriedenstellendes Resultat erzielt.

Auch spielen in der Ausprägung der Symptome Einflüsse aus der Schwangerschaft (toxisch, emotional, Stress, etc.), Geburtsumstände und die wichtige Zeit nach der Geburt eine Rolle. Wichtige Fenster für den Haushalt von Hormonen können dabei gestört werden. An Einflüssen in der Schwangerschaft und der Geburt sei vor allem die Verwendung von tokolytischen (wehenhemmenden) Medikamenten erwähnt. Sie ähneln biochemisch den Stresshormonen (Adrenalin, etc.) und gehen über die Plazenta in einer Erwachsenendosis in den Kreislauf des Kindes und können Fehlsteuerungen in der Stressbewältigung im späteren Leben auslösen. Prinzipiell hat jedes Kind, welches in den Tagen und Wochen nach der Geburt Zeichen von Unruhe bis zum Schreien hat, potenziell durch die Ereignisse aus der Schwangerschaft und der Geburt Spuren aus dieser Zeit in sich. Die isopathische Ausleitung der verwendeten Medikamente, die Elimination der Toxine und die Wiederherstellung der Hormonachsen (Katecholamine vs. Oxytocin, etc.) durch Haltetherapien, verdünnte Hormone, Regressionstherapien, etc. sind dabei die wichtigsten Pfeiler einer Therapie auf dieser Ebene.

URSACHE
Autismus

Diese neurologische Erkrankung ist dadurch gekennzeichnet, dass die Betroffenen bestimmte geistige Entwicklungsstörungen aufweisen, die normalerweise ein Leben lang bestehen bleiben. Je nach Schweregrad können die Kinder nicht sprechen oder nur monotone Laute ausstoßen. Die Koordination und Lernfähigkeit ist vermindert. Die Kinder leben am liebsten zurückgezogen, beteiligen sich nicht am Spielen und sind abhängig von regelmäßigen Ritualen, wie z. B. Essenszeiten, Waschen usw. Manchmal verletzen sich die Kinder selbst. Es gibt aber auch mildere und seltenere Formen, bei denen die Kinder zum Teil selbständig sind oder auch ungewöhnliche Teilfertigkeiten entwickeln (z. B. Asperger Syndrom), welche wahrscheinlich nicht durch Quecksilber bedingt sind.

Meistens wird Autismus zwischen dem 2. und 3. Lebensjahr diagnostiziert. Oft entwickeln sich die Kinder in den ersten Lebensmonaten normal, fallen dann – wie betroffene Eltern berichten – manchmal kurz nach Impfungen in ihrer Entwicklung zurück oder verlieren einige Fertigkeiten (z. B. Sprechen, Laufen), welche sie vorher schon beherrschten. Aus schulmedizinischer Sicht ist diese Krankheit unheilbar und Ursachen sind offiziell nicht bekannt.

Die vielen Forschungsgelder werden hauptsächlich in Tierversuche und Genforschung investiert, da man eine genetische Ursache annimmt. Alternative Forschergruppen erhalten oft keine Fördergelder und werden so im Keim erstickt.

Marginalie: Videoaufzeichnungen belegen, dass vormals gesunde Kinder nach Impfungen plötzlich Rückschritte in ihrem Verhalten zeigten. Autismus wurde als neue Krankheit - zum ersten Mal 1943 vom amerikanischen Psychiater Dr. Joseph Kanner bei elf Kindern - beschrieben, die um 1930 geboren wurden. Interessanterweise wurde erst ab 1931 ein neuer Konservierungsstoff den Impfstoffen beigemischt: Thiomersal, welches zu fast 50 % eine extrem giftige organische Quecksilberverbindung, Ethyl-Quecksilber, enthält.

Ein vereinfachtes Autismus-Protokoll
(basierend auf der kollektiven Erfahrung der führenden Ärzte in den USA)

Fakten: Die Zahl der als autistisch diagnostizierten Kinder verdoppelt sich statistisch alle 5 - 6 Jahre. Im Moment wird die Häufigkeit der Diagnose („autistic spektrum Disorder“) inoffiziell bei einem von 40 Kindern in England gestellt, in den USA ist es eines von 50 Kindern (eigene Statistik basierend auf Interviews mit Schulen, Organisationen, Public Health Angestellten in den USA und England, veröffentlichte Statistiken). In Deutschland ist die Dunkelziffer sehr hoch, da nur wenige Ärzte in der Diagnostik und Therapie dieser Erkrankungen weitergebildet sind.

In den letzten zwei Jahren hat es in der Effektivität der Therapie eine große Revolution gegeben. Inoffiziell gehen wir davon aus, dass 80 % der Kinder heilbar sind, wenn sie vor dem achten Lebensjahr in Behandlung kommen und wenn die hier aufgezählten entsprechenden Therapien konsequent angewendet werden. Alle unserer Patienten sind zusätzlich zu den hier aufgeführten Maßnahmen in verhaltenstherapeutischer Therapie, die sicher auch ihren Beitrag leistet. Insgesamt waren die Ergebnisse jedoch enttäuschend, wenn diese Programme allein angewendet wurden. Eine positive Ausnahme ist vielleicht das „RisingSon“ Programm.

Ursachen des Autistischen Formenkreises (ASD Spectrum Disorders):

Wir wissen, dass Kinder auf dem Spektrum mehr genetische Polymorphismen und epigenetische Störungen haben als gesunde Kinder. Es gibt aber kein spezifisches „Autismus-Gen“. Diese Polymorphismen wurden entweder von den Eltern oder Großeltern erworben oder von den Kindern im Mutterleib durch ungünstige Umwelteinflüsse.

Unsere eigenen Arbeiten zeigen, dass es wirklich nur vier wichtige Umwelteinflüsse gibt, die für die Entstehung von Autismus verantwortlich sind:

» elektromagnetische Felder, insbesondere die elektrischen Felder am Schlafplatz der werdenden Mutter und der allgegenwärtige Handy-Sendefunk

» vererbte epigenetische Fehlsteuerungen des Methylzyklus (die Art, wie DNA abgelesen oder stillgelegt wird und wie Glutathion in der Zelle hergestellt wird). Diese beruhen oft auf unerlösten seelischen Traumata der Eltern oder negativen Umwelteinflüssen, denen die Eltern oder Großeltern ausgesetzt waren. Traumata während der Schwangerschaft sind auch häufige Ursachen. Am schwersten belastend und auslösend sind die Kombination von Nährstoffmangel während der Schwangerschaft, die Verwendung von Oxytozin zur Geburtseinleitung (siehe auch das folgendes Kapitel), Strahlenbelastung durch elektromagnetische Felder während der Schwangerschaft (siehe oben), Quecksilber, das aus den Zahnfüllungen der Mutter freigesetzt wird und seinen Weg in den Fötus findet und unzählige Umweltgifte (z. B. BPA aus Plastikflaschen und Zahnfüllungen, PBDE-Flammschutzmittel).

» intrauterin oder früh erworbene Toxine (Quecksilber, Blei, Cadmium): die Plazenta bietet keinen Schutz vor zirkulierenden Toxinen im Kreislauf der Mutter. Die Impfstoffbelastung stellt immer einen „Zweitschlag" dar, der von den vorbelasteten Kindern nicht vertragen wird.

» intrauterin oder früh erworbene Infekte und Parasitosen: wir wissen heute mit Sicherheit, dass Borrelien, Mycoplasmen, Retroviren (z. B. XMRV) und andere Keime die Plazenta überqueren und schwerste Belastungen für das Kind darstellen. Diese führen häufig zu epigenetischen ungünstigen Veränderungen, die größtenteils reversibel sind, sobald die Infektion erkannt und behandelt wird (was zurzeit leider nur selten der Fall ist. Früh erworbene chronische Infekte erzeugen kein Fieber, keine Leukozyten-Erhöhung und eine große Palette von Symptomen, die nicht typischerweise als infektionsbezogen erkannt werden). Der mütterliche Mangel an Vitamin D3 und Vitamin K wird immer häufiger in Zusammenhang mit dem Autismus beschrieben.

DIAGNOSE

Diese sollte sich auf die hier erwähnten wesentlichen Faktoren beschränken.

1. Elektromagnetische Strahlung

Wir messen drei Messwerte am gegenwärtigen Schlafplatz der Kinder und am Schlafplatz, an dem die Mutter schlief, als sie mit diesem Kind schwanger war:

» Körperspannung: Ein Voltmeter wird so geschaltet, dass eine Elektrode das im Bett liegende Kind berührt, die andere die Erdung in der Steckdose. Der Wert sollte unter 10 Millivolt sein.

» Handy Sendefunk: Das von "Gigahertz Solutions" oder "E-Smog-Spion" empfohlene Gerät misst Mikrowatt / Quadratmeter. Interpretation: Der Wert sollte unter 1 liegen, wenn das Kind noch krank ist; unter 10 bei sonst gesunden; über 15 hat negative Konsequenzen für die Gesundheit aller Betroffenen, über 50 ist katastrophal (eigene Erfahrung aufgrund von über 2000 Messungen).

» Tetra: neue niederfrequente Strahlung, die zum Vollbild des Autismus führen kann, wenn die Mutter davon während der Schwangerschaft, oder das Baby kurz danach, bestrahlt wird. Messinstrument auch von „Gigahertz Solutions“ oder „E-Smog-Spion“.

2. Genetik und Epigenetik

Verschiedene Labortests sind verfügbar und empfohlen:

» Genova (Ashville, North Carolina): Detox Genomics (getestet für Polymorphismen der Detox Enzyme)

» Vitamin Diagnostics (New Jersey): Methylation Panel

» Einfachster Test: kleines Blutbild: hohe Werte für MCV sind Hinweis auf versteckten B12- oder Folsäuremangel, das Kernstück der Methylzyklus-Probleme

» UrinTest für HPU (Kampsteg-Labor in Holland): epigenetische Probleme führen oft zur Blockierung verschiedener Enzyme der Häm-Synthese, die zur vermehrten Ausscheidung von Zink,Vitamin B6, Biotin und anderen Stoffen führen. Zink und B6 sind wichtig für verschiedene Enzyme des Methylzyklus.

3. Toxinbelastungen

Es gibt bis heute keinen zuverlässigen Test für die Gesamtbelastung des Organismus in vivo. Wir verwenden verschiedene Labortests, um die Belastung akkurat einzuschätzen:

- Haar Analyse (je nach abgeschnittener Haarlänge Hinweis auf die Schwermetalle, die in den letzten Wochen oder Monaten in Zirkulation und damit an die Haarwurzeln geraten sind). Sie zeigt nur das an, was der Körper bereits mobilisiert.

- Urin-Porphyrin-Test (www.labbio.net): Hinweis auf tiefere Schicht von Blei oder Quecksilberbelastung

- Challenge Tests: Eine Dosis von DMPS wird oral oder i. v. gegeben, danach wird der Urin für 6 - 24 Stunden gesammelt. Es zeigt, wie viel Metalle im Endothel der Niere waren, vielleicht auch in anderen Blutgefässen. Es hat sich als bester oder empfindlichster Test erwiesen.

- "Red Cell Heavy Metal Test": Bluttest für die Belastung der roten Blutkörperchen mit Schwermetallen, die aktiv in diese Zellen aufgenommen werden. Er zeigt nur die Schwermetalle, die der Körper selbst bereits mobilisiert.

- Glutathionwerte im Blut (reduziert)

4. Infektionen und Parasitosen

- wiederholte Stuhl- und Speichelanalysen, IgA, PCR, etc.
- direkter Erregernachweis im Stuhl oder im Speichel (Mikroskop)
- Bauchpalpation und Stuhlinspektion
- Borrelientests (Borreliosezentrum Augsburg)
- Virologie (Herpes Panel, Borna Virus und XMRV)
- therapeutischer Versuch

Wesentliche Erreger, die wir häufig finden:

- Rundwürmer, die meist in mikroskopischer Form auftauchen, sehr häufig in der Lunge (Varestrongylus Klapowi). Larvenstadien sind oft im Gehirn zu finden bei Kindern mit Epilepsie.

- XMRV: Virus, der in den letzten Jahren stark in Zusammenhang steht mit dem chronischen Müdigkeits-Syndrom. Finden wir bei 80 % unserer ADS-Kinder

- Borna Virus: sehr häufig, behandelt mit Core (siehe oben) und B12-Injektionen

» Borrelien, Babesien, Mycoplasmen, Bartonella (www.LymeInducedAutism.com). Die Borreliose mit ihren Co-Infektionen ist wohl die häufigste Grunderkrankung, die wir bei unseren Autisten finden (Seattle). Die Statistik dürfte in Deutschland nicht viel anders aussehen. Nur schauen wenige Ärzte in diese Richtung.

» Herpes Viren: finden wir fast immer, sind aber selten die wirklichen Auslöser der Erkrankung.

» Pilze: sie sind fast immer vorhanden. Die Pilzbehandlungen haben oft gute Effekte, aber meist deshalb, weil die Pilzmittel auch gleichzeitig Borrelienmittel sind.

» Infizierte Mandeln (Streptokokken, Pseudomonas, Chlostridien, usw.), PANDAS-Syndrom

BEHANDLUNG

Die neue Therapie des autistischen Formenkreises:

1. Den Wohnraum sanieren

a. Wichtig ist zunächst, die Wohnräume elektromagnetisch zu entstören. Wir gehen folgendermaßen vor:
   - nachts alle Sicherungen raus
   - im Haus keine schnurlosen Telefone, kein Wireless (WLAN etc.), sondern Broadband (Breitband, LAN über Kabel), keine Alarmanlagen
   - Für das Kind nachts: Abschirmnetz über dem Bett (Baubiologie), Erdungs-Matte im Bett, leitfähiges Bettlaken mit Anschluss an die Erdung (von www.biopure.eu), bitte aber nur, wenn kein Strom mehr im Schlafzimmer.
   - Nachmessen!

b. Wohnräume biochemisch entstören:
   - keine Teppichböden
   - keine Anwendung von Chemikalien zum Saubermachen – stattdessen Wasser und Seife
   - keine Kosmetika (Körpercreme: nur natürliche Öle, Zahnpasta ohne Fluorid)

c. Wohnräume mikrobiell entstören: unbedingt auf Wohnpilze testen. Am besten der Test aus den USA: ERMI-Testung (semiquantitativer Test für 32 verschiedene Pilze - www. Mycometrics.com).

Solange die Kinder in verpilzten Wohnräumen sind, besteht nur wenig Hoffnung auf Heilung.

Das Gleiche gilt für Schulräume oder Therapieräume, in denen sich die Kinder häufig aufhalten!

2. Körper und Psyche der Familie sanieren

Die schnellsten und tiefsten Heilerfolge erzielen wir, wenn sowohl Vater als auch Mutter in Behandlung sind. Ihre Parasiten, Borrelien und chronischen Mandelinfektionen sind ein ernstes Heilhindernis für das Kind.

Darüber hinaus bestehen wir darauf, dass beide Eltern psychotherapeutisch behandelt werden. Am wichtigsten für die Gesundheit des Kindes ist die Familienaufstellungsarbeit nach Bert Hellinger. Jeder der Eltern sollte mindestens einmal die eigene Familie aufgestellt haben.

3. Behandlung des elektromagnetischen Stresses

Wie oben bereits beschreiben, ist die Sanierung des Schlafplatzes des Kindes sehr, sehr wichtig. Dazu gehört auch die absolute Dunkelheit nachts (Melatonin). Immer öfter verwenden wir auch tagsüber Abschirmkleidung für die Kinder (aus leitfähigen Stoffen, die als Abschirmung gegen Mikrowellen wirken. Quelle: www.biopure.eu).

4. Behandlung der epigenetischen und genetischen Störungen.

Im Augenblick verliert sich nicht nur die Schulmedizin in diesem Fachgebiet.

5. Wir behandeln die Kinder mit einem einfachen Standardrezept (für 30-kg-Person):

» Methyl B12 : das "Neubrander Protocol": 65 Mikrogramm / kg Körpergewicht, alle 2 Tage subcutan injiziert. Bei leichten Fällen oder wenn deutliche Verbesserung: 1 mg sublingual. Wenn es Verschlechterungen gibt oder wenn im Urin zuviel Nitrosamin gefunden wird, verwenden wir Hydroxycobolamin in gleicher Dosierung
» Folinsäure: 400 - 800 mcg / Tag
» DemethylGlyzin: 250 mg, 2 mal / Tag
» Core * : günstige Mischung aus 3 Formen von Zink, 2 Formen von B6, Biotin, Molybdän, Chrom, Taurin und Magnesium: 1 Kapsel pro Tag
» Transdermales Magnesium Chlorid (großzügig)
» Propolis 25 % Tinktur * : großzügige Anwendung sublingual. Antimikrobiell, erhöht ZNS Melatonin
» Chlorella, je nach Toleranz bis zu 60 Tabletten à 250 mg pro Tag (vor dem Essen und zur Nacht). Sehr effektive Alternative: MatrixMetals-Spray von www.biopure.eu, 3 Sprays 2 mal / Tag
» Fischöl und Nachtkerzenöl, am besten nach Labor (Red Cell Membrane Fatty Acid-Test, Metametrix)

Die Lösung emotioneller Traumata bei den Eltern (MFT, PK, Aufstellungsarbeit) hat zu erstaunlichen Erfolgen geführt mit nachweisbaren Veränderungen der Gene und der Epigenetik bei den Kindern.

Toxinbelastungen

Schwermetalle sind im ZNS fest an Proteine gebunden und widerstehen vielen Ausleitungsversuchen. Wir benutzen folgendes sehr erfolgreiches Protokoll:
» Chlorella zum Binden von bereits mobilisierten Toxinen im Darm (10 - 30 Tbl. 3 - 4 mal pro Tag)
» Matrix Metals-Spray (nanonisiertes Chlorella, Koriander und Co-Faktoren: 3 - 8 Sprays 2 mal pro Tag (= stärkste Methode zum Mobilisieren)
» „Spring“ – Blütenknospen Stammzellen, die zur Anregung der Ausleitungsenzyme führen: 10 Tropfen 3 mal pro Tag *
» Gelegentlich: orales DMPS: 50 mg vor dem Schlafengehen. 5 Tage einnehmen, 2 Tage Pause, monatelang.

- » Chemikalien und andere Giftstoffe werden ausgeleitet, indem die Enzyme vom Methylzyklus und die Glutathionproduktion angeregt werden. Glyzin und Dimethyl-Glyzin haben hier eine besondere Rolle (siehe oben). Homöopathische Ausleitungsmethoden, die zum Teil die von mir von über 20 Jahren eingeführte Laser-Photophorese benutzen, sind oft notwendig und hilfreich.

Die Behandlung von Infektionen und Parasitosen

Hier hat unsere Medizin in den letzten Jahren den größten Fortschritt gemacht. Wir haben erkannt, dass bis zu 80 % aller autistischen Kinder unter einer Borreliose leiden, die meist unerkannt und unbehandelt bleibt.

Für die Parasiten verwenden wir folgendes aggressives, aber erfolgreiches Protokoll (Dosierung für 70-kg-Person):

- » Tag 1 und 2: Biltrizide 600 mg Tbl. : 2 Tbl. 3 mal / Tag
- » für 2 Wochen: Ivermectin 12 mg, 4 mal / Tag
- » nächste 2 Wochen: Nitazoxanid 1.000 mg, 2 mal / Tag
- » nächste 2 Wochen:

  Dazu geben wir ½ Teelöffel des ayurvedischen Wurmmittels Mimosa Pudica (spezifisch angebaut für www.biopure.eu), das zusätzlich genau die Stammzellen aktiviert, die Hirnnerven und Neurone reparieren.

Viren und Borrelien: hier hat es im letzten Jahr den größten Durchbruch gegeben. Wir verwenden hier nur noch ein Mittel: GcMAF (Gc Makrophagen Aktivierender Faktor). Dieses Mittel wird ein Mal pro Woche subkutan injiziert und war bisher fast 100 % erfolgreich bei der Elimination dieser oft schweren Belastungen. Es gibt fast keine Nebenwirkungen. Die Behandlung sollte für 4 – 6 Monate durchgeführt werden. Die Heilrate von autistischen Kindern liegt heute bei über 60 %, seit wir GcMAF verwenden. Etwa 80 % der Kinder zeigen wesentliche Verbesserungen, 40 % werden ganz geheilt. Die Quelle von GcMAF ist wichtig: www.GcMAF.eu.

Oft ist es notwendig, bei den betroffenen Kindern die chronisch infizierten Mandeln zu entfernen oder effektiv zu behandeln. Bei den älteren Kindern verwenden wir die regenerative Kryotherapie (www.krypraxis.de) und Immunmodulation mit den

Sanum-Medikamenten. Die besten Erfolge haben wir, wenn wir die drei Methoden in Serie kombinieren: Tonsilektomie, Immunmodulation, Kryotherpie.

Autismus und die Störung des Oxytocinhaushaltes

Autismus gleicht in seiner Symptomatik der Störung eines körpereigenen Hormons namens Oxytocin. Oxytocin ist ein Hormon, welches in der hinteren Hypophyse freigesetzt wird und eine Reihe von Körperfunktionen steuert. Erst seit den 90er-Jahren wurde jedoch auch seine psychoaktive Komponente erforscht und gewinnt in der Psychologie und Psychiatrie in der Diagnose und der Therapie an Bedeutung. Seit den 60er-Jahren wird es in der Gynäkologie zur Wehenförderung eingesetzt. Die Verwendung von Oxytocin unter der Geburt und die Störungen des Oxytocinhaushaltes nach der Geburt (z. B. fehlender Mutter-Kind-Kontakt, etc.) können Konsequenzen auf die Psyche des Kindes für die wichtige Zeit nach der Geburt und darüber hinaus für den Rest des Lebens haben. Dies scheint auch bei der Entstehung von Autismus eine bedeutende Rolle zu spielen.

Der Einsatz von synthetischem Oxytocin um die Geburt sollte deshalb genauestens abgewogen werden. Da z. B. in den USA fast 80 % aller Geburten unter Oxytocingabe erfolgen, könnten die Konsequenzen der Applikation von gesellschaftlicher Bedeutung sein. Gegenwärtig liegt die Autismusrate in Europa bei einem von zehntausend - in den USA liegt sie bereits bei einem von siebzig. Dass Schwermetalle (Impfungen, Zahnbelastungen durch Amalgam, etc.) in der Aetiolgie des Autismus eine Rolle spielen, ist aufgrund der gegenwärtigen Datenlage nicht mehr zu leugnen. Die typischen autistischen Charakteristika sind jedoch auch alle durch Störungen des Oxytocinhaushaltes erklärbar. Wie genau diese Beeinträchtigung stattfindet, ist gegenwärtig noch nicht erforscht, doch wissen wir aus klinischer Erfahrung, dass es im autistischen Spektrum nachweisbare Verschiebungen der Hormonwerte gibt und Symptome durch die Gabe des Hormons oder durch isopathische Verdünnungen des Hormons verändert werden.

Eine genetische Genese für die Aetiologie von Autismus zu postulieren, wie es gegenwärtig sehr modern ist, ist aufgrund der klinischen Erfahrungen über den Ausbruch des Autismus nicht haltbar. Vielmehr scheint genetisches Make-Up, Umweltfaktoren und Trigger eine Trias in der Entstehung zu sein.

Die Rolle von Oxytocin im autistischen Spektrum

Ebenso wurden Verbindungen des Oxytocinstoffwechsels und Autismus festgestellt. Die ersten Erfolge bei der Applikation von Oxytocin durch eine verbesserte Identifikation von emotionalen Inhalten bei Autisten und Asperger-Patienten gelang Hollander 2003. Viele Verhaltensweisen, die normalerweise dem Oxytocin zugeordnet sind, sind bei den Autisten verändert. Dazu zählen zum Beispiel die soziale Erkennung und das soziale Bonding. Diese Beobachtungen habe Forscher dazu animiert, Oxytocinfehlfunktionen als ursächliche Faktoren bei dem Autismus zu sehen. Auch experimentierten sie mit Oxytocin als Therapeutikum.

Forscher haben tatsächlich Defizite im O-System bei Autisten festgestellt. Eine Studie fand erniedrigte Oxytocinwerte bei präbubertären autistischen Kindern. Eine weitere Studie fand eine niedrigere Ratio von Oxytocin zu Oxytocin-X bei autistischen Kindern, was auf einen gestörten Mechanismus hinweisen könnte, Oxytocin-X in Oxytocin umzuwandeln. Oxytocin-X war bei diesen Kindern nicht vermehrt durch Oxytocin ausgetauscht worden, wie das bei „normalen" Kindern der Fall ist.

Andere Forscher beobachten eine wichtige Funktion von AVP (Vasopressin, auch aus der hinteren Hypophyse) in den Veränderungen der Autisten. In Tierversuchen konnte gezeigt werden, dass die Faktoren der sozialen Entwicklung von AVP ähnlich denen des Oxytocin bei männlichen Tieren sind und in einigen Faktoren bei weiblichen Tieren, die der Funktion des Oxytocins auch ähneln. Nichtsdestotrotz ist die Funktion von AVP eher der Erregung, der Aktivität und der Aggression zugeordnet, im Gegensatz zu den beruhigenden, pro-sozialen Effekten des Oxytocins. Übersteigerte AVP-Aktivität, die nicht durch die beruhigende Wirkung von Oxytocin ausgeglichen ist, könnte einige Charakteristika des autistischen Spektrums erklären. Ebenso die gesteigerte Prävalenz bei Männern, deren Oxytocinsystem weniger aktiv ist.

Diese Autoren sind der Meinung, dass Veränderungen in diesem System auf entwicklungsbedingte und auf epigenetische Faktoren zurückzuführen sind. Diese könnten durch perinatalen Stress ausgelöst sein, durch exzessive oder defizitäre Werte von Hormonen, wie Östrogenen, Androgenen, AVP und Oxytocin in der perinatalen Periode; ebenso Faktoren wie Krankheiten, Entzündungen und frühe soziale Erlebnisse.

In einer Doppelblindstudie konnten Hollander und seine Kollegen herausfinden, dass eine intravenöse Gabe von Oxytocin – in zwei- und dreiwöchigen Intervallen – das repetitive Benehmen von Autisten und Patienten mit Asperger-Syndrom signifikant reduzieren konnte.

In einer anderen Studie verbesserte die Oxytocingabe die Verarbeitung von sozialen Informationen bei Autismus und Asperger-Syndrom. Dies war übereinstimmend mit einer Studie mit „normalen" Erwachsenen. Die Ursache dieser Fehlfunktionen des Oxytocin/AVP-Systems bleibt unbekannt.

Manche Forscher stellen die Hypothese auf, dass Beeinträchtigungen in der perinatalen Periode, besonders die häufige Applikation des exogenen Oxytocins (Syntocinon) bei Frauen unter der Geburt der Grund sein könnte. Es ist wichtig hier zu bemerken, dass Autismus auch mit hohen Quecksilberwerten in Verbindung gebracht wird. Studien haben gezeigt, dass diese mit der Oxytocinproduktion in der hinteren Hypophyse verbunden sein kann. Wenn eine der Thesen aus dem folgendem Artikel, nämlich der Downregulation der Oxytocinrezeptoren, sich als bewiesen zeigen sollte, was könnte dies in einem Kind (und der Mutter) auslösen, die eine eingeschränkte Oxytocinproduktion aufweist? Könnte die Kombination eine Erklärung für die Entstehung von Autismus sein?

Genetische Prädispositionen für den Autismus wurden in mehreren Studien der letzten Jahre erforscht. Sie könnten eine weitere Erklärung dafür sein, warum nicht alle Quecksilber belasteten oder in der perinatalen Periode mit synthetischem Oxytocin versorgten Individuen zu dem autistischen Spektrum zählen. Darüber hinaus gibt es noch weitere Schwermetallbelastungen (Impfungen, etc.) im späteren Leben, bei denen ein Trigger für die Entstehung des Autismus infrage kommen könnte.

Durch seine Schlüsselrolle in der Steuerung des normalen menschlichen Verhaltens wird Oxytocin als die Basis vieler neuropsychiatrischer Krankheiten, insbesondere dem autistischen Spektrum, gesehen. Mögliche Veränderungen durch die perinatale Oxytocingabe:

1997 wurde gezeigt, dass es unter Oxytocingabe zu einer Downregulation der Oxytocinrezeptoren im Uterus kommt und dies zu einer Desensibilisierung des Gewebes führt. Als möglichen Mechanismus für die Veränderung der Zellen im Myometrium wurden transkriptionale Suppression und Destabilisierung der mRNA durch RNA-Bindeproteine postuliert.

2009 wurde in einer Studie in Schweden mit 630 Frauen ermittelt, dass die Verwendung von Oxytocin in frühen Stadien der Geburt zwar die Wehendauer bei fehlender cervikaler Dilatation verkürzen kann, dass es aber keine signifikante Senkung der Sektio-Rate oder der instrumentellen Geburtenrate gibt. Auch führte die Gabe von Oxytocin unter der Geburt zu einem Anstieg des oxidativen Stresses. Die Probanden in der Kontrollgruppe mit der wehenfördernden Medikation hatten signifikant niedrigere Glutathionwerte als die Probanden aus der anderen Kontrollgruppe.

Aus Studien über oxytocindefezitäre Mäuse wissen wir, dass zwar Sexualität und Wehen unter normalen Bedingungen ablaufen, dass es aber zu erheblichen Stillproblemen und sozialen Defiziten bei den Mäusen kommt. Dazu zählte vor allem ein signifikanter Anstieg von Aggression bei den ausgewachsenen Mäusen, unabhängig von deren Geschlecht. Bei den Ratten konnte nachgewiesen werden, dass eine Gabe von Oxytocin nach der Geburt zu einer Veränderung der Rezeptorzahl im Herzen der Tiere führte.

Auch wenn in diesem Beitrag die psychische Komponente der Oxytocingabe die Priorität hat, so soll doch ein Beitrag aus einer Doktorarbeit aus Uppsala zu Wort kommen. Die Doktorandin hatte die Daten von 28.486 Geburten in einem Zehnjahreszeitraum ausgewertet. Das Ziel war es, Gebrauch und Missbrauch von Oxytocingaben zu untersuchen.

Uterine Hyperaktivität und die Gabe von Oxytocin

Casba deckte auf, dass perinatal der erste Kontakt eines Hormons mit seinem reifenden Rezeptor ein „hormonal Imprinting" auslöst. Diese Prägung justiert seiner Meinung nach die Bindungskapazität des Rezeptors für den Rest des Lebens. In der Gegenwart eines Überangebots des Hormons oder eines fremden Moleküls, welches an den Rezeptor gebunden werden könnte, kann dieses fehlerhafte Binden lebenslange Konsequenzen mit sich bringen. Könnte dies auch für Oxytocin der Fall sein? Was könnten die Konsequenzen einer künstlichen, perinatalen Gabe eines physiologischen und wichtigen Hormons namens Oxytocin für unser Leben sein?

Winstone untersuchte in Ihrer Dissertation dreijährige Kinder, die eine „Oxytocingeburt" hinter sich hatten. Aus ihren Beobachtungen schloss sie, dass die polyvagale Theorie als Erklärungsmodel für ihre Beobachtungen dienen kann. Sie hatte bei dem Vergleichen der Parameter erkannt, dass die Durchsetzungsfähigkeit und ein Bedürfnis die Umgebung zu kontrollieren statistisch auffällige Kriterien waren, die die Eltern der betroffenen Kinder bemerkt hatten. Beide Faktoren stehen für innerlich deregulierte Antworten auf äußere Einflüsse. Für sie unterstützen ihre Beobachtungen ebenso Casbas Konzept. Eine Oxytocin-Verwendung unter der Geburt scheint bleibende, fehlerhafte Veränderungen in dem Oxytocinsystem der Mutter, des Kindes oder beiden auszulösen. Dies kann sowohl die innere Steuerung, als auch die Mutter-Kind-Bindung betreffen.

In den oben aufgeführten Studien wird viel aus dem gegenwärtigen Stand der Oxytocinforschung zitiert. Das Hauptaugenmerk gilt dabei der psychischen Komponente des Hormons. Es ist nicht Ziel des Beitrags, die Indikationskriterien und den sinnvollen und weniger sinnvollen Einsatz unter der Geburt zu diskutieren, denn dies gehört in die Hände der Gynäkologen. Doch wäre es wünschenswert, die Erkenntnisse aus der Psychologie auch in den obstetrischen Bereich zu übertragen. Die Wehenauslösung ist noch nicht eindeutig für den Menschen geklärt, doch wissen wir, dass es ein komplexes Zusammenspiel von Östrogenen, Gestagenen, Adrenalin, Prostaglandinen, CRH, Oxytocinase und der Sensibilisierung der Gebärmutter für Oxytocin gibt.

Durch Dr. Tagayanaki wissen wir, dass bei Ratten Oxytocin nicht essentiell für die Geburt ist – sein Fehlen jedoch bei den betroffenen Ratten soziale Defizite auslöste. Wenn dies auch für den Menschen gilt, wäre es wünschenswert, sensibel mit dem Thema umzugehen.

Michel Odent hat schon vor Jahren vorgeschlagen, die Wehen zuerst mit frauenorientierten Komponenten zu fördern, bevor es zum Einsatz einer Geburtsintervention durch die Gabe von Sintocinon (synthetisches Oxytocin) kommt. Hierzu zählt für ihn die Ruhe um die Gebärende. Dies aktiviert den für die Geburt wichtigen Parasympathikus. Damit sie sich in alte Gehirnteile zurückziehen kann, empfiehlt er eine Minimierung von auditiven, visuellen und olfaktorischen Reizen, um eine Aktivität des Neocortex niedrig zu halten. Ebenso sind eine bedürfnisorientierte Begleitung und Betreuung und das Beachten von soziokulturellen Faktoren für den effektiven Ablauf der Wehen als positiv bewertet worden. Eine Person des Vertrauens (Hebamme, Doula) unter der Geburt dabei zu haben, hat sich in Untersuchungen ebenso als geburtsförderlich erwiesen. Dies gilt auch für eine positive Mutter-Kind-Kommunikation unter den Wehen. Dies kann bereits in der Schwangerschaft, z. B. durch die Bindungsanalyse eingeübt werden.

Andere wehenförderliche Faktoren sind Wärmeanwendungen (Wickel, Bad), Bewegung und verschiede Positionen, die Zufuhr von Flüssigkeit (inklusive Elektrolyte,

Glukose), mamiläre Stimulation (Oxytocinausschüttung), Massage, Atemtechniken und im späteren Verlauf der Geburt die Fruchtblaseneröffnung. Aspekte, die den Wert einer Hebamme unter der Geburt stärken könnten. Es wäre wünschenswert, diese Methoden im Licht der möglichen Konsequenzen der Oxytocingabe unter der Geburt neu zu beleuchten.

In der Endokrinologie gibt es einen Grundsatz, nachdem es bei einer erhöhten Konzentration eines Hormons zur sogenannten Downregulation kommt. Dies wurde nach unserem Wissen mit Oxytocin für Mutter und Kind noch nie durchgeführt. Pournajafi-Nazarloo et al. konnten dies für die Oxytocinrezeptoren im Rattenherz nachweisen. Warum sollte derselbe Mechanismus nicht auch im Menschen ablaufen? Könnte eine perinatale Gabe von Oxytcin nicht auch zur Veränderung der Rezeptorenanzahl führen? Was würde ein Angebot von Oxytocin ohne die entsprechende Anzahl von Rezeptoren in der Mutter und dem Kind auslösen? Könnte ein adäquates Bonding danach noch stattfinden? Was bedeutet das für die mögliche Entstehung von postnatalen Depressionen? (Hebammen berichten immer wieder über eine hohe Oxytocingeburtenrate und eine postnatale Psychose).

Oft berichten die betroffenen Mütter nach einer Oxytocinanwendung, nicht gleich den Kontakt zu ihrem Kind gehabt zu haben. Dieser Eindruck hinterlässt meist Spuren von Zweifel und Nervosität gegenüber dem betroffenen Kind. Häufig berichten die Mütter von einer anderen Qualität in der Bindung von dem Oxytocinkind im Vergleich zu den Geschwistern, die ohne auf die Welt gekommen waren. Ebenso haben die Babys oft Probleme beim Kontaktaufbau mit der Mutter, was zu Stillproblemen führt. Überproportional zeigen die betroffenen Babys in der Praxis auch Anzeichen von Traumatisierungen. Sie verbleiben lange im Moro Reflex und sind sehr schreckhaft. Sie sind oft sogenannte Schreikinder und außer auf dem Arm nicht zu beruhigen. Oft wird bei ihnen eine Kolik diagnostiziert und die Therapie darauf gerichtet. Diese Babys zeigen darüberhinaus ein verändertes Hautkolorit oder sie neigen zum Schwitzen. Sie sind meist unruhig und können erst sehr spät fokussieren. Sie können hypoton oder hyperton sein und haben verstärkt Probleme mit der Kopfkontrolle. Auch wenn diese Kriterien nicht als oxytocinspezifisch zu sehen sind, sondern eher allgemeine Kriterien für ein traumatisiertes Baby sind, so wurden wir erst im Alltag auf den Wehenförderer aufmerksam, da dies die Kinder waren, die von der Mutter kaum zu trösten waren. Während andere Babys tagelange anstrengende Geburten hinter sich gebracht hatten, so waren diese durch den Körperkontakt meist wieder zu beruhigen. Könnte das fehlende Andocken von Oxytocin an den Bindungsstellen nicht ein möglicher Mechanismus für die persistierende Unruhe dieser Kinder sein?

Darüber hinaus, was wäre, wenn die gleichzeitige Gabe eines Hormons von Vertrauen, Bindung, Liebe unter dem maximalen Stress der Geburt nicht ambivalente Gefühle gegenüber diesen wichtigen Themen unseres Lebens auslösen könnte? Anstatt durch das Oxytocin nach der Geburt in den Armen der Mutter oder des Vaters, sich von den Anstrengungen der Geburt erholen zu können, könnte das Oxytocin bereits sowohl mit Stress, als auch mit positiven Konnotationen verbunden sein. Eine verwirrende Situation für die Neugeborenen mit weitreichenden Konsequenzen im Umgang mit Belastungen und Beziehungen im späteren Leben.

Frau Dr. Wismer Fries hat auf die wichtige Phase nach der Geburt durch ihre Oxytocinbestimmungen bei adoptierten, vernachlässigten Kindern hingewiesen.

Bei den heranwachsenden Oxytocinkindern haben wir vermehrt unspezifische Gefühle von Angst als Schlüsselsymptom identifiziert. Oft besteht eine Unsicherheit, es treten Teilleistungsstörungen in der Schule auf und es gibt oft Probleme mit Gleichaltrigen, Geschwistern oder den Eltern. In der Gruppe fühlen sich diese Kinder oft nicht dazugehörig oder sie wollen sie dominieren. Dies sind alles Symptome, die sich durch die Gabe von potenziertem Oxytocin verbesserten oder sogar verschwanden, sodass wir sie direkt dem Hormon zuschreiben konnten. Bei den Erwachsenen erweitert sich der Symptomkomplex auf die Bindungsfähigkeit und eine signifikante Ambivalenz gegenüber positiven Ereignissen („Ja schön, aber ....").

Wir wissen um die Bedeutung des Hormons bei der sozialen Kommunikation, bei der Bildung von Vertrauen in sich selbst und andere, sowie bei den Instinkten im Umgang mit dem Baby. Wir kennen dessen Bedeutung in der Sexualität, bei dem Flirtverhalten, der Erektion und dem Empfinden von Lust. Wir wissen auch um den Einfluss auf neuropsychiatrische Probleme wie der Schizophrenie, dem Morbus Alzheimer, dem Autismus, Essstörungen, Zwangsstörungen etc. Auch die physiologischen Steuerungen durch das Hormon, wie zum Beispiel des Herzens, sind von großer Bedeutung.

Bei den Themen vom Umgang mit Kindern, juveniler und erwachsener Aggression, Bindungsproblematiken, Sozialphobien etc., stoßen wir an große Themenkomplexe unserer Zeit. Wäre es möglich, dass einige dieser Faktoren zum Teil auch durch unsere Geburt erklärbar sind? Die Bitte an die Forschung ist hier, dass mehr Studien und ein interdisziplinärer Austausch für die Zukunft unserer Kinder stattfinden.

Fallbeispiele

Kind, 7 Jahre, aus Dubai - autistisch seit einer zweimal durchgeführten Masern-Mumps-Röteln-Impfung - seit dieser Zeit starke Bauchkrämpfe mit Verstopfung und nächtliches Schreien. Erst die Umstellung auf gluten-, hefe-, und kaseinfreie Kost, zusammen mit der Gabe von SAM (800 mg), Methylcobalamin (100 µg täglich subcutan), B-Komplex, Taurin, Molybdän, Zink, Selen, Mangan, Eigelb und täglich transdermales DMPS (auf den Bauch) erbrachten eine Besserung um ein Drittel auf der Autismus-Symptom-Checkliste. (Hier werden Beschwerden bewertet. Je höher der Wert, desto schlimmer die Ausprägung von Autismus). Durch die zusätzliche Gabe von Cerebrolysin und die Verringerrung der hochfrequenten elektromagnetischen Belastung (was in Dubai nicht einfach ist), brachte weiterhin eine deutliche Besserung. Das Kind schläft durch, hat keine Bauchkrämpfe mehr und kann nun eine Schule besuchen.

11jähriger Junge - autistisch seit Impfung mit 3 Jahren. Stunden und Tage nach der Impfung rapide Verschlechterung bis zur Aphasie. Er hatte vorher eine normale Entwicklung, reagierte aber auf jede Impfung. Ein Schwermetalltest zeigte auffällige Aluminium- und Quecksilberwerte. Auch zeigte sich unter anderem ein Magnesiumdefizit. Eine monatelange Metallausleitung zeigte eine leichte Besserung der intellektuellen Leistung, doch ergab kognitiv keine Verbesserung. Unter der isopathischen Impfausleitung zeigten sich hier die ersten Veränderungen (Blickkontakt, Reaktionen auf Ansprechen, etc.). Dann begann die erste Oxytocinverdünnung. Mutter und Erzieher berichteten von neuem Kind. Sozialer, weniger Aggression, grössere innere Ruhe etc. Dann Gabe von Oxytocin D6 und D 0,1. Hierauf sprach noch in der Praxis der Junge seinen ersten Satz nach 8 Jahren Stille.

Der in diesem Buch aufgeführte Text über verschiedene Aspekte des Autismus bietet wichtige weitere Einsichten, die von Betroffenen sorgfältig durchgearbeitet werden wollen.

---

* erhältlich bei www.biopure.eu

III. ERKRANKUNGEN UND BELASTUNGEN
8. HPU/Stoffwechselstörung

URSACHE

Die Hämopyrrollaktamurie (HPU) ist eine familiär gehäuft auftretende, genetisch determininierte Stoffwechselstörung. Sie ist in der Literatur auch bekannt unter dem geschichtlich älteren Namen Kryptopyrrolurie oder Malvaria. Der »mauve factor« (Malvaria), der bei schizophrenen Patienten in den 70er-Jahren von Pfeiffer, Hoffer und Kollegen vermehrt nachgewiesen werden konnte, galt jahrelang als Kryptopyrrol. Heute ist Genaueres bekannt: Es handelt sich um die Verbindung Hämopyrrol bzw. Hydroxyhämopyrrol-2-1 (HPL). Insgesamt sind jede zehnte Frau und in etwa jeder hundertste Mann betroffen. Innerhalb der Menschengruppe, die wegen Krankheiten und Störungen Therapeuten aufsuchen, können wir jedoch von sehr viel höheren Inzidenzen in der Arztpraxis ausgehen. Nach unseren Schätzungen ist jeder 3. Patient unerkannt von HPU betroffen.

Ausscheider des HPU-Komplexes weisen in der Regel enzymatische Schwächen an mehreren Enzymen der Häm-Synthese auf. Der Anstieg von toxischen Zwischenprodukten der Häm-Synthese führt zur erhöhten Bildung von Hämopyrrollaktam-Komplexen, die an die aktive Form des Vitamin B6 (Pyrridoxal-5-Phosphat, kurz P5P) und Zink, teilweise auch Mangan gebunden und über die Niere ausgeschieden werden.

Doch es gibt auch erworbene Formen der HPU/KPU. So berichten Heufelder und Kuklinski von Fällen, in denen Schwermetallbelastung (Amalgam) oder HWS-Traumata als Auslöser für die Stoffwechselstörung infrage kommen. Als direkte Folge der Mikronährstoffmängel (Vitamin B6, Zink, Mangan) entstehen im chronischen Verlauf in der Regel körperliche und psychische Beschwerden. Die toxischen Zwischenprodukte, die bei der unzureichenden Häm-Synthese anfallen, können ebenfalls zu psychischen Auffälligkeiten beitragen (Stimmungsschwankungen, Depression, Schizophrenie, Angst, Unruhe, Hyperaktivität).

Symptome, chronische Beschwerden

Nachfolgend eine Liste mit Symptomen, die bei HPU-Patienten gehäuft zu finden sind:

» weiße Flecken auf den Fingernägeln
» Schwangerschaftsstreifen (Striae)
» schlechte Traumerinnerung
» blasse Hautfarbe (v.a. Gesicht)
» Knie- und Gelenksbeschwerden
» Allergien
» Nahrungsmittelunverträglichkeiten/gastrointestinale Erkrankungen
» morgendliche Übelkeit/Schwangerschaftsübelkeit
» Licht-, Geruchs- oder Geräuschempfindlichkeit
» Hypoglykämie/Glukose-Intoleranz, DiabetesTyp 2
» Migräne, Zyklusbeschwerden, Zyklusanomalien, PMS-Syndrom, Unfruchtbarkeit
» Autoimmunerkrankungen, insbesondere Hashimoto-Thyreoiditis und primäre biliäre Zirrhose (PBC)
» Anämie, Eosinophilie
» ADS/ADHS
» Abhängigkeiten
» Stress-Intoleranz
» Ängstlichkeit, Stimmungsschwankungen, Depressionen, bipolare Psychosen, schizophrene Psychosen, Autismus.

Akute Beschwerden:
» Oberbauchbeschwerden, Muskelkrämpfe und -schwäche u. ä., oftmals ausgelöst durch aluminium- oder quecksilberhaltige Medikamente, Infektionen und Stress, aber auch ganz einfache Fastenkuren, die das ohnehin schon belastete System dann vollends überfordern.

Biochemischer Hintergrund für HPU ist der Mangel des Häm-Moleküls, das für den Organismus sehr wichtig ist.

Häm besitzt eine zentrale Rolle im Energiestoffwechsel (Cytochrom C der Atmungskette) und wird von einer ganzen Familie von Entgiftungsenzymen benötigt. Es ist außerdem essenziell für die antioxidative Abwehr.

Die Enzyme -
» Katalase,
» Cysthathionin Synthase,
» Cytochrome,
» Guanylat Cyclase,
» NOS,
» Pyrrolase,
» Sulfitreduktase,
» Metallothioneine
- sind auf eine ausreichende Häm-Synthese angewiesen. Eine Unterdrückung des Häm führt durch unzureichende Kapazität oben genannter Enzyme zu metabolischen Krisen und mitochondrialen und neuronalen Schäden durch oxidativen Stress. Außerdem geht es mit einer Reduktion der Cytochrom-P450-Aktivität einher, also einer verringerten Kapazität der Entgiftungsphase 1, ebenso wie mit einer gesteigerten Stickoxid-Produktion und intrazellulär um die Hälfte verminderten Zinkkonzentrationen.

Oxidativer Stress resultiert also aus einem kombinierten Vitamin B6- und Zink-Mangel. Des Weiteren bedingt dieses orthomolekulare Defizit einen niedrigen Glutathion-Status. Der Nachweis der HPL-Komplexe im Urin ist also nicht nur Indikator für Vitamin B6- und Zink-Depletion, sondern kann auch als indirekter Marker für oxidativen Stress gelten.

Schwermetallbelastung und HPU: eine unheilvolle Kombination

Schwermetalle sind dafür bekannt, dass sie Gen- und Enzymdefekte verursachen, und können daher an der Entstehung von HPU beteiligt sein. Umgekehrt führt HPU zur Anhäufung von Schwermetallen und anderen toxischen Stoffen durch die verminderte Entgiftungsleistung. Daher sollten wir bei einer vorliegenden Entgiftungsstörung immer daran denken, dass sie HPU-bedingt sein kann.

Lt. Dr. Dietrich Klinghardt weisen HPU-Patienten geringe Glutathion-Serumspiegel auf sowie hohe NO-(Stickoxid) Level. In der Regel haben die Patienten einen erniedrigten Histamin-Spiegel, der ebenso wie ein zu hoher Histamin-Spiegel zu massiven Problemen mit biogenen Amiden führen kann. Doch auch generell erhöhte Histamin-Spiegel kommen vor.

Nach eigenen Beobachtungen von Dr. Klinghardt sind 80 % der Borreliose-Patienten HPU-positiv und 75 % der Patienten, die mit toxischen Schwermetallen wie Quecksilber und Blei belastet sind. Klinghardt vermutet, dass mehr als 80 % der ASD-Kinder („Autism Spectrum Diseases) HPU-positiv sind und dementsprechend behandelt werden sollten.

In der naturheilkundlichen Praxis ist es entscheidend, eine zuverlässige Diagnostik durchzuführen und mit den fehlenden Mikronährstoffen zu therapieren.

DIAGNOSE

» Auffällige Laborparameter bei HPU
» Hohes LDL, niedriges HDL
» Alkalische Phosphatase vermindert
» Leukozytopenie (verminderte Zahl weißer Blutkörperchen)
» Geringe Anzahl von Omega-6-Fettsäuren in der Zellmembran von Erythrocyten
» Niedrige Taurin-Spiegel
» Hohes MCV (Vitamin-B6-Mangel) im roten Blutbild,
» Zink und Mangan-Mangel in Knochen und Zentralnervensystem, wobei die Blutspiegel normal erscheinen können.
» Auffällige Symptome bei Kindern:
» China-Doll-Look (Porzellanpuppengesicht), Indigo-Babys, Ekzeme, Infektionen mit Pilzen oder Viren, feine Haare, dünne Nägel, deformierte Nägel nach der Geburt, die sich mit der Zeit auswachsen, Blähbauch, Bewegungsunlust, häufiges Anrempeln an Gegenstände, Stress-Intoleranz, Schlafprobleme, analer Juckreiz durch Parasiten.

HPU-TEST®

Der geschichtlich ältere Kryptopyrroltest, der immer noch in den meisten Laboren weltweit angeboten wird, weist verschiedene Pyrrolverbindungen im Urin nach, die auch nach der Einnahme von bestimmten Medikamenten oder durch toxische Belastungen entstehen können. Dadurch ist dieses Testverfahren zur Detektion der Stoffwechselstörung weniger gut geeignet als der sehr viel spezifischere HPU-Test®, der seit dem Jahr 2000 verfügbar ist und ganz spezifisch HPL-Komplexe misst, die nur und ausschließlich bei HPU gebildet werden.

Ein weiterer Vorteil dieses neuartigen Testverfahrens ist, dass auch sog. Abendausscheider mithilfe des 24-Stunden-Urins gefunden werden können. Bei ihnen kommt es, bedingt durch den bestehenden Mangel der Mikronährstoffe, erst durch die mit der warmen Hauptmahlzeit aufgenommen kleinen Mengen Zink und Vitamin B6 zu einem kurzfristigen Ausscheiden der HPL-Komplexe, ca. 2 Stunden nach dem Essen. Die Einnahme von Vitamin B6 oder Multivitaminpräparaten verfälschen den Test ebenso, wie die Einnahme von Zink. Der Urin sollte auch nicht während oder direkt nach der Periode oder in einer ungewohnt stressfreien Zeit, bzw. bei bettlägeriger Erkrankung gesammelt werden.

Auch die Einnahme von Antibiotika kann zu falsch negativen Werten führen, da durch deren Einsatz vermehrt Darmbakterien absterben, wodurch Vitamin B6 freigesetzt wird. Die Einnahme von Entwässerungsmitteln kann das Testergebnis ebenfalls verfälschen. Für den HPU-Test® wird Mittelstrahl-Morgenurin verwendet. Patienten mit länger bestehenden Beschwerden oder Patienten, die häufig Wasserlassen müssen, sollten den 24-Stunden-Urintest durchführen.

BEHANDLUNG

HPU führt zur Akkumulation von Toxinen im Körper. Deshalb sollte keine HPU-Therapie durchgeführt werden ohne gleichzeitige, begleitend durchgeführte Schwermetallausleitung.

Um die Entgiftungsphase 1, 2 und 3 anzuschalten, nehmen Sie MicroSilica * ein, 1 - 4 mal 100 mg pro Tag, - Chlorella je 15 Presslinge pro Mahlzeit,- Valkion-Singulett-Sauerstoff-Inhalationen sind ebenfalls hilfreich.

» Mobilisieren von Metallen: Koriander, nanonisierte Chlorella *,
» Bewegen von intracellulär gebundenen Metallen zur Leber: Phospholipid Exchange *, EDTA, Alpha-Liponsäure, Magnesium zwei mal täglich.
» Erleichterte Ausscheidung über die Niere und Transport durch die Matrix: Matrix-Elektolyt *, 2 - 8 TL im Wasser.

Heilungskrisen:

Achtung vor Heilungskrisen über einen Zeitraum von zwei bis sechs Wochen. Unterschätzen Sie das nicht. Verwenden Sie die stärksten Entgiftungsmittel in dieser Zeit:

» DMSA 100 - 200 mg, alle zwei bis drei Stunden für einige Tage.
» Während weniger akuten Phasen – 200 mg vor dem Zubettgehen – jede 2. Nacht.
» Hilfreich ist auch transdermales DMPS oder i. v. oder i. m. 3 - 6 mg/kg Körpergewicht, sogar täglich oder 2 mal täglich, später dann 2 mal pro Woche.
» Vitamin C-Infusion (50 - 75 g).
» Lymphdrainage,
» Colon Hydron Therapie,
» Chlorella, Zeolithe oder Microsilica hochdosiert,
» Laser Detox,
» kinesiologisches Austesten der Mittel und Dosierungen.
» Die fehlenden Mikronährstoffe, allen voran die aktive Form des Vitamin B6 (P5P) mit ca. 50 mg pro Tag für einen Erwachsenen, zusätzlich Zink und Mangan, sollten ersetzt werden.

Darüber hinaus hat sich die Supplementation eines Multivitamin-Präparates in der Praxis bewährt. Auch auf kleinste Mengen von Kupfer sollte hierbei zu Beginn der Therapie zunächst verzichtet werden, da das innerhalb der Therapie häufig zu unerwünschten Nebenwirkungen führen kann (z. B. gastrointestinale Beschwerden). Zink reduziert die Anzahl oxidierter Biomoleküle; P5P schützt Nervenzellen nachweislich vor oxidativem Stress.

Der erhöhten Lipidperoxidationsrate bei HPU-Patienten sollte mit der ausreichenden Gabe von Antioxidantien, Omega-3-, bzw. Omega-6-Fettsäuren begegnet werden. HPU-Patienten sind jedoch nicht nur »schlechte Entgifter« körpereigener Neurotransmitter und Hormone, es sind vor allem die Patienten, die mit der Entgiftung exogener Toxine (Schwermetalle, Pestizide, Medikamente) Probleme haben. Für die Praxis bedeutet das, dass jede Entgiftungstherapie mit Chlorella, o. ä., durch die Supplementation geeigneter Mikronährstoffe begleitet werden sollte, um wirklich effektiv, erfolgreich und nebenwirkungsfrei zu sein.

Die Gabe von oral gut bioverfügbarem Glutathion, Coenzym Q10 und Magnesium, darüber hinaus, kann heilsam sein. In der heutigen Zeit verlangt Entgiftung gerade dem defizienten System der HPU-Patienten immer wieder metabolische Höchstleistungen ab. Es ist für diese Patientengruppe ratsam, auch in der Ernährung und Kosmetik auf unbelastete Produkte Wert zu legen und die körpereigene Entgiftung mit den entsprechenden Mikronährstoffen zu unterstützen.

SPEZIELLE INFORMATION

HPU ist ein häufiger Cofaktor bei Patienten mit:

1.) Schwermetallbelastung (die Entgiftungsphasen sind ineffektiv, Mangel an Glutathion),
2.) Borreliose (Mikroben induzieren KPU/HPU Enzyme, um die Leukozyten (weißen Blutzellen) zu schwächen und die Zinkspiegel zu verringern),
3.) vielen, wenn nicht allen neurologischen Erkrankungen (MS, Parkinson, Depression, Autismus).

Wenn HPU korrekt diagnostiziert wird und die empfohlenen Mikronährstoffe der Behandlung, egal welcher chronischen Erkrankung, integriert werden, sieht man oft drastische Verbesserungen.

HPU-Behandlung verbessert den hormonellen Status. Patienten können während der Behandlung symptomatisch werden (z. B. Hyperthyreose, da kein Bedarf mehr an Progesteron).

Fallbeispiele:

Monica, 5 Jahre alt, Rett-Syndrom. Sie konnte seit 3 Jahren nicht laufen, hatte keine Sprache und häufig epileptische Anfälle. Monica wurde seit 2 Jahren nach der sog. DAN-Methode behandelt und eine Verbesserung ist kaum erkennbar.

Sie kam im Rollstuhl in die Praxis, angebunden, kein Augenkontakt, Verhaltensstörungen. Der HPU-Test war positiv. Start der HPU-Behandlung, zusätzlich homöopathische Mittel IGF-1 und L-Dopa 0,5 mg/kg.

Nach 6 Wochen ruft die Mutter an und berichtet von einem Rückgang der Anfallsaktivität, alles andere war schlechter. Wir geben zusätzlich MicroSilica 3 mal tgl., außerdem DMSA 50 mg alle 3 Stunden während des Tages. Nach einer Woche berichtete man uns über völlige Anfallsfreiheit. DMSA wird abgesetzt, MicroSilica beibehalten 2 mal am Tag. In den folgenden 4 ½ Monaten machte Monica eine 80-prozentige Verbesserung durch, so berichtete ihre Mutter.

Sechs Monate nach Ihrem ersten Besuch in der Praxis läuft sie selbständig, lächelt freundlich und tauscht sich mit dem Praxisteam aus. Der Rollstuhl wurde abgeschafft.

7-jähriger aggressiver, autistischer Junge:

» keine Sprache, unkooperatives Verhalten
» wöchentliche epileptische Anfälle
» Der Umgang mit ihm zu Hause ist sehr schwierig für die Eltern.
» hyper- sowie hypopigmentierte Stellen auf der Haut
» Schwangerschaftsstreifen an den Hüften
» Schlechter Zahnstatus, enge Zahnstellung im Oberkiefer
» KPU-Test positiv
» 6 Wochen nach Therapiebeginn positives Testergebnis für Borrelien und Bartonella
» HPU-Therapie plus Microsilica und Phospholipid Exchange, 1TL vor dem Zubettgehen.

Eine unvollständige Liste von porphyrinogenen Stoffen verstärkt eine bestehende HPU oder kann akute Porphyrie-Attacken auslösen.

Medikamente:
Amitryptiline, Barbiturate, Carbamazepine, Diazepam, Griseofulvin, Holothan, Imipramin, Isoniazid, Meprobamat, Metamphetamin, Östrogene, Oazepam, Progesteron, Quecksilberpräparate, Sulfonamide, Tetrazykline, Metalle: Al, Pb, Cd, Hg und Verbindungen Gifte: viele Herbizide, Insektizide (z. B. Chlordan, Lindan), Fungizide, DTT und Stoffwechselprodukte, Holzschutzmittel, polychlorierte Biphenyle (PCB), Pyrethroide (auch in Anti-Fliegen/Insektenmittel für Pferde und Haustiere!)

Sonstige Verbindungen: Alkohol, Styren (Plastik, Lacke, Isolierung), Vinylchloride (Hausbau!), (Kunststoffproduktion).
Eine vollständige Liste finden Sie unter:
http://members.tripod.com/~PorphBook/2.html.

Eine Liste mit Medikamenten, die bei akuten Porphyrien als ungefährlich gelten:
www.epp-deutschland.de/mediapool/21/211484/data/Minder_MerkblattArzneimittel_AkutePorphyrien_2006.pdf.

Acetylsalicylsäure, Äther, Atropin, Bupivacain, Cephalosporine, Chlorpromazin, Dexamethason, Dicumarol, Digitalis, Digoxin, Droperidol, Fentanyl, Gallamin, Gentamycin, Guanethidin, Levomethadon, Mefenaminsäure (Lachgas), Morphin, Neomycin, Neostigmin, Penicilline, Prednisolon, Prilocain, Procain, Promethazin, Propoxyphen, Propranolol, Reserpin, Rifampicin, Stickoxydul, Suxamethoniumchlorid.

---

* erhältlich bei www.biopure.eu

III. ERKRANKUNGEN UND BELASTUNGEN
9. AIDS

URSACHE

AIDS ist eine sexuell ansteckende Infektionskrankheit. So steht es überall in der allgemeinen Presse und in den medizinischen Fachzeitschriften. Was in der Presse kaum zu finden ist, sind die Widersprüche, die sich ergeben, wenn man die Theorie: „HIV ist ansteckend und führt zu AIDS" mit der Literatur und den Betroffenen in der Praxis vergleicht. In den letzten 25 Jahren wurden sehr kontroverse Forschungsergebnisse über HIV/AIDS veröffentlich, wenn auch 95 % das Mainstream-Denken unterstützt. Beim genauen Hinschauen ergeben sich Fragen wegen der Widersprüche, Kuriositäten und „Ungereimtheiten", wovon nur ein kleiner Teil hier Erwähnung findet. Bereits der Nobelpreisträger Prof. Kary Mullis sagte, dass „AIDS der größte Skandal in der Medizingeschichte" sei.

Gesagt wird, HIV ist ein Virus, welches sexuell übertragen wird. HIV soll bestimmte Immunzellen, die T4-Helferzellen im Blut, zerstören, so dass ein Immundefekt mit nachfolgenden AIDS-definierten Erkrankungen entsteht.

Bis heute, 2011, ist die Isolation von HIV nicht veröffentlicht worden. Die Veröffentlichungen, auf die man sich stützt, zeigen elektronenmikroskopische Fotos, auf denen kleine „Vesikel" zu sehen sind, die wie Viren aussehen. Um zu beweisen, dass diese „Vesikel" tatsächlich einem Virus entsprechen (und keinen von der Zelle ausgestoßenen „Müll" darstellen), muss man eine Virusisolation durchführen. Hierzu wird das zu untersuchende Material von nichtviralen Fremdbestandteilen gereinigt und dann das Virus isoliert. Erst dann hat man das genetische Material, um festzustellen, dies ist ein bekanntes altes Virus oder es handelt sich um ein neues Virus. Diese, Anfang der 70er-Jahre von den führenden Virologen und Elektronenmikroskopikern geforderte Isolation ist von HIV noch nicht veröffentlicht worden – weder von Gallo noch von Montagnier, welcher für die Entdeckung von HIV den Nobelpreis bekommen hat.

Zu Beginn von AIDS, Anfang der 80er-Jahre, wurde der Gebrauch von Drogen und Rauschmitteln als Ursache von AIDS noch diskutiert, denn AIDS betraf (und betrifft) vor allem homosexuelle Menschen, die auch oft Drogen konsumieren und heterosexuelle Drogenabhängige. Nachdem Gallo im April 1984 der Öffentlichkeit mitteilte, er habe „wahrscheinlich“ das virale Agens für AIDS gefunden, reichte er am selben Tag beim Patentamt die Entwicklung eines Antikörpertestes ein.

Erkenntnisse aus der neuesten Zell- und Evolutionsbiologie weisen auf völlig andere Ursachen von AIDS. In dem Buch von Dr. Heinrich Kremer „Die stille Revolution von Krebs und AIDS“ (2001) werden diese Zusammenhänge ausführlich anhand von offiziellen wissenschaftlichen Arbeiten erklärt.
Hier ein kurzer Ausschnitt.

Anfang der 90er-Jahre entdeckte man, dass es nicht nur eine Sorte T4-Helferzellen gibt, sondern zwei Arten, TH1- und TH2-Zellen gibt. Die TH1-Immunantwort vermehrt die Produktion von NO-Gas und die TH2-Reaktion führt zu vermehrter Bildung von Immunantikörpern, Gammaglobulinen (GL). In letztere Fraktion gehören auch alle Antikörper auf irgendwelche Viren etc. Parallel zur erhöhten Antikörperproduktion kommt es zu vermehrter Histaminproduktion, die zu Allergien und chronischen Entzündungen und einem erhöhten Verbrauch an antioxydativen Substanzen führt.

Die TH1-TH2-Immun-Balance wird von dem entscheidenden Entgiftungsmolekül „Glutathion“ reguliert. Untersuchungen zeigten schon Anfang der 90er-Jahre, dass sich bei einem Mangel an Glutathion eine Disbalance in Richtung TH2-Zellvermehrung ausbildet und die TH1-Zelle vermindert produziert wird. Hierdurch kommt es zu einem NO-Gas-Mangel. Dadurch können intrazelluläre Keime wie Viren, Spirochäten und Pilze nicht mehr in Schach gehalten werden und es entwickeln sich die typischen AIDS definierenden Krankheiten.

Gerade Homosexuelle konsumierten Nitrate (z. B. Amylnitrit = Poppers), um eine Entspannung der Aftermuskulatur und eine verstärkte Erektion zu erreichen. Die Überstimulation mit diesen zugeführten reaktiven Nitraten führt dann zu verstärktem nitrosativen Stress und mündet in eine Erschöpfung des Thiolpools (z. B. Glutathionreserve) und somit in eine Hemmung des TH1-Systems und der Mitochondrien.

Bei der TH1-Immunantwort entstehen vermehrt Sauerstoffradikale, die bei einer verminderten Glutathionmenge zudem auch noch schlecht abgefangen werden können.
Wir kennen verschiedene Ursachen für eine Glutathion-Verminderung: u. a. Drogen, Pestizide, Schwermetalle, Medikamente (vor allem Antibiotika, Paracetamol, Kortison), Alkohol, Asbest, Steroidanabolika.

Zu einer TH1-TH2-Verschiebung kommt es auch bei einem Eiweißmangel während jeder Schwangerschaft und nach Impfungen. Dies wird verständlich, wenn man bedenkt, dass in der Schwangerschaft eine zu hohe TH1-Reaktion (eine NO-Gas-Produktion) zu einer Abstoßung des Embryos führt und das Ziel einer jeden Impfung die Bildung von Antikörpern ist.

AIDS ist also die Folge von Unter- und Fehlernährung, chronischen Infektionen, chronischem Antibiotikakonsum und Nitrat- und Drogenkonsum, welche zu einem Mitochondrienschaden und deswegen zu bleibendem TH1/TH2-Switch mit Dominanz des TH2-Systems und Unterfunktion des TH1-Systems führt. Ein TH1-Mangel wiederum führt zu einer Abwehrschwäche von intrazellulären Erregern und Krebszellen, da die Stickoxid-Gasproduktion dieser Abwehrzellen (TH1-System) unzureichend ist.

DIAGNOSE

HIV-Positivität wird anhand des bekannten HIV-Tests nachgewiesen. Wenn dann zu diesem positiven Testergebnis bestimmte Krankheiten hinzukommen, dann spricht man von AIDS. Diese Diagnose hat sich im Laufe der letzten 30 Jahre mehrfach geändert – es sind immer mehr Krankheiten als AIDS-definierende benannt worden. Sie ist eine völlig andere in den Industrieländern als in den sog. Entwicklungsländern. Die Definition von AIDS in Afrika – genannt Bengui-Definition - wird anhand der drei Hauptsymptome – vermehrter Gewichtsverlust, Durchfall über 4 Wochen, Fieber über 4 Wochen – plus zusätzlicher Symptome wie Husten, Hautprobleme, Pilzerkrankung und chronische Infektionen gestellt, ohne Labornachweis.
Hierzu siehe auch „Spezielle Information".

BEHANDLUNG

Üblicherweise geschieht die Behandlung von AIDS mit der sog. HAART – eine antivirale Therapie – mit verschiedenen Mitteln: Retrovirale Mittel, Proteasehemmer etc. Diese (früher) in der AIDS-Medizin eingesetzten Chemotherapeutika (AZT) und andere antiretrovirale Therapien führen zu einer noch stärkeren Schädigung der Mitochondrien, wodurch es zu Zelldegeneration und erhöhter Krebsgefahr kommt.

Wenn man aber allein das oben genannte Wissen berücksichtigt, welches ausreichende Erklärungen für die Erkrankung AIDS gibt, dann hat man genügend Hinweise, wie man anders behandeln kann.

Ausschlaggebend für eine „nichttoxische" Therapie waren die wissenschaftlichen Arbeiten, die andere Zusammenhänge bei „HIV"-Positiven bzw. AIDS-Patienten aufweisen. Mutmachende Ergebnisse einer „alternativen" nichttoxischen Therapie zeigten sich bei HIV/AIDS-Patienten bereits 1988, ein Jahr nach Beginn des „HIV-Modell" der Bundesregierung (1987 - 1993).

Die Therapie von Personen, die an AIDS erkrankt sind, sieht nach Dr. Kremer ähnlich aus wie die biologische Krebstherapie. Dabei soll auch die Funktion der Mitochondrien wieder angeregt werden. Allerdings wird Acetylcystein (bis zu 30 g täglich) verabreicht, da AIDS-Kranke im Schnitt etwa 10 Gramm pro Tag an Cystein über den Urin verlieren. Hier das in den letzten 20 Jahren verbesserte Therapieschema bei HIV-Positivität und AIDS.

1.) Ernährungsumstellung (allgemeine Regeln), ausreichende Eiweißzufuhr, Acethylcystein (ACC) 6 - 8 g, evtl. Glutathion 100 - 400 mg zusätzlich einnehmen, Zucker und Fast Food sind verboten.

2.) Wiederherstellung der gesunden Balance zwischen TH1 und TH2. Hierfür muss man die Verschiebung in Richtung TH1 fördern mit Alpha-Liponsäure 300-600 mg, Heilpilzen vor allem Agaricus, und Nahrungsstoffe wie Kakao und Hopfen

3.) Verbesserung der antioxydativen Situation, je nach Symptomen bzw. Testung

4.) Verbesserung des gestörten Darmsystems - verschiedene Schemata der Symbioselenkung

5.) Sport im aeroben Bereich (Pulsfrequenz 180 minus Alter) täglich min. 35 - 45 Minuten walken – den gleichen Effekt erreicht man mit dem Fahrrad in der doppelten Zeit und beim Schwimmen mit der 3-fachen Zeit.

6.) Psyche – „Glaubenssätze" erkennen und konsequent abbauen.

7.) Das Wichtigste ist, die Ängste zu bearbeiten über Entspannungsübungen, Yoga, Meditation etc., damit Körper, Psyche und Seele wieder als Einheit empfunden werden können, denn das trägt entscheidend zu einer gesunden Entwicklung bei.

SPEZIELLE INFORMATION

Ungereimtheiten und offene Fragen:

1.) Welches Material hat Gallo am selben Tag für die Entwicklung eines HIV-Testes beim Patentamt eingereicht, wenn er doch nur „wahrscheinlich" das neue Virus gefunden hat? Was sagt der Test aus? Warum war unter den entscheidenden Wissenschaftlern plötzlich keine Rede mehr von den offensichtlich möglichen Auswirkungen von Drogen und Rauschmitteln auf den HIV-Test?

2.) Warum wurden die ansteckenden viralen Ursachen auch dann nicht neu diskutiert, als 1997 in USA eine 10Jahre dauernde Studie keine heterosexuelle Übertragung von „HIV" bei 175 so genannten „discordanten" Paaren – einer positiv und einer negativ – beobachtet werden konnte?

3.) Wie kann die neueste Studie (2011) bei HIV-Positiven die Padian-Studie mit keinem Wort erwähnen und die äußerst seltene „Übertragung" auf den Effekt einer früh eingesetzten ART (antiretrovirale Therapie) zurückführen? Wieso spricht man in Afrika von einer Pandemie, wenn die aus den epidemiologischen Berichten der WHO (GL) stammenden Daten zur Gesamterkrankungshäufigkeit und -sterblichkeit in den afrikanischen Staaten kaum höher liegen als in den westlichen Ländern. Nämlich 0,012 % der afrikanischen Gesamtbevölkerung erkranken und sterben jährlich an AIDS (WHO Weekly Epidemiological Records seit 1991) im Vergleich zu 0,001 bis 0,002 % der Gesamtbevölkerung in den westlichen Ländern (CDC 1999) und Robert-Koch-Institut (1999). Ein Vergleich der Wachstumsraten von 1999, als man schon davon sprach, dass der afrikanische Kontinent ausstirbt, deckt die gleichen Ungereimtheiten auf: afrikanische Bevölkerung 2,4 - 2,8 %, USA 1 % und Europa 0,5 % (USAIDS Februar/Mai 1999).

4.) Wieso wird der „HIV-RNA-PCR-Test" (GL) als (indirektes) Nachweisverfahren angewandt, obwohl der Nobelpreisträger Prof. K.B. Mullis, der Entwickler dieses Testes, öffentlich sagt, dass HIV mit seiner Methode nicht nachgewiesen werden kann. Man kann mit der PCR nur etwas nachweisen, was man schon kennt.

5.) Wie ist es möglich, dass ein und dasselbe Virus von Anbeginn bis heute in den Industriestaaten (vor allem USA und Europa) 80 - 85 % Männer betrifft und in den Entwicklungsländern (vor allem Afrika) 50 % Männer und 50 % Frauen? Ein Virus hat aufgrund seines geringen genetischen Materials immer nur dieselben wenigen Eigenschaften und diese weltweit.

6.) Man sagt, dass HIV durch Nadelstiche übertragen wird. Von den deswegen gemeldeten AIDS-Fällen wurden 92 % Männer und 8 % Frauen mit AIDS diagnostiziert: Aber im Krankenhaus hantieren vor allem Frauen mit Spritzen. 75 % aller Stiche werden von Frauen gemeldet. Aber 92 % derjenigen Nadelstiche, die angeblich zu AIDS führten, erfolgten bei Männern.

7.) Wieso wurden neben der ursprünglichen Definition „HIV-positiver-Test" plus eine der beiden Erkrankungen PCP (eine bestimmte Lungenentzündung) oder Kaposi (ein bestimmter Hauttumor) immer weitere Krankheiten als AIDS-definierende benannt? Jedes Mal bei der Hinzunahme einer neuen Erkrankung sind dann plötzlich von heute auf morgen die AIDS-Zahlen drastisch gestiegen – z. B. beim Hinzufügen von Gebärmutterhalskrebs.

III. ERKRANKUNGEN UND BELASTUNGEN
10. Belastungen im zahnmedizinischen Bereich

URSACHE

Die ursprüngliche Trennung der Zahnmedizin von der allgemeinen Medizin ist längst überholt. Wie wir seit vielen Jahren wissen, stehen die einzelnen Zähne mit ihren Zahnfeldern in einer kontinuierlichen Wechselwirkung mit dem übrigen Körper über das psycho-neuro-immunologische System in Verbindung. Ein ganzheitliches Gesundheitskonzept sieht vor, den gesamten Organismus zu heilen.

Durch die heute, sicher erst zum Teil bekannten Vernetzungen lassen sich eine ganze Reihe von Symptomen, Störungen und Krankheitsprozessen endlich erklären. Wir wissen, dass eingesetzte Zahnmaterialien, vor allem die unedlen Metalle und im Zahn-Kieferbereich ablaufende Entzündungsprozesse über diese komplexen Zusammenhänge sämtliche Organsysteme des Körpers beeinflussen bzw. schädigen.

Dieses Wissen wird von ganzheitlich denkenden Zahnärzten in die Behandlung mit einbezogen. Es gibt inzwischen unzählige Patienten, die von solchen Zahnärzten behandelt wurden und mit einer Besserung oder oft vollständigem Verschwinden ihrer Krankheit die Richtigkeit dieser Erkenntnisse bestätigen.

Die Belastungen im Zahn- und Kieferbereich im Zusammenhang zu sehen und deren Ursachen für chronische Erkrankungen, ist von großer Bedeutung.

In der Zahnmedizin werden zurzeit (noch) die verschiedensten Metalle verwendet, vorzugsweise in Legierungsform (über 5.000 sind bekannt) oder als Amalgam, also als Verbindung verschiedener Metalle. Als Reinmetalle werden ausschließlich Titan (Ti) und teilweise Gold (Au) verwendet.

Seit 1998 sind in Europa nur noch CE-zertifizierte Medizinprodukte erlaubt, wobei die Zertifizierungsstandards nicht in allen Ländern gleich sind. So gibt es Legierungen mit gleichem Namen aber unterschiedlicher Zusammensetzung. Legierungsbestandteile unter 1 Prozent müssen nicht mehr ausgewiesen werden.

Neben der Thematik der verschiedenen Zahnwerkstoffe ist eine weitere Belastung des Organismus durch tote sowie wurzelgefüllte Zähne und deren Toxine zu erläutern.

Im Folgenden werden diese neuen Erkenntnisse in verschiedenen Teilbereichen differenziert und besprochen.

Im ersten Teil werden Sie die Grundlagen und Rahmenbedingungen eines integrativen und ganzheitlichen zahnmedizinischen Konzepts kennenlernen. Vieles davon spielt in den meisten Zahnarztpraxen keine oder nur eine untergeordnete Rolle.

Im zweiten Teil beschäftigen wir uns mit der eigentlichen zahnärztlichen Tätigkeit. Hier unterscheiden sich diese ganzheitlichen Praxen in vielen Behandlungsoptionen nicht von „normalen" Zahnarztpraxen. Auf der anderen Seite werden Sie in diesem Teil des Buches Möglichkeiten metallfreier Zahnbehandlungen kennenlernen, die zwar seit vielen Jahren weithin bekannt sind, sich aber aus unterschiedlichen Gründen noch nicht vollständig bzw. noch nicht in der überwiegenden Zahl der Praxen etabliert haben. Dies ist umso erstaunlicher, als die Erfahrungen mit diesen Techniken gezeigt haben, dass sie traditionellen Behandlungsmethoden selbst aus schulmedizinischer Sicht keineswegs mehr unterlegen sind.

DIAGNOSE

1.1. Anamnese und ganzheitlicher Befund

Für den ersten Termin eines Neupatienten, also für die Anamnese, die Diagnostik und die Erörterung der Situation und möglicher Behandlungsszenarien sollte mit dem Patienten etwa zwei Stunden eingeplant werden. Es hat sich bewährt, ein gut strukturiertes Protokoll konsequent einzuhalten. Dadurch wird vermieden, wichtige Informationen zu übersehen, die vielleicht versehentlich nicht abgefragt worden sind oder vom Patienten ein Zusammenhang zwischen allgemeinmedizinischen Symptomen und zahnärztlichen Fragestellungen nicht gesehen wird.

1.2. Anamnese und zahnmedizinischer Befund

Eine ausführliche Anamnese zu erheben ist tägliche Übung in jeder zahnärztlichen Praxis. Auch in der Zahnarztpraxis darf sich die Anamnese nicht auf zahnmedizinische Fragestellungen beschränken. Insbesondere jedoch vor dem Hintergrund eines ganzheitlichen und integrativen Konzepts ist es absolut notwendig, sich durch die Anamnese einen Überblick über die Gesamtsituation des Patienten bis hin zu seinem sozialen Umfeld zu verschaffen.

Für den einen oder anderen Patienten mag diese Neugier eines Zahnarztes anfangs etwas ungewöhnlich erscheinen; die meisten Patienten erkennen jedoch im Laufe des ersten Gesprächs, wie wichtig auch allgemeinmedizinische oder das soziale Umfeld betreffende Informationen für ein langfristiges, an der Gesundheit orientiertes, Behandlungskonzept sind.

Man orientiert sich hier an dem sogenannten SAMPLE-Prinzip. Dabei spielt die Systematik prinzipiell keine Rolle. Entscheidend erscheint lediglich, dass eine bestimmte Systematik konsequent eingehalten wird.

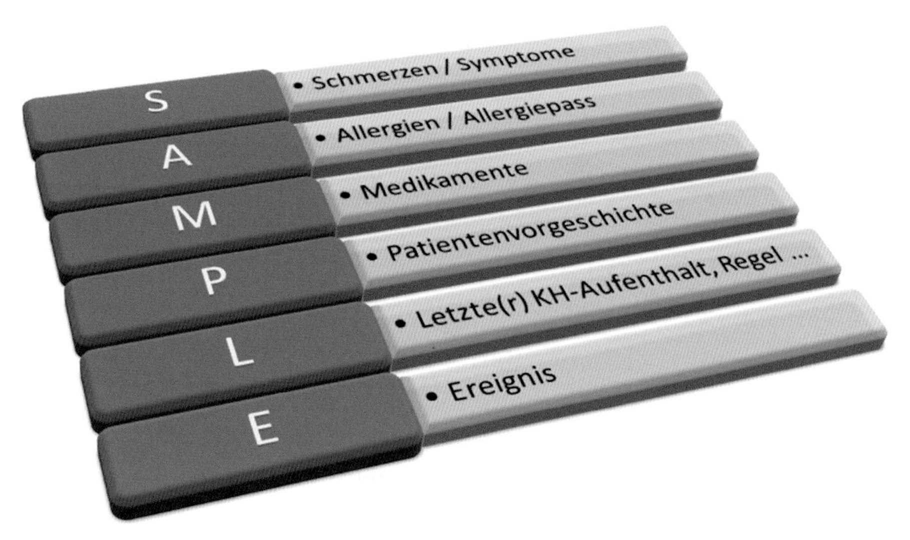

(Abbildung: Systematische Anamnese nach dem SAMPLE-Prinzip.)

- » Beim SAMPLE-Prinzip steht das „S“ für Symptome bzw. Schmerzen mit der Frage nach der Lokalisation, dem Verlauf, der Dauer, den Einflüssen etc.
- » Das „A“ steht für Allergien und Unverträglichkeiten, ggf. in einem Allergiepass.
- » Das „M“ steht für die Frage nach Medikamenten und Nahrungsmitteln und zu Mitteln, die eventuell Rückschlüsse auf eine Grunderkrankung oder mögliche Komplikationen bei der Gabe von Medikamenten in der Praxis erlauben.
- » „P“ steht für die Patientenvorgeschichte, die sowohl eine zahnärztliche- wie auch eine allgemeine- und Familienanamnese einschließt. Die Anamnese kann sowohl

als Eigenanamnese (also durch den Patienten), als auch durch Dritte (Fremdanamnese) erfolgen. Insbesondere bei langen und komplexen Krankheitsverläufen kann die Unterstützung durch Dritte zu diesem Zeitpunkt von großem Vorteil sein.

» Das „L“ steht für Fragen, die Rückschlüsse auf bestehende Erkrankungen oder Funktionsstörungen erlauben (letzter Krankenhausaufenthalt, letzter Stuhlgang, letzte Regel etc.).
» Das „E“ schließlich behandelt den Auslöser des Besuchs (nicht das Anliegen).

Im Großen und Ganzen ist dieses Prozedere in jeder Zahnarztpraxis so oder so ähnlich üblich. Das Gleiche gilt für die klassische Befundaufnahme, die natürlich am Anfang der Behandlung möglichst umfangreich gestaltet werden sollte. Ein Screening bezüglich der funktionellen Situation sowie des parodontalen Zustandes ist daher selbstverständlich.

2. Erweiterte diagnostische Möglichkeiten

Im Folgenden sollen nun einige Möglichkeiten der erweiterten Diagnostik vorgestellt werden, die sich im Rahmen eines ganzheitlichen und integrativen Konzepts als sehr sinnvoll erwiesen haben.

2.1. Mundstrommessung

Die Ansichten über die Bedeutung von Stromfluss in der Mundhöhle sind sehr unterschiedlich. Im biologischen System Mensch ist Stromfluss durchaus normal und wird beispielsweise für die Reizübertragung in Nerven genutzt. Das dabei auftretende Potenzial liegt zwischen -80 mV und +30 mV. Bereits diese scheinbar geringen elektrischen Spannungen haben in einem biologischen System enorme Wirkungen. Der Speichel stellt ein Medium dar, das elektrische Ströme leiten kann. Elektrische Spannungen im Mund entstehen insbesondere durch unterschiedliche oder unterschiedlich stark oxidierte Metalllegierungen. Der Mund wird zur Batterie: Es kommt im Mund also zur stark beschleunigten Korrosion von Metalllegierungen. Dies bedeutet, dass Metallionen in Lösung gehen und in den Organismus gelangen.

Mit der Mundstrommessung kann man das Ausmaß der elektrochemischen Reaktionen quantifizieren. Die Messung erfolgt völlig schmerzfrei und ist schnell durchgeführt. Im

Ergebnis erhalten wir nicht selten elektrische Spannungen von 300 mV oder mehr. Die im biologischen System Mensch üblichen Werte werden also um ein Vielfaches überschritten.

Anhand der Meßergebnisse kann vor dem Hintergrund der allgemeinmedizinischen Befunde sowie der Anamnese analysiert werden, ob und in welchem Umfang bzw. mit welcher Priorität die vorhandenen Metalle entfernt werden sollten.

Wir empfehlen, sowohl unter kurativen[1], als auch unter präventiven[2] Aspekten, dass im Mund möglichst keine Metalle vorhanden sind. Nicht in allen Fällen lässt sich dies realisieren, die letzte Entscheidung trifft natürlich immer der Betroffene selbst.

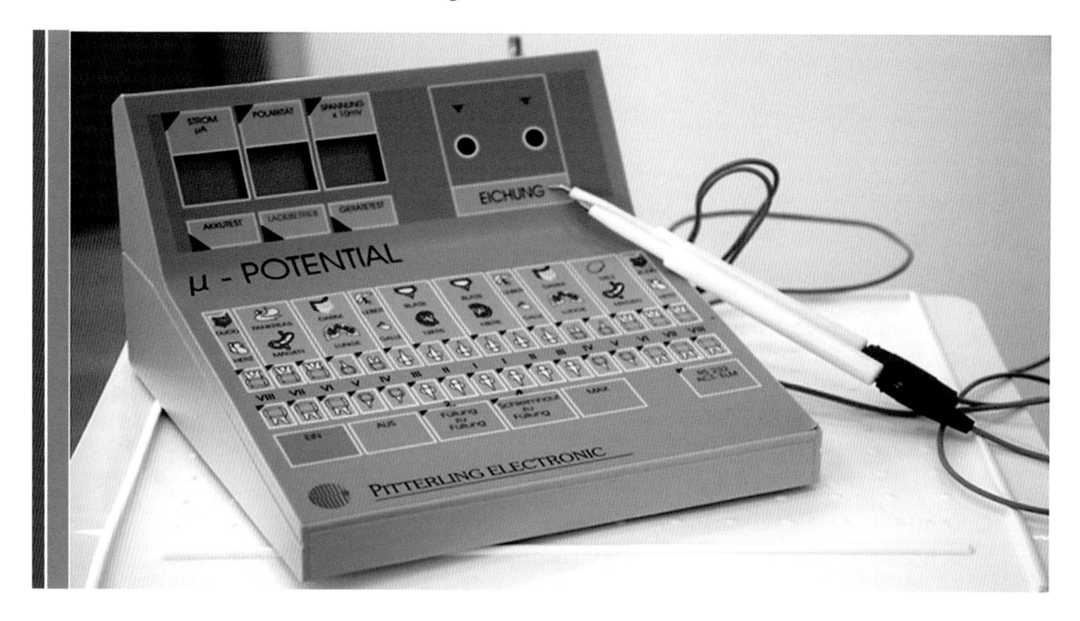

(Abbildung: Messgerät für die Erfassung von Stromstärken und Spannungen im Mund zur Quantifizierung der forcierten Korrosion von Metallen im Mund.)

2.2. Dreidimensionales digitales Röntgen (DVT)

Die Röntgendiagnostik wird von vielen Patienten mit großer Skepsis betrachtet. Angesichts der Risiken, die von ionisierender Strahlung ausgehen, ist dies verständlich und gerechtfertigt. Dem Risiko des Röntgen muss selbstverständlich ein erheblicher diagnostischer Wert gegenüber stehen. Bei richtiger Indikation ist dies in der Regel

1 die Heilung betreffend.
2 die Vorsorge betreffend.

auch der Fall. Röntgenaufnahmen können eine Fülle von Informationen liefern wie kaum ein anderes technisches Verfahren.

Die extrem hochauflösende dreidimensionale Darstellung der Kiefer bzw. des Kopfbereiches durch die digitale Volumentomographie (DVT) hat in den letzten Jahren eine enorme Bedeutung erlangt. In vielen Fällen unklarer Beschwerden konnte sie entscheidende Hinweise liefern und half somit, Patienten von jahrelangen- bis jahrzehntelangen Beschwerden zu befreien. Die Technik erlaubt es uns, Knochenstrukturen und Veränderungen, wie wir sie bei Restentzündungen sehen oder Fremdkörper wie Metallreste auf Bruchteile von Millimetern genau zu lokalisieren. Darüber hinaus gibt sie uns in der Implantologie einen enormen Gewinn an Sicherheit und virtuellen Planungsmöglichkeiten und verhilft damit in vielen Fällen zu besseren Behandlungsergebnissen.

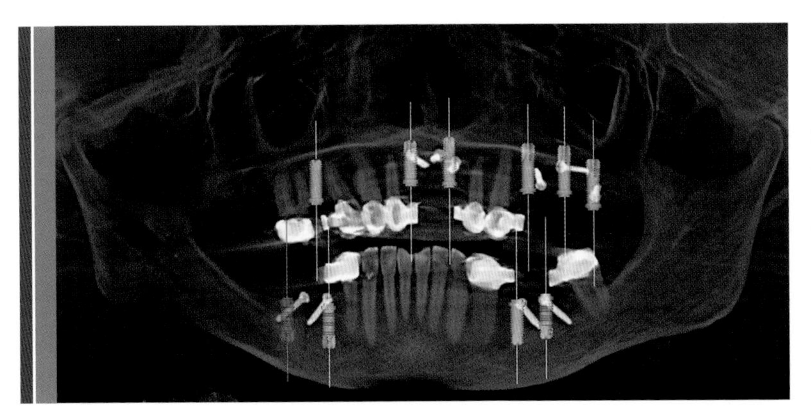

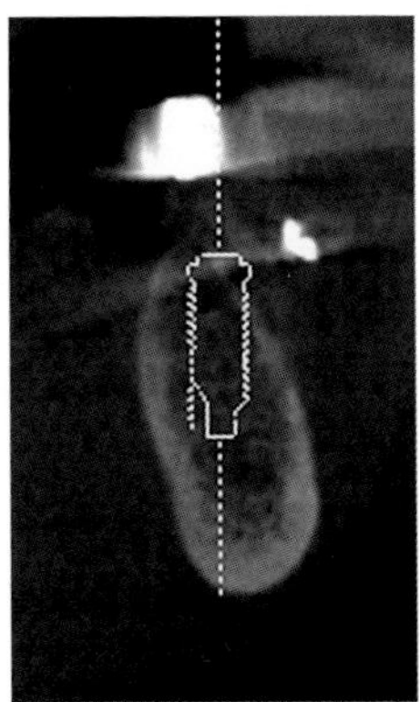

(Abbildungen: Planung der Implantation mit Hilfe des dreidimensionalen Röntgenbildes. Übersichtsbild links und rechts Ausschnitt in der transversalen Schicht mit der Darstellung eines Implantats. In dieser Schicht kann die Breite des Knochens, die Position des geplanten Implantats im Knochen und die Lage des Implantats zum (sehr wichtigen) Nerven im Unterkiefer mit einer sehr hohen Genauigkeit dargestellt werden.)

An dieser Stelle möchten wir zunächst einige Hinweise geben, die eine objektive Risikobewertung für die digitale Volumentomographie (DVT) ermöglichen sollen.

Die Auswirkungen von ionisierender Strahlung werden von unterschiedlichen Faktoren bestimmt. Wesentlich sind die Menge der Strahlung, die Härte der Strahlung und die spezifische biologische Wirkung.

Die Menge ionisierender Strahlung wird meistens in Becquerel (Bq) oder Gray (Gy) angegeben. Becquerel ist die Maßeinheit für den Zerfall pro Zeiteinheit bzw. die Energie pro Masse. Angaben in diesen beiden Einheiten sagen allerdings wenig über die biologische Wirkung aus, die damit verbunden ist. Die sinnvollere Maßeinheit für unsere Zwecke ist das Sievert. Bei dieser Angabe wird durch einen Bewertungsfaktor die biologische Wirkung der Strahlung im spezifischen Gewebe berücksichtigt.

Ein zum DVT alternatives Verfahren zur hochauflösenden dreidimensionalen Darstellung des Kopfbereiches ist die Computertomographie (CT). Die Strahlenbelastungen dieses Verfahrens liegen um ein Vielfaches höher.

Art der Übersichtsaufnahme	Effektive Dosis
2-D Panoramaaufnahme (OPG)	5-10 µSv
3-D digitale Volumentomographie (DVT)	37-110 µSv
3-D Computertomographie	600-1.000 µSv

(Tabelle: Der Vergleich unterschiedlicher Röntgenverfahren zeigt die vergleichsweise niedrige Belastung, die durch eine DVT bei gleichzeitig sehr hohem diagnostischem Wert entsteht.)

Durch geeignete Verstärkertechniken und verbesserte Algorithmen zur Auswertung der Messwerte konnten die notwendigen Strahlenbelastungen innerhalb der Gruppe der DVT-Geräte weiter reduziert werden. Das von den zahnärztlichen Autoren in 2011 verwendete Gerät (Sirone Galileos) hat im Vergleich zu den diagnostischen Möglichkeiten bezogen auf die Auflösung und das große Volumen der Aufnahmen sehr niedrige Strahlenwerte.

DVT Gerät	Effektive Dosis
Scanora 3D	108 µSv
ProMax 3D	86 µSv
New Tom	60-108 µSv
Sirona Galileos	37-50 µSv

(Tabelle: Der Vergleich unterschiedlicher DVT-Geräte nach Messungen der Universität Freiburg, Stand 2009.)

Um diese Werte einordnen zu können, benötigt man natürlich Vergleichswerte.
Die Strahlenbelastung, der wir regelmäßig ausgesetzt sind, setzt sich jeweils etwa zur Hälfte zusammen aus der natürlich vorhandenen Strahlung und zivilisationsbedingten Strahlenquellen. Im Mittelwert beträgt die jährliche Strahlung, der wir in Deutschland ausgesetzt sind, etwa 4,1 mSv (4.100 µSv). Dieser Wert entspricht mehr als dem 100-fachen der Belastung, die durch eine DVT-Aufnahme ausgelöst wird. Die Strahlung einer Aufnahme entspricht etwa der eines Fluges von München nach New York. Raucher setzen sich neben den bekannten Wirkungen des Rauchens über den Tabak im Durchschnitt dem Gegenwert von 260 DVT-Aufnahmen (entspricht 13.000 µSv) jährlich aus.

Strahlenquelle	Mittlere effektive Dosis
Summe natürliche Quellen	2.100 µSv
davon:	
kosmische Strahlung	*300 µSv*
terrestrische Strahlung	*400 µSv*
Inhalation von Radon	*1.100 µSv*
Aufnahme über Nahrung	*300 µSv*
Zivilisatorische Quellen	2.000 µSv

(Tabelle: Natürliche und zivilisationsbedingte Strahlung betragen in der Summe im Mittelwert 4,1 mSv (4100 µSv) bei einer Bandbreite von 1 bis 30 mSv.)

Der Nutzen der DVT-Aufnahmen ist aus unserer Erfahrung enorm. Die Aufnahmen sind extrem hochauflösend bei einer Voxelgröße[3] von 0,15 x 0,15 x 0,3 mm und verzerrungsfrei. Das bedeutet, dass Strecken, Winkel und Volumina exakt diagnostiziert werden können. Dies ist ein enormer Vorteil für alle Arten chirurgischer, v.a. implantologischer Planungen.

Als mindestens genauso wertvoll haben sich die Aufnahmen herausgestellt für Patienten mit chronischen Erkrankungen. In vielen Fällen ließen sich mittels der DVT-Aufnahmen Ursachen im Sinne von Kieferherden nachweisen, die auf den üblichen zweidimensionalen Panoramaaufnahmen nicht feststellbar waren. Dies ist inzwischen durch wissenschaftliche Untersuchungen belegt ([i]).

3 Ein Voxel ist das dreidimensionale Äquivalent eines Pixels (Bildpunkt). Es stellt einen Messwert für die kleinste mögliche Darstellungsgröße eines Punktes im dreidimensionalen Raum dar.

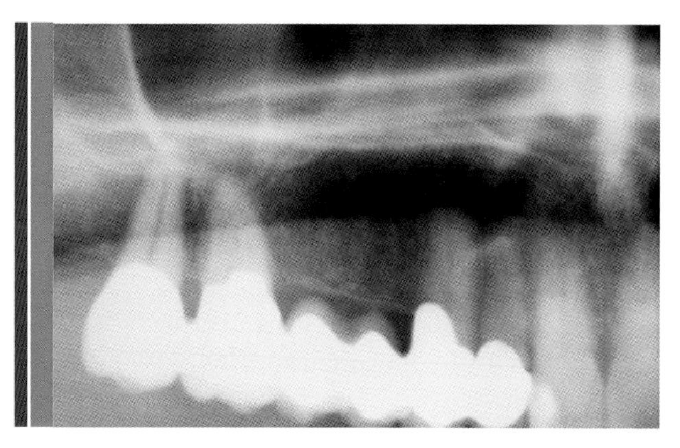

(Abbildungen: Oben Ausschnitt aus einer zweidimensionalen Panoramaaufnahme der zahnlosen Region 14 und 15 bei einer Patientin, die über einen Zeitraum von mehr als 10 Jahren über Beschwerden in dieser Region berichtet hatte. Eine pathologische Auffälligkeit in diesem Bereich ist nicht oder kaum zu erkennen.

Unten Ausschnitt aus einer Längsschicht einer dreidimensionalen Aufnahme derselben Region. Das Bild zeigt einen eindeutig pathologischen Befund.

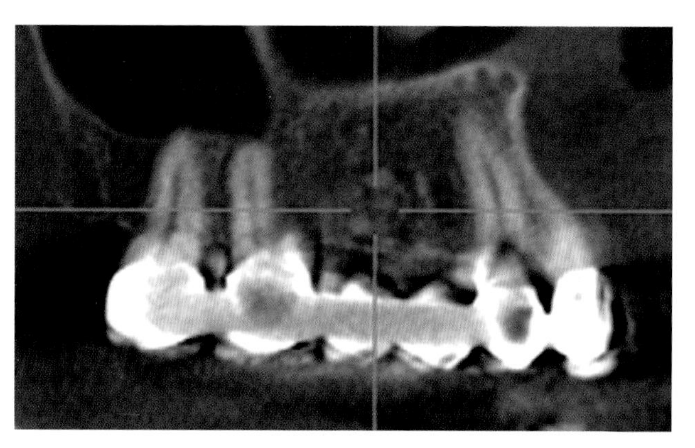

Der Heilpraktiker der Patientin vermutete bereits vor mehr als 10 Jahren aufgrund eines energetischen Testverfahrens in diesem Bereich einen pathologischen Prozess. Dies war von mehreren Zahnärzten nach Ansicht der zweidimensionalen Aufnahme verneint worden. Aufgrund des eindeutigen Befundes der dreidimensionalen Aufnahme wurde in der Klinik der Autoren eine chirurgische Revision des Bereiches durchgeführt. Die Patientin war postoperativ sehr schnell beschwerdefrei und ist dies über einen Beobachtungszeitraum von bislang zwei Jahren auch geblieben.)

2.3. Digitale Ultraschalltechnik (Cavitat)

Das Cavitat ermöglicht mit moderner computergestützter Ultraschall-Technik die Diagnose eines entzündlichen und degenerativen Störfelds im Kieferknochen, das, insbesondere im anglo-amerikanischen Sprachraum auch als NICO bezeichnet wird (Zahnherde und Störfelder).

Mit dem Cavitat-Gerät können ischämische Bereiche, also das Vorstadium der chronischen Kieferostitis, osteonekrotische Areale, also abgestorbener und fettig degenerierter Kieferknochen sowie hohlraumartige Kavitäten im Kieferknochen erkannt werden.
Die Technologie ist vergleichbar mit den Verfahren, welche für die Frühdiagnostik von Osteoporosen benutzt werden. Es handelt sich bei dieser Messung um biologisch

unschädliche, langwellige Schallwellen. Somit ist die ganze Untersuchung für den Patienten unschädlich und ohne jegliche Reizung oder Nebenwirkung.

Mit den punktuellen Einzelmessungen ist der Computer in der Lage, eine digitalisierte räumliche dreidimensionale Abbildung aus dem Signal, welches vom Empfangsgerät kommt, zu berechnen und darzustellen.

Es handelt sich also um eine computergesteuerte Interpretation der Schallwellen. Die Wellen werden aufgefangen, angesammelt und in farbigen Boxen dargestellt. Um zu begreifen, wie Cavitat arbeitet, ist es notwendig, das Prinzip der Ultraschallmessung „*Sonar*" zu verstehen.

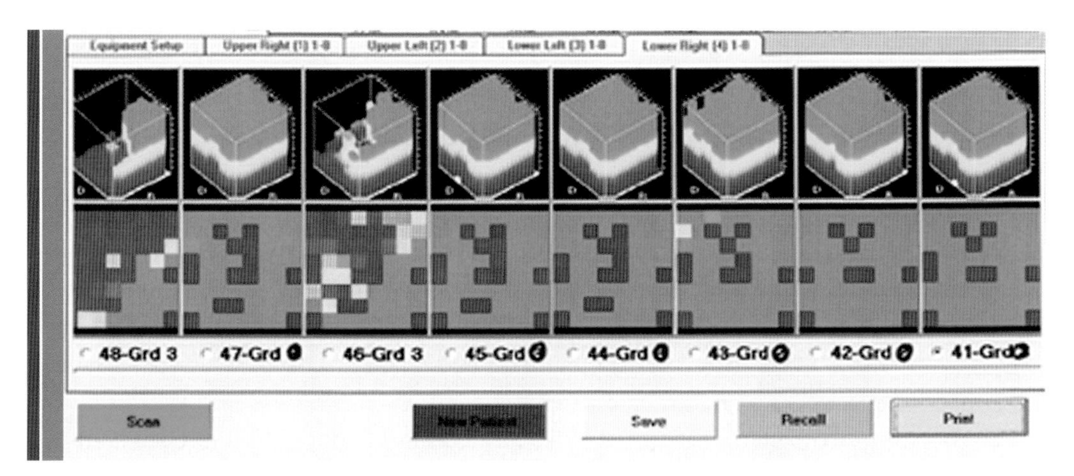

(Abbildung: Dreidimensionale bildliche Darstellung der Ergebnisse der Cavitat-Messung.)

Die Cavitat-Untersuchung ergänzt und erweitert die radiologische und klinische Diagnostik. Die Messung soll nie ohne eine Panorama- bzw. DVT-Aufnahme und eine klinische Untersuchung stattfinden. Dies ist notwendig, damit man die Auswertung auch in anatomische Strukturen überführen kann, also damit man gewissermaßen ein klinisches Substrat für die Meßergebnisse hat.

Es werden alle 32 Zahnregionen gescannt, sowie auch Regionen, in denen Zähne extrahiert wurden, wo es also um die Fragestellung geht, ob sich der Kieferknochen nach einer Extraktion gut und auch entzündungsfrei regeneriert hat.

Das Cavitat ist mittlerweile eine wissenschaftlich anerkannte Methode und wird vom amerikanischen National Institut of Health empfohlen ([ii]).

Weitere Hinweise zu „NICO“ finden Sie im Kapitel: „III. 10. 4.“.

2.4. Laboranalysen

Die Aufgabe der Labordiagnostik ist es, patientenindividuelle Faktoren zu identifizieren, die im konkreten Fall zu pathologischen Reaktionen geführt haben oder führen könnten. Ziel ist es, Patienten (kurativ) kausal therapieren zu können bzw. im Idealfall (präventiv) das Risiko zusätzlicher Belastungen schon bei der Planung einer Behandlung zu minimieren. Bei den meisten chronischen Erkrankungen sind entweder toxische Substanzen, also Vergiftungen (z. B. durch Quecksilber) die Ursache oder es liegen entzündliche Prozesse vor.

Toxine lassen sich in der Regel durch Haar-, Blut-, Urin- oder Stuhlanalysen nachweisen. Hier spielt aus zahnärztlicher Sicht insbesondere das Quecksilber eine Rolle. Untersucht werden aber viele weitere Elemente, u. a. Aluminium, Titan, Cadmium, Arsen und vieles mehr.

Grundlage chronisch entzündlicher Prozesse sind immer zwei Faktoren. Es muss ein nicht physiologischer Reiz vorliegen. Dieser wird, bezogen auf die Zahnmedizin, durch den Einsatz unterschiedlichster körperfremder Materialien ausgelöst. Der Reiz muss auf ein Immunsystem treffen, das eine gestörte Immuntoleranz aufweist. Das Zusammentreffen dieser beiden Faktoren bewirkt eine Entzündung, die zu chronischen systemischen Erkrankungen führen kann. Die Zahl der chronischen Erkrankungen hat in den letzten Jahrzehnten stetig zugenommen. Dieser Anstieg kann also nicht genetisch bedingt sein, vielmehr ist er nur durch die zunehmende Qualität und Quantität der Belastungsfaktoren (Pestizide, Weichmacher, Zahnersatzmaterialien und vieles mehr) einerseits und die abnehmende (weil gestörte) Immuntoleranz andererseits zu erklären. Die Zahnmedizin ist ohne Zweifel und gezwungenermaßen an diesen Belastungen beteiligt. So segensreich dem Zahnarzt die einzelnen Maßnahmen zum Zahnerhalt und zur Zahnversorgung erscheinen mögen, so eindeutig ist dennoch die Tatsache, dass es sich immer um Fremdmaterialien, also potenzielle Reizfaktoren handelt, deren Pathomechanismen uns im individuellen Fall ohne Labordiagnostik weitgehend unbekannt sind.

Aus den genannten Gründen erfährt die Labordiagnostik in der Zahnarztpraxis eine zunehmende Bedeutung.

2.4.1. Lymphozytentransformationstest (LTT)

Mit dem LTT sind ganzheitliche Zahnärzte in der Lage zu testen, ob ein Material im individuellen Fall möglicherweise eine Typ-IV-Sensibilisierung verursachen kann, also eine spezifische zelluläre (T-Lymphozyten) Immunreaktion.

Unverträglichkeiten von Werkstoffen haben in der Zahnmedizin aufgrund des allgemeinen Anstiegs der Sensibilisierungsrate eine sehr große Bedeutung. Die wichtigsten Auslöser der Typ-IV-Sensibilisierungen sind Metalle und Kunststoff (-Bestandteile). Diese wirken dabei als Haptene. Die Metallionen bzw. Monomere verändern körpereigene Eiweiße so, dass sie vom Immunsystem als fremd erkannt werden. Bei dauerhaft in den Körper eingebrachten Stoffen, wie in der Zahnmedizin üblich, ist dies besonders problematisch.

Der heute meist übliche Epikutantest (Hauttest) wurde zum Nachweis einer Kontaktallergie entwickelt. Für systemische Sensibilisierungen, wie sie durch in der Zahnmedizin verwendete Materialien in der Regel erfolgen, ist der Test weder geeignet noch validiert. Die Ergebnisse sind fehlerhaft und unbrauchbar; der Test birgt im Gegenteil das Risiko, selbst eine Sensibilisierung auf die getesteten Materialien auszulösen. Dies ist an sich schon Nachteil für den Patienten; besonders bedenklich jedoch ist, dass diese Sensibilisierung nicht als positives Testergebnis erkannt würde.

Der LTT ist das derzeit einzige validierte Verfahren zum Nachweis zellulärer Sensibilisierungen. Er ist in der Lage, auch komplexe Materialen wie Metalllegierungen, Amalgame und Composite (zusammengesetzte Kunststoffe) sehr zuverlässig zu testen ([iii]).

2.4.2. Basophilen-Degenerationstest (BDT)

Mit dem BDT ist man in der Lage zu testen, ob ein Material im individuellen Fall möglicherweise eine Typ-I-Sensibilisierung verursachen kann, also eine unspezifische IgE vermittelte Immunreaktion.

Die Beschwerden treten typischerweise innerhalb sehr kurzer Zeit auf, sehr selten bei Metallen, häufiger bei Kunststoffen oder deren Bestandteile wie Acryl, HEMA, TEGDMA, BIS-GMA ([iv]).

2.4.3.Titanstimulationstest (TST)

Titan reagiert im Unterschied zu anderen Metallen nicht mit körpereigenen Eiweißen, weil es im Kontakt mit Sauerstoff oxidiert. Weitere Tests und Messmethoden finden Sie im Abschnitt: „III.10.5. Belastungen durch Titan“.

2.5. Zytokintest auf Mercaptane und Thioether

Devitale (tote) Zähne, also auch wurzelbehandelte Zähne, können einen Herd für eine immunologische Reaktion darstellen. Selbst bei sehr sorgfältigem Vorgehen ist es fast ausgeschlossen, dass ein Zahn bei einer Wurzelbehandlung von sämtlichem organischem Gewebe befreit wird. In der Folge entstehen zwangsläufig Abbauprodukte (aus Eiweißen), u. a. toxische und potenziell das Immunsystem aktivierende Stoffe wie Mercaptane und Thioether. Bereits an anderer Stelle wurde darauf hingewiesen, dass entzündliche Prozesse im Mund abgesehen von der möglichen immunologischen Reaktion vor allem durch die hohe Bindungsfähigkeit von Quecksilber an schwefelhaltige Substanzen wie Mercaptane oder Thioether ein hohes toxisches Potenzial besitzen. Wie bereits ausgeführt, besteht die besondere Problematik darin, dass die entstehenden Toxine lipophil sind und deshalb in der Lage sind, durch die Zellmembran in die Zelle einzudringen.

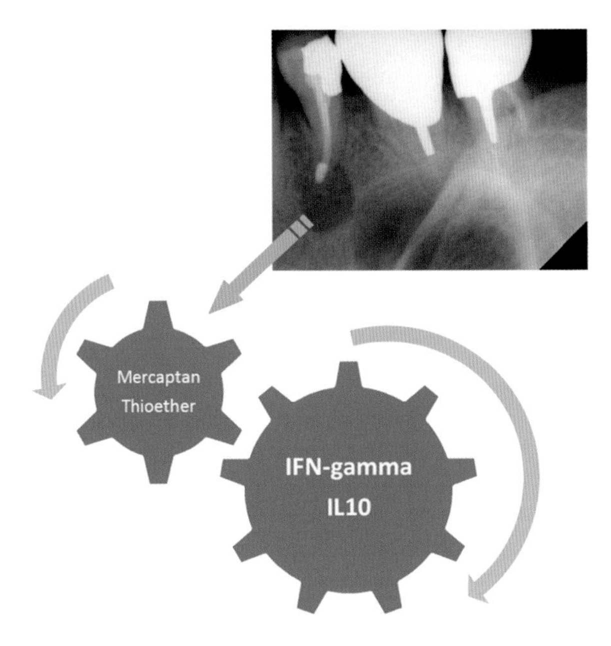

(Abbildung: Mechanismus der Zytokinaktivierung durch Mercaptane und Thioether.)

Die Frage, ob im individuellen Fall eine Sensibilisierung stattgefunden hat und möglicherweise eine durch diese Substanzen induzierte Entzündungsreaktion, lässt sich im Zytokintest klären. Eine andere, schnellere Möglichkeit, Toxine im Bereich devitaler Zähne nachzuweisen, ist der Orotoxtest.

Selbstverständlich gibt es eine Reihe weiterer Möglichkeiten von Labortests. Die Entscheidung, welche Untersuchungen im Einzelnen durchgeführt werden sollen, werden in einem integrativen Behandlungskonzept in der Diskussion der mitwirkenden Therapeuten getroffen.

2.6. Orotoxtest

Der Orotoxtest dient dem Nachweis der Stärke einer Entzündung im Bereich eines devitalen Zahnes. Darüber hinaus lassen sich Toxine wie Mercaptane und Thioether nachweisen.

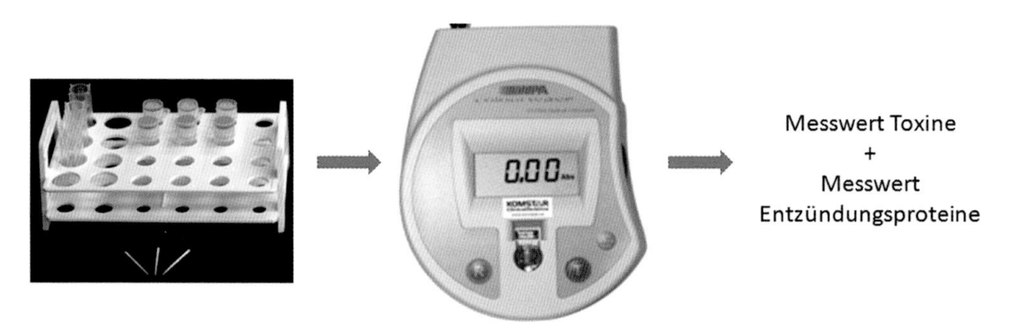

(Abbildung: Systematik des Orotoxtests.)

Bei diesem Test wird die Flüssigkeit aus dem Sulkus eines Zahnes auf eine Papierspitze aufgenommen und mit verschiedenen Reagenzien in Kontakt gebracht. Entsprechend der Menge an Toxinen bzw. Entzündungsproteinen kommt es in den Reagenzien zu einem Farbumschlag. Dieser Farbumschlag kann nach Augenmaß anhand einer Vergleichstabelle beurteilt werden. Objektiv wird die Auswertung jedoch durch ein Colorimeter vorgenommen, das den Farbumschlag quantifiziert.

BEHANDLUNG

1. Prophylaxe statt Parodontitis

Die natürliche Zahnsubstanz in ihrer ursprünglichen Form zu erhalten ist der schonendste Weg der Zahnbehandlung. Der typische Begriff, der im Zusammenhang mit zahnärztlicher Prophylaxe fällt, ist die sog. „Professionelle Zahnreinigung".

Er hat sich etabliert und gewissermaßen in den Köpfen von Zahnärzten, Prophylaxemitarbeitern und Patienten eingebrannt. Jedoch ist der Begriff Ausdruck eines mechanistischen und die Eigenverantwortung des Patienten ignorierenden Denkens. Er stellt die perfekte Reinigung der Mundhöhle in den Vordergrund, unterstützt durch die verschiedensten teilweise systemisch toxischen Substanzen (in Zahncremes und Mundspüllösungen).

Dieses Denken blendet völlig aus, dass es sich bei Karies und Parodontitis jeweils um Erkrankungen einer multifaktoriellen Entstehungsgeschichte handelt. Es blendet die Tatsache aus, dass die Mundhöhle niemals dauerhaft keimfrei, also frei von Bakterien und anderen Mikroorganismen ist, sondern ein Biotop darstellt. Sie blendet weiterhin die Interaktion dieses Biotops mit dem übrigen Organismus aus.

Unsere Aufgabe ist es, dieses Biotop im Gleichgewicht zu halten. Fast jeder Mensch reinigt seine Zähne heute mehr oder weniger gut und regelmäßig. Dennoch ist es bislang mehrheitlich nicht gelungen, Zähne mit hoher Sicherheit ein Leben lang zu erhalten.

Ein Prophylaxekonzept aus ganzheitlicher Sicht beachtet auch wesentlich Faktoren wie Ernährung und andere Lebensumstände. Es stützt sich auf mehrere Säulen. Erst diese ganzheitliche Betrachtung ermöglicht es uns, Zähne ein ganzes Leben lang zu erhalten.

1.1. Biofilmmanagement

Natürlich ist es auch bei ganzheitlicher Betrachtung notwendig, die lokalen Verhältnisse (Zähne, Mundschleimhäute etc.) zu kontrollieren und evtl. zu korrigieren. Kontrollieren und Korrigieren bedeutet für uns allerdings, den Körper dabei zu unterstützen, dass die „Gesundheitserreger" die Krankheitserreger verdrängen können. Um zu verdeutlichen, dass es sich hierbei im Gegensatz zu klassischen Prophylaxekonzepten nicht nur um eine rein mechanische Reinigung handeln kann, verwenden wir den Begriff „Biofilmmanagement“. Wir beschreiben mit diesem Begriff mehr als nur mechanische und chemische Eliminierung von potenziell pathologischen (krankmachenden) Keimen. Der Mensch kann nicht gesünder sein als der Mund, der ihn ernährt. Daher nimmt ein ganzheitliches Prophylaxekonzept zwar im Mund seinen Ausgangspunkt, vergisst aber nicht andere wesentliche Parameter.

1.2. Florida-Probe

Der zahnärztliche Teil dieses Konzepts beginnt mit einer umfassenden Diagnostik. Ziel ist es zu erkennen, ob bei einem Patienten ein spezifisch erhöhtes Risiko für eine Karies oder Parodontitis besteht. Zu diesem Zweck führt man eine umfassende und exakte Analyse des Zahnfleisches und der Zahnfleischtaschen mithilfe der sog. „Florida-Probe“ durch. Es werden weitere relevante Faktoren erfasst; der Ausgangszustand wird mittels Fotos dokumentiert. Darüber hinaus können bei Bedarf Karies- und Parodontitis-Risiko-Tests durchgeführt werden.

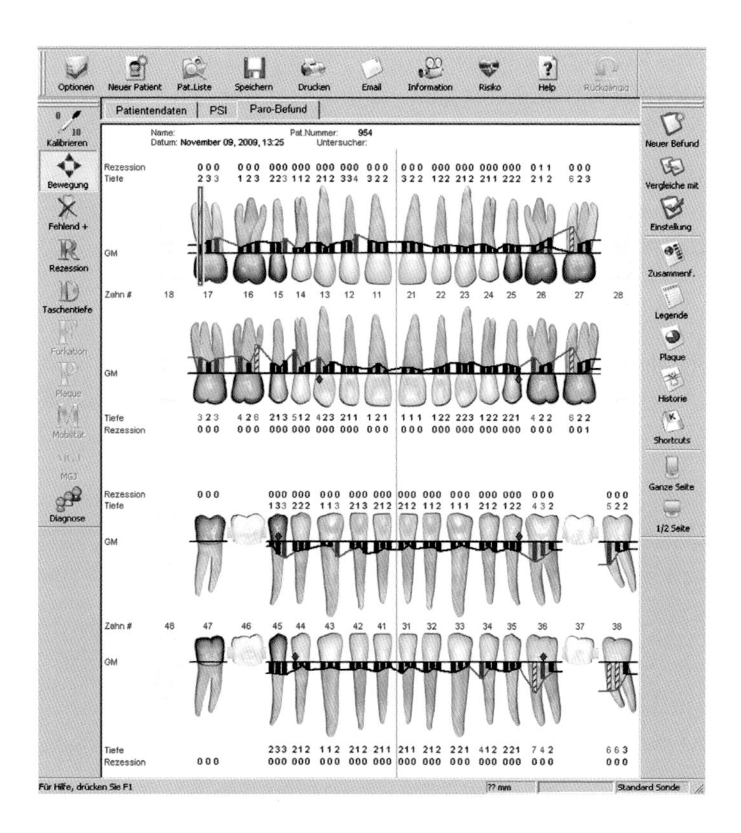

(Abbildung: Umfassende Dokumentation und Auswertung mit der „Florida-Probe“.)

Im Rahmen der professionellen Zahnreinigung kommen je nach individuellem Bedarf die bekannten Hand- und Ultraschallinstrumente, ein Pulverstrahlgerät und verschiedene Polierpasten zum Einsatz.

Für die nebenwirkungsfreie Desinfektion von infizierten Zahnfleischtaschen steht uns ein Ozongerät zur Verfügung. Ozon wirkt zuverlässig gegen Bakterien, Viren, Pilze und Sporen.

Ebenso wichtig, wie bei einer umfangreichen prothetischen oder implantologischen Behandlung, ist es in der Prophylaxe, zu Beginn der Behandlung ein langfristiges Konzept in Abhängigkeit von der individuellen Situation und den individuellen Bedürfnissen des Patienten zu entwickeln. Dies stellt den langfristigen Behandlungserfolg sicher.

1.3. Komplementäre Maßnahmen im Rahmen der Prophylaxe

Die Ernährung spielt, wie wir heute sicher wissen, für viele chronische Erkrankungen eine wesentliche Rolle, so auch (natürlich) für Karies und Parodontitis. Wir empfehlen unseren Patienten, sich an Konzepten, wie sie in „*The China Study* ([5]), *Food Revolution* ([vi])“ oder von Anthony Robbins (in diversen Büchern) beschrieben werden, zu orientieren. Diese Konzepte plädieren für eine Ernährung, die tierische Proteine meidet (vegetarisch oder vegan), zumindest jedoch deutlich einschränkt (maximal 5 %) und den Kohlehydratanteil der Nahrung auf ein Minimum reduziert. Die Ernährung hat u. a. Einfluss auf die Immunabwehr, das Säuremilieu im Mund, die (Kiefer-) Gelenke sowie auf den Knochenbau. Ohne eine Optimierung der Ernährungsgewohnheiten, gemessen an der heute „üblichen“ Ernährung, ist eine dauerhafte Gesunderhaltung des Biotops Mundhöhle wie auch des gesamten menschlichen Organismus praktisch ausgeschlossen.

2. Entfernung von Belastungen

2.1. Sachgerechte Entfernung von Amalgam und anderen Metallen

In der Überschrift dieses Kapitels wird bewusst zwischen Amalgam und anderen Metallen unterschieden, obwohl Amalgam eine Mischung unterschiedlicher Metalle bezeichnet. Kurze Rekapitulation: Was unterscheidet Amalgam von anderen Metallen bzw. Metalllegierungen?

Das Besondere an Amalgam ist, dass es in erheblichen Mengen Quecksilber enthält. Quecksilber gilt als das giftigste nicht radioaktive Element, es ist das einzige Metall, das bei Raumtemperatur flüssig ist. Diese beiden Besonderheiten erklären, warum wir im Umgang mit Amalgam besondere Vorsichtsmaßnahmen benötigen (siehe Kapitel „III.10.2. Belastungen durch Amalgam“ und Kapitel „III.10.1. Belastungen durch Metalllegierungen“).

2.2. Sachgerechte Entfernung wurzelgefüllter und toter Zähne

In dem Kapitel „III.10.3. Belastungen durch wurzelbehandelte Zähne“ werden die notwendigen chirurgischen Maßnahmen (Revisionen) beschrieben, die für eine zwischenzeitliche (temporäre/provisorische) und eine endgültige Versorgung mit Zahnersatz notwendig werden.

3. Metallfreie Zahn-Medizin - die biologische Revolution

3.1. Vollkeramische Implantate im Fokus – Konstanzer Konzept

Vieles wurde über Implantate geschrieben. Fast alle Veröffentlichungen, die Sie finden werden, beziehen sich wie selbstverständlich auf Implantate aus dem Werkstoff Titan. Schade, denn längst gibt es ein deutlich bioverträglicheres Material: Keramik.

Seit rund 10 Jahren versorgen die Autoren dieses Buches ihre Patienten vollständig metallfrei. Der vorerst letzte Schritt auf diesem Weg kontinuierlicher Verbesserungen war die Implantologie mit metallfreien vollkeramischen Implantaten aus Zirkondioxid. Dr. Volz hat im Jahre 2000 die weltweit ersten marktfähigen Vollkeramikimplantate entwickelt und 2001 eingesetzt.

Dadurch ist es heute möglich, fehlende Zähne von der Implantatspitze bis zur Schneidekante mit einem Werkstoff – Keramik – zu ersetzen ([VII]). Nicht zuletzt wegen der hervorragenden bioinerten Eigenschaften des Zirkondioxid ermöglichen vollkeramische Implantate eine biologische und ästhetische Rehabilitation auch schwerstkranker Patienten.

Ausführlich wird dieses Thema im Kapitel „III.5. Belastungen durch Titan“ unter „Therapie“ behandelt.

3.2. Langzeitprovisorische metallfreie Versorgungen

Die Tragedauer von Langzeitprovisorien kann bis zu zwei Jahren betragen, in manchen Fällen auch deutlich länger. In dieser Zeit finden Maßnahmen statt wie die chirurgische Revision des Kieferknochens, der Aufbau von fehlendem Knochen, Veränderungen in der Bisssituation, kieferorthopädische oder andere notwendige zahnärztliche Maßnahmen. Ebenso ist dies die Phase, in der erste komplementäre Maßnahmen, insbesondere durch umweltmedizinisch tätige Kollegen, stattfinden.

In der langzeitprovisorischen Phase ist es unser Behandlungsziel, im Kieferbereich eine entzündungsfreie und metallfreie Situation herzustellen, und zwar möglichst schnell und möglichst kostengünstig.

Dieser erste Schritt ist bei chronischen Erkrankungen nach unserer Erfahrung die Voraussetzung dafür, dass die allgemeinmedizinisch tätigen Kollegen eine erfolgreiche Therapie beginnen können.

3.2.1. Festsitzende Langzeitprovisorien

Dabei handelt es sich um ein festsitzendes (vom Zahnarzt wieder entfernbares) Langzeitprovisorium, das sich zum einen auf frisch eingesetzten Keramik-Implantaten abstützt.

In anderen Fällen, wenn weniger Implantate gesetzt wurden, dienen die Langzeitprovisorien u. a. dazu, dass diese Implantate möglichst nicht belastet werden.
In diesen Fällen benötigt man behandlungsbedürftige Nachbarzähne oder bereits von früheren Zahnärzten beschliffene Zähne, wenn die Situation mit einem festsitzenden Langzeitprovisorium gelöst werden soll.

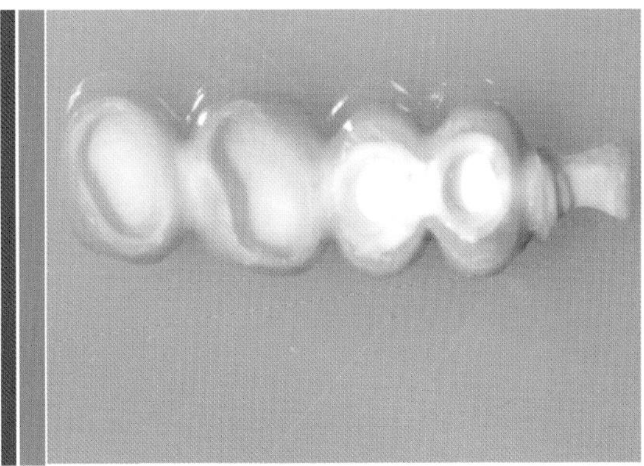
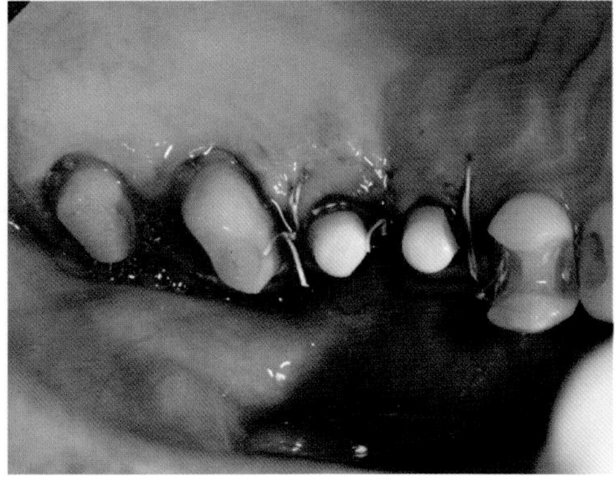

(Abbildungen: Festsitzendes Langzeitprovisorium aus einem CAD/CAM-gefrästen Kunststoff mit individueller Verblendung. Die Nachbarzähne dienen als provisorische Brückenanker; in diesem Fall mit einem Inlay im vorderen Bereich und zwei Kronen im hinteren Bereich. Das Langzeitprovisorium wird bereits vor der Implantation hergestellt; die Fräsung erfolgt so, dass die geplanten Implantatpositionen ausgeblockt sind. Unmittelbar nach Implantation wird das Langzeitprovisorium fest eingesetzt. Der Patient kann sofort und ohne Bedenken im Implantationsbereich zubeißen.)

3.2.2. Herausnehmbare Langzeitprovisorien

Auch herausnehmbaren Zahnersatz, unabhängig davon, ob als Langzeitprovisorium gestaltet oder als definitive Versorgung, können wir heute vollständig metallfrei anfertigen. Im Allgemeinen werden in der Zahnmedizin bei Kunststoffversorgungen Acrylate verwendet. Diese sind wegen des immer vorhandenen Restmonomeranteils zwar relativ reparaturfreundlich, auf der anderen Seite führen diese Restmonomere bei manchen Menschen zu Unverträglichkeitsreaktionen. Die Autoren verwenden deshalb sehr häufig thermoplastische Kunststoffe (Acetale). Diese erweisen sich in der Regel bei diesbezüglich vorbelasteten Patienten als für die Gesundheit verträglicher.

Der in der Zahnmedizin am häufigsten angefertigte herausnehmbare Zahnersatz ist die sogenannte Modellgussprothese. Als Gerüstmaterial wird hier in der Regel Stahl gegossen. In der metallfreien Variante wird dieser durch einen gespritzten elastischen thermoplastischen Kunststoff ersetzt. Der Kunststoff weist natürlich nicht dieselbe Härte und Stabilität wie Stahl auf; durch seine hohe Flexibilität ist die Bruchgefahr dieser Prothesen jedoch nicht höher als beim klassischen Stahlmodellguß.

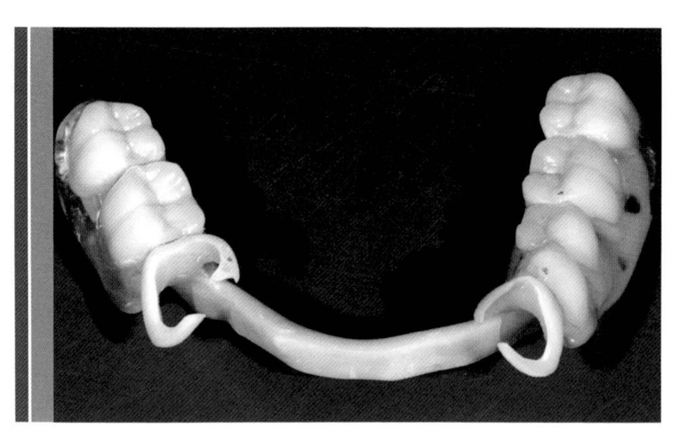

(Abbildung: Metallfreie „Modellgussprothese"aus einem gespritzten thermoplastischen Kunststoff.)

Eine etwas aufwändigere, jedoch insbesondere bei nur noch sehr wenig vorhandenen Zähnen lagestabilere Versorgungsmöglichkeit, stellt die Teleskopprothese dar. Das Prinzip einer Teleskopprothese basiert darauf, dass zunächst Kronen, die sog. Primärteleskope, welche keine anatomisch gestaltete Zahnform aufweisen, sondern eine zirkuläre Parallelfräsung, auf noch vorhandene Zähne zementiert werden (Patrize). Das dazu passende Sekundärteleskop (Matrize) wird in die vorhandene Prothese eingearbeitet. Beim Einsetzen der Prothese in den Mund werden quasi zwei Hütchen aufeinander gesetzt. Durch die hohe Passgenauigkeit von Matrize und Patrize ineinander ist ein sicherer Sitz der Prothese auch bei nur noch sehr wenig vorhandenen Zähnen sichergestellt.

In der Version als Langzeitprovisorium werden die auf die Zähne aufzementierten Primärteleskope nicht aus Zirkondioxid, sondern kostengünstiger in einem thermoplastischen Kunststoff hergestellt.

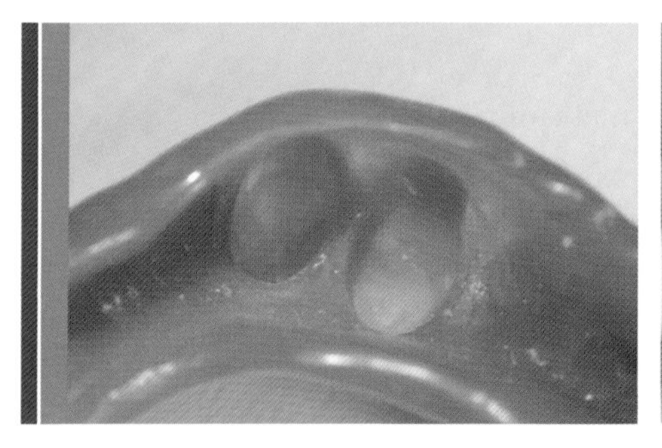

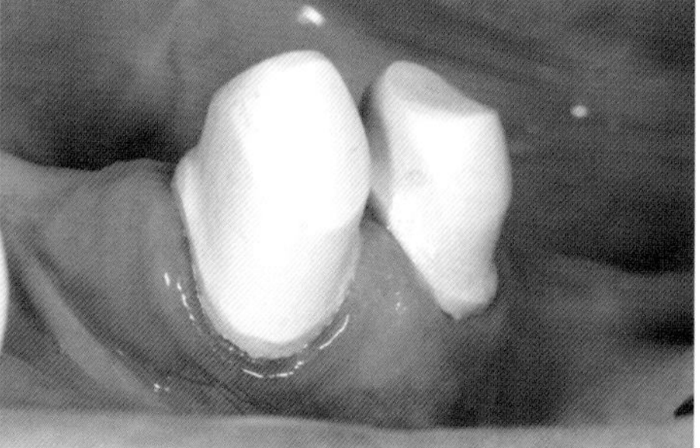

(Abbildung: Teleskopprothese als Interimsersatz mit Primärteleskopen aus einem gespritzten thermoplastischen Kunststoff.)

Teleskopprothesen als Interimsersatz erweisen sich vor allem dann als besonders sinnvoll, wenn im weiteren Behandlungsverlauf die vertikale Dimension der Kiefer zueinander zum Beispiel durch einen Knochenaufbau verändert wird. In diesem Fall kann durch den exakten Sitz von Matrize und Patrize die Position der Prothesen exakt reproduziert werden.

3.3. Definitive metallfreie Versorgungen

3.3.1.Inlays

Als Inlays werden Guß-Füllungen bezeichnet, die früher ausschließlich im Labor angefertigt wurden, heute sehr häufig auch direkt in der Zahnarztpraxis am Stuhl. Bei diesem „Chairside-Verfahren" können die Inlays mittels spezieller CAD/CAM-Systeme in sehr kurzer Zeit konstruiert und gefräst werden. Sie werden also nicht mehr gegossen, wie es bei Gold-Inlays üblich war, sondern aus einem großindustriell gefertigten hochstabilen Keramikblock gefräst.

Dieses Verfahren hat für den Patienten den Vorteil, dass die Inlays in einer einzigen Sitzung angefertigt werden können. Hierfür ist keine Abformung notwendig, sondern es wird lediglich eine Fotoaufnahme im Mund mit einer speziellen digitalen Kamera angefertigt. Die Passgenauigkeit der von diesen Geräten gefrästen Inlays ist inzwischen so hoch geworden, dass auch in den zahntechnischen Labors hergestellte Inlays in der Regel nicht mehr mit der Hand angefertigt werden, sondern durch ein solches Verfahren zumindest vorproduziert und abschließend von Hand individualisiert werden.

Der Nachteil dieses Verfahrens ist, dass nicht jede Art von Keramik zur Verfügung steht. Bei den *chairside* (= am Behandlungsstuhl) angefertigten Keramiken handelt es sich in der Regel um weichere Keramiken, die nicht mit jeder Art von Zement oder Kunststoff eingesetzt werden können. Dadurch ist die Indikation bei Patienten, die Unverträglichkeiten auf bestimmte Materialien haben, eingeschränkt.

Die Tatsache, dass es sich bei den *chairside* gefrästen Keramiken um eher weiche Keramiken handelt, hat andererseits den enormen Vorteil, dass diese Materialien sich bezüglich der Härte und Abrasionsfestigkeit ähnlich wie der menschliche Zahnschmelz verhalten. Dadurch passen sie sich hervorragend in das funktionelle Kausystem ein.

Insbesondere das Zirkondioxid, welches als besonders verträglich gilt und auch mit besonders verträglichem Zement eingesetzt werden kann, muss nach wie vor im Labor verarbeitet werden. Es sei jedoch darauf hingewiesen, dass diese Unverträglichkeiten extrem selten sind. Zudem werden die Composites, mit denen die weicheren Keramiken adhäsiv[4] mit den Zähnen verklebt werden, bei Bedarf zuvor auf Verträglichkeit getestet. Diese Composites werden auch für kleinere Füllungen in sehr großem Umfang ohne nennenswerte Verträglichkeitsprobleme verwendet. Über 80% dieser Composites bestehen zudem aus Keramikfüllstoff.

In jedem Fall muss die richtige Indikation im individuellen Fall immer überprüft werden, die Verträglichkeit gegebenenfalls durch Labortests oder bioenergetische Verfahren überprüft werden.

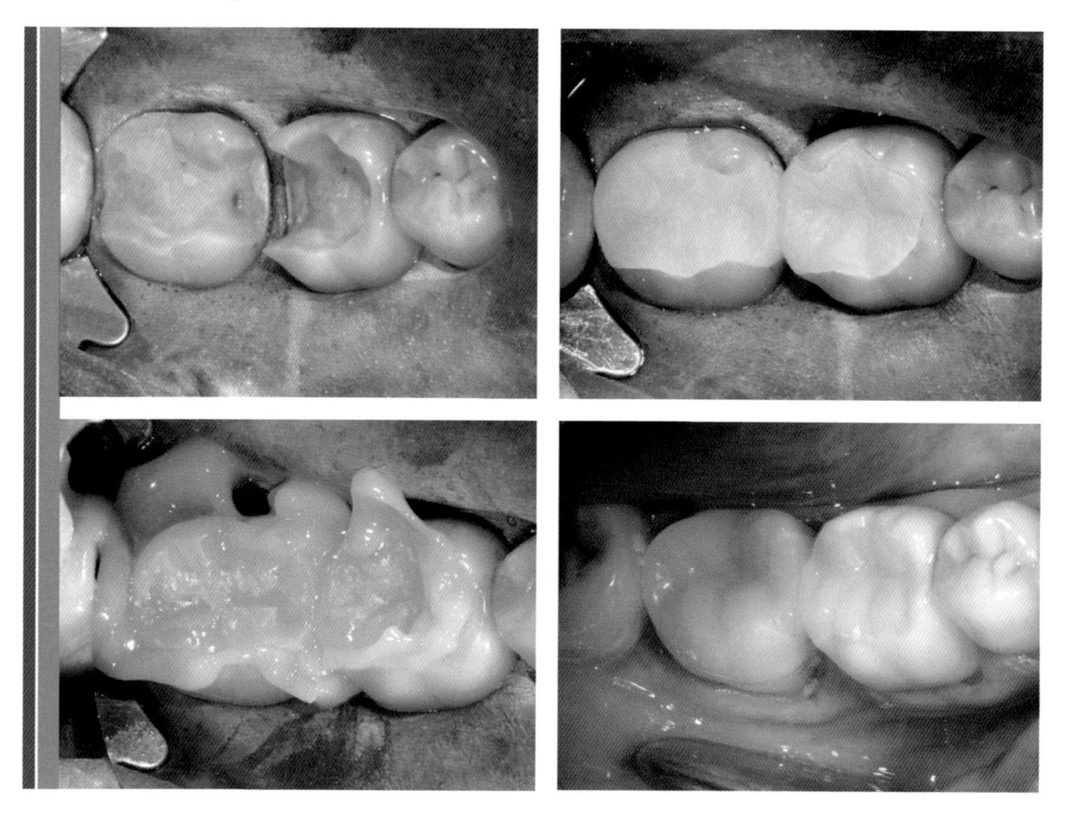

(Abbildungen: Verschiedene Arbeitsschritte bei der Herstelung von chairside gefertigten Keramikinlays.
Oben links: Zustand nach Entfernung der alten Füllungen.
Oben rechts: Einprobe der Inlays unmittelbar nach der Fräsung.
Unten rechts zeigt die Situation, nachdem das Befestigungscomposite und die Inlays in die Zähne mit Ultraschall eingebracht wurden.

4 Die Adhäsivtechnik ist eine spezielle Klebetechnik, bei der die Keramik (oder ein Composite) vollständig flächig mit dem Zahn verklebt wird. Durch diese Verklebung werden auch Zähne mit wenig gesunder Restzahnsubstanz wieder deutlich stabilisiert und sind weniger bruchgefährdet.

Anschließend werden die Überschüsse beseitigt, das Befestigungsmaterial durch ein UV-Licht ausgehärtet. Nach der Aushärtung kann der Kofferdamschutz entfernt werden, die Inlays können an die Gegenbezahnung angepasst und poliert werden.
Die gesamte Behandlung, vom Entfernen der alten Füllung und evtl. vorhandener Karies bis zum polierten Inlay dauert etwa eine Stunde. Anschließend ist das Inlay sofort voll belastbar und die Behandlung abgeschlossen.)

Die meisten Inlays werden in diesem beschriebenen Verfahren angefertigt. Wie bereits angesprochen, besteht jedoch manchmal aus medizinischen Gründen die Indikation dafür, ausschließlich bestimmte Befestigungszemente zu verwenden, die für adhäsive Klebetechniken nicht geeignet sind. In diesen Fällen lassen wir die Inlays häufig mit einem Kern aus Zirkondioxid anfertigen. Nachteil dieser Inlays ist wegen der geringen Lichtdurchlässigkeit und der hell weißen Farbe des Zirkondioxids in der Regel die Ästhetik. Eingefärbtes Zirkondioxid ist auf dem Markt zwar erhältlich, nach unserer Erfahrung jedoch für manche Patienten weniger verträglich. Wir arbeiten daher ausschließlich mit nicht eingefärbten Materialien.

Ein großer Vorteil von Zirkondioxid ist hohe Stabilität, die es uns ermöglicht, Brücken mit einem freien Anhänger, also ohne nebenstehenden Pfeiler anzufertigen.

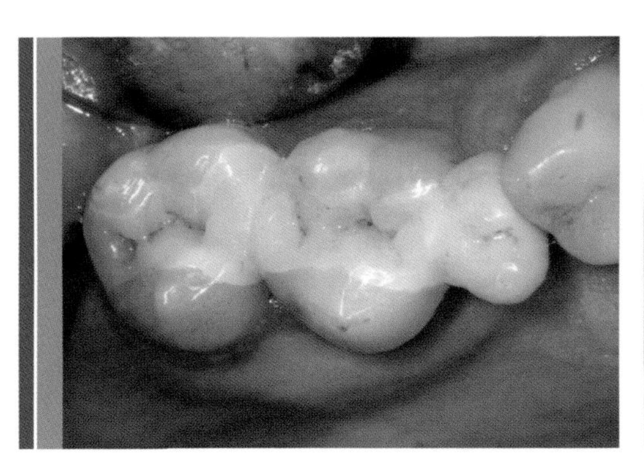

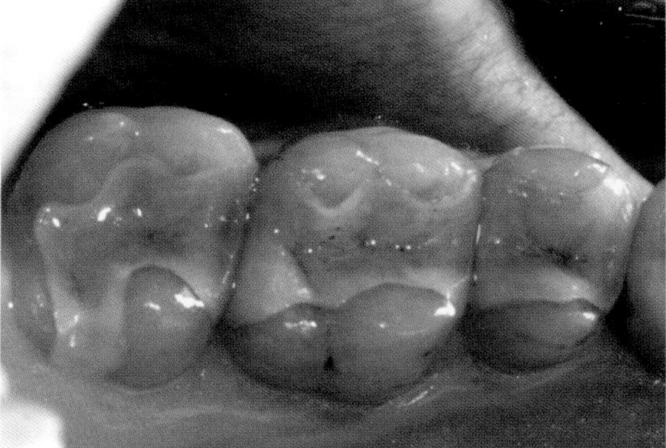

(Abbildungen: Inlays mit einem Kern aus Zirkondioxid: durch die geringe Lichtdurchlässigkeit ist die Ästhetik eingeschränkt, an den Stellen geringerer Schichtstärke ist das hell weiße Trägermaterial (Zirkondioxid) zu sehen. Durch die hohe Stabilität und Biegefestigkeit können andererseits auch Anhängerbrücken angefertigt werden, was in manchen Fällen sehr substanzschonend ist.)

3.3.2. Veneers

Veneers sind dünne Schalen aus Keramik, die auf die Zähne aufgeklebt werden. Dabei werden die Zähne nicht (non prep veneers) oder nur in sehr geringem Maße auf der äußeren Seite beschliffen. Mit Veneers lassen sich dauerhafte und ästhetisch hochwertige Veränderungen der Zahnfarbe vornehmen; die Stellungen der Zähne und der Verlauf der Schneidekanten können korrigiert werden.

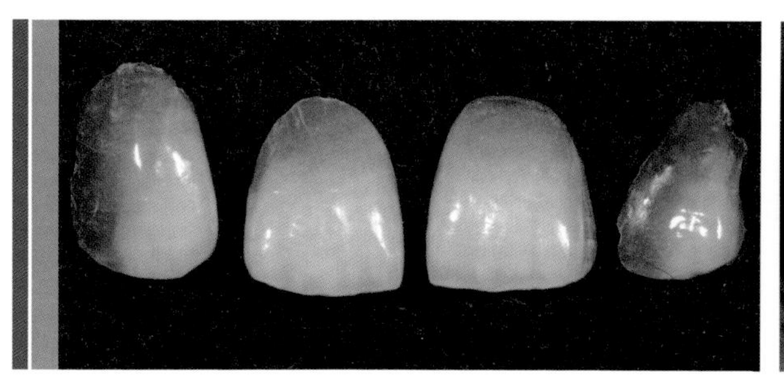
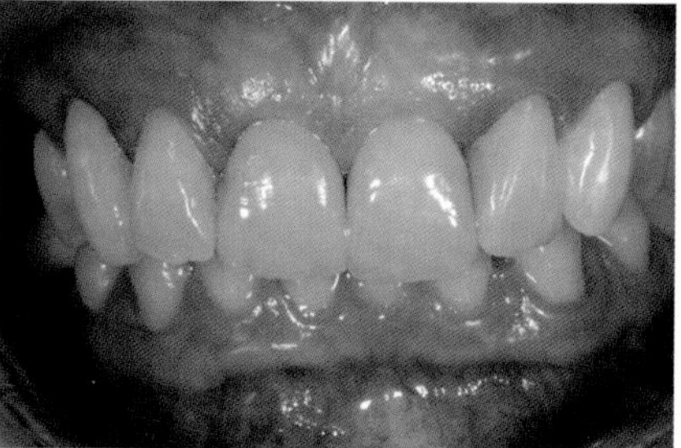

(Abbildungen: Keramische Verblendschalen aus dem zahntechnischen Labor mit teilweise hauchdünner Schichtstärke. Die Veneers sind durch die spezielle (adhäsive) Klebetechnik nach dem Verkleben im Mund absolut fest; es gibt keine Einschränkungen beim Essen.)

Aber auch kariöse Läsionen, die sich auf den äußeren Zahnbereich beschränken oder nur geringfügig in Zwischenräume reichen, können mit Veneers versorgt werden.

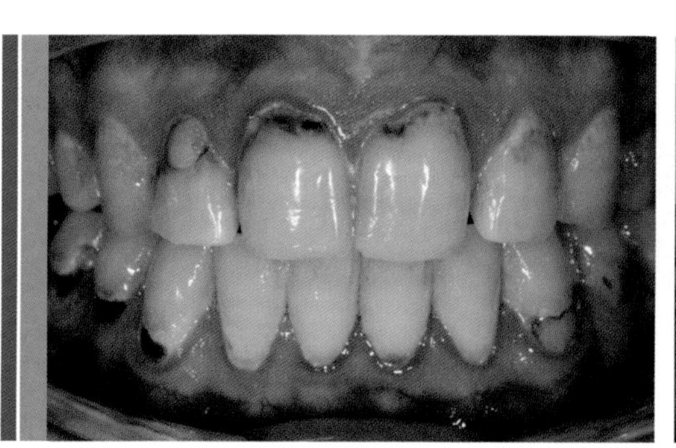
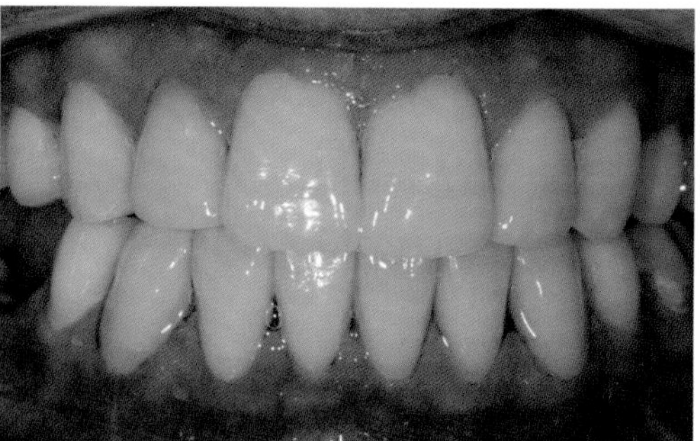

(Abbildungen: Für Veneers gibt es nicht nur eine ästhetische Indikation, auch kariöse Läsionen können auf diesem Wege perfekt versorgt werden.)

3.3.3. Kronen und Brücken

Die Mehrzahl der heute in Deutschland angefertigten Kronen und Brücken basiert nach wie vor auf der klassischen Metallkeramiktechnik. Dabei wird der Kern der Konstruktion aus einem Metall oder einer Metalllegierung angefertigt und anschließend ganz oder teilweise keramisch verblendet. In den Praxen/Kliniken der an diesem Buch beteiligten Autoren werden die Kronen ausschließlich aus metallfreien vollkeramischen Materialien hergestellt. Für diese Verfahren gibt es inzwischen Erfahrungen seit mehr als 20 Jahren. Vollkeramische Versorgungen sollten aus unserer Sicht zum Standardrepertoire jeder zahnärztlichen Praxis gehören. Wir sehen angesichts der möglichen allgemeinmedizinischen negativen Auswirkungen im Kronen- und Brückenbereich heute für Metallkeramik keinerlei Indikation mehr.

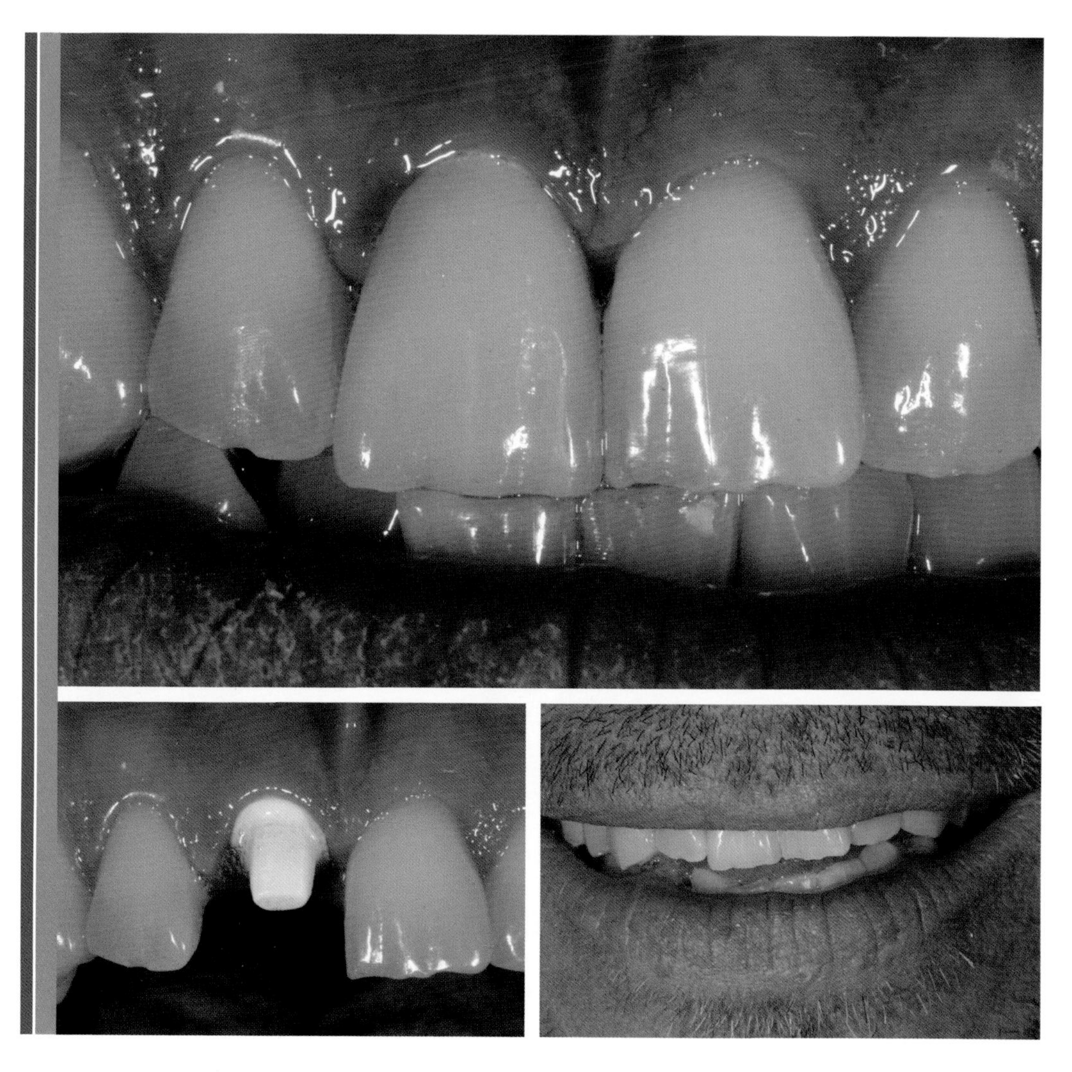

(Abbildungen: Einzelne Kronen im Schneidezahnbereich anzufertigen, gehört zu den größten Herausforderungen in der Zahnarztpraxis. In diesem Fall wurde eine Einzelkrone auf einem vollkeramischen Implantat eingegliedert. Es ist nicht nur gelungen, die Farbe des Nachbarzahnes exakt zu reproduzieren, sondern auch die Form und Oberflächentextur passen perfekt in das Gesamtbild. Durch die hervorragende Bioverträglichkeit der verwendeten keramischen Materialien ist auch im Zahnfleischbereich nicht zu erahnen, an welcher Stelle dem Patienten ein Schneidezahn fehlt.)

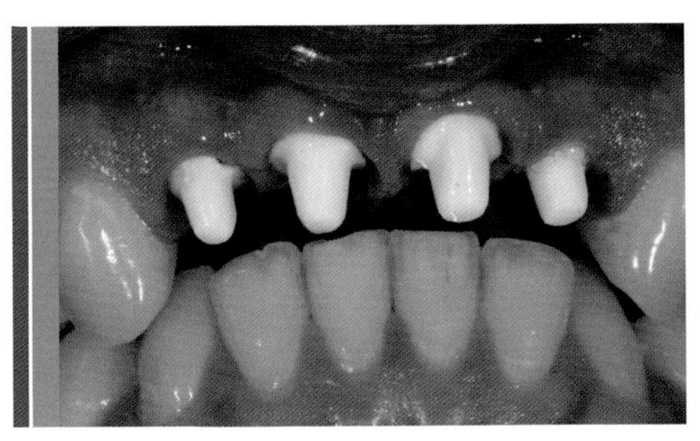
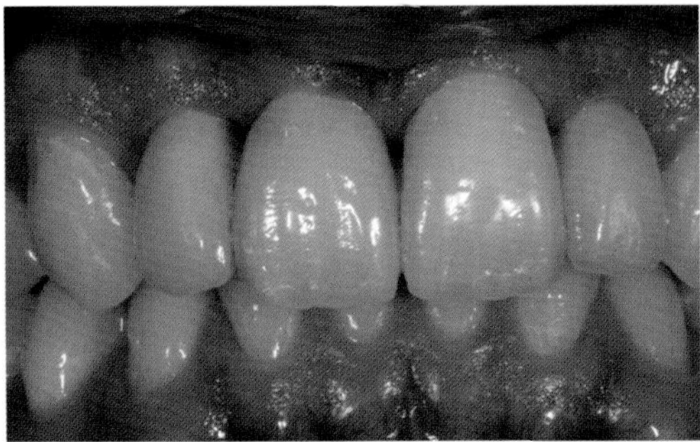

(Abbildungen: Versorgung von vier vollkeramischen Frontzahnimplantaten mit vollkeramischen Kronen. Die Kronen auf Implantaten werden in der Regel miteinander verblockt. Dies erhöht die Stabilität der gesamten Konstruktion dramatisch. Eine ästhetische Einschränkung hat der Patient dadurch nicht, auch die Mundhygiene ist in diesem Bereich optimal möglich und wird durch die extrem glatte Oberfläche der vollkeramischen Versorgungen perfekt unterstützt. Natürliche Zähne werden in der Regel nicht miteinander verblockt. Dieses unterschiedliche Vorgehen basiert auf den völlig unterschiedlichen statischen Voraussetzungen von Zähnen und Implantaten. Zähne sind im Knochen mit einem Faserapparat aufgehängt und daher in geringem Maße beweglich, eine Verblockung ist hier eher unphysiologisch und nur in wenigen Fällen sinnvoll. Implantate sind im Knochen völlig starr verankert – eine mögliche Bruchgefahr wird praktisch vollständig durch diese Verblockung eliminiert. Ausgenommen sind (ausreichende Implantatanzahl vorausgesetzt) die sogenannten Symphysen (Knochenfugen), welche nicht verblockt werden sollen, da sonst Kopfschmerzen und Spannungszustände auftreten können. Diese verlaufen im Oberkiefer jeweils rechts und links im Eckzahnbereich und im Unterkiefer genau in der Kiefermitte.)

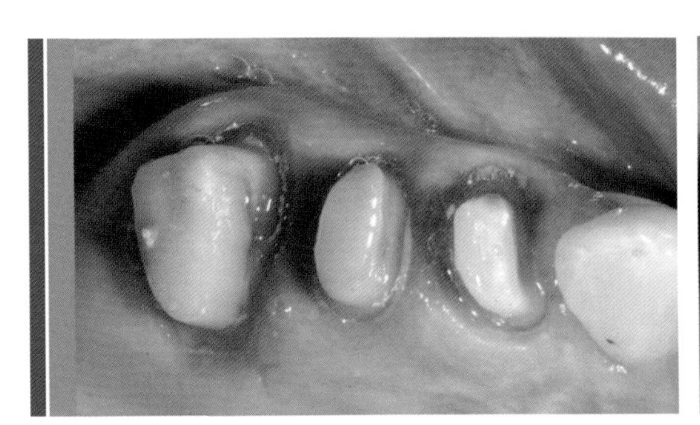
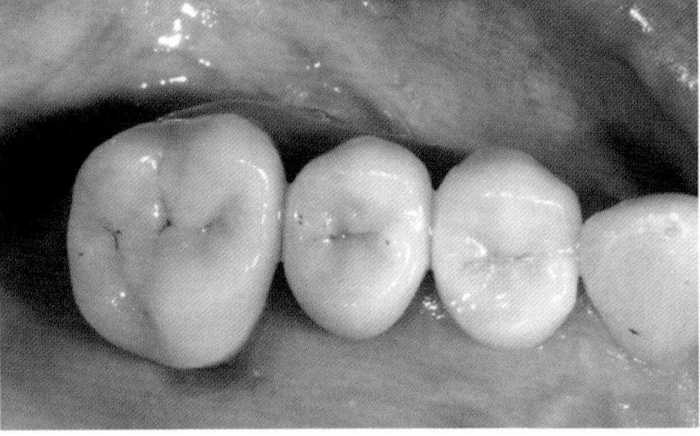

(Abbildungen: Vollkeramische Einzelkronen im Seitenzahnbereich. Auch hier sehen wir bezüglich der Stabilität und Langzeitprognose heute keinerlei Einschränkungen mehr.)

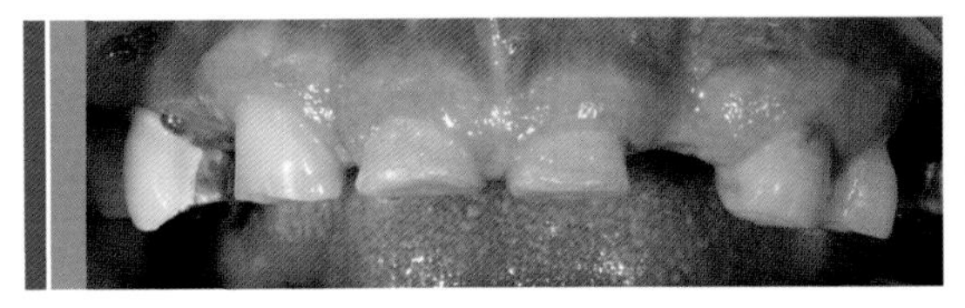
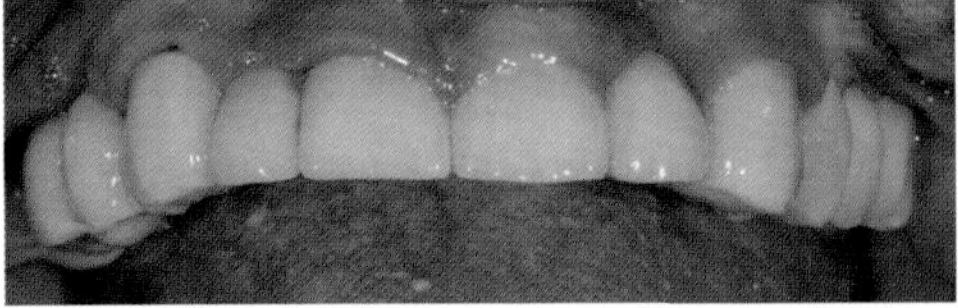

(Abbildungen: Dieser Patient hat im Laufe von etwa 50 Lebensjahren seine Zähne fast vollständig durch Parafunktionen wie Pressen und Knirschen zerstört. Auch diese Situation ist mit vollkeramischen Kronen und Brücken sicher und dauerhaft zu versorgen. Bei korrekter Konstruktion des unterstützenden Zirkondioxidgerüstes sind Brüche weder im Gerüst noch in der Verblendkeramik (sog. „chipping") zu erwarten.)

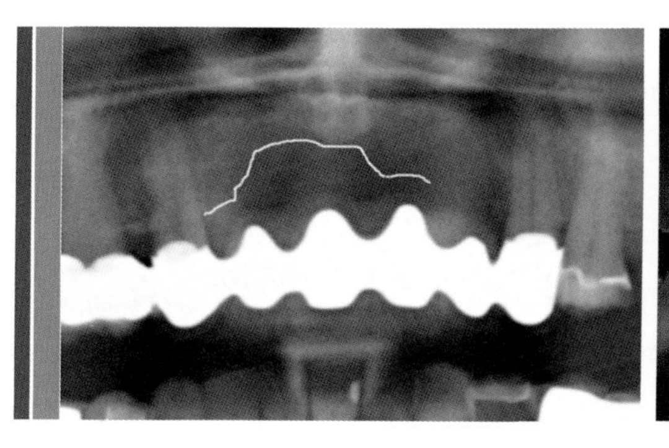

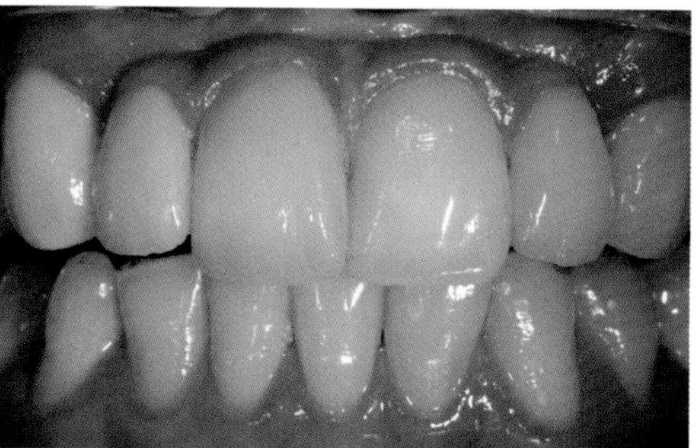

(Abbildungen: Dokumentation einer Brücke im Schneidezahnbereich, abgestützt auf den beiden Eckzähnen bei vier fehlenden Schneidezähnen. Der Verlauf des Kieferknochens wurde auf dem Röntgenbild eingezeichnet. Es ist deutlich zu sehen, dass in diesem Fall sehr viel Knochensubstanz bei der alio loco vorangegangenen Extraktion verloren gegangen ist. Diese fehlende Substanz sollte auf Wunsch der Patientin nicht durch einen chirurgischen Knochenaufbau wiederhergestellt werden. Damit die Kronen nicht unnatürlich lang wirken, wurde ein Teil des Defekts durch eine zahnfleischfarbene Keramik ausgeglichen. In der direkten Makroaufsicht ist eine derartige Lösung bei aktiv abgehaltener Lippe sichtbar, für einen unbeteiligten Dritten aus einem normalen Abstand ist dies jedoch nicht zu erkennen.)

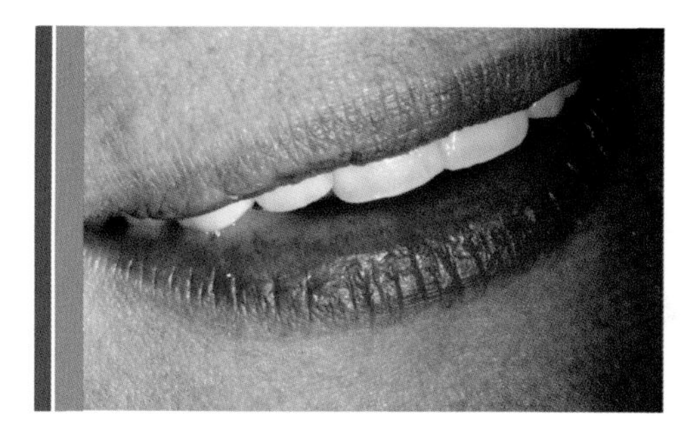

3.3.4. Herausnehmbarer Zahnersatz als definitive Lösung

Eine der größeren Herausforderungen im Bereich der metallfreien Zahnmedizin ist zurzeit noch der herausnehmbare Zahnersatz. Es ist in manchen Situationen sehr schwierig, mit Kunststoffen oder Keramiken ähnlich filigrane Konstruktionen herzustellen wie mit Metalllegierungen. Insofern muss man sicherlich eingestehen, dass die Qualität von metallfreiem herausnehmbarem Zahnersatz, was Ästhetik und Funktion angeht, im Vergleich zu klassischem metallbasiertem herausnehmbarem Zahnersatz nicht optimal ist. Dennoch sind wir aus gesundheitlichen Gründen bei unseren Patienten in der Regel darauf angewiesen, metallfrei zu arbeiten.

Eine mögliche Versorgung wurde bereits bei den langzeitprovisorischen Varianten vorgestellt. Die Klammerprothese aus einem zahnfarbenen metallfreien gespritzten Kunststoff kann auch für definitive Versorgungen durchaus genutzt werden.
Andere mögliche Versorgungsformen, die wir auch aus der klassischen Zahntechnik mit Metalllegierungen kennen, sind Steg-, Geschiebe- und Teleskopprothesen. Auch diese Konstruktionsarten lassen sich mit metallfreien Werkstoffen herstellen.

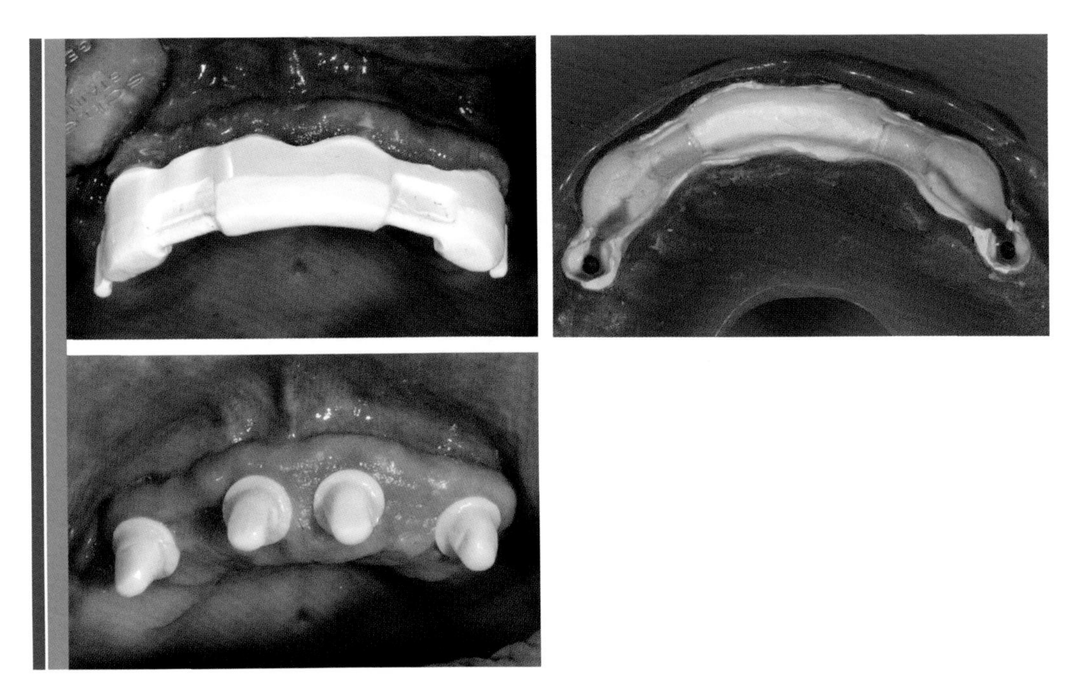

(Abbildungen: die vier Zirkonoxid-Implantate sind durch einen gefrästen Zirkondioxidsteg verbunden. Als Gegenstück zu dieser Patrize wird die passgenaue Matrize in die vorhandene Prothese eingearbeitet. Durch die parallelen Flächen ist ein relativ guter Halt gewährleistet.)

4. Metallfreie Kieferorthopädie: unsichtbare Korrektur von Zahnfehlstellungen

Die Kieferorthopädie ist das Teilgebiet der Zahnmedizin, das sich mit der Verhütung, Erkennung und Behandlung von Fehlstellungen der Kiefer und der Zähne befasst. Die Behandlung geschieht üblicherweise entweder mit herausnehmbaren Geräten oder festsitzenden Zahnspangen (Multiband- und/oder Multibracketapparatur).

Diskussionen zur Materialunverträglichkeit scheinen in der Kieferorthopädie (noch) keine große Rolle zu spielen; möglicherweise, weil kieferorthopädische Apparaturen nur eine begrenzte Zeit inkorporiert werden. Vielleicht auch, weil durch lange Latenzzeiten mancher Erkrankungen der Zusammenhang erst sehr viel später, teilweise Jahrzehnte später, sichtbar wird, die Exposition ist längst vergessen.

Es ist unvermeidbar, für eine kieferorthopädische Behandlung Fremdstoffe, wenn auch nur vorübergehend, in den Körper einzugliedern. Umso wichtiger ist es, die biologische Wirksamkeit dieser Stoffe zu kennen und zu beachten. Im Wesentlichen werden unterschiedliche Legierungen aus Metallen wie Chrom, Kobalt, Nickel, Titan etc. und Acryl-Kunststoffe verwendet.

An dieser Stelle soll auf die Möglichkeit hingewiesen werden, eine kieferorthopädische Behandlung metallfrei mit thermoplastischen Kunststoffen durchzuführen.

Thermoplastische Schienen werden in der Kieferorthopädie auf zweierlei Arten verwendet. Einerseits als hochelastische Schiene (Positioner) für relativ geringe Bewegungen am Ende einer kieferorthopädischen Therapie. Andererseits entstand schon vor Jahrzehnten die Idee, mit einer Serie von durchsichtigen Schienen Zähne zu bewegen.

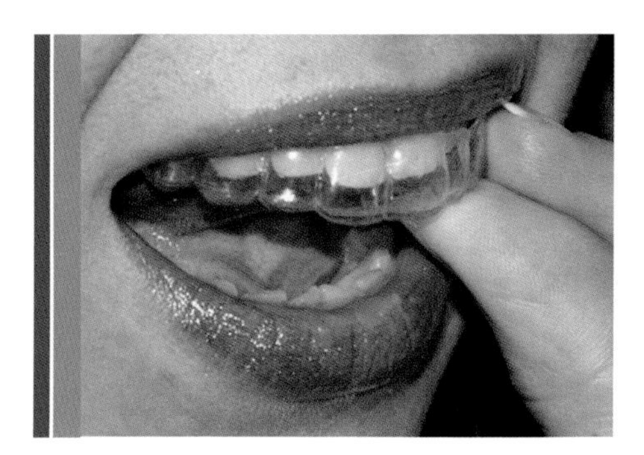

Bei der ursprünglichen Technik wird ein Kiefer- und Zahnmodell aus Gips hergestellt, die Zähne werden aus dem Modell gesägt und in mehreren Schritten in eine gewünschte Endposition gebracht. Für die Zwischenstationen wird (durch Doublieren) manuell ein Gipsmodell hergestellt, darüber eine thermoplastische Folie gezogen.

Seit einigen Jahren besteht die Möglichkeit, aus der Abformung der Mundsituation mittels Computertomographie eine dreidimensionale virtuelle Ansicht der Kiefer- und Zahnsituation zu erstellen.

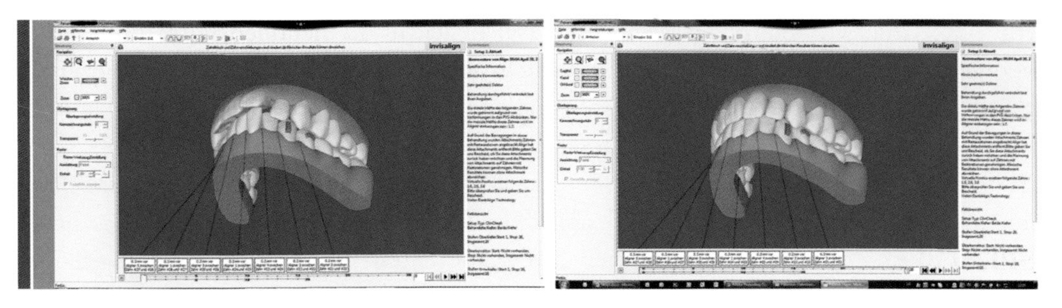

(Abbildungen: Virtuelle dreidimensionale Animation der Zahnstellung zu Beginn und am Ende der Behandlung.)

Das EDV-gestützte Verfahren ermöglicht es, kostengünstig und in sehr kurzer Zeit unterschiedliche Behandlungsabläufe zu simulieren und mit dem Patienten die Vor- und Nachteile zu diskutieren. Mögliche Risiken einer Behandlung, z. B. verbleibende Restlücken nach einem Extraktionsfall, können so frühzeitig erkannt und durch Alternativplanungen vermieden werden.

Bereits zum Beginn der Behandlung ist die Dauer relativ genau umschrieben. Die Anzahl der benötigten Schienen (jede Schiene wird vom Patienten ca. 14 Tage getragen) und der Fortschritt werden dem Patienten visualisiert. Dadurch steigen die Mitarbeit und das Verständnis der Patienten (Compliance).

Durch die software-basierte Behandlungsplanung ist eine zielgerichtete und geradlinige Bewegung der Zähne möglich. Der Behandlungsablauf wird in zahlreiche sehr kleine Schritte unterteilt. Die Therapie kann deshalb langsam und mit niedrig dosierten Kräften erfolgen, ohne die Therapiedauer auszudehnen. Niedrig dosierte und zielgerichtete Kräfte sind wichtig, um Wurzelresorptionen vorzubeugen.

Die Behandlungstermine in der Praxis sind im Vergleich zur Multi-Bracket-Therapie (MB-Therapie) seltener und kürzer; sie beschränken sich in der Regel auf Kontrollen. Ungeplante Termine, z. B., um gelöste Brackets oder Drähte neu zu fixieren, sind hinfällig; ein Komfortgewinn für Behandler und Patient.

Das Karies- und Parodontitisrisiko ist durch die Behandlung, im Gegensatz zur MB-Therapie, nicht erhöht, weil die Mundhygiene durch die herausnehmbaren Schienen nicht eingeschränkt ist. Anfängliche Bedenken, dass die remineralisierende Schutzfunktion des Speichels durch die Schienen eingeschränkt wird, haben sich klinisch nicht bestätigt. Das vorgestellte Verfahren stellt in vielen Fällen eine gute Alternative zur etablierten MB-Behandlung dar. Es handelt sich in der heutigen Form um eine vergleichsweise junge Technik, die sicherlich noch weiteres Entwicklungspotenzial besitzt. Die Möglichkeit, Patienten metallfrei kieferorthopädisch zu behandeln, macht die Methode für eine ganzheitlich orientierte Praxis in jedem Fall interessant.

SPEZIELLE INFORMATION

Zur Unterstützung aller Behandlungsformen ist eine enge und intensive Mitarbeit seitens des Patienten unerlässlich. Dabei spielt die Ernährung eine ganz besondere Rolle. Auf die Wichtigkeit der Ernährung wurde in diesem Kapitel bereits weiter oben unter „*1.3. Komplementäre Maßnahmen im Rahmen der Prophylaxe*" kurz eingegangen. Weitere ausführliche Informationen finden Sie im Kapitel „II.1. körperliche/physische Ebene" (ab Seite 27).

Weitere Faktoren, die eine Rolle für die menschliche Gesundheit im Allgemeinen, aber auch die Zahngesundheit im Speziellen spielen, sind psychische Komponenten (Stress), Rauchen, Medikationen und vieles mehr.

Andererseits gibt es Fälle, in denen Patienten keine großen körperlichen Reserven mehr haben. Hier hat sich ein deutlich langsameres Vorgehen, ggf. parallel zu einer aufbauenden Therapie durch Vitamine, Spurenelemente und Mineralstoffe bewährt.

In einem ganzheitlichen Konzept orientiert sich die Behandlung an den Ursachen für die vorliegende Erkrankung, sowohl im zahnärztlichen wie im allgemein medizinischen Fachbereich.

Weitere Literaturstudien zu den Inhalten finden Sie im folgenden Anhang.

---

i M.K. Wu et al.: Limitations of previously published systematic reviews evaluating the outcome of endodontic treatment. Int Endod J, Aug 2009, 42 (8), 656-666.

ii J. Imbeau: Cranio. 2005 Apr;23(2):100-12.

iii V. v. Baehr: Laboranalysen in der Zahnmedizin. Umwelt, Medizin, Gesellschaft (24), 2/2011, 108-111.

iv V. v. Baehr: Laboranalysen in der Zahnmedizin. Umwelt, Medizin, Gesellschaft (24), 2/2011, 108-111.

v T. M. Campbell, T. C. Campbell, J. Robbins: The China Study: The Most Comprehensive Study of Nutrition Ever Conducted, Benbella Books, 2005.

vi J. Robbins: Food Revolution. Hans-Nietsch-Verlag, 3. Auflage, 2010.

vii U. Volz, H. Scholz (Hrsg.): Praxisratgeber Implantologie, Ästhetik durch Zirkonoxidimplantate, ISBN 978-3-940436-01-6, Nexilis Verlag GmbH Berlin, 2007.

III. ERKRANKUNGEN UND BELASTUNGEN

10. Belastungen im zahnmedizinischen Bereich

1. Belastungen durch Dentallegierungen

URSACHE

1.1. Legierungen in Form von zahntechnischen Arbeiten oder Füllungsmaterialien

In der Zahnmedizin werden zurzeit (noch) verschiedenste Metalle verwendet, vorzugsweise in Legierungsform oder als Amalgam.

Das Thema *Belastungen durch Amalgam* wird im Kapitel III.10.2. ausführlich beschrieben und deren besondere Problematik im Hinblick auf Entfernung, Schutz, begleitende Therapien und Ausleitung, erläutert.

Metallische Zahnwerkstoffe als Verbindung verschiedener Metalle sind Legierungen, die aus verschiedenen Komponenten bestehen, sie kommen in den meisten zahnärztlichen Praxen als Kronen- und Brückenkonstruktionen und herausnehmbarem Zahnersatz zur Anwendung.

Auf dem Dentalmarkt sind über 5.000 Legierungen bekannt. Seit 1998 dürfen in Europa nur noch CE-zertifizierte Medizinprodukte in den Verkehr gebracht werden. Allerdings sind die Zertifizierungsstandards nicht in allen Ländern gleich. Eine Reihe von Herstellern führt Legierungen mit gleichem Namen, aber unterschiedlicher Zusammensetzung. Legierungsbestandteile unter einem Prozent müssen nicht mehr ausgewiesen werden.

Als Reinmetalle werden ausschließlich Titan (Ti) und teilweise Gold (Au) verwendet. Das Zahngold als Reinmetall, Gold (Au), wird eher selten verwendet, höchstens in der altbekannten Goldklopffüllung oder durch elektrochemische Verfahren zur Käppchenherstellung.

Die Ursache für eine Unverträglichkeit liegt in der unterschiedlichen Zusammensetzung der vielen Zahnlegierungen im Mund und deren Reaktion mit dem Organismus.

Auf dem Dentalmarkt haben sich zwei große Gruppen der Zahnlegierungen entwickelt, die zur Anwendung kommen:

die Edelmetalllegierungen und die Nichtedelmetalllegierungen.

Der vermehrte Einsatz der Nichtedelmetalllegierungen ist auch in dem hohen Goldpreis zu sehen, wobei dabei die gesundheitlichen Folgen und Belastungen ausgeblendet werden.

Zu den sichtbaren Zahnlegierungen zählen Kronen und Brücken und herausnehmbarer Zahnersatz als Modellgussprothese. Doch auch hier liegt oft eine Unkenntnis des Patienten vor, um welche Legierungen es sich genau handelt, die sich in seinem Mund befinden.

Denn nur in seltenen Fällen hat der Patient einen Legierungspass, der alle Legierungen aufweist.

Für den Betroffenen und auch für die ganzheitlich denkenden Zahnärzte liegt die Ursache oft im Verborgenen; deshalb ist eine erweiterte Diagnose notwendig.

1.2. Legierungen in Form von versteckten Metalldepots

Die versteckten Depots sind zunächst in den Zähnen selbst zu suchen - in Form von einer Aufbaufüllung unter einer Krone oder dort belassenen alten Restfüllung aus Amalgam, als apikaler Verschluss bei wurzelgefüllten Zähnen und metallischen Wurzelstiften (siehe Kapitel III.10.3. *Belastungen durch wurzelbehandelte Zähne*).

Oft liegen auch Metalldepots im Zahnfleisch, im Knochen oder sonstigen anatomischen Strukturen. Diese gelangen dorthin durch unsaubere Operationen oder durch Korrossionsvorgänge.

DIAGNOSE

Neben der wichtigen Diagnose durch Mundstommessung, die bis zu 300 mV und mehr betragen kann, kommen weitere diagnostische Möglichkeiten zum Einsatz.

So z. B. das dreidimensionale digitale Röntgen (DVT), welches metallische Fremdkörper auf Bruchteile von Millimetern in 3D genau zu lokalisieren vermag.

Wie bereits beschrieben, werden weitere Laboranalysen vorgenommen. (Kapitel III.10. *Belastungen im zahnmedizinischen Bereich*/Diagnose).

Bei der Erstellung einer Diagnose bei Fremdstoffbelastung (Metallbelastung) spielen Laboranalysen eine sehr große Rolle, denn es gilt, die Fremdstoffbelastungen zu diagnostizieren, um chronische Erkrankungen zu behandeln sowie deren entzündliche Prozesse festzustellen und zu entfernen (siehe Kapitel III.10.4. *Belastungen durch Kieferentzündungen*/NICO).

In der Regel werden durch eine Haaranalyse, Blut-, Urin- oder Stuhlanalyse Elemente wie Aluminium, Titan, Cadmium und viele andere Elemente untersucht. Im Rahmen eines ganzheitlichen und integrativen Konzeptes haben sich erweiterte diagnostische Maßnahmen als sehr sinnvoll erwiesen. Der Speichel stellt ein Medium dar, das elektrische Ströme leiten kann. Elektrische Spannungen im Mund entstehen insbesondere durch unterschiedliche oder unterschiedlich stark oxidierte Metalllegierungen. Der Mund wird zur Batterie. Es kommt im Mund zur stark beschleunigten Korrosion von Metalllegierungen. Das bedeutet, dass Metallionen in Lösung gehen und in den Organismus gelangen.

BEHANDLUNG

Wenn die Metallentfernung aus medizinischen Gründen indiziert ist, dann müssen alle Metalle aus den Zähnen, dem umliegenden Gewebe sowie Knochen konsequent entfernt werden (siehe dazu weitere Informationen unter Behandlung im Kapitel III.10.2. *Belastungen durch Amalgam*, Kapitel III.10.3. *Belastungen durch wurzelgefüllte Zähne* und Kapitel III.10.4. *Belastungen durch Kieferentzündungen/NICO*).

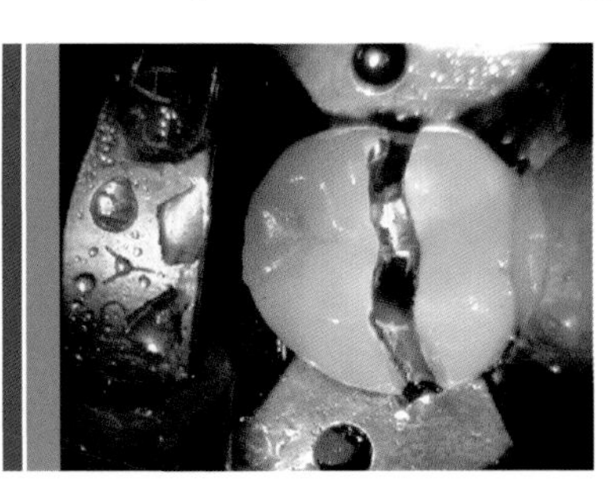

(Abbildung: Um eine Krone ohne Beschädigung des Zahnes entfernen zu können, wird sie geschlitzt, kann dann aufgebogen und meist relativ leicht entfernt werden. Hier wurde bei der Schlitzung bereits die unter der Krone befindliche Amalgamfüllung sichtbar, so dass die Schutzmaßnahmen für die weitere Behandlung rechtzeitig verstärkt werden konnten.)

Anhand der Messergebnisse kann vor dem Hintergrund der allgemeinmedizinischen Befunde sowie der Anamnese analysiert werden, ob und in welchem Umfang, mit welcher Priorität die vorhandenen Zahngoldlegierungen entfernt werden sollten.

Besondere Maßnahmen zur Entfernung von Kronen und Brücken sind dazu offziell nicht notwendig, im Gegensatz zu der Entfernung von Amalgam (Kapitel III.10.2.). Dennoch sind die Autoren dazu übergegangen, seit ca. 10 Jahren auch Zahn(gold) legierungen unter Kofferdamschutz (siehe unten: die blaue Gummischutzfolie) zu entfernen. Ob dies medzinische Relevanz hat, ist momentan noch nicht bekannt. Da der Aufwand dafür gering ist, macht es jedoch Sinn, diese erhöhten Schutzmaßnahmen auch hier anzuwenden.

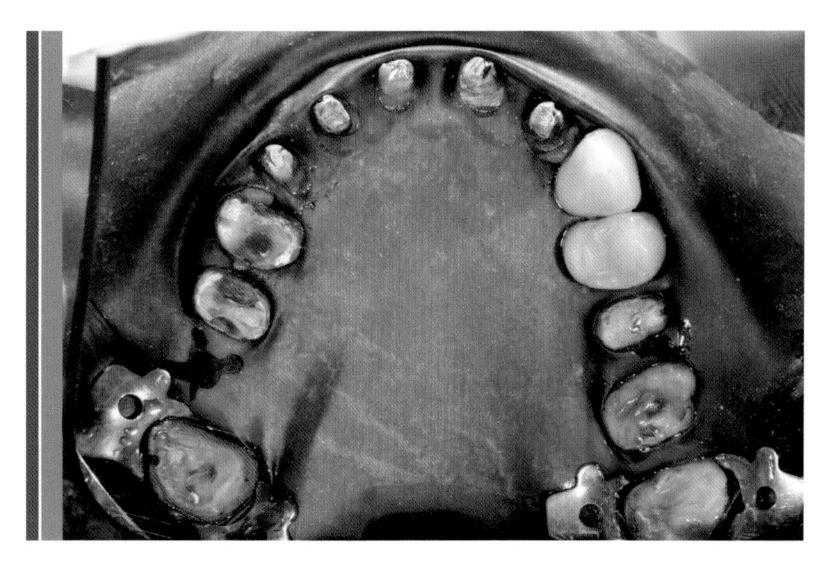

(Abbildung: Die Kronen auf den Zähnen im Oberkiefer wurden entfernt; in einigen Zähnen befinden sich Amalgamfüllungen. Die rote Färbung wird durch den sog. Kariesdetektor hervorgerufen. Die Flüssigkeit, aufgetragen auf die Zähne, zeigt dem Zahnarzt an, wo sich noch Restkaries befindet.)

1.3. Zeitrahmen der Metallentfernung und die immunologische Antwort auf Metallentfernung

Wenn keine allgemeinmedizinischen Gründe entgegenstehen, empfehlen wir, die Metallentfernung innerhalb einer Woche abzuschließen. Insbesondere bei lebensbedrohlichen progredienten, neurologischen oder Autoimmunerkrankungen empfehlen wir eine rasche Entfernung der Metalle.

Das Immunsystem wird durch die Belastung, die auch bei optimalen Schutzmaßnahmen entsteht, alarmiert. Bereits nach 120 bis 240 Stunden (5 - 10 Tagen) ist eine maximale Immunantwort des Körpers auf einen Reiz möglich. Um eine weitere Belastung durch die immunologische Antwort des Organismus zu vermeiden, sollte die Metallentfernung zu diesem Zeitpunkt bereits abgeschlossen sein.

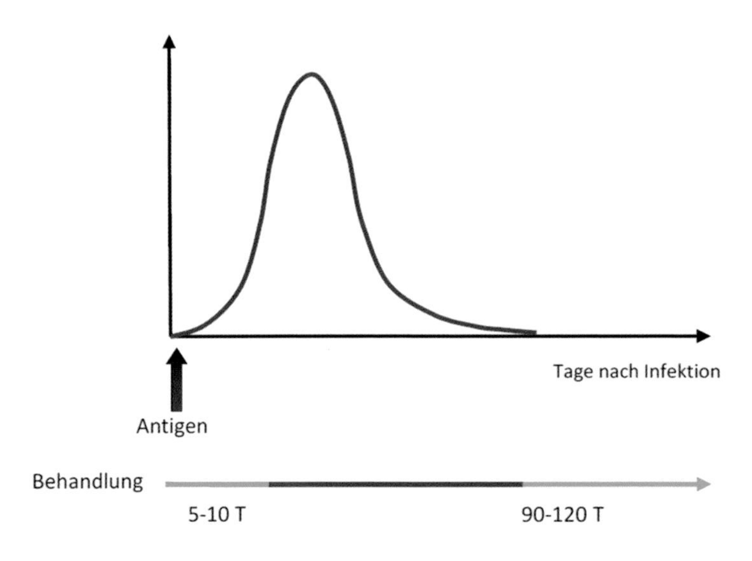

(Abbildung: Stärke der möglichen Immunreaktion in Abhängigkeit von der verstrichenen Zeit ab Reiz (hier Amalgamentfernung).)

Die Entfernung und Ausleitung von Bestandteilen aus Dentallegierungen, Schwermetallen und Toxinen erfolgt stufenweise und wird mit einer unterstützenden Ernährung begleitet. Es gibt Patienten, die keine großen körperlichen Reserven mehr haben. Hier hat sich ein deutlich langsameres Vorgehen, ggf. parallel zu einer aufbauenden Therapie durch Vitamine, Spurenelemente und Mineralstoffe bewährt.

SPEZIELLE INFORMATION

Viele chronische Erkrankungen sind durch toxische Substanzen verursacht. Diese sind Auslöser für entzündliche Prozesse, nicht nur im Kieferbereich, sondern im ganzen Organismus.

Der Einsatz unterschiedlicher Zahnlegierungen und anderer körperfremder Materialien in der Zahnmedizin führt somit zu chronischen und systemischen Erkrankungen.

III. ERKRANKUNGEN UND BELASTUNGEN
10. Belastungen im zahnmedizinischen Bereich
2. Belastungen durch Amalgam

URSACHE

1. LIPOPHILE SUPERTOXINE

Das Quecksilber, das aus Amalgamfüllungen frei wird, kann unter anderem mit den organischen schwefelhaltigen Molekülen H2S (Schwefelwasserstoff) und CH3SH (Mecaptan) reagieren. Diese schwefelhaltigen Moleküle entstehen auch als Ausscheidungsprodukte anaerober Bakterien bei entzündlichen Prozessen. Typische Entzündungsherde im Mund, die als Produzent für Schwefelwasserstoff oder Mecaptan dienen können, sind eine chronisch apikale Ostitis im Zusammenhang mit wurzelbehandelten Zähnen, Restentzündungen im Kieferknochen (NICO) oder eine chronische marginale Parodontitis.

Quecksilber hat als „Übergangsmetall" die Eigenschaft, sich sowohl mit organischen als auch anorganischen Molekülen zu verbinden. Die daraus entstehenden organischen Quecksilberverbindungen sind problematisch, weil sie lipophil sind. Sie können die Zellmembranen passieren und gelangen so in das Nervensystem. Auch die Blut-Hirn-Schranke ist für solche Verbindungen passabel. Dabei können nicht nur Methylquecksilber-, sondern auch höchstgiftige Dimethylquecksilber-Verbindungen entstehen. Diese wurden von Prof. Boyd Haley, dem Direktor des chemischen Institutes der Universität Kentucky (USA), als „orale Supertoxine" (siehe auch Seite 194) bezeichnet. Geringe Mengen dieser Substanz reichen aus, Nervenzellen abzutöten. An diese Toxine sollte bei allen schweren Fällen von Nervendegeneration (ALS, Alzheimer, Parkinson, Multiple Sklerose) immer gedacht werden.

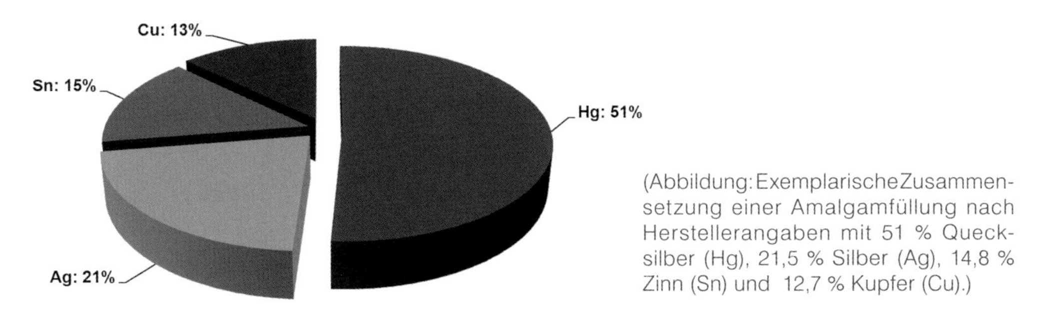

(Abbildung: Exemplarische Zusammensetzung einer Amalgamfüllung nach Herstellerangaben mit 51 % Quecksilber (Hg), 21,5 % Silber (Ag), 14,8 % Zinn (Sn) und 12,7 % Kupfer (Cu).)

Amalgame sind eine Metallmischung, die zu mindestens 50 % Quecksilber (Hg) enthält.

Quecksilber (Hg) gilt als die giftigste, nichtradioaktive Substanz, die auf der Welt gefunden wird. Anders als alle anderen Metalle ist es bei Raumtemperatur flüssig. Deswegen werden bereits bei Raumtemperatur Dämpfe freisetzt, die nach Angaben der Hersteller giftig sind - vor allem für das Gehirn und das zentrale Nervensystem. Hg reichert sich bei mehrfacher Aufnahme im Körper an (Kumulation). Weil sich Hg im Körper anhäuft, sind auch Grenzwerte hinfällig. Denn die Grenzwerte bemessen eine einmalige Exposition mit Hg und missachten die Dauer der Belastung. Tatsächlich summieren sich Einzelwirkungen.

Die Quecksilberaufnahme erfolgt:

» durch direkte Aufnahme über Mund- und Nasenschleimhäute und Zahnfleisch

» über die Zahnpulpa und -Wurzel in den Kieferknochen – von dort durch direkten Zugang zu den Hirnnerven (Riechnerv, Trigeminus) und den Blutgefäßen ins Gehirn, Hypophyse und den übrigen Körper

» durch Quecksilberdämpfe in der Atemluft in die Lungen.

Elementares Hg bindet sich besonders gut an Moleküle mit Schwefelgruppen (SH-Gruppen), z. B. schwefelhaltige Eiweiße (Proteine) und den Blutfarbstoff der roten Blutkörperchen, das Hämoglobin. Hierdurch erreicht das Hg Schlüsselstellen im Stoffwechsel (Enzyme, Coenzyme, Neurotransmitter, die Blut-Hirn-Schranke, etc.). Die Wirkung bzw. Funktion dieser Schlüsselmoleküle wird durch die Hg-Bindung so verändert, dass sie ihre vorgesehenen Aufgaben dann nicht mehr wahrnehmen können. Die Enzyme werden wirkungslos, wichtige Stoffwechselaufgaben des Körpers können nicht mehr erledigt werden. Durch diese gezielte Bindung können geringe Mengen von Metallionen dramatische Auswirkungen auf Stoffwechselprozesse haben. Die klinisch sichtbare Auswirkung einer chronischen Vergiftung ist von Mensch zu Mensch unterschiedlich. Hier spielen die individuelle Konstitution, die Verfügbarkeit für „innere" Entgiftungsfaktoren, genetische Faktoren, die Ernährung und andere Regelgrößen eine entscheidende Rolle.

2. Gründe für die Entfernung

Schon beim Zähneputzen über Amalgamfüllungen entstehen schädliche Quecksilberdämpfe. Der Abrieb durch die Bürste, aber vor allem durch die Schleif- und

Putzkörper, reichert den Luftraum des Mundes mit Quecksilber an. Dabei können Dampfentwicklungen entstehen, die den vom Umweltbundesamt angegebenen Grenzwert für Raumluft bei Hg um ein Mehrfaches überschreiten. Bis zur fachgerechten Amalgam-Entfernung lautet die Empfehlung, die Zähne nicht mehr mit herkömmlichen Zahnpasten zu putzen. Stattdessen sollten die Zähne mit Wasser 3 x 3 Minuten täglich geputzt werden. Anschließend kann mit einem naturheilkundlich hergestellten Mundwasser gespült werden, um für ein angenehmeres Geschmackserlebnis zu sorgen. Die mechanische Reinigung der Zähne ohne Zahnpasta reicht vollkommen aus. Möglich ist auch die Gabe von Salviathymol und Natriumbikarbonat.

Die Ausleitung von schädlichen Stoffen hat sich als sehr effektiv in der Behandlung von Krankheiten und Unterfunktionen der Mitochondrien erwiesen. Die gefährlichsten sind einige radioaktive Elemente. Quecksilber gilt als die sechstgiftigste Substanz, die im Universum gefunden wird und es ist das giftigste nichtradioaktive Element. Andere Schwermetalle wie Blei, Kadmium, Arsen oder Zinn sind 3 - 10 Mal weniger giftig - jedoch wie Quecksilber giftig genug, um die Gesundheit zu schädigen.

Weiterhin sind Biotoxine, gebildet von Mikroorganismen (Clostridium botulinum, -difficile, und -tetani, Borrelien, Streptokokken, Staphylokokken, Pilze und Parasiten) zu erwähnen. Andere Gifte wiederum wirken wie Hormone (z. B. Bisphenyl-A, enthalten in manchen zahnärztlichen Kunststoffen).

Viele Gifte, denen wir heutzutage ausgesetzt sind, wirken auch als Nervengifte (Neurotoxine). Dr. Klinghardt zählt dazu Substanzen, die bevorzugt im Nervengewebe und Fettgewebe aufgenommen werden und die Funktion der Nerven zunehmend beeinträchtigen. Unser Organismus versucht diese wieder über Leber, Galle, Darm, Haut, Niere und Lunge auszuscheiden, wobei die Leber das Hauptausscheidungsorgan ist. Die Toxine, die von der Leber über die Galle in den Zwölffingerdarm ausgeschieden werden, laufen während des Transportes durch den Darm an etwa 200 m^2 Darmoberfläche vorbei. Aufgrund der lipophilen (fettlöslichen) Eigenschaften der meisten Gifte werden sie dann aber über den Darm oder über im Darmgewebe befindliche Nervenzellen wieder in den Körper aufgenommen (enterohepatischer Kreislauf). Somit muss bei der Ausleitung von Neurotoxinen immer auf eine gute Darmfunktion geachtet werden. Das heißt, dass die Passagezeit, durch entsprechende Ernährung und andere Methoden, verkürzt werden muss. Außerdem sollten Substanzen im Darm enthalten sein, welche die von der Leber mühevoll ausgeschiedenen Gifte fest an sich binden können und eine Wiederaufnahme effektiv behindern.

DIAGNOSE

1. Erweiterte Diagnostik

Im Rahmen eines ganzheitlichen und integrativen Konzepts haben sich einzelne Bausteine als große Hilfe in der Diagnostik bewährt.

1.1. Mundstrommessung

Die Ansichten über die Bedeutung von Stromfluss in der Mundhöhle sind unterschiedlich. Im biologischen System Mensch ist Stromfluss normal und wird beispielsweise für die Reizübertragung in Nerven genutzt. Das dabei auftretende Potenzial liegt zwischen -80 mV und +30 mV. Bereits die scheinbar geringen elektrischen Spannungen haben in einem biologischen System enorme Wirkungen. Im feuchten Milieu der Mundhöhle ist der Speichel in der Lage, elektrische Ströme zu leiten. Elektrische Spannungen, die durch unterschiedliche Metalllegierungen entstehen (der Mund wird zur Batterie) beschleunigen die Korrosion von Metalllegierungen. So werden vermehrt Metallionen freigesetzt und gelangen in den Körper.

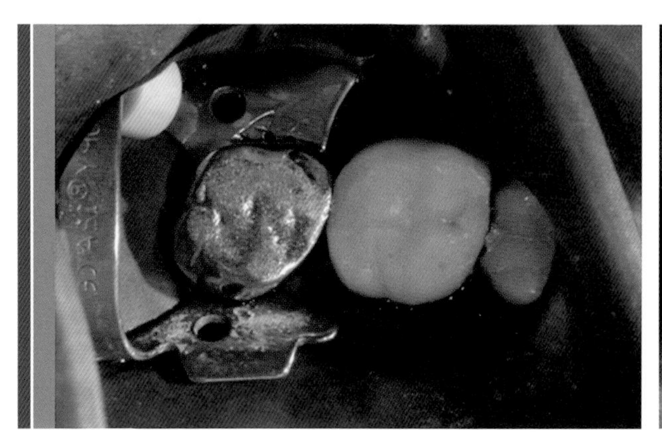

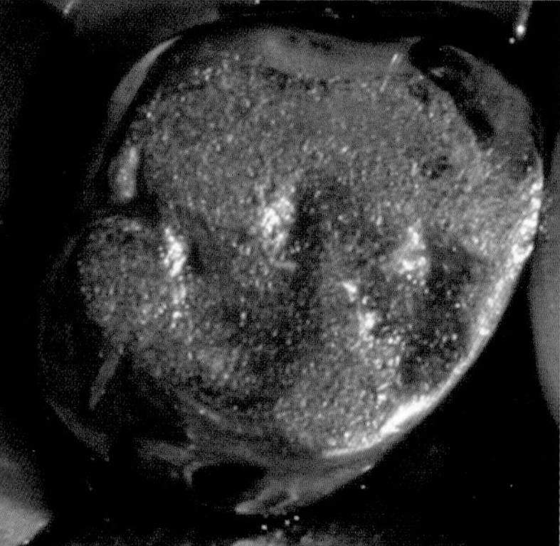

(Abbildungen: Zahn mit in der Oberfläche korrodierter Krone unter Kofferdamm isoliert als optimale Vorbereitung zur Metallentfernung.)

Mit einer Mundstrommessung können wir das Ausmaß der elektrochemischen Reaktionen messen. Oft zeigen sich elektrische Spannungen von 300 mV oder mehr. Das überschreitet die beim Menschen üblichen Werte um ein Vielfaches.

Nach der Diagnosemessung legen die Ergebnisse die Reihenfolge der Metallentfernung fest. Wir empfehlen im Anschluss den Mund möglichst metallfrei zu halten, um das Problem der Mundströme zu eliminieren. Das lässt sich nicht immer realisieren. Die Entscheidung trifft immer der Betroffene selbst.

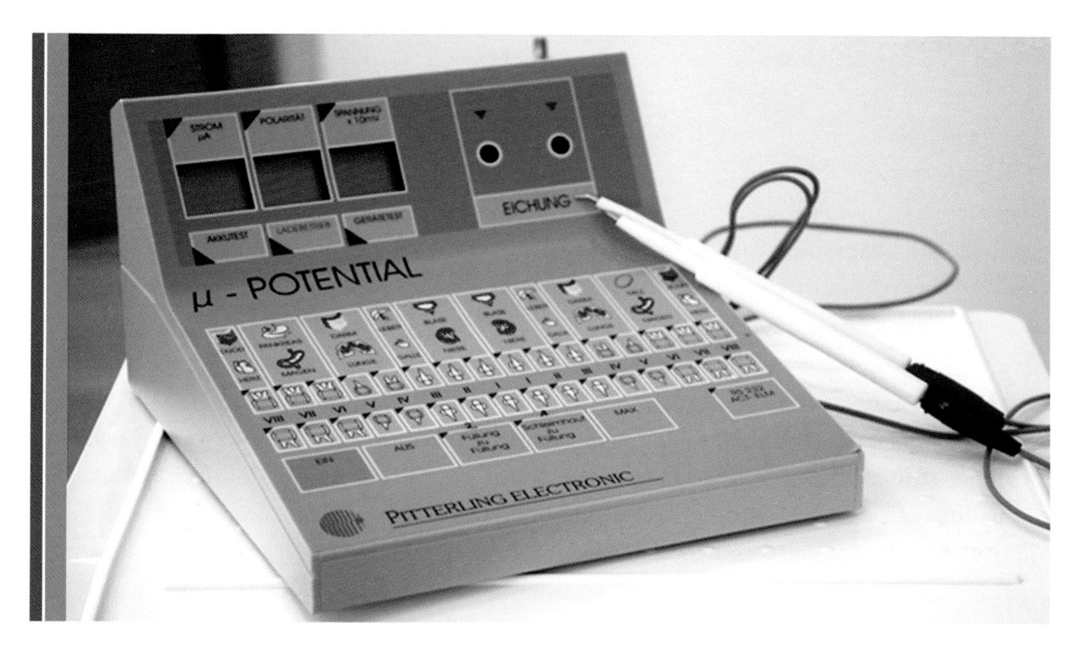

(Abbildung: Messgerät für die Erfassung von Stromstärken und Spannungen im Mund zur Quantifizierung der forcierten Korrosion von Metallen im Mund.)

1.2. Dreidimensionales digitales Röntgen (DVT)

DVT-Aufnahmen liefern eine Fülle von Informationen wie kaum ein anderes technisches Verfahren. In vielen Fällen unklarer Beschwerden kann die dreidimensionale Aufnahme (DVT) entscheidende Hinweise liefern. Die Technik erlaubt es, Knochenstrukturen und Veränderungen wie bei Restentzündungen oder Fremdkörpern wie Metallresten auf Bruchteile von Millimetern genau zu lokalisieren.

1.3. Digitale Ultraschalltechnik (Cavitat)

Die Methode ermöglicht die Diagnose eines entzündlichen und degenerativen Störfelds im Kieferknochen. Das Gerät entdeckt Strukturveränderungen des Knochens,

Zahnherde und Störfelder. Bereits die Vorstadien einer chronischen Kieferostitis und abgestorbene (osteonekrotische) Areale im Kieferknochen können erkannt werden. Die Technologie ist vergleichbar mit der Frühdiagnostik einer Osteoporose. Bei dieser Messung werden biologisch unschädliche, langwellige Schallwellen ausgesendet, die ein Bild des Kiefers aufzeichnen. Die Untersuchung ist für den Patienten unschädlich. Reizungen oder Nebenwirkungen existieren nicht.

Röntgenologisch unauffällige Knochenbereiche stellen sich oft bei der chirurgischen Eröffnung des Areals als massiv belastete Gewebsbereiche im Sinne einer chronischen Kieferostitis heraus. Eine anschließende histologische Untersuchung bestätigt dann in der Regel die Diagnose. War dies der ursächliche Störherd des Patienten, stellt sich nach chirurgischer Säuberung der Abschnitte oft innerhalb kurzer Zeit eine Symptomverbesserung oder -beseitigung ein.

Die Cavitat-Untersuchung ergänzt und erweitert die radiologische und klinische Diagnostik. Die Messung soll nie ohne eine Panorama- bzw. DVT-Aufnahme und eine klinische Untersuchung stattfinden. Das ist notwendig, damit wir die Messung auch in anatomische Strukturen überführen können. Das heißt, die Störungen des Kiefers können genau lokalisiert und therapiert werden. Das Cavitat ist eine wissenschaftlich anerkannte Methode und wird vom amerikanischen "National Institut of Health" empfohlen. Mit diesem speziellen Ultraschallgerät können Strukturveränderungen des Kiefers nachgewiesen werden, die im Röntgenbild oft nicht sichtbar sind.

1.4. Laboranalysen

Die Aufgabe der Labordiagnostik ist es, patientenindividuelle Faktoren zu identifizieren, die im konkreten Fall zu pathologischen Reaktionen geführt haben oder führen könnten. Ziel ist es, Patienten (kurativ) kausal therapieren zu können oder im Idealfall (präventiv) das Risiko zusätzlicher Belastungen schon bei der Planung einer Behandlung zu minimieren.

Bei den meisten chronischen Erkrankungen sind entweder toxische Substanzen, also Vergiftungen (z. B. durch Quecksilber) die Ursache oder es liegen entzündliche Prozesse vor. Mit den heute möglichen, sehr genauen Tests kann daher vor, während oder nach einer Therapie die individuelle Reaktion des Patienten gemessen werden. Deshalb gewinnt die Labordiagnostik in der Zahnarztpraxis zunehmend an Bedeutung. Toxinbelastungen, allergische Reaktionen oder genetische Programmierungen lassen sich durch eine gute Labordiagnostik aufdecken und einer gezielten, individuell abgestimmten Therapie zuführen.

1.5. Alternative Testmethoden

Von vielen Therapeuten werden regulationsdiagnostische Verfahren (z. B. EAV, Prognos, Dermographie, Regulationsdiagnostik nach Dr. Klinghardt, RAC, Ska-Sys usw.) eingesetzt. Auch wenn sie durchaus hilfreiche Messwerte ergeben, bleibt festzustellen, dass diese Verfahren noch wissenschaftlich überprüft werden müssen. Zurzeit liegen nur Erfahrungsberichte vor.

2. Fundorte des Amalgams

Wenn die Metallentfernung aus medizinischen Gründen indiziert ist, dann müssen konsequent alle Metalle entfernt werden. Nicht selten stellen sich „sanierte" Patienten bei uns vor, deren Beschwerden sich nicht oder kaum gebessert haben.

Ursache sind in vielen Fällen versteckte Metalldepots:

- Amalgam als Aufbaufüllungen unter Kronen
- Amalgam als apikaler Verschluss zur (retrograden) Wurzelfüllung
- Silberstifte als Material zur Wurzelfüllung
- Tätowierungen und kleine Partikel im Knochen und der Gingiva (Zahnfleisch) durch Amalgam und andere Metalle
- Vergessenes überstopftes Wurzelfüllmaterial nach Zahnentfernung.

Noch heute wird von vielen Zahnärzten Amalgam als Material für Aufbaufüllungen unter Kronen verwendet, obwohl es, wie auch die Anwendung für (retrograde) Wurzelfüllungen selbst laut einer Risikobewertung des Bundesinstituts für Arzneimittel und Medizinprodukte seit vielen Jahren nicht mehr indiziert ist. Amalgamfüllungen unter Kronen entfalten jedoch dieselbe Wirkung wie normale Amalgamfüllungen, da das Quecksilber den Weg in den Körper über die Pulpa findet. Aufgrund der engen Nachbarschaft der verschiedenen Metalle kommt es zur Korrosion und die gelösten metallischen Bestandteile begeben sich ins Zahninnere.

Erfahrungsgemäß befindet sich unter zahlreichen 10 - 30 Jahre alten Kronen Amalgam. Es sollte beachtet werden, dass Schwermetalle aus Amalgam sich über die Zeit auch in den Kiefer vorarbeiten und sich dort ablagern bzw. zu chronischen Entzündungen führen könnten. Aber in einigen Fallberichten werden Amalgampartikel oder sogar großflächige Quecksilberspiegel im oder auf dem Kieferknochen im Rahmen von kieferchirurgischen Maßnahmen beschrieben.

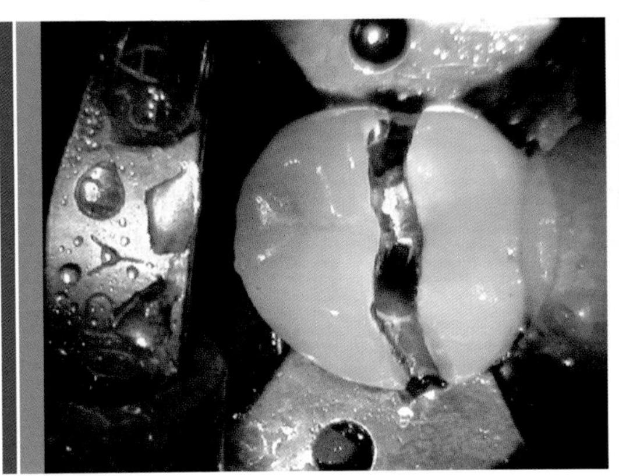

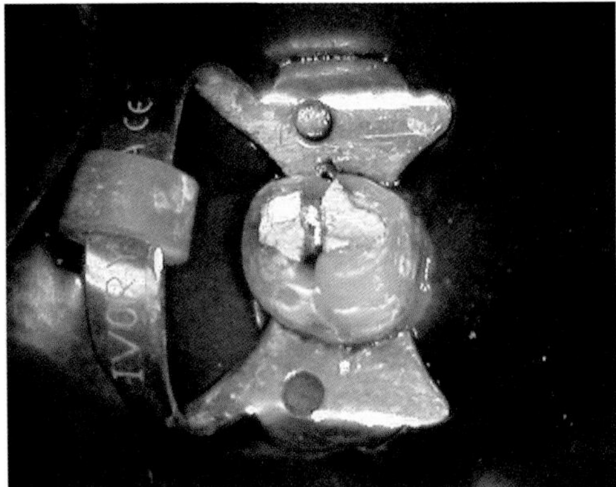

(Abbildungen: Um eine Krone ohne Beschädigung des Zahnes entfernen zu können, wird sie geschlitzt, kann dann aufgebogen und meist relativ leicht entfernt werden. Hier wurde bei der Schlitzung bereits die unter der Krone befindliche Amalgamfüllung sichtbar, sodass die Schutzmaßnahmen für die weitere Behandlung rechtzeitig verstärkt werden konnten.)

BEHANDLUNG

1. Sorgfalt und Überzeugung

Noch immer fehlt in weiten Kreisen das Bewusstsein, dass Quecksilberbelastungen Krankheiten auslösen können. Die stärksten Momente der Belastung entstehen beim Legen und beim Entfernen der Füllungen. Daher ist bei der Entfernung von Amalgam-Füllungen besondere Vorsicht geboten, um die Belastung so gering wie möglich zu halten und bei bereits erkrankten Patienten keine weiteren Schäden zu setzen. Trotz aller Erkenntnisse haben sich die besonderen Schutzmaßnahmen bei der Amalgam-Entfernung bis heute kaum durchgesetzt. Dabei ist nach Studien klar, dass Quecksilber vor allem neurotoxische Probleme auslöst. In Tierstudien zeigte sich, dass bereits 28 Tage nach dem Legen einer Amalgam-Füllung das Quecksilber im Kiefer des Tieres nachweisbar ist.

Eine Amalgamentfernung erfordert sowohl Respekt vor dem Werkstoff, als auch eine besondere Arbeitstechnik, Erfahrung, die Bereitschaft zur Konsequenz und umweltmedizinisches Gesamtwissen. Auch beim Entfernen von anderen Zahnmetallen sollte so verfahren werden. Vor allem aber, wenn toxische oder allergische Belastungen gegen Metalle bestehen. Grundsätzlich sollten alle Hilfsmittel, die das Risiko einer Belastung während der Entfernung reduzieren, eingesetzt werden, denn das Ziel ist eine möglichst wenig belastende Entfernung für den Patienten. Nur Zahnärzte, die von der Schädlichkeit des Amalgams überzeugt sind, gehen mit Sicherheit und Kompetenz ans Werk. Schon kleine Abweichungen vom richtigen Therapieplan können fatale Folgen haben.

Die Geschwindigkeit der Amalgamentfernung muss abhängig von der zugrunde liegenden Problematik des Patienten bestimmt werden. Grundsätzlich empfiehlt sich eine rasche Entfernung innerhalb von 1 - 2 Wochen. Bei neurologischen Erkrankungen ist die rasche Entfernung Pflicht. Eine Entfernung des Amalgams empfiehlt sich auch bei anderen chronischen Erkrankungen wie beim Bluthochdruck oder bei der Multiplen Sklerose (MS) sogar eine Entfernung aller Metalle.

Bei Zahnimplantaten aus Titan sind Sensibilisierungen des Patienten möglich. Im Grenzbereich von Titan und Körper kann sich eine Entzündung einstellen. Es kommt zum Ablösen von Titanpartikeln, die in der Umgebung des Implantates im Knochen zu finden sind. Ist diese Entzündung ein ursächlicher Teil einer Erkrankung, so sollte das oder die Titanimplantate aus dem Kiefer entfernt werden (siehe auch „III.10.5. Belastungen durch Titan“, ab Seite 348).
Im Rahmen der MS-Therapie nach Dr. Birgitta Brunes (Schweden) hat die konsequente Metallentfernung aus den Zähnen und Kiefern der Patienten einen herausragenden Stellenwert.

Aus eigener Beobachtung kann es in der Therapie hilfreich sein, bei schweren Erkrankungen, insbesondere ALS und fortgeschrittene MS, nicht nur das Metall aus den Zähnen zu entfernen, sondern den ganzen Zahn. Das gilt vor allem für wurzeltote Zähne, bei denen eine anschließende chirurgische Reinigung des umliegenden Knochens sinnvoll ist, weil sich das Quecksilber in diesem Bereich anhäufen kann (Bindungen mit Schwefelverbindungen!). Beim Ausbohren würde bei diesen schwer erkrankten Patienten eine zusätzliche Belastung zu überwinden sein. Da ist die Entfernung eines Zahnes oft schonender für das Immunsystem.

2. Materialauswahl

Als Ersatzmaterialien sollten nach der Amalgamentfernung ausschließlich nichtmetallische Werkstoffe verwendet werden, wobei auch diese sinnvollerweise durch einen

MELISA®- oder LTT-Test abgeklärt werden sollten. Denn es gibt nur eine individuelle Antwort des Patienten auf ein Material. Es gibt kein Material, das per se gut für jeden Patienten ist. Da sich im Lauf der Zeit bei Amalgamgeschädigten eine generelle Sensibilisierung für Metalle einstellen kann, auch aufgrund von möglichen Metallresten im Zahnbein (Dentin) oder im Kieferknochen, empfiehlt sich eine möglichst metallfreie Restauration der Zähne.

Bei der metallfreien Variante ist der Patient auch weitestgehend vor dem Einfluss elektromagnetischer Felder geschützt. Diese können sich an metallischen Flächen im Körper - also vor allem an den Zähnen - konzentrieren und Wechselwirkungen mit den Zellen und ihrer Reizleitung auslösen. Ebenso können vermeintlich „edle" Materialien wie Gold oder Platin als Gift im Körper wirken und die Funktion von Enzymen, ähnlich wie das Quecksilber, behindern. Das geschieht zwar in weit geringerem Masse, aber es lohnt nicht, an dieser Stelle ein Risiko einzugehen.

Übrig bleiben die Kunststoffe, Zemente und verschiedene Keramikarten. Leider zeigen auch die meisten Füllungen auf Kunststoffbasis toxische Wirkungen - allerdings in deutlich geringerem Ausmaß - sodass diese nicht ohne Einschränkung empfohlen werden können. Kunststoffe können Bisphenyl-A oder Acrylate enthalten. Kunststoffe, die mit speziellen Härteverfahren bearbeitet werden (Hochleistungs-UV-Geräte, meist im zahntechnischen Labor), können durchgängig aushärten und enthalten keine oder nur äußerst wenige Monomere. Es sollten aber Bisphenyl-A-freie Kunststoffe ausgewählt werden. Vielfach wird von den Herstellern und anderen Stellen von den Problemen des Amalgams abgelenkt, indem auf die vermeintlich größere Gefährlichkeit von Kunststoffen hingewiesen wird. Allerdings zeigen alle Studien, dass Amalgam mindestens 800-mal giftiger ist als die schädlichsten Kunststoffe.

Reines und mehrfach gebranntes Zirkonoxid zeigt sich momentan als sehr gut verträgliches Material. Mit Zirkonoxid können auch verträgliche Implantate und Brückenkonstruktionen und bei besonderer Fertigkeit des Dentallabors sogar Füllungen (Inlays) gefertigt werden. Zirkonoxid hat den Vorteil, dass es nicht adhäsiv, also mit Kunststoffen eingeklebt, sondern mit Zementklebern befestigt werden kann. Als Klebezement kann zum Beispiel Ketac (Glasionomerzement) genannt werden. Dieser Zement reizt das Pulpagewebe nur gering. Andere Zemente enthalten in der Abbindephase mehr Säuren und stellen einen größeren Reiz für das Zahninnere dar.

Dentatex, ein im Labor gehärteter Kunststoff, und Dental D können als Material für herausnehmbaren Zahnersatz und als Langzeitprovisorien verwendet werden. Es muss betont werden, dass kein Material absolut unbedenklich ist. Weil die Immunantwort etwas Individuelles ist, können sogar auf diese Materialien Reaktionen bei Patienten auftreten. Die Erfahrung zeigt aber, dass es bei den genannten Materialien sehr, sehr selten vorkommt. Der Grundsatz bleibt aber bei aller Verträglichkeit: Vor der Materialauswahl sollte die Immunantwort des Patienten auf die Materialien bekannt sein.

3. Praktisches Vorgehen

Über die zu behandelnden Zähne wird eine Gummifolie (für Allergiker auch latexfrei), der sog. Kofferdamm gezogen, welche die gesamte Mundhöhle abdeckt und aus der nur die zu behandelnden Zähne herausschauen. Dadurch können keine Metallsplitter und kein Schleifstaub in die Schleimhaut der Mundhöhle eindringen oder in den Verdauungstrakt oder die Atemwege gelangen.

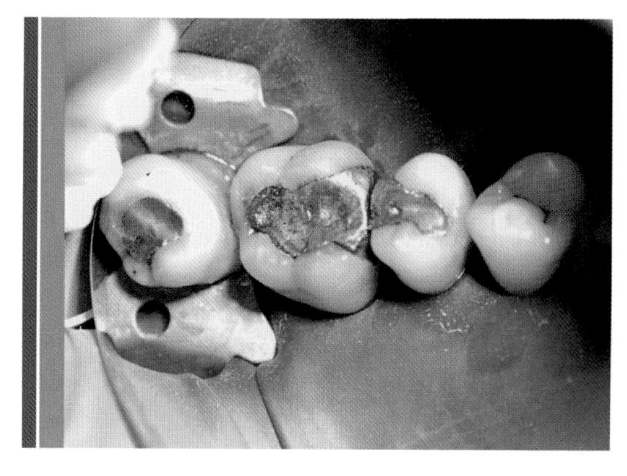

(Abbildung: Kofferdammschutz über amalgamgefüllten Zähnen isoliert das Arbeitsfeld optimal.)

Der Clean-up-Sauger umfasst den gesamten zu behandelnden Zahn vollständig. Dadurch werden Splitter und Dämpfe sofort am Entstehungsort abtransportiert. Wenn möglich, werden parallel ein zweiter oder sogar ein dritter Absauger verwendet.

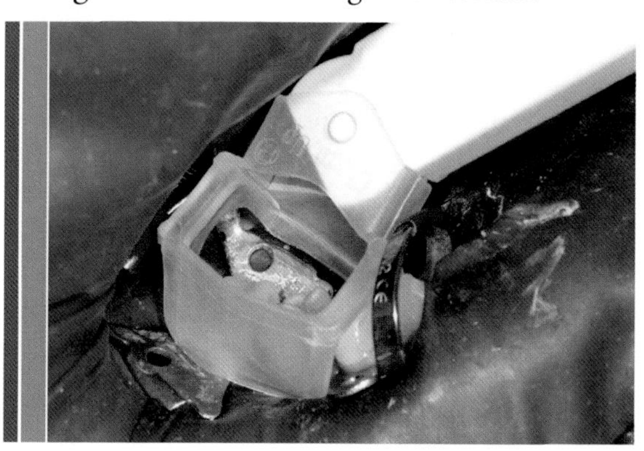

(Abbildung: clean-up-Sauger schützt die Umgebung vor Kontamination.)

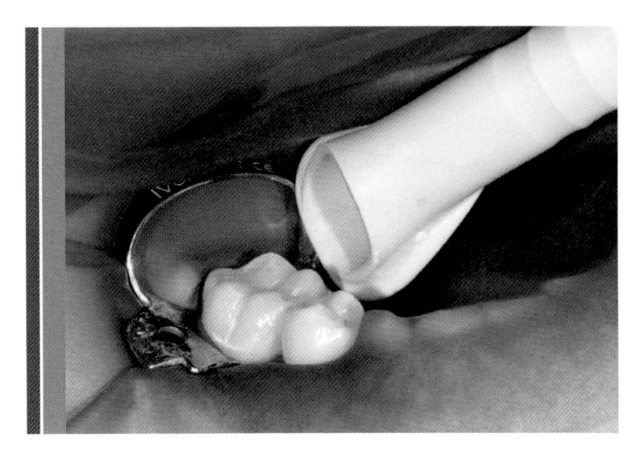

(Abbildung: Normaler Absauger im Vergleich zum Clean-up-Sauger. Durch den fehlenden Schutz können Partikel bei hohen Umdrehungszahlen des Schleifers ungehindert in die Umgebung geschleudert werden, auch Dämpfe können leichter entweichen. Aufnahme nach metallfreier Versorgung mit vollkeramischen Inlays.)

Während der Amalgamentfernung wird dem Patienten über eine Nasensonde reiner Sauerstoff und durch eine darüber liegende Nasenmaske saubere Luft zugeführt. Der Überdruck in der Nasenmaske verhindert, dass der Patient die mit toxischen Quecksilberdämpfen kontaminierte Luft einatmet. Zur Sicherheit, falls dennoch Quecksilberdämpfe in den Nasenbereich gelangen, oxidiert der zusätzlich zugeführte Sauerstoff das freie Quecksilber (Hg) im Quecksilberdampf, das vom Körper besonders gut resorbiert werden kann, zu dem polaren Hg^{2+} und macht es so für den Organismus zumindest schwer verwertbar.

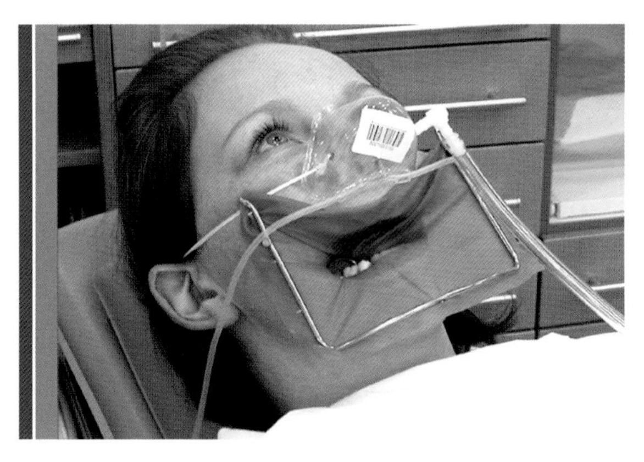

(Abbildung: Nasenmaske mit Zufuhr sauberer Luft (Schlauch rechts auf dem Bild), zusätzlich reiner Sauerstoff über die Nasensonde (Schlauch links im Bild); die zu behandelnden Zähne sind durch den Kofferdamm bereits isoliert.)

Diese Maßnahmen sind extrem wichtig, weil Quecksilberdämpfe in der Lunge über die gut durchbluteten Alveolen vollständig in den Organismus aufgenommen werden.

Werden andere Metalllegierungen entfernt, ist die Luftzufuhr entbehrlich, da nach derzeitigem Wissen keine toxischen Metalldämpfe entstehen. In Einzelfällen, z. B. wenn der Patient mit schweren chronischen Erkrankungen wie ALS, Autismus, MS,

AD(H)S u. a. konfrontiert ist, verwenden wir aus prophylaktischen Gründen die Luftzufuhr dennoch.

Die eigentliche Entfernung erfolgt mit niedrigen Drehzahlen (keine Turbine) und mit schneidenden Hartmetallbohrern, nicht abtragend mit diamantierten Instrumenten. Es wird versucht, die Füllung am Rand zu umbohren und in möglichst großen Stücken zu entfernen. Auch das unter der Füllung liegende Dentin ist in der Regel kontaminiert und muss im Rahmen der Möglichkeiten bis in nicht kontaminierte Bereiche abgetragen werden.

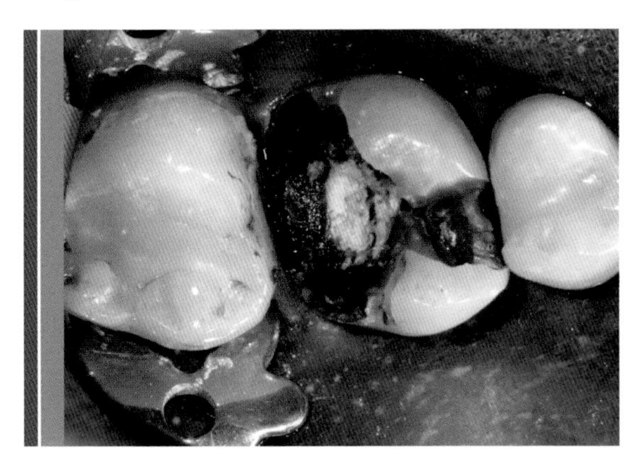

(Abbildung: Dentin unmittelbar nach der Amalgamentfernung; durch die starke Korrosion der Füllung wurden Bestandteile wie Quecksilber und Silber frei und haben das umgebende Dentin infiltriert und verfärbt.)

4. Sicherheit beim Entfernen

Sicherheit für Personal und Zahnarzt

Durch die Amalgamentfernung wird die umgebende Raumluft mit Quecksilberdämpfen kontaminiert. Nachdem die Füllungen entfernt sind, sollte daher für die weitere Behandlung der Raum gewechselt werden oder die Raumluft muss durch Ventilation aktiv ausgetauscht werden.

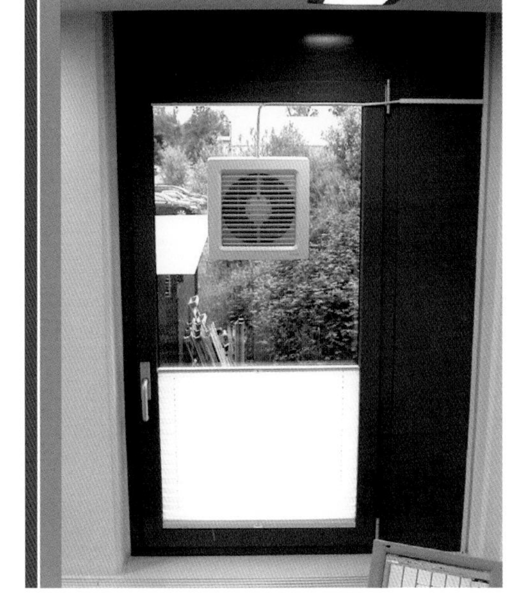

(Abbildung: Ein Ventilator in der Scheibe sorgt dafür, dass die kontaminierte Luft aus dem Behandlungsraum abtransportiert wird.)

Schließlich gelten auch für den Zahnarzt und die Assistenz besondere Schutzmaßnahmen: Sie tragen bei der Amalgamentfernung Atemschutzmasken, welche die giftigen Quecksilberdämpfe aus der Luft filtern, oder wie der Patient, Masken, die einen Überdruck aus nicht kontaminierter Frischluft erzeugen.

Nach der Entfernung sollte - um wirklich jegliches Risiko zu minimieren - das Behandlungszimmer gewechselt werden.

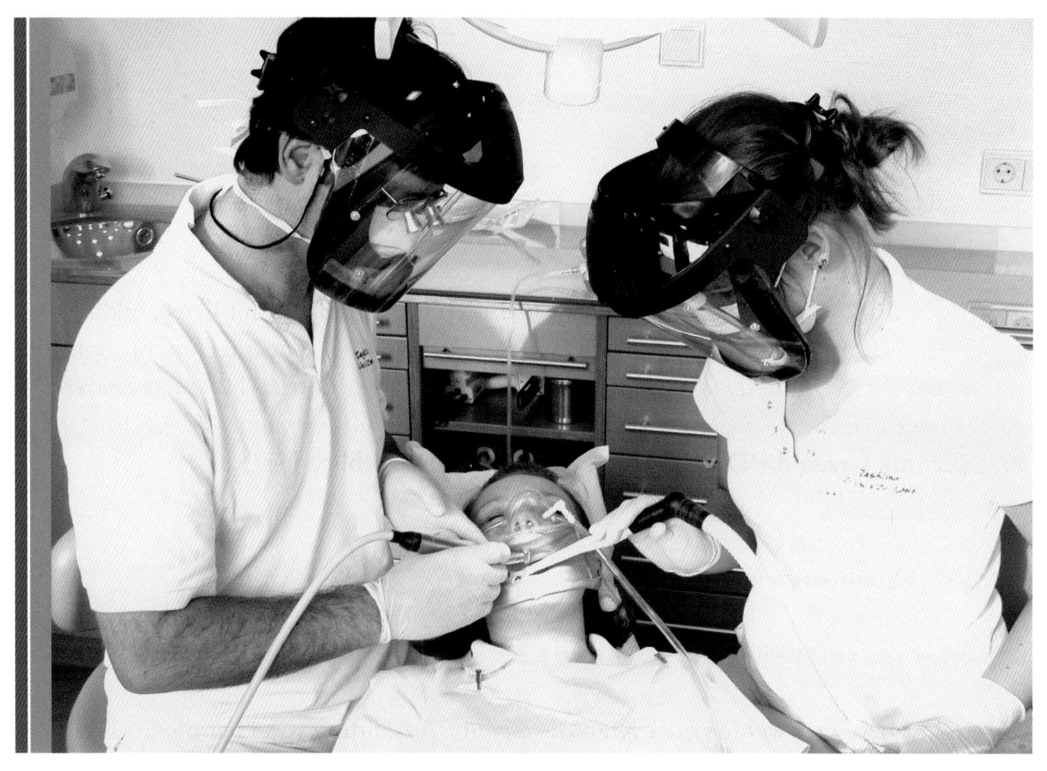

(Abbildung: Kofferdamm, clean-up-Sauger, Sauerstoff- und Luftzufuhr für den Patienten, Sicht- und Atemschutz mit Frischluftzufuhr für Behandler und Assistenz.)

5. Begleitbehandlung beim Entfernen

5.1. Medikamentöse Unterstützung in der Praxis

Unmittelbar nach der Metallentfernung kann der Mund mit 10 - 20-prozentigem Natriumthiosulfat ausgespült (nicht schlucken) werden; die Kavität kann mit Chelatbildnern[1] wie EDTA oder DMPS ausgewaschen werden. Anschließend kann eine weitere Ampulle Natriumthiosulfat geschluckt werden. In Fällen schwerer chronischer Grunderkrankungen scheint es sinnvoll zu sein, während des Ausbohrens eine Infusion mit dem Chelatbildner DMPS zu geben. Bei Autoimmunerkrankungen wird drei Tage vor und drei Tage nach Metallentfernung die Gabe von Kortison empfohlen, um Verschlechterungen der zugrunde liegenden Erkrankung (Multiple Sklerose, Polyarthritis etc.) zu vermeiden. Insbesondere bei schweren Grunderkrankungen sollte die Tätigkeit des Zahnarztes unbedingt mit dem Therapeuten der Grunderkrankung koordiniert werden.

In einigen Fällen empfiehlt es sich, während des Ausbohrens gleichzeitig eine Infusion mit Dimercaptopropansulfonsäure (DMPS) zu geben. Das Spülen mit Natriumthiosulfat des Mundes nach dem „Ausschneiden“ ist empfehlenswert. Beim Entfernen des Amalgams aus den Zähnen sollte so viel Wasser wie möglich das Arbeitsfeld umspülen und gleichzeitig mit so starker Saugkraft wie eben möglich das Gemisch aus Amalgamstaub, Speichel und Amalgamdampf abgesaugt werden. Spezialisierte Zahnärzte verwenden 2 - 3 Absaugrohre gleichzeitig. Die Kavität kann dann mit Chelatbildnern ausgewaschen werden. Da Amalgam in die Dentinkanälchen eindringen kann, sollte immer eine Entfernung des Amalgams bis in den gesunden Bereich hinein angestrebt werden. Niedrigtouriges zahnärztliches Arbeitsgerät und eine schneidende Entfernungstechnik setzen die Dampfentwicklung ebenfalls erheblich herab.

1.2. Nachbehandlung/Ausleiten

1.2.1. Grundsätzliches zur Ausleitung

Generell ist bei Beschwerden oder Krankheiten eine Ausleitung von Neurotoxinen und anderer Giftsubstanzen anzuraten. Durch die Ausleitung werden die Körperfunktionen wieder aktiviert; der Stoffwechsel des Patienten funktioniert besser. Nach der Entlastung von sinnloser Entgiftungstätigkeit kann der Körper dann viele wichtige Stoffe wieder selbst herstellen (z. B. Q10, Glutathion, Carnitin). Damit kann die externe Gabe dieser Stoffe wieder eingestellt werden. Oft bestehen höhere Quecksilberkonzentrationen in den Zellorganellen wie den Mitochondrien. Klar ist, dass die Mitochondrien durch Quecksilber und andere Schwermetalle schwer beeinträchtigt oder sogar getötet werden können.

Ob Neurotoxine und andere Gifte zu Krankheiten führen, hängt aber von vielen Faktoren ab:

» persönliche Entgiftungsfähigkeit (Genetik)
» aktueller Ernährungszustand
» Ernährung während der Kindheit
» Ernährung der Mutter
» frühere Erkrankungen, Operationen
» Medikamente (insbesondere Antibiotika)
» Impfungen (auch bei der Mutter)
» seelische Konflikte und Traumata
» hoher Kohlenhydratkonsum (der schädlich für die meisten Menschen ist)
» Nahrungsmittelallergien
» Elektrosmogbelastung (vor allem Mikrowellen)
» Anzahl und Dauer von Metallen im Mund (auch der Mutter)
» Schlafmangel, Lärm etc..

Damit hängt auch der Erfolg der Ausleitung von mehreren, individuellen Faktoren ab und diese sollten von jedem Therapeuten beachtet werden.

1.2.2. Chelatbildner

Chelatbildner sind immer noch die wirksamsten Entgiftungsmittel für Schwermetalle. Neben den älteren Mitteln, wie DMSA oder DMPS, kann auch das neue „Pro-Glutathion" als hoch effektives Ausleitungsmittel angesehen werden. Die Gabe von Chelatbildnern leitet auch Spurenelemente, wie z. B. Zink, Mangan, Molybdän, Chrom, evtl. Kupfer aus (außer Pro-Glutathion). Deshalb sollten am Tag der Gabe von Chelatbildnern keine Spurenelemente gegeben werden. Diese sollten dafür in den Therapiepausen aufgefüllt werden.

1. Zink-Diethylenetriaminepentaacetat (Zn-DTPA) und Diethylenetriaminepentaacetat (DTPA)

Diese Mittel dienen der Ausleitung von radioaktiven Stoffen, können aber auch Schwermetalle wie z. B. Blei binden und ausleiten. Manche Therapeuten verwenden eine Kombination aus Zn-DTPA und Dimercaptopropansulfonsäure (DMPS). Dabei muss berücksichtigt werden, dass das über Zn-DTPA zugeführte Zink von DMPS abgebunden und über den Urin ausgeschieden wird. Bei Schwermetallanalysen finden sich recht hohe Werte an Zink. Ein Teil des zugeführten DMPS wird so durch die Bindung an Zink unwirksam für die Ausleitung von anderen Schwermetallen. Alternativ können auch DTPA und DMPS zusammen gegeben werden.

2. Dimercaptobernsteinsäure (DMSA) und Dimercaptopropansulfonsäure (DMPS)

Wichtig ist vor Gabe von Chelatbildnern, wie z. B. DMSA, DMPS, DTPA, EDTA, dass vorher alle Vitalstoffe, Mineralstoffe und Spurenelemente aufgefüllt worden sind. Am Tag der Gabe empfiehlt sich auch, ein Basenmittel einzunehmen. Dadurch wird die Ausscheidung erhöht und Nebenwirkungen bleiben geringer. Empfehlenswert ist auch eine vorherige Infusion z. B. mit Tham-Köhler und 500 - 1000 µg Selen (anorganisch; z. B. Selenase 500 inject), i. v. zu verabreichen.

DMPS ist seit Langem im Einsatz, um für Entgiftung zu sorgen. Es wurde in den 50er-Jahren des letzten Jahrhunderts in Russland entwickelt und erhöhte die Lebensdauer von Erzbergarbeitern um 20 Jahre. Es gilt als das stärkste Ausleitungsmittel für Quecksilber und Kupfer. Es kann aber auch eine Reihe anderer Elemente ausleiten: Zink, Zinn, Blei, Cadmium, Palladium, Arsen, Silber, Gold. DMPS kann intravenös, intramuskulär und subkutan verabreicht werden.

DMSA: Bei DMSA hat sich folgende Dosierung bewährt: Man gibt drei Tage hintereinander alle vier bis acht Stunden auf leeren Magen 100 mg DMSA (bis zu 10 mg/kg Körpergewicht) mit viel Wasser. Ein eventuell angesetzter Urintest sollte sechs Stunden nach der letzten Gabe am dritten Behandlungstag erfolgen. Danach wird eine Pause von elf Tagen eingelegt, in der z. B. Zink und andere Mineralstoffe gegeben werden. Anschließend kann der Zyklus von Neuem beginnen. Die Annahme, dass DMSA den Zitronensäurezyklus als Analogon zu Bernsteinsäure hemmen und somit die Energieproduktion in den Mitochondrien ungünstig beeinflussen könne, hat sich nicht bestätigt.

Gerade Kinder mit Entwicklungsstörungen, Hyperaktivität und Autismus zeigen manchmal nach mehreren Zyklen mit DMSA deutliche Verbesserungen. DMSA kann allerdings zum Wachstum von Hefepilzen im Darm führen: Es wird nur zu etwa 20 % resorbiert, der Rest wird wieder über den Stuhl ausgeschieden. Es kann bei schweren Krankheiten täglich gegeben werden. Aufgrund von Messungen hat sich ergeben, dass DMPS mehr Quecksilber ausleiten kann als DMSA. Deshalb wird DMSA erst in späteren Ausleitungsstadien, also wenn es um die Feinausleitung geht, eingesetzt. Eine gute Kombination ist die gleichzeitige Gabe von DMSA mit EDTA oder das Mischen von DMSA mit liposomalem Glutathion. Bei einmaliger DMSA-Gabe können bei Erwachsenen 500 - 2000 mg gegeben werden.

1.2.3. Ernährung bei der Ausleitung

Damit eine Ausleitung die besten Chancen auf Erfolg bekommt, ist die Kontrolle der Vitalstoffe und der Ernährung unverzichtbar. Während der Ausleitung sollen neben einer hohen Flüssigkeitsaufnahme dem Körper alle Stoffe zur Verfügung stehen, um die schädigenden Substanzen so umfassend wie möglich abbauen zu können. Für diese Stoffwechselmehrleistung müssen alle Vitalstoffe in ausreichender Menge zur Verfügung stehen.

Die Körperdepots mit Aminosäuren (insbesondere schwefelhaltige wie z. B. Cystein und S-Adenyl-Methionin), Vitaminen, Mineralstoffen (z. B. Kalium, Magnesium, Kalzium, Silizium, evtl. Natrium), Spurenelementen (insbesondere Zink, Selen, Mangan, Molybdän, Chrom, evtl. Kupfer und Eisen) und Ultraspurenelementen (Bor, Strontium, Germanium, Vanadium etc.) werden vor der Ausleitung aufgefüllt. Das minimiert mögliche Nebenwirkungen.

Auch Fasten kann eine Unterstützung des Stoffwechsels in dieser Phase sein. Durch Fasten werden in der Regel aus den Körperdepots (Abbau von Fettgewebe) Gifte mobilisiert, aber nicht immer ausgeleitet. Eine Fastentherapie mit Frischpflanzensäften, Colon-Hydro-Therapie und begleitender Ausleitung kann stärkere Erfolge zeigen.

Die Einnahme von Basenmitteln ist unbedingt vor, während und nach der Gabe von Chelatbildnern, wie z. B. DMPS, DMSA, Tiopronin, EDTA, DTPA, angezeigt. Dadurch werden die Gifte besser gebunden und können über die Nieren ausgeschieden werden. Ist das Milieu zu sauer, können die Gifte dort wieder aufgenommen werden. Im basischen Milieu ist die Aufnahme der Giftstoffe nachweislich besser. Außerdem können dadurch mögliche Nebenwirkungen von Chelatbildnern weitgehend vermieden werden. Basenmittel sollten nicht dauerhaft eingenommen werden, da dadurch die Aufnahme von Zink, Selen, Spurenelementen und Vitaminen behindert werden kann.

1.2.4. Elektromagnetische Wellen

Elektromagnetische Strahlungen - insbesondere Mobilfunk, Schnurlostelefone, schnurloser Internetzugang (WLAN, WIMAX) und digitale Babyphones - können durch elektrische Feldbildung zu Reizleitungsstörungen der Zellen führen und die Ausleitung von Quecksilber massiv behindern. Tatsächlich werden die besten Ausleitungen und somit Verbesserungen der Beschwerden in funkarmen Gegenden erzielt, in denen kein

Empfang von Radio, Fernsehen, oder Mobilfunk möglich ist. Auch für Therapien bieten strahlungsarme Gegenden Vorteile oder es wird durch Abschirmung ein strahlungsarmes Umfeld geschaffen (Funklochklinik - www.zahnklinik.de/detox-clinic).

Anscheinend werden durch die Mikrowellen, die diese schnurlosen Kommunikationsmittel verwenden, die natürlichen elektrischen Ladungen der Zelloberflächen gestört; das Quecksilber kann nur schwer aus den Zellen ausgeleitet werden. Die Quecksilberausleitung war bei autistischen Kindern erst dann erfolgreich, als sie in einer funkarmen Klinik behandelt wurden. Die Ausleitung und die Gesundung können also durch eine funkarme Umgebung sehr gefördert werden.

1.2.5. Natursubstanzen

Eine Therapie mit Natursubstanzen ist die Einnahme von natürlichen Wirkstoffen, die den Entgiftungsprozess unterstützen können. Unter anderem helfen: Chlorella, Korianderkraut, Knoblauch oder Bärlauch, großer Ampfer, Chlorella Growth Factor (CGF), Sporopollein aus Chlorella, langkettige Omega-3-Fettsäuren aus Fisch- oder Algenöl, Propolis und Ballaststoffe. Die Gabe von Glutathion gehört auch dazu, denn es ist ein starkes Antioxidans, das die Entgiftung fördert. Weiterhin hat es sich bewährt, bei Ausleitungen, insbesondere bei Infusionen mit Chelatbildnern, zusätzlich eine Akupunktur durchzuführen. Das unterstützt die Ausleitungsorgane.

Eine klassische oder eine miasmatische Homöopathie sind als Ko-Therapien sehr hilfreich. Bei allen Ausleitungen von Neurotoxinen und anderen Giften ist eine gute Darmfunktion wichtig.

Die Chlorella-Alge

Die meisten der weltweit erhältlichen Chlorella-Algen (meist aus Taiwan, China und Japan) wurden in künstlichen Zuchtbecken oder in geschlossenen Glasröhrensystemen gezüchtet. Dabei müssen dem Wasser Nähr-, Mineral- und Stickstoffe (z. B. Salpeter) zugesetzt werden. Selbst die in USA als „Bio“ zertifizierten Algen dürfen mit anorganischem Stickstoff gedüngt werden. Nach den strengeren Biorichtlinien, z. B. von "Naturland", darf kein künstlicher Dünger zugesetzt werden. Allerdings sind biologisch angebaute organische Substrate erlaubt. Nach diesen Kriterien angebaute Chlorella- oder Spirulinaalgen zeigen in der Regel höhere Wirkstoffgehalte als konventionell angebaute Kulturen.

Chlorella kann auch aus dem Wildanbau bezogen werden. Bei dieser Kultivierung zeigen sich im Vergleich zu den anderen Gewinnungsmethoden höhere Werte für Chlorophyll und Chlorella Growth Factor (CGF). Der Magnesiumgehalt ist bei diesen Produkten ausgesprochen hoch. Aber Vorsicht: Leider können einige Chlorella-Arten (auch Bio!) recht hohe Schwermetallwerte aufweisen. Als Alternative gelten die in abgeschlossenen Röhrensystemen oder im schadstoffarmen Südjapan gezüchteten Chlorella-vulgaris-Arten. Diese Chlorella-Arten werden im Allgemeinen gut vertragen, selbst wenn bisher andere Chlorella-Arten nicht vertragen wurden oder eine Allergie darauf bestand.

Die Verdaulichkeit wird durch die Einnahme von pflanzlichen Verdauungsenzymen (Zellulase) verbessert. Personen mit hohem Körpereisengehalt (erhöhtes Ferritin) verzichten besser auf die Einnahme, denn die Chlorella-Alge ist sehr eisenhaltig. Bei Personen mit Hämochromatose sollten deshalb immer die Eisen- und Ferritinwerte kontrolliert werden. Eisen wirkt in zu hohen Konzentrationen prooxidativ und steigert den giftigen Effekt von Quecksilber.

Der wirksame Teil der Chlorella-Alge ist Sporopollein. Es ist in der Lage, Gifte wie Schwermetalle effektiv zu binden. Ausschließlich in Chlorella, nicht in anderen Algen oder Bakterien, ist das Sporopollein (siehe unten) enthalten, welches fast alle Giftarten wie Schwermetalle, Dioxin oder PCB effektiv binden kann. Über den Einsatz von Chlorella-Algen existiert mittlerweile eine Vielzahl von Studien, welche die positiven Wirkungen dieser wohl ältesten Pflanzenart (2,5 Milliarden Jahre) auf Zellen und Tiere dokumentieren. Es gibt allerdings nur wenige Studien, die an Menschen durchgeführt wurden.

Einige Autoren schreiben der Chlorella-Alge weitere positive Effekte zu: sie erhöht körpereigenes Glutathion. Durch den hohen Proteingehalt (ca. 60 %) mit allen essenziellen Aminosäuren werden Metallothionein und Coeruloplasmin erhöht, die vom Körper als Schutz vor Schwermetallen produziert werden. Essenzielle Fettsäuren (Inhalt ca. 12 %) sind wichtig für die Reparatur von Zellorganellen.

Chlorella kann im Gegensatz zu Spirulina den Körper effektiv mit einer hochwertigen Form von Vitamin B12 versorgen (Methyl-Cobalamin). Die Alge hat den höchsten Chlorophyllgehalt aller Lebensmittel (grüner Farbstoff). Dieser aktiviert einen spezifischen Rezeptor, der eine modulierende, harmonisierende Wirkung auf die Zellteilung und Ablesung der Erbinformation hat. Auch Tumore scheinen damit gehemmt zu werden. Durch den hohen Gehalt an Polysachariden wird die Darmflora und -schleimhaut regeneriert und das Immunsystem trainiert (ähnlich wie durch in Pilzen enthaltene ß-Glucane). Die Chlorella-Alge hilft gegen Durchfall und Verstopfung. Sie kann die Colitis ulcerosa lindern, sie stimuliert das Reticulo Endotheliale System (RES). Die Alge wirkt basisch. Sie stimuliert die Immunabwehr gegen Infektionen (insbesondere das TH1-System). Chlorella verlängert die Lebensdauer von Mäusen um 30 %. Die Chlorella-Alge wirkt gegen Krebs bzw. ist krebsverhütend. Sie reduziert NF-Kappa-B und oxidativen Stress. Sie kann schädlich erhöhte Blutfettwerte reduzieren. Chlorella kann Geschwüre verhüten und die Alge wirkt gegen Diabetes und Leberverfettung. Sie kann dem Grauen Star und der Makuladegeneration (durch Xanthophyll) entgegenwirken. Chlorella reduziert das Immunglobulin E bei Allergien. Je höher die Alge dosiert wird, desto weniger Nebenwirkungen sind zu erwarten.

Bei aktiven Ausleitungskuren können während 2 - 4 Wochen täglich bis zu 50 g eingenommen werden. Günstig ist es, die Einnahme auf den Tag zu verteilen (nach den Mahlzeiten) und vor allem vor dem Schlafengehen, da zwischen 2 und 4 Uhr die Leber nach der chinesischen Organuhr ihre größte Entgiftungsfunktion ausübt und vermutlich in dieser Zeit die meisten Schadstoffe in den Zwölffingerdarm ausschüttet. Die Einnahme zwischen 20 und 24 Uhr gewährleistet, dass die schadstoffbindende Chlorella zu diesem Zeitpunkt im Zwölffingerdarm präsent ist und ihre für den weiteren Transport bindende Wirkung ausüben kann. Niedrigere Gaben von Chlorella können zu Nebenwirkungen oder Mobilisationskrisen führen. Durch die hochdosierte Einnahme wird das vermieden. Bei einer Ausleitung mit Chelatbildnern ist es sinnvoll, gleichzeitig Chlorella einzunehmen.

1.2.6. Schwefelhaltige Verbindungen

Natürlicher Schwefel, Methylsulfonylmethan (MSM), Cystein, Methionin und S-Adenyl-Methionin (SAM)

In Bärlauch sind etwa fünfmal mehr aktive Schwefelverbindungen, die für die Entgiftung wichtig sind, enthalten als im Knoblauch. Positive Wirkungen verspricht auch die Einnahme von Methyl-Sulfonyl-Methan (MSM), insbesondere bei Darm- und Gelenkproblemen, aber auch bei Allergien und Autoimmunerkrankungen. Die Einnahme von Acetyl-Cystein steigert die köpereigene Bildung von Glutathion auch in den Gehirnzellen und führt zum Auffüllen des Thiolspeichers, der für die normale Funktion der Mitochondrien wichtig ist.

Bei schweren degenerativen Erkrankungen, z. B. Krebs und AIDS, werden täglich mehrere Gramm eingenommen. Bei AIDS wurden günstige Effekte bei 30 g täglich beschrieben. Da bei diesen Erkrankungen oft die körpereigene Herstellung von Glutathion aus den Vorstufen behindert ist, sollte auch liposomales Glutathion, Acetyl-Glutathion oder intravenöse Gaben von Glutathion verabreicht werden. Am effektivsten wird der Glutathion-Gehalt in den Zellen durch das neue Pro-Glutathion angehoben. Methionin, am besten als S-Adenyl-Methionin (SAM), besitzt ebenfalls günstige Wirkungen.

Korianderkraut

Neue Tierstudien belegen, dass Korianderkraut Schwermetalle und Aluminium gut ausleitet. Das funktioniert auch bei einer noch bestehenden Exposition. Eine von Dr. Margarete Griesz-Brisson 2005 durchgeführte Studie an 20 Probanden konnte den unspezifisch ausleitenden Effekt von Koriander für verschiedene Schwermetalle zeigen. Deshalb kann, im Gegensatz zu den Angaben im Buch „Amalgam – Risiko für die Menschheit" Koriander nach Dr. Klinghardt in Einzelfällen auch bei liegenden Amalgamfüllungen gegeben werden. Es sollte aber immer mit Chlorella kombiniert werden. Der Koriander wird mit zweimal täglich zwei Tropfen vor den Mahlzeiten dosiert oder 30 Minuten nach Einnahme von Chlorella eingenommen. Anschließend folgt eine langsame Steigerung der Dosierung auf dreimal zehn bis 20 Tropfen, abhängig von der Qualität der Tinktur. Anfangs empfehlen sich Therapiepausen. Koriander kann auch in die Hand- und Fußgelenke oder über erkrankte Areale (Gelenke, Herz) eingerieben werden. Besonders bei Kopfschmerzen empfiehlt sich die Einnahme mit heißem Wasser.

Nanocolloidal Detox Factors (NDF), Sporopollein, PCA-Spray und Matrix Metals

In NDF (bzw. „Biologo Detox" nach Karstädt) sind Chlorella, Korianderkraut und Probiotika in sehr fein zerkleinerter Form vorhanden. In dieser Rezeptur sollen die klassischen Entgiftungsstoffe besser vom Organismus aufgenommen werden. Bei vorsichtiger Anwendung sind keine Nebenwirkungen oder Verluste von Spurenelementen (wie z. B. Zink) beschrieben. NDF, bzw. Biologo-Detox soll nicht nur schädliche Metalle ausleiten, sondern auch andere Umweltgifte (Lösungsmittel, Pestizide, Dioxin) und Biotoxine. Eigene Messreihen an Patienten konnten bei längerer Gabe zeigen, dass weniger Quecksilber ausgeleitet wird im Vergleich zu den Chelatbildnern DMPS oder DMSA. Ganz ähnlich wirkt PCA oder Matrix Metals, das aus feinen Bestandteilen von Chlorella hergestellt wird und in den Rachen oder Nasenschleimhaut gesprüht wird. Empfehlenswert ist eine Ausleitung mit NDF oder PCA-Spray nur, wenn vorher schon große Mengen an Schwermetallen durch Pro-Glutathion, DMPS oder DMSA abgeräumt wurden.

Marginalie: Chlorella und deren Derivate (Matrix Metals, PCA oder NDF) könnte ausleitende Effekte bei fast allen bekannten Umweltgiften zeigen.

Phospholipid Exchange, Cerebrolysin

Die orale und intravenöse Gabe von essentiellen Phospholipiden (Phosphatidyl-serin, -cholin, -ethanolamin) wurde von der Biochemikerin und Ernährungsspezialistin Dr. Patricia Kane entwickelt. Bei sehr schweren Erkrankungen erfolgt eine stündliche bis wöchentliche intravenöse Gabe von Phospholipiden, gefolgt von der intravenösen Gabe von reduziertem Glutathion (600 - 3000 mg). Das kann ergänzt werden durch die Gabe von Vitamin C, Elektrolyten und Liponsäure.

Es sollen die im Fettgewebe und in den Zellwänden abgelagerten Gifte (Neurotoxine) sowie die defekten Fettsäurereste durch gute Fette ausgetauscht werden. Bei schweren Erkrankungen zeigen sich sehr gute Erfolge. Als Nebeneffekt fördert die Therapie den Blutfluss, senkt den Bluthochdruck und erhöhte Cholesterinwerte. Es fördert die Erholung und die Entgiftungsleistung der Leber. Die Therapie leitet nach unserer Erfahrung nicht viel aus, sie schützt und regeneriert aber den Organismus während einer Ausleitung.

Sehr effektiv sind Phosphatidylcholin, Phosphatidylethanolamin, Phosphatidylinositol und vor allem Phosphatidylserin. Prof. Thallberg (Helsinki) lässt in der von ihm entwickelten Krebstherapie die Patienten täglich 50 - 100 g Hirn essen. Das Hirngewebe enthält einen sehr hohen Anteil an Phosphatidylserin und vor allem auch Cardiolipin (kommt hauptsächlich in den Mitochondrien vor). Das in Finnland verwendete Elchhirn hat - im Gegensatz zu dem in Deutschland eingesetzten Zuchtschweinehirn - einen sehr hohen Gehalt an langkettigen Omega-3-Fettsäuren und wahrscheinlich geringere Giftwerte. Von einer neuen Verbindung, Cerebrolysin, werden erste Erfolge bei Alzheimer, Parkinson und Autismus berichtet. Das Essen von Hirn ist nicht jedermanns Sache. Es passt auch nicht in eine vegetarische Ernährungsweise. Als Alternative steht auch rohes Bio-Eigelb zur Verfügung oder es werden Wirkstoffe gegeben, die die körpereigene Phospholipidbildung aktivieren.

Marginalie: Substitution von Wirkstoffen schützt und regeneriert den Organismus während einer Ausleitung.

SPEZIELLE INFORMATION

1. Metallentfernung bei Autoimmunerkrankungen

Drei Tage vor der Metallentfernung und drei Tage danach kann Cortison eingenommen werden (z. B. Prednisolon: 5 - 7,5 mg morgens), da die aufgenommenen Schwermetallpartikel und Quecksilberdampf zu Schüben (insbesondere bei Multipler Sklerose, Polymyositis, Polyarthritis (PCP), Sklerodermie usw.) führen können. Als Therapieschema wird empfohlen: Die Amalgamentfernung sollte bei Frauen nach der Periode stattfinden. Morgens, am Tag der Metallentfernung, sowie am zweiten und dritten Tag werden jeweils 25 - 40 mg Prednisolon eingenommen. Wenn keine neurologischen Symptome aufgetreten sind, wird die Dosis jeden dritten Tag um 5 mg reduziert. Falls Symptome auftreten, sollte die Dosierung um 10 mg gesteigert und einige Tage beibehalten werden, bis der Zustand stabil ist. Danach kann die Dosierung reduziert werden.

Die Therapie gehört in jedem Fall in die Hand eines erfahrenen Arztes! Ob Schübe bei der Entfernung entstehen, entscheidet die Frage, wie unschädlich das Amalgam entfernt wird. Hochdosierte Gaben von Vitamin D, Weihrauchextrakte, Kurkuma, Omega-3-Fettsäuren und Vitamin-C-Infusionen sind bei Autoimmunerkrankungen eine Unterstützung.

---

1 Ein Chelatbildner oder Chelator ist eine Substanz, die z.B. Metalle bindet, indem sie mehrere chemische Verbindungen zum Metallion aufbaut. Er nimmt das Ion „in die Zange", dadurch entsteht eine sehr stabile Verbindung des Chelators zum Metallion.

III. ERKRANKUNGEN UND BELASTUNGEN
10. Belastungen im zahnmedizinischen Bereich
3. Belastungen durch wurzelbehandelte Zähne

URSACHE

Zunächst möchten wir eine Frage in den Raum stellen, die wir häufig von Patienten hören: Gibt es zwischen einem „toten“, wurzelkanalbehandelten Zahn und einem Implantat einen Unterschied? Die Antwort darauf später.

Ursachen der Belastungen durch wurzelbehandelte Zähne liegen in der Folge von Abbauprozessen und damit entstehenden Abbauprodukten (Eiweißen), wie Mercaptanen und Thioethern. Wurzelbehandelte Zähne sind tote Zähne, deren Abbauprodukte einen immunologischen Angriff auf den Kieferknochen und den gesamten Organismus darstellen. Sie lösen einen Mechanismus der Zytokinaktivierung aus.

DIAGNOSE

Die Zytokinaktivierung löst einen Entzündungsprozess aus, der wiederum durch die Zytokinwerte messbar ist. In dem Zytokintest werden Mercaptane und Thioether gemessen. Zur Befundung steht das DVT, ein dreidimensionales Röntgenbild und selbstverständlich alle weiteren Möglichkeiten von Labortests zur Verfügung. Ein weiterer Test ist der Orotest; dieser dient dem Nachweis der Stärke der Entzündung im Bereich des devitalen Zahnes. Dabei werden die Toxine quantitativ mithilfe eines Colorimeters am Farbumschlag gemessen.

Die Entscheidung, welche Untersuchungen im Einzelnen durchgeführt werden sollen, werden in einem integrativen Behandlungskonzept in der Diskussion der mitwirkenden Therapeuten getroffen.

BEHANDLUNG

Weder durch eine perfekte Mundreinigung, noch durch ein mechanisches Entfernen von Bakterien können die im Kieferknochen vorhandenen Toxine entfernt werden, sodass es bei einer ganzheitlichen Betrachtung notwendig ist, den Zahn mit der toten Wurzel zu entfernen und eine Revision des Knochens vorzunehmen. Der entstandene Defekt kann nach Bedarf mit Knochenersatzmaterial aufgebaut werden und die entstandene Lücke metallfrei versorgt werden.

Zahnentfernung unter ganzheitlichen Kautelen

Zähne müssen in der Regel entfernt werden, weil sich zunächst der Zahnnerv, später der knöcherne Bereich um die Wurzelspitze in Folge einer tiefen Karies entzündet hat, weil sich im Rahmen einer Parodontitis der gesamte Zahnhalteapparat entzündet hat oder ein Zahn durch ein Trauma massiv geschädigt ist.

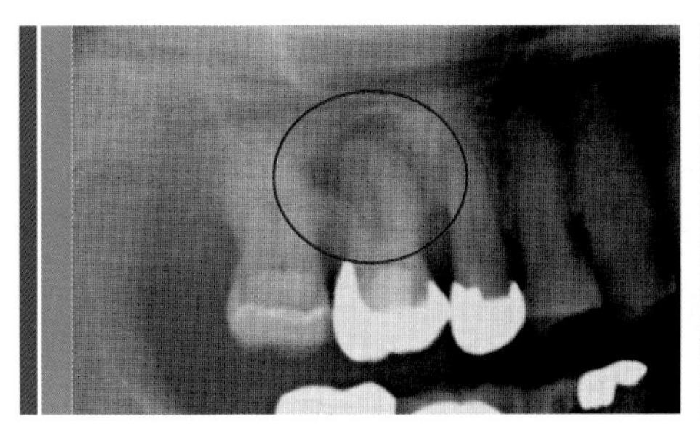

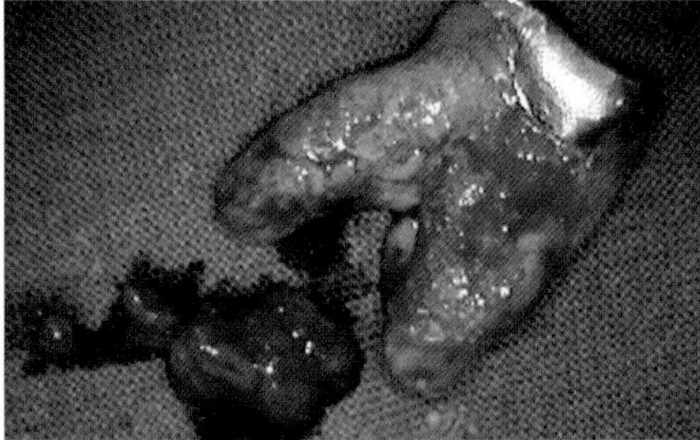

(Abbildungen: Röntgenologische Darstellung der umfangreichen Entzündung im Bereich der Wurzelspitze. Der markierte dunkle Bereich auf dem Röntgenbild entsteht dadurch, dass der Knochen von Bakterien und deren Stoffwechselprodukten zerstört wird. Das zweite Bild zeigt den extrahierten Zahn, bedeckt mit einem dichten Bakterienrasen sowie Teile des umgebenden entzündeten Gewebes.)

Der Zahn muss möglichst wenig traumatisch und vollständig entfernt werden. Weiterhin ist dafür zu sorgen, dass Entzündungsgewebe im Zahnfach und eine vorhandene Entzündung im Knochen möglichst vollständig beseitigt werden. Ebenso wichtig ist, dass im Heilungsverlauf keine Fremdkörper von außen in die Wunde gelangen können. Schließlich sollte sichergestellt sein, dass die ursprüngliche Form des Kieferkamms weitgehend erhalten bleibt, damit in der Folge funktionell und ästhetisch optimaler Zahnersatz eingegliedert werden kann.

Um diese Ziele zu erreichen, halten wir es für erforderlich, dass nach der Zahnentfernung die knöcherne Umgebung des Zahnes je nach vorliegendem Entzündungsgrad mehr oder weniger umfangreich ausgeschabt und ausgefräst wird, um infizierten Knochen möglichst vollständig zu entfernen. Anschließend desinfizieren wir den Knochen mit Ozon. Wie bereits an anderer Stelle angesprochen, wirkt Ozon sehr zuverlässig gegen Bakterien, Viren, Pilze und Sporen und ist praktisch frei von Nebenwirkungen.

Anschließend wird die Wunde mit einer nicht resorbierbaren Membran verschlossen. Die Membran gibt dem Knochen Zeit, den Defekt zu regenerieren, ohne dass Zahnfleisch in die Wunde wächst und auf diesem Weg die Gefahr einer nicht optimalen Knochenheilung erhöht. Zudem erhöht sie die Chance einer möglichst formkongruenten Regeneration des defekten Bereiches. Dies kann, wie bereits angedeutet, für Funktion und Ästhetik des späteren Zahnersatzes sehr entscheidend sein.

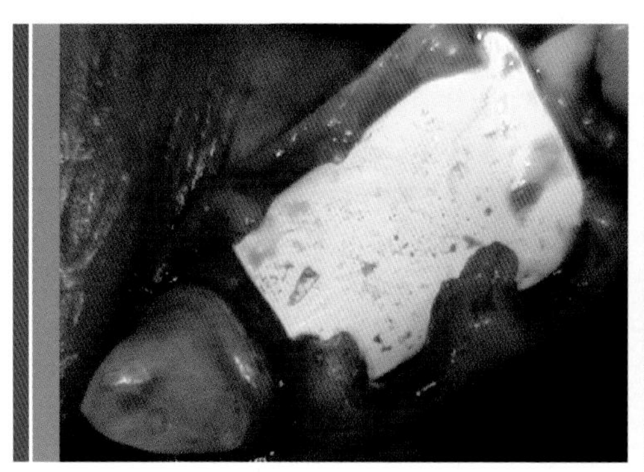

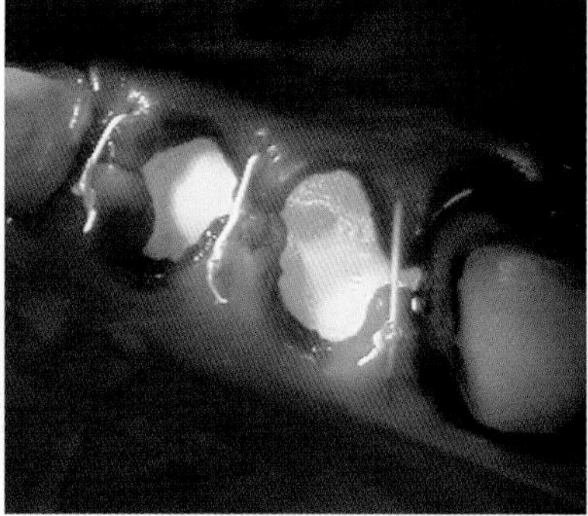

(Abbildungen: Situation unmittelbar nach Entfernung von zwei Zähnen mit eingelegter Membran und anschließender Fixierung der Gingiva über der Membran mit leichten Situationsnähten.)

Wenn die beschriebenen Maßnahmen eingehalten werden, ist eine optimale Heilung des Knochens sehr wahrscheinlich, spätere Restentzündungen (NICO) werden dadurch vermieden.

Die Patienten erhalten nach Extraktion eine homöopathische Medikation, Antibiotika sind (wegen der vorherigen Desinfektion mit Ozon) nicht erforderlich.

Die weitere Versorgung der Lücken erfolgt metallfrei.

III. ERKRANKUNGEN UND BELASTUNGEN
10. Belastungen im zahnmedizinischen Bereich
4. Belastungen durch Kieferentzündungen/NICO

URSACHE

1. Ursache der Kieferostitis/NICO - auf welche Krankheiten haben Zahn- und Kiefer-Störfelder Einfluss?

Nicht jeder körperlichen Erkrankung muss ein Zahnstörfeld zugrunde liegen. Aber grundsätzlich belasten Zahnstörfelder entweder bakteriell, toxisch oder energetisch den Organismus so, dass bestimmte Schwachpunkte zu echten Krankheitserscheinungen werden können. Zahnstörfelder können alle Formen von körperlichen Beschwerden hervorrufen. Da Störfelder immer indirekt wirken, können sie:

» entzündliche Entgleisungen
» degenerative Entgleisungen
» allergisierende Ent-gleisungen

fördern. Deshalb kann auch die Beseitigung der Zahnstörfelder unterschiedlichste Beschwerden und Erkrankungen zum Verschwinden bringen. Nach dreißig Jahren Sanierungstätigkeit sind wir immer noch verblüfft, wie viele unterschiedlichste Beschwerden außerhalb des Zahn-Kieferbereichs wie von selbst verschwinden. Die entlastete und wiederhergestellte Regulation sorgt für einen vom Arzt unabhängigen und selbständigen Ausgleich im Sinne einer autonomen Heilung.

1.1. Was ist NICO: Kavitäten bildende Osteolysen des Kieferknochens - Immunmediatoren und Systementgleisungen

Die chronisch-osteopathischen Erweichungen im Kieferknochen sind ein Phänomen, das von weiten Bereichen von Medizin und Zahnheilkunde bis heute nicht wahrgenommen oder zumindest in ihren gesundheitlichen Auswirkungen nicht ernst genommen wird. Deutlich unterscheiden sich diese von der klassischen Form einer akuten oder chronischen Osteomyelitis. Diese blanden Osteopathien und osteolytischen Nekrosen wurden von dem amerikanischen Pathologen Professor Bouquot als „Neuralgia

Inducing Cavitational Osteonecrosis" („Neuralgie induzierende hohlraumbildende Osteonekrosen = NICO) bezeichnet, weil sie häufig unspezifische Gesichtsschmerzen auslösen. NICO ist also eine Sonderform einer Kieferknochen-Osteopathie – bezogen auf neuralgiforme Beschwerden. Diese osteolytischen Osteopathien haben auch Auswirkungen auf das Gesamtsystem im Sinne einer stummen chronischen Entzündung; der leicht fassbare Begriff „NICO" hat sich im klinischen Sprachgebrauch dennoch international eingebürgert.

1.1.1. Struktur und Morphologie der NICO

NICO ist eine Mangelversorgung in Form einer chronisch-trophischen Störung in Form einer ischämisch-nekrotischen und fettig-degenerativen Knochenauflösung. Morphologisch stellt sich die NICO im fortgeschrittenen Stadium als fettige Klumpen dar, die aus dem Markraum des Kieferknochens leicht auszulöffeln sind.

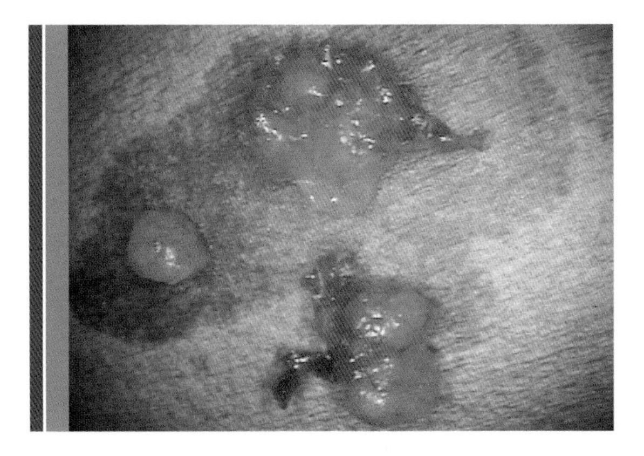

(Abbildung 1: NICO-Gewebsprobe mit überwiegender fettiger Umwandlung des Kieferknochens.)

Eigene wissenschaftliche Untersuchungen des Autors zeigen in NICO-Arealen auffallend stark erhöhte Spiegel bestimmter Botenstoffe, die als entzündungsfördernde oder destruktive Signalgebung bei bestimmten Krankheitsbildern längst in die medizinische Fachliteratur eingegangen sind. Koppelt man die lokal erhöhten Spiegel der Immun-Botenstoffe der NICO-Areale mit den bekannten Krankheiten und deren charakteristischen Signalstoffen, so ergibt sich ein völlig neues – auf wissenschaftliches Datenmaterial zurückführendes – Modell einer System- und Störfeldwirkung aus dem Zahn-Kieferbereich.

1.1.2. Immunbotenstoffe und NICO – oder: die fettige Degeneration als Schlüssel zur Systemwirkung der NICO

In der Praxis des Autors werden immer wieder - nach operativer Säuberung schmerzloser und röntgenologisch unauffälliger zahnloser Kieferbereiche -verblüffende Verbesserungen systemischer Beschwerden rheumatiformer, neuralgiformer und anderer chronisch entzündlicher Systemerkrankungen beobachtet. Diese Kieferbereiche zeichnen sich strukturell durch eine fettig-degenerative Osteonekrose des Spongiosaanteils aus. Bislang gibt es in der medizinischen und zahnmedizinischen Literatur wenig wissenschaftlich gesicherte Erklärungen für die oben genannten systemischen Therapieerfolge. Die Fragestellung unserer Studie war deshalb:

» Lassen sich grundsätzlich Immunbotenstoffe, Zytokine, Wachstumsfaktoren in Proben des degenerierten NICO-Kiefergewebes nachweisen?

» Können die nachweisbaren Immunbotenstoffe Hinweise auf Entzündungsprozesse in dem degenerierten Kiefergewebe geben?

» Welche Immunbotenstoffe treten in dem NICO-Gewebe auf und lassen sich darüber möglicherweise Zusammenhänge zu Systemerkrankungen herstellen?

Seit einiger Zeit ist bekannt, dass nicht nur Immunzellen, sondern in geringerem Umfang auch Fettzellen Botenstoffe der Entzündung bilden. Aufbauend auf einer Pilotstudie mit sechs NICO-Proben (Lechner/Mayer 2009) wurden in einem zweiten immunologischen Labor weitere 11 NICO-Proben aus der Praxis des Autors auf ihren Zytokingehalt untersucht. Die Ergebnisse waren deckungsgleich: Erhöhte Werte zeigten wiederholt in allen untersuchten Proben das antientzündliche IL1 RA (= Interleukin 1 Rezeptor Antagonist), das proinflammatorische RANTES, MCP-1 und FGF-2. Das Prinzip von Up-Regulation (inflammatorisch/RANTES) und gegenläufige Down-Regulation (anti-inflammatorisch/Il1 RA) erklärt, warum NICO ohne typische Entzündungszeichen asymptomatisch abläuft. Deutlich wird sichtbar, dass die proentzündlichen Akutzytokine IL 1 und TNF-Alpha nicht erhöht waren, was in einem chronisch-blanden Prozess wie der NICO-Osteolyse auch nicht zu erwarten ist.

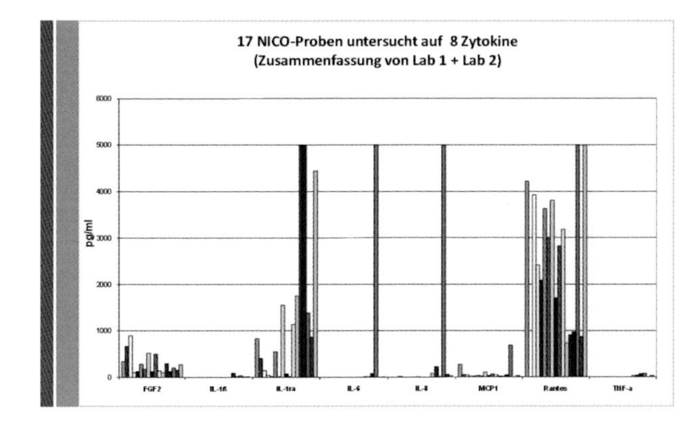

(Abbildung 2: auffällig erhöhte Werte insbesondere von RANTES in allen 17 Gewebeproben; Gesamtdarstellung von 17 NICO-Proben)

Zusammenfassend lässt sich das vorgelegte hypothetische Modell der systemischen NICO-Wirkung auf ein Provokations- und Stimulationsmuster beschränken. Eine direkte, nur monokausal gestützte Wirkung zwischen mediatorenproduzierendem NICO-Areal und störender Fernwirkung scheidet unter ganzheitlich-systemischen Gesichtspunkten selbstverständlich aus.

1.1.3. Systemrelevanz der erhöhten NICO-Zytokine – oder: Machen die erhöhten Zytokinspiegel der NICO krank?

a) Was ist RANTES?

RANTES (CCL-5) ist ein chemotaktisches Zytokin mit proinflammatorischer Wirkung. Bedeutung von RANTES für die Entstehung von Krankheiten: RANTES greift auf mehreren Stufen in Immunreaktionen ein und ist damit an Infektionen oder pathologischen Zuständen maßgeblich beteiligt. Eine unkontrollierte oder übermäßige RANTES-Expression wird als Ursache für die Entstehung unterschiedlicher Krankheitsbilder betrachtet. Die Frage lautet: Gibt es mögliche pathogenetische Wirkungen der im NICO-Areal erhöhten RANTES-Spiegel?

a) 1. Ist NICO-RANTES beteiligt an rheumatoiden Gelenkbeschwerden?

RANTES wird in der Synovia abgesondert und ist in einem fortschreitenden entzündlichen Prozess bei rheumatoider Arthritis beteiligt. Eine hypothetische kausale Verbindung der gesteigerten RANTES-Sekretion im Bereich der NICO lautet: Unter dem erhöhten Dauerspiegel der NICO-RANTES kann eine Konditionierung eintreten in Form von Gelenksentzündungen, Gelenksergüssen und rheumatoider Arthritis. Ein klinischer Fall – oder: Bringt eine NICO-Sanierung Nutzen für den Patienten mit Gelenksbeschwerden?

Patient, 38 Jahre, männlich mit folgender klinischer Symptomatik: Kniegelenksschmerzen rechts seit 12 Monaten.

Medizinische Diagnose: Rheumatiforme Arthritis.

Ärztliche Maßnahmen: Prednisolon und Methotrexat.

Nach NICO-Sanierung im Oberkiefer links am 08.09.2008 regio 28/29 verschwinden Knieschmerzen sehr schnell.

Im März 2009 berichtet der Patient: „Von Februar bis Mai 2007 verschlimmerten sich die Schmerzen im rechten Knie. Der Hausarzt überwies mich zum Rheumatologen, da ich morgens größte Mühe hatte, aufzustehen und die Treppe hinunterzugehen. Auch meine Hände wurden zunehmend unbeweglich. Der Rheumatologe diagnostizierte rheumatoide Arthritis. Als Behandlung wurde eine Therapie mit Prednisolon und Methotrexat festgelegt. Nach jeder der 4 NICO-Operationen merkte ich eine Verbesserung meines Zustandes. Anfang Mai 2008 habe ich die Einnahme von Prednisolon und Methotrexat abgesetzt. Ich bin heute zu 95 % schmerzfrei, besonders auch morgens beim Aufstehen."

a) 2. Ist NICO-RANTES beteiligt an Multipler Sklerose?

Erhöhtes RANTES wird in den Gehirn-Läsionen bei Mulipler Sklerose gefunden. MS-Gehirne zeigen an den Rändern der aktiven Plaques mit T-Zell-reichen Gebieten erhöhte RANTES-Expression im gesamten ZNS. Die RANTES-Spiegel in der Cerebrospinalflüssigkeit bei MS-Patienten waren im Vergleich zu Kontrollgruppen deutlich erhöht NICO-RANTES verstärkt die entzündliche Antwort im Nervensystem. „RANTES könnte eine pro-inflammatorische Schlüsselsubstanz in der Pathogenese der Multiplen Sklerose sein (Journal of Immunology)".

a) 3. Gibt es einen Zusammenhang von erhöhtem RANTES-Zytokinspiegel der NICOund Brustkrebs?

Die Faszination unserer Arbeit liegt darin, dass sie einerseits ein ganzheitliches Erklärungsmodell für die seit Jahrzehnten berichteten Sanierungserfolge der sogenannten „Kieferostitis" abgibt und andererseits den Schlüssel zu einer systemorientierten Behandlung verschiedenster chronischer Erkrankungen liefern könnte. Diese Arbeit interpretiert nur stichwortartig die möglichen pathogenetischen Wirkungen der im NICO-Areal erhöhten Immunbotenstoffe – im Hinblick auf das Mamma-Karzinom und dessen potenzielle Metastasierungen. Grundsätzlich gehe ich von folgender Hypothese aus:

» vom chronisch-schwelenden Prozess der NICO gehen ständige Stimuli aus, die für die jeweiligen erhöhten Zytokine charakteristisch sind.

» perpetuierende Stimuli dieser immunologischen Signalstoffe führen über Jahre und Jahrzehnte zu einer Hypersensibilisierung entsprechender Organe und Organsysteme, an deren Ende – weitere aktualisierende Co-Faktoren vorausgesetzt - das klinische Symptom in Form der spezifischen Erkrankung steht.

Das Problem der „blanden", also nicht spürbaren NICO-Osteolysen des Kieferknochens ist ähnlich kleinen Wellen, die ständig sanft an die Küste schlagen. Es ist ein ausgesprochen niedriges Aktivitätsniveau, das über Jahre einwirkend den Strand wegspült und andere schlimme Folgen hervorruft. NICO ist ein vollständig stummes Geschehen, bleibt von Arzt und Patient gleichermaßen unerkannt und löst deshalb unendlich lange Leidenswege aus. NICO ist kein akut-entzündliches Geschehen, das in die bekannten Vorstellungen einer „Entzündung" passt.

Dieses Konzept ist besonders faszinierend, da es einen neuen und möglicherweise einfacheren Weg zur Verhinderung und Vorbeugung von Krankheiten nahe legt, - die Ausschaltung chronischer Entzündungsherde, die auf den Gesamtorganismus über sogenannte Entzündungsmediatoren wirken. Dabei sind die unbekannten und unerkannten NICO-Areale aufgrund ihrer morphologischen und histologischen Charakteristika ein Angelpunkt für diesen medizinischen Ansatz.

a) 4. RANTES und destruktive Signalgebung aus NICO

RANTES hat aufgrund seiner chemotaktischen Wirkung und der Aktivierung von Tumorzellen therapeutisches Potenzial. Bei Ovarialkrebspatienten und Brustkrebspatienten im fortgeschrittenen Stadium ist RANTES in weit höheren Konzentrationen im Plasma vorhanden. Das weist darauf hin, dass dieses Protein ein bedeutendes Ziel für neue Krebsmedikamente werden könnte. RANTES bleibt ein bedeutender Biomarker für Entzündungserkrankungen und hat prognostischen Wert für Ovarialkrebs und fortgeschrittenen Brustkrebs.

RANTES im Serum: Erhöhte RANTES-Konzentrationen im Serum werden bei einer Vielzahl von entzündlichen Erkrankungen beschrieben, z. B. von Lui 2008 bei Autoimmunerkrankungen, von Kraaijeveld 2007, bei kardiovaskulären Erkrankungen und von Zeremski 2007 bei chronischen Infektionen. Im Serum werden RANTES-Spiegel bis zu ca. 20 ng/ml als unauffällig angesehen (Nomura 2003).

RANTES und NICO: Die bei akuten Entzündungsgeschehen auftretenden hohen Serum-Werte von RANTES dürfen nicht darüber hinwegtäuschen, dass z. B. die Akutphasen einer Arthritis das Spät- und Finalstadium einer chronisch-asymptomatischen entzündlichen Anbahnungsphase sind. Die im lokalen NICO-Areal stark erhöhten RANTES-Werte lassen bei Einbeziehung des Chronizitätsfaktors die Annahme zu, dass es sich im Bereich der zytokingesteuerten Signalgebung im Körper beim Störfeldgeschehen um ein Provokations-Syndrom handelt: Die über Jahre klinisch unauffällig bestehende RANTES-Spiegel Erhöhung im Bereich der NICO führt zu einer disloziert gesteigerten Ausbildung von RANTES-Spiegeln. Wo diese lokalen entzündlichen Veränderungen oder Prozesse entstehen – im Kniegelenk oder im Bereich eines anderen Organs – ist von genetischen und anderen individuellen Belastungsfaktoren abhängig. RANTES nimmt offensichtlich eine Schüsselstellung bei chronischen Prozessen ein: Blaber et al zeigen in ihrer Studie einen unabhängigen Mechanismus der Vergrößerung von Entzündungen. Dieser Mechanismus kann – gesteuert durch RANTES – kennzeichnend sein für eine anhaltende Beteiligung von Leukozyten in Gebieten chronischer Entzündungen. RANTES und Mamma-CA:

In Deutschland erkrankt etwa jede zehnte Frau an Brustkrebs, jährlich kommen 57.000 Neuerkrankungen hinzu, - Tendenz steigend. So sind immerhin 15.000 Frauen in Deutschland bei der Erstdiagnose jünger als 60 Jahre, wobei immer häufiger auch junge Frauen an Brustkrebs erkranken. Brustkrebs steht als krebsbedingte Todesursache an erster Stelle. Bei Frauen im Alter zwischen 35 und 55 Jahren ist Brustkrebs die häufigste

Todesursache überhaupt. Diese Zahlen machen eine Überlegung naheliegend zum Bezug der erhöhten RANTES-Werte in der NICO und Brustkrebs. Aus dem Kollektiv unseres Mediatoren Screenings betrachten wir eine Patientin mit Mamma-CA: Frau M.W.: Mamma-CA links 2006; operiert 2006. Abbildung 3 zeigt das Gebiet 38/39 (in schlechter Qualität einer Fremdaufnahme, mit welcher der vorbehandelnde Zahnarzt die „Störfeldfreiheit" dieses Areals diagnostiziert hatte) in Gegenüberstellung zu TAU, die deutliche Messergebnisse einer Osteolyse zeigt. Abbildung 4 zeigt den stark erhöhten RANTES-Wert im Kieferknochen von 38/39.

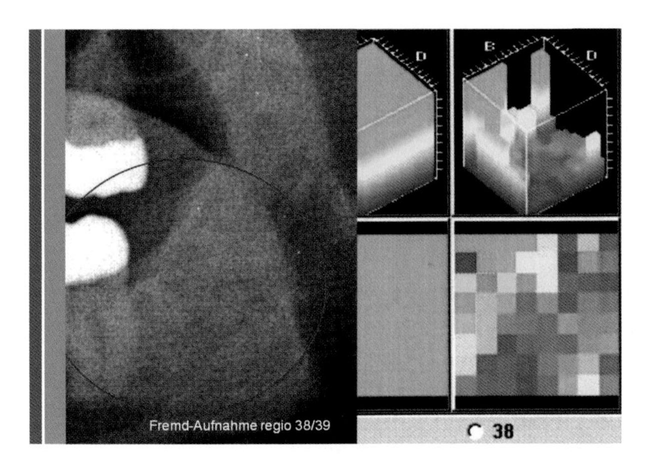

(Abbildung 3: Gegenüberstellung von 2D-Röntgen und TAU-Messung von regio 38/39)

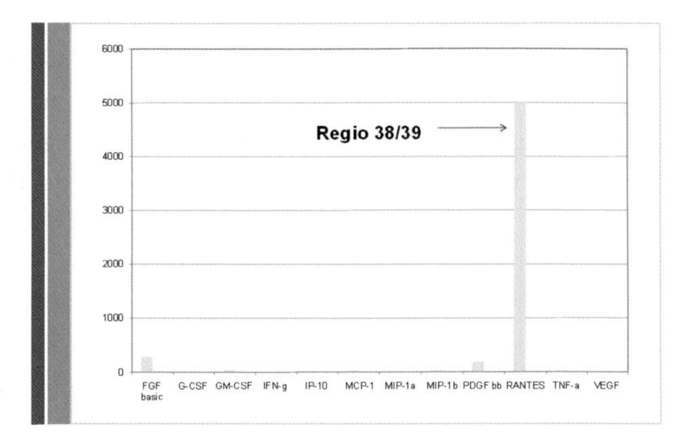

(Abbildung 4: auffällig hoher RANTES-Wert regio 38/39 bei Mamma-CA)

Wie passen die Daten dieser Mamma-CA-Patientin zu wissenschaftlichen Untersuchungen über RANTES und Brustkrebs?

Von Wissenschaftlern wurde die Korrelation von RANTES-Spiegeln in Gewebe und Plasma mit dem Krankheitsverlauf bei Brust- oder Gebärmutterhalskrebs von 43 Brustkrebspatienten und 23 Gebärmutterhalskrebs-Patientinnen gemessen: Die RANTES-Spiegel im Plasma waren zunehmend in der Reihenfolge der Krebsphasen. Bei 27 % der Patienten mit fortschreitender Malignität wurde ein erhöhter RANTES-Wert im Plasma (>10000 pg/ml) festgestellt, jedoch bei keinem Patienten mit klinischer Remission. Der RANTES-Gehalt war deutlich erhöht in Primärtumoren und metastatischen Läsionen (Lymphknoten und Haut) aller Brust- oder Gebärmutterhalskrebspatienten, unabhängig vom RANTES-Level im Plasma. Diese Studie weist auf eine bislang unbestimmte, aber nichtsdestotrotz bedeutende Rolle von RANTES in der Krebsentstehung hin, ebenso wie auf die Möglichkeit, dass eine RANTES Untersuchung des den Tumor umgebenden Gewebes oder einer postoperativen Tumorstelle bei der Erstellung von Prognosen für diese Patienten hilfreich sein kann.

RANTES spielt auch eine Rolle in der Progression von Brustkarzinomen: Regulation der Expression und potenzielle Mechanismen der promalignen Aktivität“ fanden Azenshtein et al.: Sie haben RANTES, das von Brustkrebszellen exprimiert wird, als einen potenziellen Faktor zur Brustkrebsprogression erkannt; sie identifizieren in ihrer Arbeit Mechanismen, mit Hilfe derer RANTES zur Brustkrebsprogression beitragen kann und schließen eine Analyse der möglichen Fähigkeit von RANTES mit ein, direkt auf die Tumorzellen zu wirken und so das Fortschreiten der Krankheit zu fördern. Ihre Ergebnisse zeigen, dass aus Brusttumorzellen gewonnenes RANTES die Brustkrebsprogression befördern kann. Die Expression von RANTES in Brusttumorzellen führt dazu, dass die tumorfördernden Aktivitäten von RANTES die Metastasenbildung und das Fortschreiten der Krankheit fördern.

a) 5. RANTES und Brustkrebs-Metastasen

Nach der Betrachtung des Mamma-CAs ist auch die Frage nach der Metastasierung wichtig, denn die Behandlung des Primärtumors ist leicht, die Unterbindung der todbringenden Tumorzell-Streuung und Metastasierungen ist schwierig.

Auch hier spielt RANTES wieder eine wichtige Rolle: Karnoub und Kollegen publizierten 2007 in Nature eine Untersuchung mit dem Ergebnis, dass mesenchymale Stammzellen im Tumorgewebe Brustkrebsmetastasierungen begünstigen. Mesenchymale Stammzellen sind in Brustkrebsgewebe zu lokalisieren, indem sie sich in das zum Tumor gehörende Stroma eingliedern. Dennoch ist die Verwicklung mesenchymaler

Stammzellen in die Tumorpathophysiologie noch wenig thematisiert worden. Die Brustkrebszellen stimulieren die Sekretion von RANTES von mesenchymalen Stammzellen, die auf die Krebszellen einwirken und ihre Motilität, Invasion und Metastasen erhöhen.

Diese erhöhte Fähigkeit der Metastasenbildung ist umkehrbar und abhängig von den RANTES Signalen. Körpereigene Stammzellen regen Krebszellen des ursprünglichen Tumors dazu an, sich zu verändern, zu streuen und in anderen Organen Geschwülste zu bilden. Die Wissenschaftler vermuten, dass die mesenchymalen Stammzellen Tumorzellen mithilfe von Signalstoffen in metastasierende Zellen verwandeln. Die Forscher haben sogar ein Molekül entdeckt, das diese Metastasierung fördert, das Chemokin RANTES: Brustkrebszellen stimulieren die Ausschüttung von RANTES aus mesenchymalen Stammzellen und provozieren damit einen verhängnisvollen Wandel der Krebszellen. Zischek et al stellten fest, dass die Sekretion von RANTES zu einer höheren Rate von Lungenmetastasen des Brustkrebses führt.

a) 6. Ist NICO-RANTES beteiligt an Asthma und Allergien?

RANTES spielt eine aktive Rolle bei der Mobilisierung von Leukozyten in entzündlich veränderten Gebieten. RANTES aktiviert die Freisetzung von Histaminen. Dadurch wird angenommen, dass eine allgemeine Zellaktivierung abläuft, die oft mit Krankheiten wie Asthma und allergischer Rhinitis in Verbindung gebracht werden kann. RANTES ist auch ein potenter Aktivator des oxidativen Stoffwechsels spezifisch für Allergien.

b) FGF-2 (fibroblast growth factor-2)

FGF-2 ist ein Mitglied einer großen Familie von Wachstumsfaktoren. FGF-2 fördert das Wachstum und die Entwicklung von Blutgefäßen (Angiogenese) und nimmt somit Einfluss auf Gewebeentwicklung, als auch auf verschiedene pathologische Vorgänge. FGF–2 wird u. a. von Fibroblasten, Epithelzellen, Muskelzellen der Gefäße, Herzmuskelzellen und von Mastzellen gebildet. Die Frage lautet: Gibt es mögliche krankheitsauslösende Wirkungen der im NICO-Areal erhöhten FGF-2-Spiegel?

b) 1. Ist NICO-FGF-2 beteiligt an rheumatoiden Gelenkbeschwerden?

Die rheumatoide Arthritis ist gekennzeichnet durch die Entzündungen der Gelenkinnenhaut, die zur Zerstörung vom Gelenkknochen und Knorpel führt. FGF–2 ist in der Flüssigkeit der Gelenke erhöht.

b) 2. Ist NICO-FGF-2 beteiligt an Bindegewebstumoren?

Die Polypenbildung in der Nase und eine Bindegewebsproliferation von Nasennebenhöhlen werden beispielsweise durch FGF–2 gefördert.

b) 3. Ist NICO-FGF-2 tumorfördernd bei Krebs?

FGF-2 ist in den meisten Gliomen (Tumore des Gehirns) erhöht und ist an der malignen Entwicklung beteiligt. In fortgeschrittene Stadien des Pankreaskarzinoms wurden stark erhöhte FGF-Werte gefunden; ebenso beim Magenkarzinom und beim Nierenzellkarzinom.

c) MCP-1 (= monocyte chemo attractant protein-1)

MCP-1 ist ein Botenstoff, der Entzündungszellen in das entzündete Gebiet lockt. Wie auch RANTES induziert MCP-1 die Freisetzung von Histamin. Die Frage lautet: Gibt es mögliche krankheitsauslösende Wirkungen der im NICO-Areal erhöhten MCP-1-Spiegel?

c) 1. Ist NICO-MCP-1 beteiligt an Herzinfarkt?

In der Arterioskleroseentwicklung spielt das Chemokin MCP-1 eine bedeutende Rolle. Nach der Rekrutierung von Monozyten und der Adhäsion an die Gefäßwand durch Adhäsionsmoleküle triggert MCP-1 deren Durchtritt durch das Endothel. Dort differenzieren die Monozyten zu Makrophagen und entwickeln sich durch die Aufnahme von oxidiertem LDL-Cholesterin zu Schaumzellen.

c) 2. Ist NICO-MCP-1 beteiligt an Diabetes?

Bedeutend ist es auch in der Entwicklung des Typ-2-Diabetes; diese komplexe Krankheit zeichnet sich durch ein Ungleichgewicht von Insulin-Sekretion und Insulin-Resistenz aus. In der überwiegenden Mehrzahl scheint Typ 2 Diabetes mit Adipositas verknüpft zu sein. MCP-1 – wie auch Leptin und Adiponektin – wird als Adipozytokin von Adipozyten sezerniert und scheinen in die Pathogenese von Insulinresistenz bei Fettleibigkeit eingebunden zu sein.

Der klinische Zusammenhang wird deutlich im Schreiben einer Patientin nach nur einer NICO-Sanierung: „Ansonsten möchte ich Herrn Dr. Lechner berichten, dass seit dem Eingriff mein Zuckerwert (ich bin Diabetiker seit meiner Brustkrebserkrankung und spritze seit einem Jahr täglich Insulin) rapide gefallen ist und ich von 4 mal 10 Einheiten Insulin täglich auf 4 mal 4 - 6 Einheiten heruntergefahren bin.“

1.1.4. Relevanz für die Praxis

Ein erweiterter ganzheitlicher zahnmedizinischer Ansatz lässt folgenden zusammenfassenden Schluss zu: Nicht nur unverträgliche Materialien und Medikamente können über entgleiste Immunmuster zu einem systemischen Stressfaktor werden, sondern auch die unerkannten blanden Osteopathien des Kieferknochens in Form der fettig-osteolytischen NICO-Osteonekrosen. Deren pathogenetischer, salutogenetischer und diagnostischer Gewichtung sollte in der täglichen Praxis verstärkt werden. Wieweit eine systematische NICO-Sanierung z. B. zur Prävention des Mamma-CAs beitragen könnte, lässt sich aus der vom Autor präsentierten Datenlage nicht sagen. Dass aber bei eingetretenem Fall durch systematische NICO-Sanierung die Gefahr einer Metastasierung verringert werden könnte, scheint aufgrund der wissenschaftlichen Forschungen nachgewiesen.

P.S.: Daten und wissenschaftliche Literatur dieses Artikels sind entnommen aus: Lechner, J. Kavitäten bildende Osteolysen des Kieferknochens – systemisch-ganzheitliche Wirkungen der aseptischen Osteonekrosen „Kieferostitis“ und „NICO“ im Kiefer. München 2011 Eigenverlag, 276 Seiten, Farbdruck. Bestellung unter drlechner@aol.com oder office@mindlink.info

1.1.5. Patientenfälle von Zahn-Störfeldsanierungen

Wer möchte nicht die Lösung finden für Beschwerden und quälende Symptome? Ich habe deshalb Patientenberichte über Krankheitsbilder und Beschwerden gesammelt, die Verbindungen zu Zahnstörfeldern hatten. Um den Leser nicht zu langweilen, verzichten wir auf Statistiken und Tabellen.

Herr E. D., Alter 51 Jahre. Er kommt in unsere Praxis mit einem vollkommen intakten Gebiss und vollkommen unauffälligem Röntgenbild. Was treibt ihn dann zum Zahnarzt?

Seit vier Jahren plagt ihn eine hartnäckige Ischialgie auf der linken Seite, die ihn fast bewegungsunfähig macht. Der begeisterte Tennisspieler leidet stark darunter, dass diese Freizeitbeschäftigung seit Jahren nicht mehr möglich ist. Natürlich ist der Weg zum Zahnarzt nicht sein erster Besuch bei einem Mediziner wegen dieses Leidens. Die Spritzen des Orthopäden helfen immer für zwei Tage, danach ist alles wie zuvor. Trotz des einwandfreien Röntgenbildes ohne Wurzelentzündungen und ohne Zahnwurzelgranulome zeigt mein Zahnstörfeldtest ein belastetes Weisheitszahngebiet im Unterkiefer links: Es liegt eine typische chronische Kieferostitis/NICO vor, ohne jeden lokalen Schmerz. Bereits nach drei Tagen tritt der Erfolg ein: Der Schmerz durch den Ischias-Nerv im Rücken ist weg und bleibt auch seit 7 Jahren unverändert wie weggeblasen; auch weitere Therapien sind nicht notwendig.

1.1.5. a) Herz und Zahnstörfelder

Herzerkrankungen sind schlimme Killer: mit ungefähr 20.000 Todesfällen nicht so schlimm wie die mehr als 200.000 Krebstoten pro Jahr in Deutschland. Dennoch lohnt sich die Frage: Kann die Sanierung von Zahnstörfeldern auch etwas gegen Herzerkrankungen tun? Wo ist die Verbindung von den Kieferherden zur Steuerung des Herzens? Und warum kann eine Zahn- und Kiefersanierung bei Herzproblemen helfen? Ist das nicht eine sehr gewagte Behauptung? Natürlich gibt es keine direkte Verbindung zwischen Kieferbereich und Herz. Das Verbindungsglied ist der Bereich der sogenannten vegetativen Steuerung. Jeder von uns erlebt täglich diesen Mechanismus: Wir regen uns auf und schon schlägt das Herz schneller! Diese Verbindung vom Gehirn zum Herzen wird „vegetatives Nervensystem" genannt. Bereits bei der Diskussion des Störfeld-Begriffes weiter oben haben wir behauptet, dass Störfelder die Steuerungs-Software des Organismus stören: Sie labilisieren und übererregen oder sie hemmen und behindern die Steuerung der Organe. Und diesem Wirkungskomplex – oder besser dessen „Entstörung" - verdanken unsere folgenden Patienten ihren Heilungserfolg.

Unsere Patientin Frau J. A. belasten Herzrhythmusstörungen, die seit Jahren selbst mit Beta-Blockern nur unbefriedigend zu therapieren sind; daher hat die Patientin bereits einen Termin zur Implantation eines Herzschrittmachers, als sie zur Abklärung eines Zahnstörfeldes in meine Praxis kommt.

Unsere Störfeldtests zeigen eine durchgehende Belastung im hinteren Backenzahnbereich des rechten Unterkiefers. Trotz dieser starken Störfeldbelastung ist die Patientin im Bereich des rechten Unterkiefers völlig symptomlos. Das Röntgenbild der Patientin ist ebenfalls unauffällig. Dennoch zeigt die nachfolgende Operation massive Erweichung und Degeneration des Unterkieferknochens in einem erschreckenden Ausmaß. Nach komplikationslos abgeheilter Wunde konnte die Patientin den Implantationstermin für den Herzschrittmacher stornieren; ihre Herzstörungen blieben über Jahre hinweg verschwunden.

Frage: Warum ist in diesem Fall die Implantation des Schrittmachers überflüssig geworden? Antwort: Im Gegensatz zur Software des Herzens ist die Hardware selbst – also die Struktur des Herzens – vollkommen in Ordnung. Denn ein geschädigtes Herz kann natürlich niemals durch eine Kiefersanierung geheilt werden und ist ein Fall für den Herzchirurgen. Der geplante Herzschrittmacher hätte auch nur die Impulsgebung verbessert. Nichts anderes bewirkt unsere Kiefersanierung. Der wesentliche Unterschied liegt aber im Ansatz der Therapie: Während die Implantation des Schrittmachers versucht, ein Steuerungsdefizit künstlich zu kompensieren, beseitigt die Kiefersanierung die ursächliche Störung und Labilisierung der vegetativen Steuerung und stellt die ungestörten Bedingungen eines selbstregulierenden Herzens wieder her, was zum Verschwinden der Rhythmusstörungen führt.

Frage: Wie hoch sind die Gesamtkosten einer Schrittmacher-Implantation einschließlich der nachfolgenden Medikation und Überwachung? Antwort: Die Summe aus Klinikkosten, Kosten des Herzschrittmachers, nachfolgende Überwachung und Medikation im Vergleich zu unserer Kieferoperation machen für jeden vorstellbar, dass den Krankenkassen in Zeiten der Kostendämpfung ein riesiges Sparpotenzial zur Verfügung stehen würde.

1.1.5. b) Krebs und Zahnstörfelder

Eine neue Interpretation der ganzheitlichen Wirkung der Kieferostitis ist unter dem Titel „Weltformel des Stoffwechsels" im SPIEGEL in Nr. 46 vom 8.11.2004 nachzulesen. Der Entzündungsforscher John Savill vom Centre for Inflammation Research der University of Edinburgh erklärt: „Denn um wirksam schützen zu können, muss eine Entzündung durch winzige Auslöser in Gang gesetzt und aufrechterhalten werden". „Ein Tumor" schreibt deshalb der Krebsforscher Harold Dvorak, von der Harvard Medical School, „ist eine Wunde, die niemals heilt". Unser Kommentar: Eine Kieferostitis ist ebenfalls eine „Wunde, die niemals heilt" und auch ein wurzelgefüllter Zahn ist eine „Wunde, die niemals heilt".

Der SPIEGEL schreibt weiter: „Wenn aber irgendwo im Körper der Prozess der Entzündung aus dem Gleichgewicht gerät, können Krankheiten entstehen. Schon seit einiger Zeit nämlich ist bekannt, dass nicht nur Immunzellen, sondern in geringerem Umfang auch Fettzellen Botenstoffe der Entzündung bilden. Dies hat viel mit Brustkrebs zu tun, denn auch da geht es oft um Entzündungsvorgänge. Tatsächlich scheint es, als bestätige sich Virchows alte Hypothese, dass eine chronische Entzündung ein idealer Nährboden für Krebs sein kann."

Merksatz für den Betroffenen

Diesen idealen Nährboden für Krankheiten können chronische Entzündungsgebiete der Kieferostitis oder NICO bieten.

Bei der Ansicht über unterschwellige Entzündungen und Krebserkrankung scheinen sich aktuelle Wissenschaft und die Störfelder der Kieferostitis an einem gemeinsamen Punkt zu treffen: Zurzeit gehen die Forscher zwar davon aus, dass eine chronische Entzündung allein meist nicht ausreicht, um eine gesunde Zelle zur Krebszelle zu machen. Ohne Zweifel jedoch wirkt ein entzündliches Milieu fördernd auf diesen Prozess. Wie rasch der Tumor wächst, hängt von einem komplexen Gleichgewicht ab, das zwischen den verschiedenen Botenstoffen der Entzündung im Tumor herrscht. „Manche von ihnen fördern, andere bremsen das Wachstum der Gefäße; und alle stehen miteinander in einem komplizierten Wechselverhältnis. Es geht um dieses immunologische Mikromilieu, diese Grundstimmung im Tumor", sagt Blankenstein. „Wenn es uns gelingen würde, die umzupolen, dann hätten wir vielleicht eine neue Therapie gegen Krebs."

Hier spricht sich ein anerkannter Wissenschaftler dafür aus, was Regulationsmediziner und Störfeldtherapeuten schon lange fordern.

Merksatz für den Betroffenen:

In der ganzheitlichen Behandlung geht es darum, die gesundheitlichen Belastungen eines Menschen insgesamt zu verringern, damit die Selbstheilungskräfte (Immunsystem) wieder greifen. Eine wesentliche chronische Belastung ist die Kieferostitis/ NICO.

Selbstverständlich können ganzheitliche Zahnärzte keinen Krebs heilen, aber durch die Sanierung der Zahnstörfelder kann das Umfeld jeder Krebstherapie verbessert werden.

Eine unserer Patientinnen berichtete im Zusammenhang zwischen Zahnstörfeldern und Unterleib: „Ich bekam vor ca. 1 ½ - 2 Jahren extreme Schulterschmerzen rechts, sodass ich meinen Arm kaum mehr bewegen konnte. Meine Ärztin schickte mich aufgrund meiner Beschwerden zu Dr. Lechner. Im linken Unterkiefer hatte ich einen wurzelgefüllten Backenzahn, der nie Beschwerden machte, sich aber im Test als Störfeld herausstellte, zusätzlich war auch ein Störfeld im Nachbarknochen zu finden. Nach langer Überlegung und Angstüberwindung ließ ich mich vor zwei Wochen operieren. Das Erste, was mir auffiel:

Ich hatte vor der Operation immer sehr starken Ausfluss, ging aber nie zur Frauenärztin; der ist seither komplett weg.

Die Schulter hat sich zusätzlich wesentlich gebessert und ich habe nur noch ganz leichte Schmerzen."

1.1.5. c) Körperabwehr, Immunsystem und Zahnstörfelder

Das Immunsystem arbeitet dann falsch, wenn es die Grenze zwischen körperfremden Reizen, die es abzuwehren gilt, und körpereigenem Gewebe nicht mehr erkennen kann. Es beginnt eigene Organe anzugreifen und zu schädigen, indem dort Entzündungen auftreten. Borreliose, Herpes, Gürtelrose, Lymphknotenschwellungen und Entzündungen von Darm, Muskeln, Nerven, Schilddrüse, Leber, Nieren – bei allen diesen so unterschiedlichen Krankheiten zeigt sich, dass das Immunsystem falsch arbeitet. Die

Unterdrückung der Immunvorgänge mit Cortison ist keine ursächliche Behandlung. Wichtig ist vielmehr, die Balance der Selbstheilungskräfte wieder herzustellen.

Unsere Patientin N. T. berichtet folgende Krankengeschichte: Vor 17 Jahren wurde bei ihr die Diagnose „Fibromyalgie" erhoben. Ihre Symptome waren seither:

Ständiges unterschwelliges Fieber, häufige Durchfälle, der Körper schmerzt an allen Stellen, große Müdigkeit und Schlaflosigkeit. Gefühle, die dem Schmerz ähneln müssen, als ob man zwei Messer im Rücken hätte, Lymphdrüsen am Hals – groß wie Taubeneier. Die Verdachtsdiagnose auf Tuberkulose verläuft negativ.

Die Patientin T. schildert ihre Symptome vor der Operation an Ostern 2006:

„Fieber seit drei Monaten. Ständige und heftige Schmerzen am ganzen Körper; jede Bewegung schmerzt schier unerträglich. Gefühl, vergiftet zu sein. Der Körper fühlt sich vollständig eingeschnürt an. Gefühl, dass die ganze rechte Kopfseite von einer klopfenden Infektion durchzogen ist. Extreme Nervosität. Häufiges Herzrasen. Eingeschränkte Atmung. Steife Finger am Morgen. Geistige Verwirrung und Konzentrationsstörungen. Vergesslichkeit. Starke Krämpfe beim Schreiben. Ständige Erschöpfung. Seit Herbst 2005 unkontrollierte Gewichtszunahme, ca. 1 kg pro Monat."

Die Patientin schilderte ihre Symptome im Juli 2006, also drei Monate nach der Operation, wobei lediglich ein wurzelgefüllter Zahn, die Kieferostitis im Bereich eines Schneidezahnes und in der Schleimhaut verborgene Amalgamreste entfernt wurden:

„Nach einem Monat ist das Fieber verschwunden. Nach sechs Wochen sind die gesamten Schmerzen am Körper verschwunden. Nach einem Monat ein normales Körpergefühl, ohne Vergiftungsgefühl. Der Druck in der rechten Kopfseite vermindert sich deutlich. Nach drei Tagen normale Psyche. Kein Herzrasen mehr. Keine eingeschränkte Atmung mehr. Keine steifen Finger mehr am Morgen. Geistige Verwirrung und Konzentrationsstörungen sind verschwunden. Kann mir plötzlich wieder alles merken. Keine Krämpfe mehr beim Schreiben. Ständige Erschöpfung weicht einer normalen Energiesituation. Mein Stoffwechsel funktioniert wieder und ich habe innerhalb 3 Monaten 6 kg verloren, ohne mich beim Essen einzuschränken."

Der Begriff der „Autoaggression" bei den Entgleisungen der körpereigenen Abwehr kennzeichnet die Situation ganz gut: Ein ungelöster seelisch-sozialer oder psychoemotionaler Konflikt lässt eine Einstellung zur eigenen Person entstehen, mit der der

Betroffene seine eigenen Interessen ständig verletzt. In Abschnitt J) Psyche und Zahnstörfelder gehen wir näher auf diese unbewusste „Selbstsabotage“ ein.

1.1.5. d) Rheuma und Zahnstörfelder

Dass lang andauernde Entzündungen über die Botenstoffe der Zytokine und Interleukine miteinander verbunden sein können, weiß die moderne Medizin seit Kurzem. Dennoch erscheinen die Versuche eines ganzheitlichen Zahnarztes, mit der Entfernung solcher Prozesse im Kieferknochen Rheuma zu lindern, immer noch abenteuerlich. Um Betroffenen Mut und ergänzende Möglichkeit zur Heilung jenseits von Cortison und Schmerzmitteln zu geben, stellen wir einen Fall zum Thema „Rheuma“ vor, wie Frau V. F., die selbst Heilpraktikerin ist und die ihren Krankheitsverlauf stichpunktartig beschreibt: vor Behandlung bei Herrn Dr. L.:

„Rheumatische Beschwerden, wandernde Gliederschmerzen, vor allem nachts, mit daraus resultierender Schlaflosigkeit, Zahnschmerz, v. a. nachts, Rückenschmerzen lumbosakral, starke Schmerzen beim Gehen, Treppensteigen nahezu unmöglich, teilweise Krücken erforderlich, permanente Reizung der Kieferhöhlen mit Schwellungen im Gesicht, - geringste Anstrengung führt zu Erschöpfung.“

Nach Behandlung bei Herrn Dr. Lechner (einer der Autoren dieses Buches der OPEN MIND ACADEMY):

„Rheumatische Beschwerden weg (bereits während der Behandlung Besserung, aber Auf- und Abflackern der Beschwerden), Rückenschmerz stark vermindert (jedoch nicht weg aufgrund von Bandscheibenschaden), guter Schlaf, Zähne schmerzfrei, Kieferhöhlen ohne Beschwerden, körperlich wieder normal belastbar.“

1.1.5. e) Chronische Müdigkeit, Erschöpfungssyndrom und Zahnstörfelder

In einer Zeit, in der sich viele Menschen starken beruflichen wie privaten Anforderungen ausgesetzt sehen, ist sicher auch folgende Krankengeschichte aus unserer Praxis von Interesse:

Frau B. N., Alter 42 Jahre, berichtet ein ganzes Jahr nach ihrer Sanierung:

„Nach der Zahnsanierung im Oberkiefer ist meine Energielosigkeit um 80 % besser geworden; meine Müdigkeitsattacken sind völlig verschwunden".

Sollte nicht diese Patientin im Alter von erst 42 Jahren eigentlich ihre vollen Kräfte für die Familie und den selbständigen Beruf zur Verfügung haben?

Wir können berichten von Frau Dr. G. W., deren linke Schulter völlig schmerzfrei wird nach der Sanierungsoperation im Unterkiefer links und von Frau N. H., bei der nach einer Sanierungsoperation im Unterkiefer links hartnäckige Beschwerden im Bereich der Lendenwirbelsäule „wie von selbst" verschwinden. Frau H. sollte vorher entsprechend den Empfehlungen und Diagnosen dreier verschiedener Orthopäden an der Bandscheibe operiert werden. Bekannt ist, dass ständiger Schmerzmittelkonsum auch die Nieren zerstören kann, mit der schrecklichen Folge der Dialyse.

Gerne lassen wir deshalb unsere **Patientin, Frau H.**, von Beruf Klosterfrau und Pädagogin, zu Wort kommen und ihre gelungene Sanierung beschreiben:

„Ich hatte Ruhe- und Bewegungsschmerzen in allen Gelenken, aber besonders in Knie- und Sprunggelenken. Besonders schlimm waren die letzten drei Jahre. Mein Schmerzmittelkonsum war so hoch, dass die Nieren anfingen, zu schmerzen, sodass ich zusätzlich auch noch Rückenschmerzen bekam. Durch die Kieferoperationen haben sich hintereinander zunehmend die Schmerzen beruhigt; nach der letzten Operation waren die Schmerzen vollständig verschwunden. Schmerzmittel sind praktisch überflüssig geworden".

Man muss sich bildlich vor Augen halten, wie sich eine große und schlanke junge Frau 10 Jahre lang kein enges Kleid überziehen kann wegen eines chronischen Kieferstörfeldes. Doch nicht nur in der Bekleidungsfrage gibt unsere Sanierungsoperation der Patientin ihre Lebensqualität wieder zurück: Da ihre Beschwerden nicht nur im Schulterproblem bestanden, sondern sie auch von üblen Migräneanfällen geplagt war, schrieb sie uns ein weiteres Jahr nach dem Sanierungseingriff:

„...war Ihre Behandlung von entscheidendem Erfolg gekrönt. Nach einer Erstverschlimmerung der Migräne innerhalb der ersten Monate nach den drei Operationen (bis auf den sofortigen Erfolg mit meiner Schulter – die 10-jährigen Probleme, die ich damit hatte, waren ja noch am Tag der ersten OP behoben -) geht es nun stetig bergauf.

Die damaligen Migräne-Attacken von 1 – 2 Wochen pro Monat haben sich inzwischen auf ca. 2 – 3 Tage pro Monat reduziert und dies auch mit deutlich geringerer Schmerzintensität! Herzlichen Dank dafür!!!"

1.1.5. f) Psyche und Zahnstörfelder

Da das Denken in energetischen Zusammenhängen und Funktionskreisen leider in der westlich-abendländischen Medizin wenig verbreitet und noch weniger akzeptiert ist, bleibt dem in seinem „wissenschaftlichen" Denken fixierten Arzt nichts weiter übrig, als die Psyche zur letzten Ursache aller ungeklärten Krankheiten hinzuzuziehen. Wenn Röntgenbilder, Computertomogramme und Laborbefunde den Ärzten keine fassbaren Ursache für Schmerzen und Probleme ihrer Patienten liefern, bleibt den meisten Ärzten nur auf den Bereich der menschlichen Existenz auszuweichen, der ebenfalls wenig fassbar ist: Die Psyche. Dadurch wird sie häufig zum Stellvertreter und zum Sündenbock für nicht erkannte Störfeldbelastungen erklärt.

Wir schildern einen Fall, bei denen die Erfolglosigkeit des Bemühens zur „Alibi-Diagnose Psyche" geführt hatte.

„Nun möchte ich kurz mal per E-Mail schreiben, wie es mir nach der Behandlung von Ihnen geht, damit auch andere davon lesen und von der Methode Gebrauch machen.

Vor gut 18 Jahren bekam ich von heute auf morgen eine Panikattacke, die sich danach immer mehr häuften. Jahrelange Therapie, Krankenhausaufenthalte, Medikamente haben meine Beschwerden, wie Herzattacken, Schwindel, Übelkeit, Kopf- und Gliederschmerzen nicht gelindert. Von einem meiner Ärzte (ich ging von einem zum anderen) bekam ich dann durch Zufall die Adresse von Dr. Lechner und seiner ganzheitlichen Zahnheilkunde in München. Zunächst war ich sehr skeptisch, da ja auch einige Kosten auf mich zukamen und die Krankenkasse davon nichts übernahm.

Dann wagte ich es doch und wurde viermal an den Zähnen operiert. Inzwischen geht es mir viel, viel besser - fast keine Panik und Angst mehr, wenig Kopfschmerzen, keine Herzbeschwerden und ganz wenig Schwindel. Die Ärzte haben mir eine chronische Angstneurose diagnostiziert, mit der ich leben muss. Inzwischen bin ich mir fast sicher, dass sehr vieles von den Zähnen kommt - und hoffe, dass viele Menschen mit ähnlichen Beschwerden wie ich, auch mal darüber nachdenken und sich ihre noch lebenden und toten Zähne von einem Zahnarzt wie Ihnen richten lassen. Ich hoffe auch, dass viele Ärzte und auch Krankenkassen diese Zeilen lesen und auch diese Methode unterstützen.

Meine Krankenkasse ist total dagegen und zahlt mir keinen Pfennig. Inzwischen bräuchte ich neue Zähne, jedoch die KK und auch ein hiesiger Zahnarzt haben ein Gutachten abgelehnt und nun muss ich weiter streiten. Den KK ist es lieber, einen Krankenhaus-, Psychiatrie-, einen Kuraufenthalt mit Tausenden von Euro zu finanzieren, als eine Alternativmethode von Ihnen zu bezahlen.

Mir geht es auf jeden Fall besser und falls Sie mal einen Bericht oder eine Vorstellung einer Patientin brauchen, ich stelle mich jederzeit zur Verfügung. Vor Jahren wäre das undenkbar gewesen. Danke nochmals und ich mache weiter, auch wenn die Kasse nichts bezahlt."

Frage: Welche Einschränkung an persönlicher Lebensqualität geht mit 18 Jahren Panikattacken, Gliederschmerzen und Schwindel einher? Wie viel an persönlichem Entwicklungspotenzial wird möglicherweise dadurch vergeudet und blockiert? Wie viel an reduzierter Arbeitskraft bleibt durch die chronischen Angstneurosen – diese Diagnose stammt natürlich nicht von uns, sondern von den vorbehandelnden Neurologen und Psychologen - an der „Solidargemeinschaft" hängen?

Antwort: Die Lösung des Patientenfalls erscheint fast zynisch in ihrer Einfachheit: Sanierung der Kiefergebiete von chronisch belastenden Prozessen und ganzheitliche Begleitbehandlung.

Merksatz für den Betroffenen:

Zahnstörfelder mindern die Kapazität der Reizverarbeitung; sie können dadurch zu einer psychologischen Umkehr führen.

Psychologische Umkehr führt dazu, dass der „Innere Heiler irrt"; sie beschreibt die Unfähigkeit des Körpers, positive Impulse als solche umzusetzen und zu Heilungsprozessen zu verwenden.

Psychologische Umkehr schafft eine Situation des „gar nicht gesund werden Wollens" und ist dadurch ein häufiges Heil- und Therapiehindernis.

DIAGNOSE

2. Probleme der NICO-Diagnostik

Im Rahmen einer nunmehr 30-jährigen Konzentration auf das Phänomen der NICO konnte der Autor in Übereinstimmung mit wissenschaftlichen Arbeiten in vielen Fällen eine diffuse Knochenerweichung in unbezahnten Anteilen des Alveolarknochens beobachten. Ab dem Jahre 1976 erschienen in der wissenschaftlichen amerikanischen Fachliteratur insgesamt 14 Arbeiten über NICO, in denen von insgesamt über 1.995 Patienten berichtet wurde, die eine mittlere Schmerzreduktion nach Sanierungsoperationen von NICO zu 95 % aufwiesen. Sie zeigen, dass das hierzulande unbekannte und unerkannte Phänomen der NICO in den USA durchaus Gegenstand wissenschaftlicher Anerkennung ist.

2.1. NICO und ihre Darstellung im 2D-Röntgenbild

Zur Verkennung der NICO als medizinisch relevante Strukturveränderung des Kieferknochens trägt die Problematik ihrer röntgenologischen Darstellung bei. Eine konventionelle zahnärztliche Panorama-Röntgenaufnahme (2D-PSA) zeigt bei NICO nur sehr begrenzt die tatsächliche Ausdehnung und Lokalisation der Osteolysen. Wissenschaftlich ausreichend belegt sind die Einschränkungen einer 2D-PSA hinsichtlich zahlreicher Parameter, wie z. B.: Apikale Veränderungen können in Panoramaschichtaufnahmen nicht sicher beurteilt werden, 34 Prozent werden nicht erkannt; Endodontologen übersehen in Panoramaschichtaufnahmen in 40 Prozent der Zähne mindestens einen Wurzelkanal. Somit ist ein Drittel bis die Hälfte aller 2D-PSA für die zahnärztliche Diagnostik nicht hinreichend aussagekräftig.

2.2. NICO und ihre Darstellung im 3D-Digitalen-Volumen-Tomogramm (DVT)

Durch die Einführung der digitalen Volumentomografie (DVT) ist ein Verfahren verfügbar, das die NICO mit größerer Verlässlichkeit darstellt. Dies gilt besonders in dem distalen Molarenbereich bis hin zu dem bislang wenig erfassten Gebiet eines zweiten Weisheitszahnbereiches in einem sogenannten „9er-Gebiet“ nach Gleditsch.

2.3. Ultraschall-Diagnostik der chronischen Osteolysen

2.3.1. Warum benötigt man CAVITAT?

Die Röntgendiagnostik der chronisch-osteolytischen Prozesse im Kieferbereich ist offensichtlich nicht ausreichend: Unauffälligen Röntgenbildern stehen massive Areale erweichten und nekrotischen Spongiosaknochens gegenüber, die für den Betroffenen völlig asymptomatisch sind. Diese werden im Englischen „Cavitations" genannt. In diesem Spannungsfeld ist die Entwicklung einer „through-transmission alveolar ultrasonography (TAU)" mit der Gerätebezeichnung CAVITAT ein wesentlicher Fortschritt zur Verbesserung einer bildgebenden Diagnostik der NICO.

2.3.2. Funktionsprinzip von CAVITAT

CAVITAT beruht auf dem Ultraschallprinzip, wobei der Schall am besten durch festes Material, schwächer durch wässriges Milieu und am langsamsten durch Luft geleitet wird. CAVITAT arbeitet mit einer Frequenz von 2,5 – 2,75 MHz, wobei die Kortikalis durchdrungen werden kann. CAVITAT besteht aus einem Sender, der auf der Außenhaut über dem zu messenden Zahn-Kieferbereich aufgesetzt wird. Im Mund wird ein daumennagelgroßer Empfänger in dem Bereich angelegt, der einem Zahn-Kieferbereich entspricht. Jedes Odonton wird einzeln gemessen. Der Receiver besitzt 64 piezoelektrische Felder zur Registrierung der Schallwellen. Diese werden durch die Rechnereinheit in einen farbigen Impuls umgewandelt. Unterschiedlich schnelle Schallwellen zeigen unterschiedliche Farbgebung. Damit ermöglicht CAVITAT mit moderner computergestützter Ultraschall-Technik die wissenschaftlich abgesicherte Diagnose eines degenerativ-entzündlichen Kieferprozesses. CAVITAT stellt optisch über Farben folgende Prozesse im Kieferknochen dar:

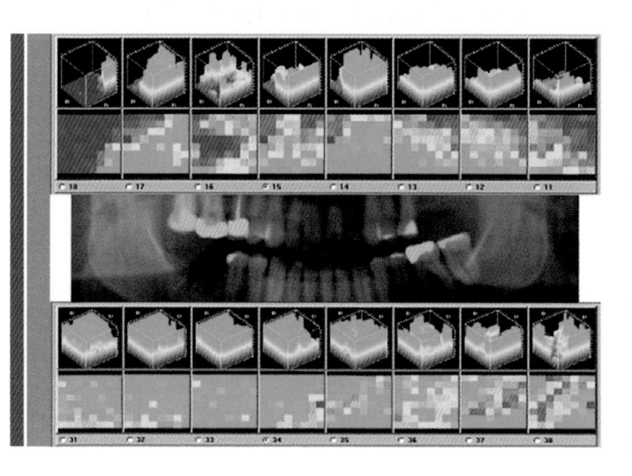

» gesunde und feste Knochen- und Zahnstrukturen = GRÜN

» mittleres Stadium der chronischen Kieferostitis = GELB/ORANGE

» fettig aufgelöster Kieferknochen mit Bakterien und Toxinen = ROT

(Abbildung 5: CAVITAT-Grafik)

BEHANDLUNG

Therapie der NICO-Störfelder

Mit einem einfachen Ursache-Wirkung-Denken lässt sich das komplexe Steuerungssystem des Organismus nicht mehr erfassen. Deshalb sind simple Reihenextraktionen toter Zähne und invasive Operationen alleine keine Garantie für eine gelungene Störfeldsanierung. Was ist das Ziel einer Kiefersanierung? Selbstverständlich die Symptomfreiheit des Betroffenen. Jede andere Zielsetzung wäre zynisch dem Leidenden gegenüber. Darüber hinaus möchte eine Störfeldsanierung ihr eigentliches Konzept verwirklichen:

» letztes Ziel ist die Wiederherstellung der Regulation.

» Ist die Regulation wieder intakt, tritt Selbstheilung ein.

Damit wird jede Kiefersanierung zu einer Investition in die künftige gesundheitliche Entwicklung, auch wenn die direkten Probleme sich nicht bessern.

3.1 Die richtige Operationstechnik - der Erfolgsfaktor Nummer 1

In den 30 Jahren unserer operativen Sanierungspraxis haben wir einige Besonderheiten bei der Behandlung unserer Patienten eingebaut: Die chirurgische Bereinigung der Kieferostitis läuft im Prinzip genauso schmerzfrei ab, wie ein normaler zahnärztlicher Eingriff: Mit einer üblichen zahnärztlichen Betäubungsspritze wird das Operationsgebiet betäubt. Danach wird die Schleimhaut aufgeschnitten und der Schleimhautlappen vom Knochen gelöst. In der Regel befindet sich dort eine äußere Deckschicht aus hartem und gesundem Deckknochen; diese wird entfernt.

Es ist für uns nach Tausenden von Sanierungsoperationen immer wieder erstaunlich, wie klug die Natur vorgeht, indem sie den äußeren deckenden Knochen gesund erhält, während der innere – sog. Markknochen – völlig weich und fettig verändert ist. Würde, insbesondere im Unterkiefer, der deckende Knochen die gleichen Zersetzungsprozesse aufweisen wie der innere Knochen, wären Spontanfrakturen der zarten Unterkieferspange an der Tagesordnung. Nach dem Abheben eines Knochendeckels stellt sich das betroffene Kieferareal als fettige, weiche und in aller Regel völlig unstrukturierte Masse dar. Diese Masse kann mit einem Löffel ausgekratzt werden, häufig kann sie sogar mit dem Sauger entfernt werden. Jetzt liegt es in der Kunst des Operateurs, das Gebiet weiter so zu säubern, dass alles kranke Gewebe entfernt wird.

Merksatz für den Betroffenen:

Ist die Ursache der Störfelderkrankung festgestellt, so ist diese zu beseitigen.

» Ist die Ursache ein Zahn, muss dieser Zahn operativ entfernt werden, mit Säuberung des umliegenden Knochens. Wurzelbehandlung und Wurzelspitzenresektion sind in der Regel keine Methoden der Störfeldtherapie.

» Ist die Ursache eine chronische Kieferentzündung, dann ist die erkrankte Stelle zu eröffnen und das entzündete Gewebe zu entfernen.

» Fremdkörper im Kiefer sind zu entfernen, ebenso das entzündete Gewebe in ihrer Umgebung.

» Pigmentierungen in der Schleimhaut als Folge von Amalgamverschliff sind zu entfernen, am besten durch Ausschneiden des schwärzlich verfärbten Gebietes.

» Ist eine direkte Beziehung zwischen einem bestimmten Zahn oder einer beherdeten Kieferstelle und z. B. einem Schulterschmerz feststellbar, kann es genügen, nur dieses eine Störfeld zu entfernen, um Probleme dauerhaft zu beseitigen.

» Ist aber keine direkte Beziehung zwischen den vorhanden Störfeldern und dem peripheren Geschehen herzustellen, dann sind alle vorhandenen und erkennbaren Störfelder zu entfernen. Dies ist der Fall, wenn schwerwiegende systemische Erkrankungen ohne erkennbare Ursache vorliegen (Morbus Crohn, Multiple Sklerose, Rheuma, etc.).

3.2. Die Ausheilung - der Erfolgsfaktor Nummer 2

Erst die primäre Ausheilung der Operationswunde garantiert die Störungsfreiheit. Eine sekundäre Ausheilung – zum Beispiel in Form einer länger dauernden Wundtamponade - führt immer zu einer Knochennarbe, die wieder Störfeldcharakter hat. Nach der Säuberung des Kieferknochens schließen wir die Wunde so, dass der Knochendefekt optimal ausheilen kann. Das Ausheilen der Wunde ist wichtig zum Erfolg einer Störfeldsanierung. Gelingt es nicht, anstelle des kranken Knochens vom Körper wieder einen störungsfreien, gesunden Knochen entwickeln zu lassen, bleibt dieses Areal eine chronische Belastung und die Fernwirkung auf andere Organe oder das Gesamtsystem wird nicht unterbrochen. Der Patient wird dann keinen subjektiven Nutzen von diesem Eingriff haben und keine Linderung seiner Beschwerden verspüren. Deshalb ist die Nachbehandlung ein elementarer Bestandteil des gesamten Behandlungsplanes.

3.3. Die immunstimulierende Nachbehandlung - der Erfolgsfaktor Nummer 3

Ziel der Nachbehandlung ist die Anregung der Abwehrfunktion im Operationsgebiet und die Wiederherstellung der Regulation im Gesamtsystem. Lokal begasen wir die Wunde mit Ozon: Im Wundareal einer Kieferostitis finden sich in erster Linie anaerobe Bakterien, die Toxine bilden. Diese Bakterien wachsen nur unter Ausschluss von Sauerstoff. Der hochaktive Sauerstoffträger Ozon eignet sich daher perfekt zur Bekämpfung der Anaerobier-Besiedelung. Seit 25 Jahren bewährt sich in unserer Praxis diese Begasung der Wunde mit Ozon nach randdichtem Wundverschluss. Zur Förderung der Heilungsprozesse im Operationsareal umspritzen wir die Schleimhaut mit neuraltherapeutischen Injektionen im Sinne der „Mundakupunktur nach J. Gleditsch“.

Wo immer es geht, vermeiden wir die Gabe von Antibiotika.

Die von uns durchgeführte Ozon-Eigenblutbehandlung ist ein unschädliches, ungefährliches und hochwirksames Abwehrstimulans:

» macht Antibiotika bei den Sanierungseingriffen überflüssig

» reduziert das antibiotikabedingte Problem der Keimresistenz

» vermeidet die Nebenwirkungen von Antibiotika wie beispielsweise Darmprobleme, Allergien oder Ähnliches.

Ozon steigert das körpereigene Interferon, ganz ohne Nebenwirkungen sowie auch den Tumor-Nekrose-Faktor. Dieser kann als Maß für die biologische anti-tumorale Aktivität angesehen werden. Die immunaktivierende Wirkung des Ozons bewährt sich bei:

» geschwächter Immunlage

» bakteriellen Infektionen

» viral bedingten Erkrankungen (z. B. Grippe, Hepatitis, Herpes Zoster u. a.).

Zusätzlich hat Ozon eine entgiftende Wirkung. Diese beruht darauf, dass Ozon Enzym-Blockaden abbaut, die durch Schwermetall- und Feinstaubbelastungen bedingt sind.

3.4. Risiken einer Störfeldsanierung

Eine Störfeldsanierung ist nie ohne Risiko, denn niemand kann den erwarteten Erfolg mit Sicherheit vorhersagen oder garantieren. Der Erfolg ist auch von Mitarbeit und Lebensbedingungen des Patienten abhängig – wie Ernährung, emotionale Verfassung usw. Aber selbst wenn der unmittelbare Erfolg ausbleibt, ist die Beseitigung von Störfeldern für den Organismus eine gewaltige Entlastung. Diese Entlastung kann dann häufig der erste Schritt zu einer echten Wiederherstellung der Selbstheilungskräfte des Organismus sein und schließlich zu einer dauerhaften Genesung führen. Jeder operative Eingriff in den Körper kann postoperative Narbenschmerzen mit sich bringen. Eine konsequente Störfeldtherapie ist häufig mit größeren Eingriffen und Zahnverlust verbunden. Jeder Zahnersatz wird nach einer störfeldbedingten Zahnentfernung und Kiefersanierung aufwendiger und schwieriger. Daher ist jeder Radikalität und jedem Dogmatismus in der Störfeldtherapie eine klare Absage zu erteilen. Umfang und Intensität der Störfeldsanierung müssen immer individuell bestimmt werden. Um dieser medizinischen Sorgfaltspflicht gerecht zu werden, führen wir die umfangreichen bioenergetischen Tests durch.

3.5. Alternativen zur chirurgischen Kiefersanierung

Unsere Antwort aus 30 Jahren Kiefersanierung ist leider sehr zurückhaltend: Chronische Entzündungsprozesse können nur durch konsequente Beseitigung des Entzündungsareals ausgeheilt werden. Massive Antibiotikagaben sind in der Regel nicht zielführend und führen lediglich zu einer vorübergehenden Unterdrückung des Problems, aber nicht zu einer Heilung. Sie sind also keine echte Alternative. Gelegentlich kann versucht werden, über Injektion von homöopathischen Mitteln an oder in das betroffene Kieferknochenareal eine Ausheilung der Prozesse zu erreichen (Stabident-System).

Klinische Erfahrungen hierzu sind im Buch „Störfelder im Trigeminusbereich und Systemerkrankungen" von Dr. Johannes Lechner niedergelegt. Zur Zahnentfernung steht als Alternative die optimale Erneuerung alter Wurzelfüllungen in Verbindung mit einer Wurzelspitzenresektion zur Verfügung. Später kann nachgetestet oder mit dem TOPAS-Test bestimmt werden, inwieweit der Störfeldcharakter des revidierten Zahnes sich gebessert hat. Die Anwendung dieser Alternativen muss von der Intensität der systemischen Entgleisung abhängig, von Fall zu Fall individuell diskutiert werden.

SPEZIELLE INFOMATION

Mustererkennung und Systemvernetzung - Ein ganzheitliches Praxismodell der Zahn- und Kieferstörfelder

Gesundheit ist mehr als das Fehlen von Krankheit. Beide Zustände bilden die Pole eines Feldes, in dem sich das bio-psycho-öko-soziale System „Mensch" hin und her bewegt: In diesem Feld gibt es Kräfte, die den Menschen in Richtung „Gesundheit" ziehen. Diese Kräfte nennen wir „gesundheitsbildend" und sprechen von Vorgang der Gesundheitsbildung als „Salutogenese". Kräfte, die den Menschen in Richtung „Krankheit" ziehen, nennen wir „krankheitsbildend" oder „Pathogenese". Gesundheit ist Ausdruck des rhythmischen Wechsels zwischen der Schöpfung gesundheitsbildender Werte und angemessener Regeneration und Erholung. Gesundheit bleibt erhalten, wenn die inneren Prozesse in der Lage sind, Störungen auszugleichen. Diesen Ausgleich bezeichnen wir als gelungene Selbstregulation. Ein gesundes System ist lernfähig: Seine innere Ordnung erhöht sich durch die provozierte Reaktion; dies nennt man „Trainingseffekt".

» Ein gesundes System hat eine hohe „Innere Ordnung"; die moderne Medizin benutzt hierfür den Begriff der „Kohärenz". Störungen, Reize und Irritationen können akut oder chronisch sein. Die Wirkungen akuter Einflüsse sind linear: Sie wirken vorhersehbar und primär direkt am Einwirkungsort. Akute Störungen werden in aller Regel von der Medizin hervorragend beherrscht und rechtfertigen unser Vertrauen in die moderne Medizin. Chronische Krankheit ist grundsätzlich das Endergebnis eines Summationseffektes, der mehr einer Potenzierung entspricht und nie einen direkten Zusammenhang von Ursache und Wirkung hat:

» Ein Störfeld schränkt zunächst nur die störungsfreie Selbstregulation des Organismus ein und gefährdet dadurch die Aufrechterhaltung der inneren Ordnung und der Selbsterhaltung.

» Was die innere Ordnung eines Organismus stört, ist ein Störfeld.

Wir versuchen hier in gebotener Kürze, diese Grundprinzipien und modernen Grundlagen der Ganzheitsmedizin zu vermitteln.

4.1. Wie Gesundheit erhalten bleibt: die Salutogenese

Rauchen wird heute gesellschaftlich als pathogenetisch angesehen und ist deshalb in öffentlichen Räumen untersagt. Welche Kräfte in unserem Leben zum Tragen kommen, hängt von verschiedenen Faktoren ab: Konstitution und genetisches Profil, Lebensführung und Lebensstil, Ernährung und Genussmittel, erlittene Unfälle, Infektionen und psycho-emotionale Belastungen. Da ein belastungsfreies Leben nicht möglich ist, gibt es zwei Möglichkeiten des Umgangs mit diesen Belastungen: Zum einen gibt es die Vermeidungsstrategien, das heißt wir versuchen:

» Belastungen aller möglichen Art zu vermeiden.

Dies ist selbstverständlich ein vernünftiges Konzept, das wir täglich praktizieren in Form von warmer Kleidung im Winter und Sonnenschutz im Sommer und Hygiene durch Händewaschen. Es gibt aber auch noch einen zweiten Weg: Dieser Weg ist nicht der der Reizvermeidung, sondern der Weg der:

» Kompensation des Reizes.

Auch hierzu ein Beispiel aus unserem Alltag: Sie und Ihr Arbeitskollege sind im Betrieb der gleichen Umwelt und der gleichen Bakterienwelt ausgesetzt. Trotzdem erkranken Sie an Schnupfen und Ihr Kollege nicht. Dem Reiz der Infektion waren Sie beide in gleicher Weise ausgesetzt. Sie reagieren aber höchst unterschiedlich auf diese Reize: Sie mit Nichtbewältigung des Reizes und Ausbrechen der Infektion. Der andere mit Kompensation des Reizes und Aufrechterhaltung seiner Gesundheit. Was entscheidet nun über Infektion oder Gesundbleiben? Gesundheit bleibt erhalten, wenn die inneren Prozesse in der Lage sind, Störungen auszugleichen. Diesen Ausgleich bezeichnen wir als gelungene Selbstregulation.

Ein gesundes System weist also verschiedene Merkmale auf:

» Ein gesundes System ist lernfähig: Seine innere Ordnung erhöht sich durch die provozierte Reaktion. Dies nennt man „Trainingseffekt".

» Ein gesundes System ist dynamisch: Es kann auf Reize – egal welcher Art – mit Anpassung reagieren. Dies nennt man „erfolgreiche Selbstregulation".

» Ein gesundes System hat eine hohe „Innere Ordnung" und weiß von selbst, was es tun muss, um Störungen dieser Inneren Ordnung zu verhindern.

» Als Ergebnis kompensiert ein gesundes System schädigende Reize und bleibt auch unter Reizeinwirkung „gesund".

» Ein ganzheitliches Denken setzt sich zum Ziel, in erster Linie die Selbstregulation – oder die innere Ordnung – eines biologischen Systems zu fördern.

4.2. Wie Krankheit entsteht: die Pathogenese

Zur Wiederherstellung und Aufrechterhaltung seiner inneren Ordnung besitzt das System „Mensch" sogenannte Regulationssysteme. Schädliche Irritationen, die dauernd die Innere Ordnung und die Regulationssysteme stören, werden als Störfaktoren oder Störfelder bezeichnet. Sie belasten die Innere Ordnung im System. Störungen, Reize und Irritationen können akut oder chronisch sein. Die Wirkungen akuter Einflüsse sind linear: Sie wirken vorhersehbar und primär direkt am Einwirkungsort. Eine akute Erkrankung wie ein Beinbruch beim Sport hat natürlich einen direkten Zusammenhang von Ursache und Wirkung. Solche akuten Störungen werden in aller Regel von der Medizin hervorragend beherrscht und fördern und rechtfertigen unser Vertrauen in die moderne Medizin. Akute Störungen sind für unsere Störfelderkrankungen eigentlich unwichtig, denn bei der Betrachtung von Störfeldkrankheiten ist deutlich zu unterscheiden zwischen akuten und chronischen Erkrankungen:

» akute Erkrankungen treten plötzlich mit starken Krankheitszeichen auf. Meistens ist die Ursache leicht erkennbar.

» chronische Erkrankungen entstehen langsam, ihre Ursachenfindung ist schwierig. Die Therapie kann lange dauern, da der Zusammenhang zwischen den Schmerzen, dem bahnenden Störfeld und dem auslösenden Bereich nicht ohne Weiteres erkennbar ist.

» Störfelderkrankungen sind Störungen, deren Ursache nicht am Ort der Störung zu suchen ist. Die Ursachen sind häufig medizinisch unauffällige Stellen.

Biologische Systeme verhalten sich nicht wie Taschenrechner: Die Wirkungen chronischer Belastungen addieren sich nicht einfach zu einer bestimmten Summe: Sie sind grundsätzlich nicht linear. Im Gegensatz zu direktem – also linearem - Verhalten bei akuten Störungen führen chronische Belastungen zu „fraktalem“ Verhalten. Das bedeutet, dass kleinste Irritationen sich je nach den vorliegenden systemischen Bedingungen:

» einmal bis zu einer Krankheit aufschaukeln,

» ein andermal ohne Probleme bleiben können.

Welchen Weg ein Organismus in einer gegebenen Situation einschlägt, ist durch den nicht-linearen Charakter von Störfeldprozessen nicht vorhersehbar. Dies macht die wissenschaftlichen Nachweise von Störfeldern so schwierig: Weder die Ursache noch die Wirkung lassen sich direkt und objektiv – also linear - reproduzierbar nachweisen. Die direkte Ursache der Entstehung von chronischen Erkrankungen ist demzufolge sehr schwierig zu erkennen, wenn sie denn überhaupt als „Ursache“ besteht. Denn die chronische Erkrankung entsteht nicht am ursprünglichen Einwirkungsort eines chronischen Störfaktors, sondern in den Organen, die die Kompensationsleistungen nicht mehr erbringen können.

Merksätze für den Betroffenen:

» Störungen der Selbstregulation oder der Inneren Ordnung können durch äußere Reize oder fehlerhafte innere Prozesse ausgelöst sein.

» Die chronische Erkrankung lügt! Sie weist nie direkt vom Ort der Beschwerden auf den Ort der Ursache hin.

» Der Ort der Beschwerden entspricht nicht dem ursprünglichen Ort der chronischen Störimpulse.

» Die fraktalen Beziehungen entsprechen der hochgradigen inneren Vernetzung und der hochgradigen Individualität jedes Patienten.

4.3. Wie werde ich selbst wieder gesund? Der Weg von der Pathogenese zur Salutogenese

Chronische Krankheit ist grundsätzlich das Endergebnis eines Summationseffektes, der mehr einer Potenzierung entspricht und in seinen Auswirkungen nicht linear berechenbar ist und nie einen direkten Zusammenhang von Ursache und Wirkung hat: Es stapelt sich vielmehr Belastung auf Belastung und erst die letzte auslösende Bedingung wird zu der Ursache hochstilisiert, auf die sich dann die Medizin mit geballter Macht von Chemie – Antibiotika, Kortisone, Antirheumatika, Schmerzmittel – und Chirurgie stürzt.

Ganz anders der systemisch-ganzheitliche Ansatz: Die den Störfeldaspekt integrierende Regulationsmedizin sieht den Organismus als großes Fass: Die ersten Tropfen – oder Belastungen - die in das Fass fallen, bringen es noch nicht zum Überlaufen. Wohlgemerkt: Wir sprechen hier von Belastungen, die der Körper nicht verarbeiten kann; Belastungen, die sofort abgebaut werden, spielen bei der Störfeldbetrachtung keine Rolle. Es entsteht durch diese paar Tropfen auch kein Symptom. Der Betroffene merkt also noch nichts, weil der Körper diese unverarbeiteten Belastungen über einen gewissen Zeitraum soweit ausgleicht, dass keine „Krankheit" entsteht. Ist aber das Fass voll, dann ist die Krankheit da. Erst wenn es dem Therapeuten gelingt, die Stadien der Pathogenese in eine systemgerechte Rückentwicklung der Belastungsfaktoren zu überführen – also das überlaufende Fass schrittweise zu leeren - kommt es langfristig zu einer Wiederherstellung der Gesundheit, also zur Salutogenese.

» Krankheit ist Erstarrung der dynamischen Regulation auf Reiz.

» Dahinter steht Blockade innerhalb der dynamischen Netzwerke eines Gesamtorganismus.

» Die Komplexität und Unvorhersehbarkeit der systemischen Zusammenhänge macht ein Heilungsversprechen einer Störfeldsanierung unmöglich und nicht zulässig.

Diese medizinischen Grundlagen muss man kennen, um zu verstehen, warum Zahnstörfelder wirken. Warum verstehen viele Ärzte und Zahnärzte diese Zusammenhänge nicht? Sie verstehen sie nicht, weil sie von diesen Zusammenhängen nichts wissen, weil sie nicht an den Universitäten gelehrt und – aus welchen Gründen auch immer – öffentlich mit voreingenommener Kritik überhäuft werden.

4.4. Was die innere Ordnung stört, ist ein Störfeld.

Störfelder sind der Sammelbegriff für chronische Belastungen, die den Körper für weitere Erkrankungen, Defekte und Anfälligkeiten vorprogrammieren. Hierzu ein Beispiel:

wenn wir bei unserer Patientin Frau M. T. vor zwei Jahren einen wurzelgefüllten Zahn im linken Oberkiefer entfernten und bei Frau T. sich seither die Migräne um 70 % vermindert und sie seither praktisch keine Anfälle mehr hat, obwohl sie vor der Zahnentfernung zweimal im Monat regelmäßig schwerste Migräneanfälle hatte mit mehrtägiger Bettlägerigkeit, dann

» war der gezogene Zahn ein Störfeld und

» die Migräne das „Zielorgan“, das weit entfernt vom Störfeld liegt.

Man kann sich ein Störfeld am besten vorstellen wie einen technischen Störsender. Die Wirkung eines Störsenders kennen wir alle: Hier wird das eigentliche Programm, das wir hören wollen von einem Fremdprogramm - das wir nicht hören wollen – überlagert. Je stärker diese Überlagerung ist, desto mehr Probleme haben wir, unsere ursprüngliche Absicht umzusetzen, nämlich das gewollte Programm zu hören. Ähnlich verhält sich ein Störfeld:

Merksätze für den Betroffenen:

» Ein Störfeld gefährdet die Aufrechterhaltung der Inneren Ordnung und der Selbsterhaltung.

» Die störungsfreie Selbstregulation des Organismus ist eingeschränkt.

» Die primäre Frage eines Therapeuten sollte sein: Was stört die Selbstregulation?

» Beseitigung und Vermeidung solcher Störfelder in der zahnärztlichen Versorgung hat sich die ganzheitliche Zahnheilkunde zur Aufgabe gemacht.

4.5. Ist die Störfeldlehre überholt und ohne Bedeutung in moderner Medizin und Zahnmedizin?

Die Geschichte der neueren Medizin ist nicht nur voller Triumphe; die Diskussion um die „Zahnherde" durchzieht sie wie ein roter Faden. Erst durch die Arbeiten des Wiener Professors Pischinger und seiner Mitarbeiter in den 60er-Jahren konnte das Phänomen einer schlagartigen Heilung nachgewiesen werden. Die Fragen, die zwischen Störfeld und Fernwirkung waren, wurden mit der Entdeckung und wissenschaftlichen Beschreibung eines „Grundsystems", das alle 100 Billionen Zellen des Körpers in Sekundenschnelle untereinander verbindet, geklärt. Auf diese Weise wurde zum ersten Mal befriedigend und wissenschaftlich reproduzierbar beantwortet:

» Das Wesentliche aller Lebensvorgänge ist in der Regulation und der Qualität ihrer Informationsübertragung zu suchen.

» Geht man den Erscheinungen weiter auf den Grund, so stößt man stets auf das Grundsystem, das die einzelnen Organzellen verknüpft und steuert.

Nur wenn man diese Grundlagen kennt, erscheint folgender Fall einer Zahnsanierung aus unserer Praxis glaubhaft.

Frau H.D. berichtet: „Ich habe seit Jahren sehr starke Schmerzen in Hüfte, Ischias (Rheuma, Arthrose), die zu starken Schlafstörungen führten. Ich wurde im linken Unterkiefer operiert, bekam nach zwei Stunden sehr starke Schmerzen in meinen Hüftgelenken, die aber nach kurzer Zeit ganz nachließen.

Ich hatte auch immer Schulter- und Knieschmerzen links, diese sind nach der Operation nur noch ganz minimal.

Was mir aber am meisten auffiel, ist, dass meine Vitalität wiedergekommen ist. Seit der Operation mache ich wieder aktiv Yoga, dies fiel mir vorher sehr schwer.

Meine Gesamtsituation hat sich seit der Störfeldsanierung wesentlich gebessert, ich gerate nicht mehr in Panik. Früher musste ich Medikamente einnehmen, war sehr empfindlich und sehr sensibel, jetzt ist mir alles eher ein bisschen gleichgültig.

Ich gerate kaum mehr in depressive Stimmungen, bin beherrschter und konzentrierter und nehme überhaupt keine Tabletten mehr."

Frage: Wo ist die Verbindung zwischen den Zähnen und der ganz allgemeinen Verbesserung des Zustandes der Patientin?

Antwort: Die Verbindung kann nur in einem übergeordneten und unspezifischen System liegen – eben dem „Grundsystem". Bei dieser Patientin wird sehr schön sichtbar, dass nicht nur spezifische Gelenkschmerzen durch die Zahnsanierung zum Verschwinden gebracht werden, sondern die gesamte Lebensenergie sich verbessert; natürlich dann auch die Psyche, denn wer mehr „Energie" hat, steht den Problemen des Alltags wesentlich weniger gehemmt gegenüber.

Zusammenfassung

Ganzheitliche Zahnheilkunde zeichnet das Bemühen aus, zahnärztliches Handeln an übergeordneten Gesichtspunkten des Gesamtsystems zu orientieren. Vernetzte Bezüge haben dabei Vorrang vor Einzelaspekten. Die wissenschaftlichen Untersuchungen des Autors über Immunbotenstoffe in Kieferostitis/NICO-Arealen bieten ein Erklärungsmodell über die lange bekannten Störfeld-Wirkungen auf das Immunsystem aus Zahn-Kieferbereichen Betroffener. Ziel jeder Störfeldbereinigung ist die Stärkung, die Wiederherstellung oder mindestens die Aufrechterhaltung der autonomen Steuerungskompetenz des Organismus.

III. ERKRANKUNGEN UND BELASTUNGEN
10. Belastungen im zahnmedizinischen Bereich
5. Belastungen durch Titan

URSACHE

Reintitan stellt das Material dar, aus dem mehr als 95 % der Zahnimplantate gefertigt sind. Die Vorteile des Titans liegen neben den besonderen immunologischen Eigenschaften in dem geringen spezifischen Gewicht, der mechanischen Stabilität und der geringen Wärmeleitfähigkeit. Aus diesen Gründen wird Reintitan neben Titanlegierungen auch häufig für künstliche Gelenke und Osteosynthese-Platten verwendet. Über alternative Materialien wird in diesem Zusammenhang nur in sehr geringem Umfang diskutiert.

In der Zahnmedizin wird die Diskussion über die Verträglichkeit von Titan deutlich emotionaler als in der Orthopädie geführt. Die Frage ist insbesondere, ob nicht Titan im Mund anders bewertet werden kann als in anderen Fachgebieten. Der Grund liegt darin, dass im Mund ein spezielles, besonders aggressives Milieu vorherrscht, verglichen mit anderen Lokalisationen, an denen Titan im Körper eingebracht wird. Eine sehr entscheidende Frage in diesem Zusammenhang ist, ob es eine individuelle Unverträglichkeit von einzelnen Menschen auf Titan gibt. Verantwortlich für Missverständnisse zwischen Befürwortern und Gegnern ist häufig die unterschiedliche Interpretation von Begriffen, so zum Beispiel werden die Begriffe „Unverträglichkeit, Allergie und Entzündungsreaktion“ häufig in einen Topf geworfen.

Echte Allergien auf Titan sind im Unterschied zu anderen Metallen selten. Diese Tatsache hat dazu geführt, dass Titan bis heute nicht selten als biokompatibel angesehen wird. Diese Annahme ist aber nur richtig, wenn man damit meint, dass Titan keine Allergien oder Unverträglichkeiten auslöst. Sie ist falsch, wenn man damit meint, dass es vom Immunsystem nicht wahrgenommen würde. Tatsache ist, dass Titan über einen anderen immunologischen Mechanismus im Organismus zu unerwünschten Nebenwirkungen führen kann, nämlich eine Entzündungsantwort, die auf einer teilweise genetisch determinierten gesteigerten Entzündungsbereitschaft nach Kontakt mit partikulärem Titanpartikelabrieb (engl. „debris“) beruht. Die erhöhte Bereitschaft des Körpers, auf Titan mit einer massiven Entzündung zu reagieren, ist bei etwa 15 % der Bevölkerung infolge genetischer Variationen vorhanden.

DIAGNOSE

Titanstimulationstest (TST)

Titan reagiert im Unterschied zu anderen Metallen nicht mit körpereigenen Eiweißen, weil es im Kontakt mit Sauerstoff oxidiert. Es hat daher auf der Oberfläche keramikähnliche Eigenschaften, d. h., der Körper reagiert normalerweise nicht darauf. Jedoch können sich lösende Titanoxidpartikel eine lokale oder systemische Entzündung hervorrufen. Einzelne Menschen reagieren aufgrund ihrer genetischen Variationen darauf. Diese Variationen sind im Labortest nachweisbar.

Material: 1x Heparinblut

Untersuchung	**Ergebnis**	**Einheit**	**Referenzbereich**
Titan-Stimulationstest			
TNF-a stimuliert	**136.0**	pg/ml	< 20.0
IL1-b stimuliert	**85.2**	pg/ml	< 15.0

Erhöhte Freisetzung von IL1 und TNFa nach Stimulation von Monozyten/Makrophagen mit Titanoxidpartikeln. Somit liegt eine immunologische Hyperreaktivität auf Titanpartikel vor. Es ist bekannt, dass diese Befundkonstellation eine Prädisposition für einen primären bzw. sekundären Titanimplantatverlust und/oder ein Titan-assoziiertes Immungeschehen darstellt.

(Abbildung: Ergebnis eines Titanstimulationstests mit deutlich erhöhten Zytokinwerten. Eine Erhöhung der Zytokine bedeutet eine erhöhte Reaktion zwischen den Zellen. Zytokine sind Zellbotenstoffe, die für die Koordination und Rückkopplung von Wachstumsprozessen verantwortlich sind. Die Patientin hatte bei klinisch regelgerecht eingeheiltem Titanimplantat über Jahre Beschwerden (Schmerzen, Wärme, Druck) im Implantatbereich. Nach Entfernung des Implantats verspürte die Patientin bereits unmittelbar nach der Operation eine massive Verbesserung und war im Bereich der vollkeramischen Implantate in kürzester Zeit und dauerhaft völlig beschwerdefrei. Die Neuversorgung erfolgte mit metallfreien Implantaten.)

BEHANDLUNG

Grundsätzlich empfehlen wir, alle Metalle aus der Mundhöhle zu entfernen. Dies gilt für Titanimplantate nur eingeschränkt. Unsere Erfahrung ist, dass diese Implantate in der Regel vom Organismus toleriert werden, sofern Titan das einzige Metall im Mund ist. In einigen Fällen macht es das Krankheitsbild jedoch notwendig, auch Titanimplantate zu entfernen. Dies bedeutet für uns, dass wir zunächst versuchen, Patienten nach unserem Konzept metallfrei zu sanieren und durch Co-Therapeuten entgiften zu lassen. Nur wenn das Beschwerdebild sich nicht entsprechend den individuellen Erwartungen verbessert hat, müssen auch Titanimplantate entfernt werden.

Entfernung

Die Entscheidung zur Implantatentfernung muss auch deshalb besonders kritisch abgewogen werden, weil der Eingriff zu einem starken Knochenverlust führt. Dies erschwert die spätere prothetische Versorgung erheblich und stellt neben der zahnmedizinischen Herausforderung eine nicht zu unterschätzende psychische Belastung für den Betroffenen dar. Der Operateur steht vor der unschönen Entscheidung: Versucht er, möglichst Knochen schonend zu arbeiten, geht er das Risiko ein, dass durch den passgenauen Hohlbohrer der Implantatkörper bei der Explantation verletzt und der umgebende Knochen mit Titanspänen kontaminiert wird. Möchte er dieses Risiko vermeiden, muss er einen Sicherheitsabstand zum Implantat einhalten und es zusammen mit gesundem Knochen entfernen. Im letzteren Fall entsteht ein relativ großer knöcherner Defekt, der häufig eine spätere Implantation mit metallfreien Implantaten deutlich erschwert. In jedem Fall ist der Mehraufwand für den Patienten psychisch, zeitlich und finanziell enorm.

Leider gibt es dennoch Fälle, in denen Titanimplantate entfernt werden müssen, da der Gehalt an Zytokinbotenstoffen massiv erhöht ist und diese als Mitursache unterschiedlicher Krankheitsbilder in Betracht kommen, wie zum Beispiel bei rheumatischen Gelenkbeschwerden.

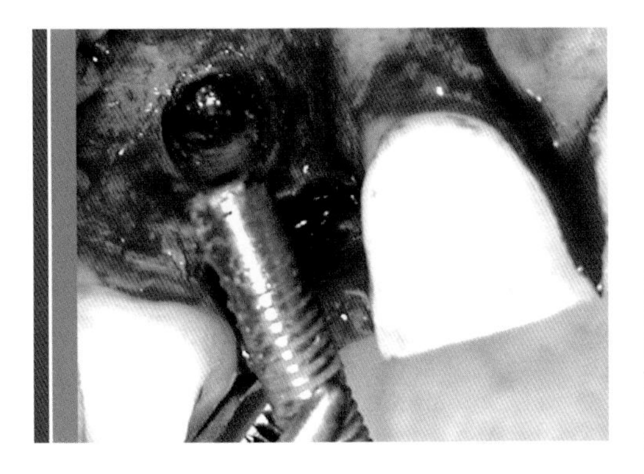

(Abbildung: Bei der engen „Knochen schonenden" Entfernung des Titanimplantats (hier wegen einer Fraktur) mit einem sog. Trepanbohrer (Hohlfräse) wurde das Implantat beschädigt. Späne wurden in den umgebenden Knochen geschleudert, das Implantatbett ist vollständig kontaminiert.)

Zusätzlich zu der Entfernung von Titan sollten adäquate Ausleitungsverfahren bei einem erfahrenen Umweltmediziner durchgeführt werden. Optimal ist es natürlich, von Anfang an das metallfreie Konzept auch im Bereich der Implantate zu beschreiten.

Metallfreie Implantate: die biologische Revolution

Was uns noch vor einer Generation unlösbar erschien, ist heute möglich. Zahnverlust und lockere Prothesen sind heute kein unvermeidliches und unumkehrbares Schicksal mehr.

Vieles wurde geschrieben über Implantate. Fast alle Veröffentlichungen, die Sie finden werden, beziehen sich wie selbstverständlich auf Implantate aus dem Werkstoff Titan. Schade, denn längst gibt es ein deutlich bioverträglicheres Material: Keramik.

Seit vielen Jahren versorgen wir unsere Patienten vollständig metallfrei. Der vorerst letzte Schritt auf diesem Weg kontinuierlicher Verbesserungen war die Implantologie mit metallfreien vollkeramischen Implantaten aus Zirkondioxid. Dadurch ist es heute möglich, fehlende Zähne von der Implantatspitze bis zur Schneidekante mit einem Werkstoff – Keramik – zu ersetzen. Nicht zuletzt wegen der hervorragenden bioinerten Eigenschaften des Zirkondioxid ermöglichen vollkeramische Implantate auch unter dem ästhetischen Aspekt herausragende Ergebnisse, denn ein heller Untergrund am Zahnfleischsaum ermöglicht und vermittelt einen vitalen gesunden Übergang zwischen Wurzel und dem ersetzten Zahn. Die livide Grauverfärbung durch ein metallisches Implantat entfällt.

In den letzten Jahren wurden v. a. durch Dr. Ulrich Volz (Konstanz) eine Reihe von metallfreien keramischen Implantaten entwickelt, sodass uns heute Implantate in verschiedenen Designs zur Verfügung stehen, um bei unterschiedlichen Knochenqualitäten optimale Voraussetzungen für ein stabiles Ergebnis zu schaffen. Die von uns verwendeten Implantate stellen somit den aktuellsten Entwicklungsstand von keramischen Implantaten dar, wie sie seit dem Jahr 2001 im Einsatz sind.

Seit einigen Jahren steht uns neben der klassischen Zirkondioxid-Keramik (TZP, tetragonal zirconia polycrystal) das sog. ATZ zur Verfügung. Dieses Material weist einerseits eine um 50 % erhöhte Biegefestigkeit auf, andererseits eine extrem effiziente Oberfläche. Durch eine neuartige Oberflächenbearbeitung konnte die Porosität der Oberflächen deutlich erhöht und damit die Integration der Implantate entscheidend verbessert werden. Dadurch ist es möglich, die Einheilzeiten dieser Implantate erheblich zu verkürzen, in manchen Fällen können die Implantate sofort oder kurz nach dem Einsetzen belastet werden. Der Vorteil für den Patienten in der sofortigen Versorgung ist enorm, weil sie eine Erhöhung der Lebensqualität darstellt. Psychisches Unwohlsein und physische Beeinträchtigung sowie das Gefühl der Unsicherheit besonders im Frontzahngebiet ist damit auf ein Minimum reduziert.

Inzwischen wurden viele tausend keramische Implantate gesetzt, es liegen mehr als 10 Jahre Erfahrung vor, die eine verlässliche Aussage erlauben. Seit Juli 2008 ist eine umfangreiche Feldstudie mit einem Datenpool von etwa 50.000 Implantaten veröffentlicht. Die von uns verwendete neuste Generation der keramischen metallfreien Implantate schneidet in dieser Studie sogar geringfügig besser ab: rund 96 % Erfolgsquote gegenüber 95 % bei Titanimplantaten.

Die Einteiligkeit der Implantate erspart dem Patienten einen zweiten chirurgischen Eingriff zur Freilegung nach erfolgter Einheilung und verlagert darüber hinaus die sog. biologische Breite weg vom Knochen. Dies verhindert langfristig Knochenabbau und verbessert die Langzeitprognosen mit diesen Implantaten. Die Köpfe der Implantate können problemlos (auch intraoperativ) in Größe, Form und Ausrichtung an die individuelle Mundsituation angepasst werden. Für eine optimale Funktion und Ästhetik stehen uns insgesamt 21 unterschiedliche Durchmesser und Längenkombinationen zur Verfügung.

In der Zwischenzeit wurden auch zweiteilige Implantate aus Keramik auf den Markt gebracht, wohl um die vermeintlichen Nachteile einteiliger Implantate zu meiden. Als Nachteil wird häufig die Notwendigkeit von speziellen Schutzmaßnahmen angeführt. Richtig ist sicherlich, dass durch die Einteiligkeit ein spezielles Behandlungsprotokoll nach der Implantation eingehalten werden muss, weil die Implantate in der Regel nicht sofort belastet werden dürfen. Wenn die Praxis jedoch, wie in der Tagesklinik Konstanz geschehen, ihr Behandlungsprotokoll auf diese Notwendigkeit adaptiert hat, sehen wir in der täglichen Praxis keine weiteren Schwierigkeiten im Umgang mit einteiligen vollkeramischen Implantaten. Dagegen ist zu beachten, dass für zweiteilige keramische Implantate zumindest bislang in wissenschaftlichen Untersuchungen ein erhöhtes Frakturrisiko festgestellt wurde. Wegen der sehr hohen Erfolgsraten einteiliger keramischer Implantate sehen wir hier deshalb im Moment für zweiteilige keramische Implantate keine Indikation.

Indikation für Implantate

Grundsätzlich ist aus unserer Sicht, abgesehen von den Weisheitszähnen für jeden einzelnen fehlenden Zahn, ein Implantat indiziert. Die Frage, ob und wie viele Implantate eingesetzt werden sollen, hat neben den medizinischen natürlich auch in vielen Fällen wirtschaftliche Aspekte. An diese Stelle und bei den Beratungen in unserer Klinik stehen aber die medizinischen Fragestellungen im Vordergrund.

Die grundsätzliche Indikation zur Implantation stellt sich unabhängig vom vorgesehenen Implantatmaterial. Ebenso ist die Frage nach einem qualitativ und quantitativ ausreichenden Knochenlager vom Material des Implantats unabhängig. Für Implantate aus Zirkondioxid gelten dieselben statischen und funktionellen Voraussetzungen wie für Titanimplantate. Dies bedeutet im Umkehrschluss, dass es diesbezüglich beim geplanten Einsatz von keramischen Implantaten auch keine Indikationseinschränkungen gibt.

Versorgung von Einzelzahnlücken

Wenn die Nachbarzähne gesund oder bereits optimal versorgt sind, also nicht selbst behandlungsbedürftig sind, dann ist die implantologische Lösung, soweit es die knöchernen Voraussetzungen zulassen, der klassischen Brückenversorgung vorzuziehen. Eine Ausnahme sehen wir nur im vorderen Bereich des Unterkiefers, weil hier die Platzverhältnisse sehr eingeschränkt sein können und wir mit vollkeramischen Klebebrücken auf eine nicht invasive Art sehr gute Ergebnisse erzielen können.

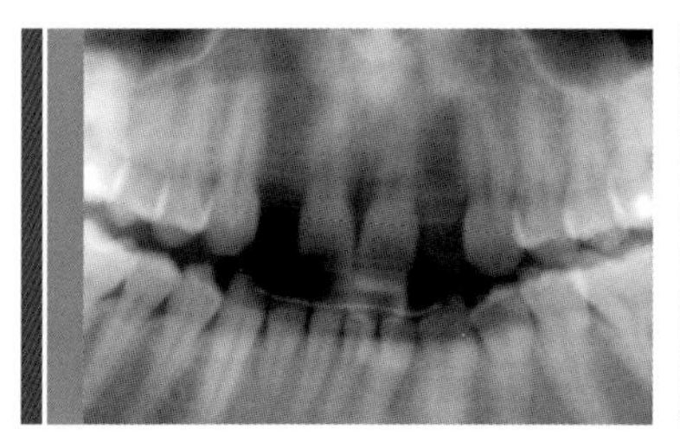
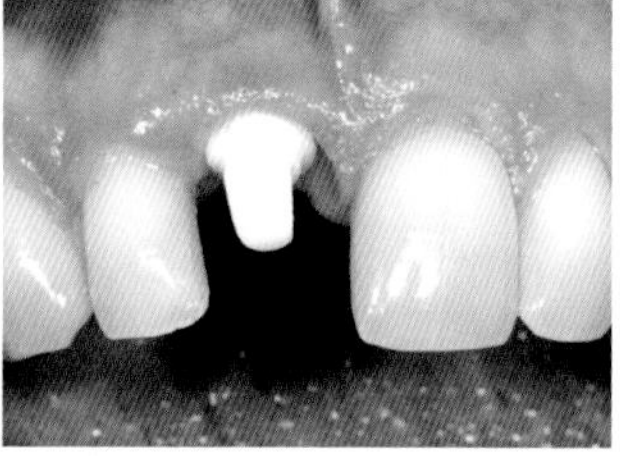
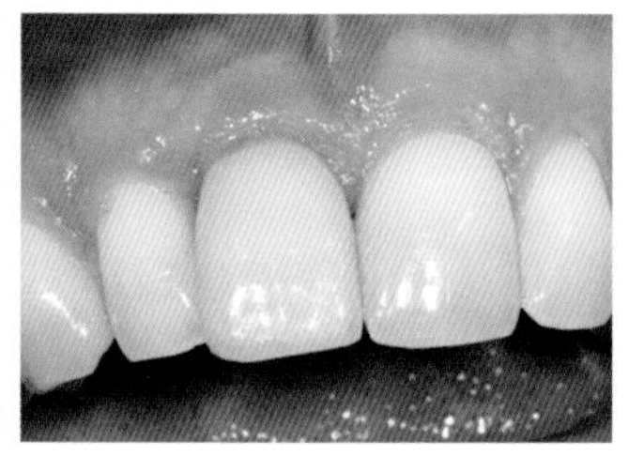

(Abbildungen: Ausschnitt aus einem Panoramabild, die benachbarten Zähne sind unbehandelt und kariesfrei, eine eindeutige Indikation für Implantate.)

Eine weitere häufige Indikation, ein einzelnes Implantat zu setzen, sind sogenannte Freiendsituationen. In diesen Fällen liegt eine verkürzte Zahnreihe vor, d. h., dass die Zahnreihe nicht erst beim siebten oder sechsten Zahn endet, sondern bereits davor. In dieser Situation ist das Implantat die einzige Möglichkeit, mit festsitzendem Zahnersatz die Zahnreihe um einen ganzen Backenzahn zu verlängern.

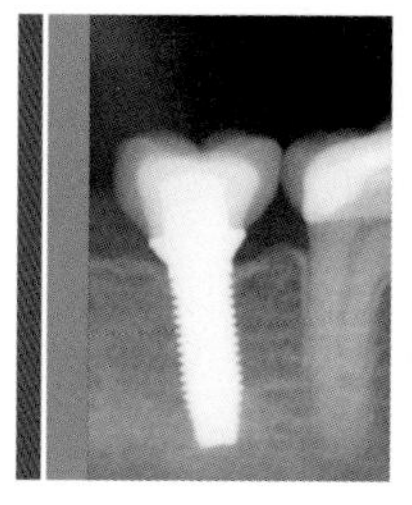
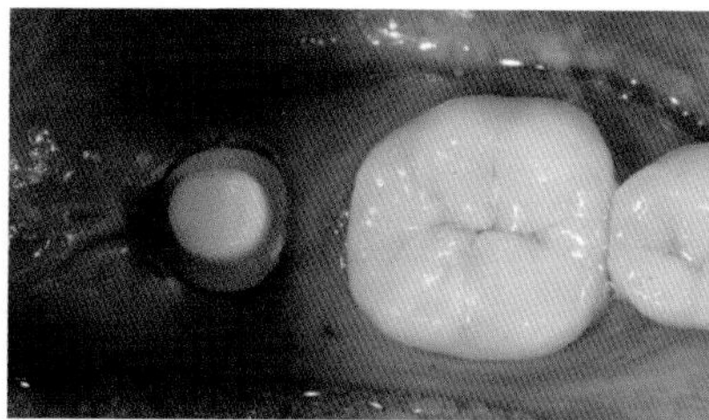
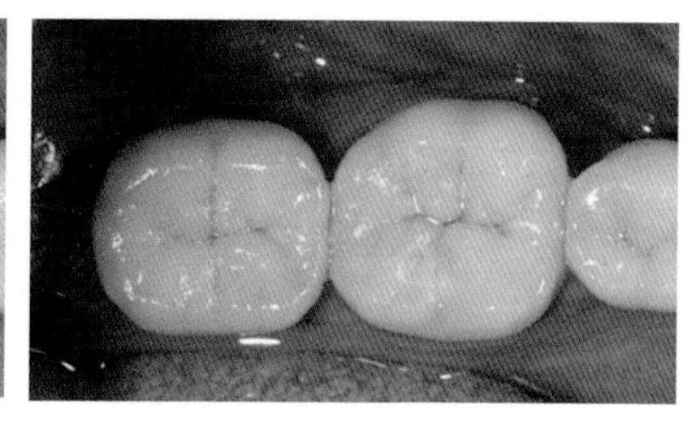

(Abbildungen: Versorgung einer Einzelzahnlücke mit einem Implantat und vollkeramischer Krone im Seitenzahnbereich (hier Unterkiefer).)

Versorgungen bei mehreren fehlenden Zähnen

Fehlen in einem Gebiss mehrere Zähne, dann stellt sich die Frage, in wieweit eine Versorgung mit den vorhandenen Zähnen sinnvoll ist. Häufig sind festsitzende Lösungen gar nicht mehr oder nur mit erheblicher Unsicherheit möglich. Neben der schwierigeren Hygienefähigkeit größerer zusammenhängender Versorgungen ist auch das mit der Größe einer Versorgung zunehmende Risiko von späteren notwendigen Reparaturen und Erweiterungen in der Abwägung zu berücksichtigen. Alternativ besteht die Möglichkeit, durch Implantate im Sinne einer Pfeilervermehrung bessere statische Voraussetzungen für langfristig gut funktionierenden Zahnersatz zu schaffen.

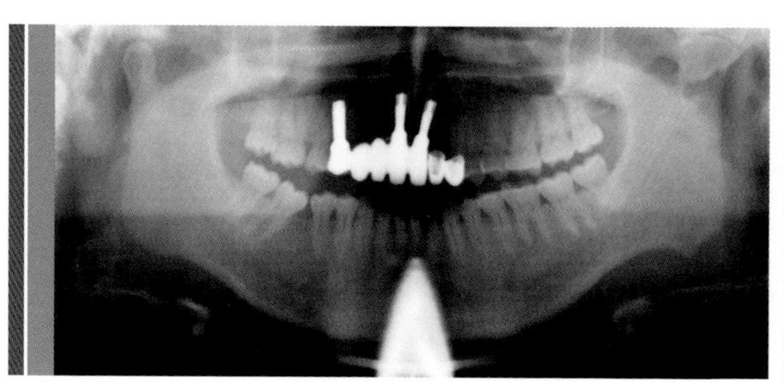
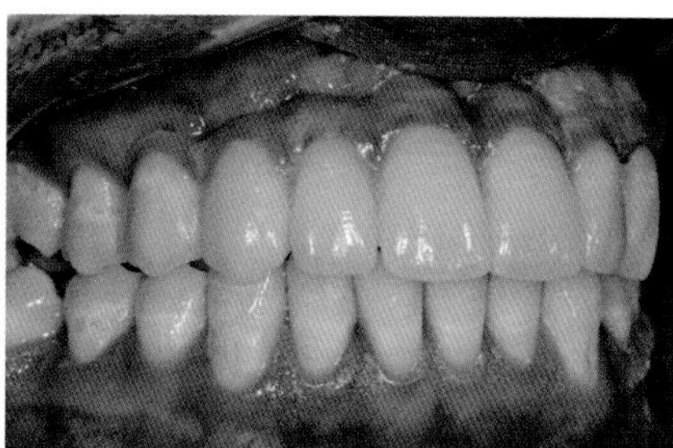

(Abbildungen: Im Oberkiefer fehlen die Zähne 14 bis 21, also 5 Zähne nebeneinander. Die Nachbarzähne sind gesund; sie weisen auch keine größeren Versorgungen auf, deren Erneuerung anstünde. Die Nachbarzähne sind also nicht behandlungsbedürftig. Mit festsitzendem Zahnersatz (Brücke) ist diese Situation, ohne Pfeilervermehrung durch Implantate, praktisch nicht zu lösen. Durch drei Implantate konnte der Patient sicher und dauerhaft optimal versorgt werden. Im Bereich der relativ großen Lücke war es zu einem deutlichen vertikalen Knochenabbau gekommen. Dieser Defekt wurde hier durch gingivafarbene Keramik beim Zahnersatz ausgeglichen. Was hier in der Makroaufnahme sichtbar ist, wird einem Dritten im täglichen Leben nicht auffallen. Für den Patienten haben wir hier eine funktionell und ästhetisch perfekte Lösung.)

Festsitzende Versorgung zahnloser Kiefer

Im zahnlosen Kiefer und bei nur noch wenigen verbliebenen Zähnen sind Menschen immer auf herausnehmbaren Zahnersatz angewiesen, wenn nicht implantiert wird. Die Vermehrung von Pfeilern im stark reduzierten Restgebiss, bzw. das Schaffen von Pfeilern im zahnlosen Kiefer stellt eine extrem hilfreiche Erweiterung der Behandlungsmöglichkeiten dar.

Wir haben in den letzten zehn Jahren ein Behandlungsprotokoll (Konstanzer Konzept) zur metallfreien Versorgung zahnloser Kiefer entwickelt, das weltweit ziemlich einmalig sein dürfte. Mit diesem Konzept können wir bei Patienten mit zahnlosen Kiefern mit relativ hoher Prognosesicherheit ein ästhetisch und funktionell extrem positives Ergebnis erzielen. Dieses Konzept sei im Folgenden anhand eines Beispiels dargestellt.

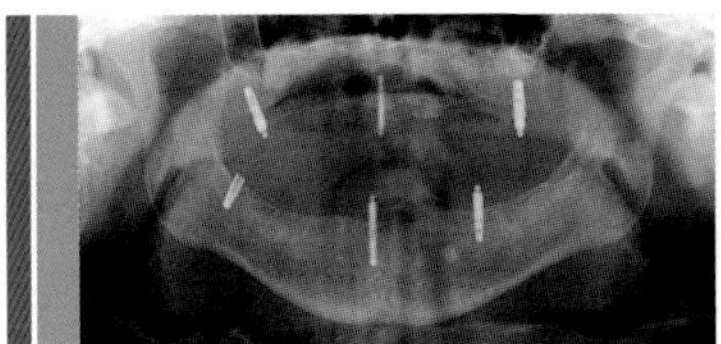
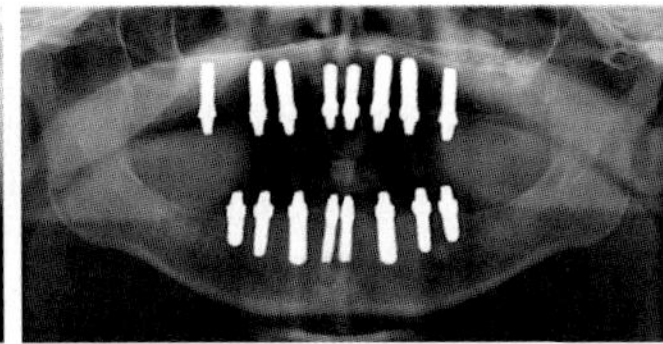
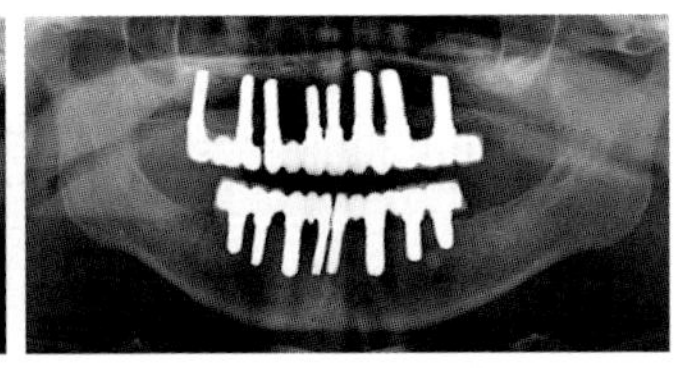

(Abbildungen: Röntgenologische Darstellungen aus drei Phasen der Behandlung. Zunächst wurde im Oberkiefer ein Knochenaufbau durchgeführt; in dieser Zeit wurden die herausnehmbaren Prothesen durch provisorische temporäre Implantate fixiert. Etwa fünf Monate nach dem Knochenaufbau wurden im Ober- und Unterkiefer jeweils acht Implantate eingesetzt (zweites Bild), weitere fünf Monate später erfolgte die definitive Versorgung mit metallfreiem vollkeramischem Zahnersatz.)

Was ist das Besondere an diesem Konstanzer Konzept? Zum einen ist es die Tatsache, dass es von der Fachwelt, zumindest von den Fachleuten, die sich ausschließlich mit Titanimplantaten beschäftigen, für praktisch unmöglich gehalten wird, so umfangreiche Versorgungen vollständig metallfrei, von der Implantatspitze bis zur Schneidekante, bei hoher Prognosesicherheit und gleichzeitig hohem Patientenkomfort herzustellen. Die zahlreichen und regelmäßigen positiven Ergebnisse in unserer Klinik sprechen jedoch eine andere Sprache. Zum anderen ist es so, dass wir die vollkeramischen Implantate, ebenfalls abweichend von der herrschenden Meinung der Titanexperten, unmittelbar nach dem Setzen bereits mit Langzeitprovisorien belasten. Dies hat den Vorteil für den Patienten, dass er bereits unmittelbar nach der Implantatoperation wieder „feste Zähne" im Mund hat. Plakativ gesagt kommt der Patient morgens in die Klinik, bekommt eine Narkose und wacht einige Stunden später mit festen Zähnen wieder auf. Zu diesem Zweck werden die Prothesen, die der zahnlose Patient in der Regel hat, zu fest zementierbaren langzeitprovisorischen Brücken umgebaut. Es handelt sich also in den meisten Fällen um eine relativ kostengünstige Maßnahme mit enormem ästhetischem und funktionellem Gewinn für den Patienten.

Die definitive Versorgung der Implantate mit metallfreiem vollkeramischem Zahnersatz erfolgt ca. sechs Monate später. Die Wartezeit ist für den Patienten in der Regel sehr unproblematisch, da er während dieser Wartezeit bereits mit festsitzendem (langzeitprovisorischem) Zahnersatz versorgt ist und insofern kaum Einschränkungen in Kauf nehmen muss, was die Funktionen anbelangt.

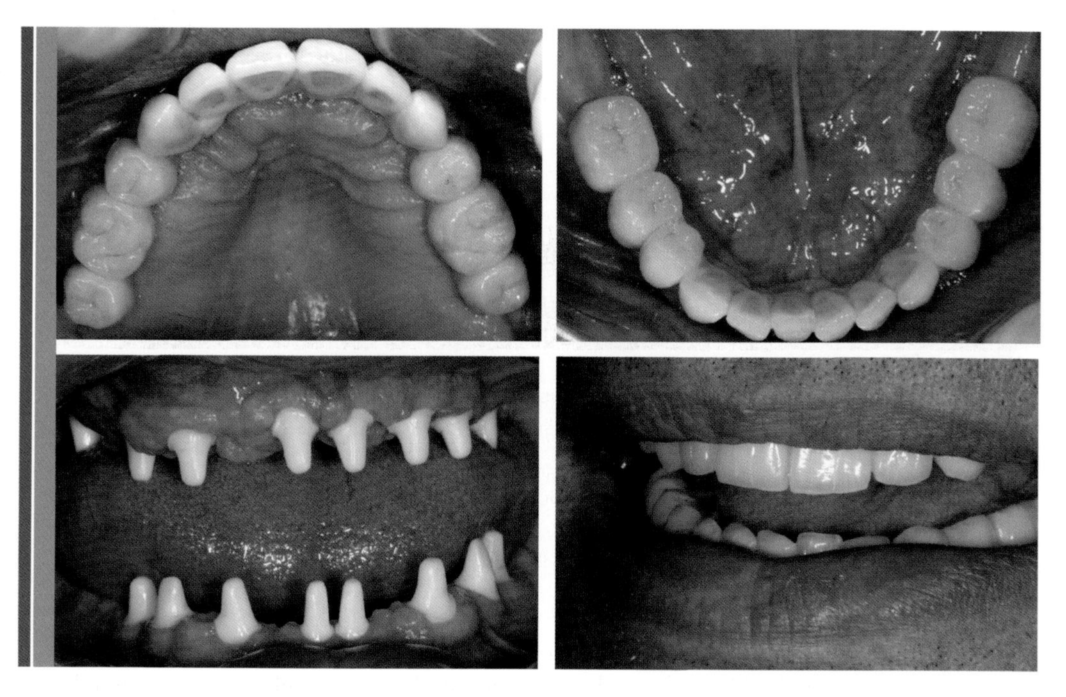

(Abbildungen: Bildliche Dokumentation der Situation im Mund vor und nach Versorgung der Implantate mit vollkeramischen Brücken im Ober- und Unterkiefer.)

Die vorgestellte Versorgung nach dem Konstanzer Konzept erfolgt, wie in der Tagesklinik Konstanz üblich, vollständig metallfrei. Am Ende einer solchen Behandlung hat der Patient nur zwei verschiedene Materialien im Mund, nämlich Keramik und den zum Einsetzen notwendigen Zement. Eine biologisch verträglichere Möglichkeit, die Kauoption herzustellen, ist kaum denkbar.

Kombiniert festsitzende und herausnehmbare Versorgung zahnloser Kiefer bzw. im stark reduzierten Restgebiss (Hybridersatz).

In einigen Fällen ist von den Patienten eine derart umfangreiche Lösung nicht gewünscht. Bei diesen Patienten kann mit einer geringeren Anzahl von Implantaten zumindest dafür gesorgt werden, dass herausnehmbarer Zahnersatz eine deutlich erhöhte Stabilität gegen Kipp- und Zugkräfte aufweist.

Auch kombiniert festsitzenden und herausnehmbaren Zahnersatz können wir mittlerweile vollständig metallfrei anfertigen.

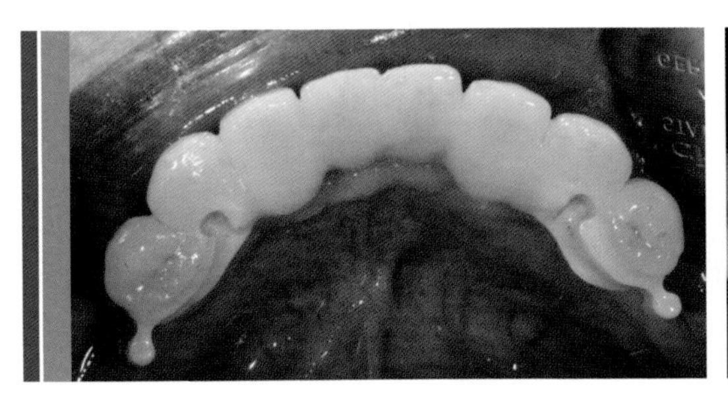

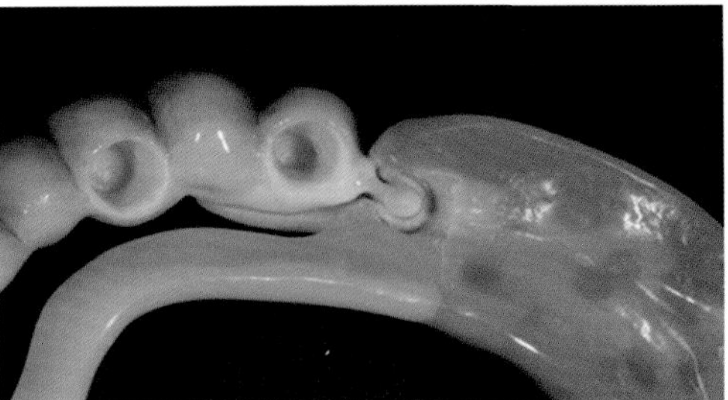

(Abbildungen: festsitzende Brücke im vorderen Bereich. Über ein sogenanntes Geschiebe wurde der herausnehmbare Teil relativ fest mit der Brücke verbunden, sodass die Patientin nun über einen sehr stabilen Ersatz im Unterkiefer verfügt. Die gesamte Versorgung ist, wie bei uns üblich, vollständig metallfrei.)

Aus unserer Sicht ist die Prognose dieser Versorgungen jedoch meist etwas schlechter als die von festsitzenden Lösungen, sowohl für die Versorgung selbst als auch für die (Implantat-) Pfeiler. Diese Einschränkung ist nicht implantatspezifisch, sondern gilt auch für die eigenen Zähne. Auch hier sehen wir v. a. durch die regelmäßige mechanische Manipulation – jeder herausnehmbare Zahnersatz muss zum Reinigen mehrfach täglich aus dem Mund genommen werden – häufig Defekte, sowohl am Ersatz selbst, als auch an den Zähnen.

Andererseits ist es mit herausnehmbarem Zahnersatz einfacher und aus hygienischer Sicht unproblematischer, die fehlende Knochensubstanz auszugleichen. Durch die vielen (oder alle) fehlenden Zähne geht in der Regel auch Knochen, sowohl horizontal (in der Breite), als auch vertikal (in der Höhe) verloren. Dadurch und durch die fehlenden Zähne fallen häufig Wangen und Lippen ein. Dies zu korrigieren ist häufig eine Herausforderung, die durch den Kunststoffanteil des herausnehmbaren Ersatzes leichter zu bewältigen ist.

Keramikimplantate und Knochenaufbau

Sehr häufig hören wir Bedenken, dass wir für die Implantation von keramischen Implantaten besonders viel Knochen bräuchten, mehr als bei Titanimplantaten. Diese Aussage ist nicht richtig. Die knöchernen Voraussetzungen sind für alle Implantate gleich. Wir hören auch häufig, dass keramische Implantate im Zusammenhang mit einem Knochenaufbau nicht möglich sind. Dies ist ebenfalls nicht richtig. Insbesondere bei einem Aufbau von Knochen im Bereich der Kieferhöhlen (Sinuslift) setzen wir sehr regelmäßig zeitgleich keramische Implantate, wenn die Restknochenhöhe eine primäre Stabilität zulässt. Diese Voraussetzung muss auch bei Titanimplantaten erfüllt sein.

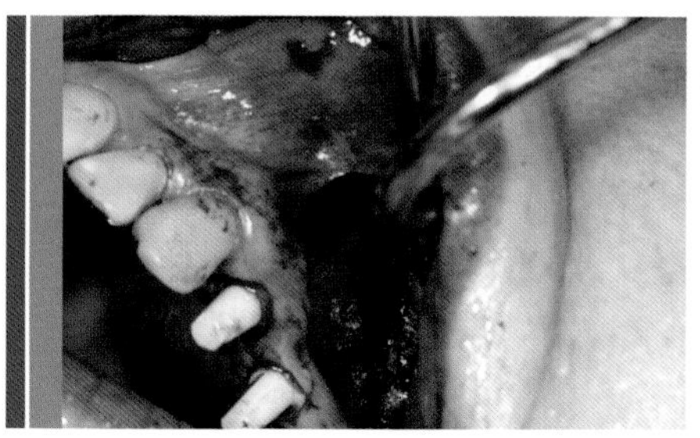

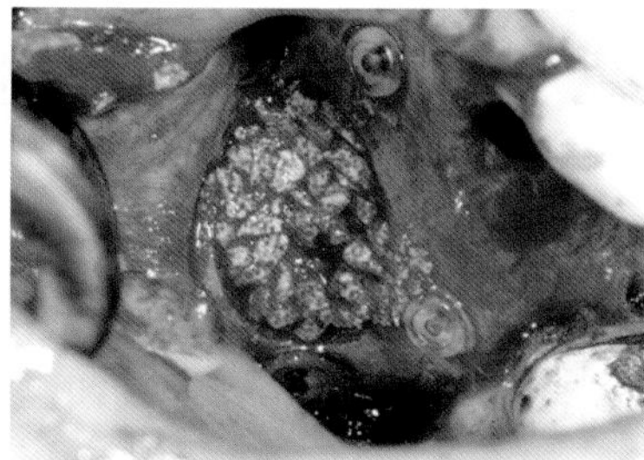

(Abbildungen: Knochenaufbau durch Sinuslift bei gleichzeitiger Implantation von zwei vollkeramischen Implantaten. Die Implantation fand im Jahr 2008 statt, die Implantate sind mittlerweile seit drei Jahren versorgt und stabil.)

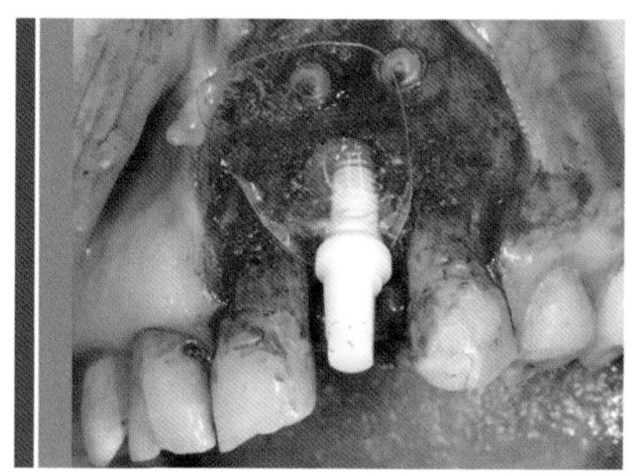

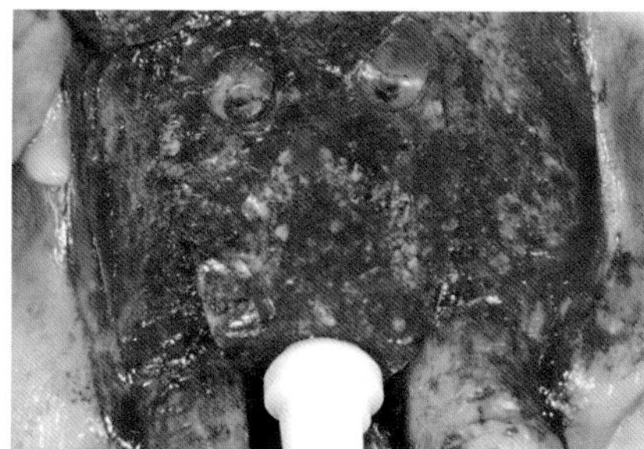

(Abbildungen: Knochenaufbau bei zu schmalem Kiefer. Die fehlende äußere Knochenwand wird zeitgleich mit der Implantation aus einem synthetisch hergestellten Ersatzmaterial aufgebaut.)

Für diese Arten des Knochenaufbaus werden keinerlei metallische Schrauben benötigt, es werden auch keine Fremdmaterialien tierischen Ursprungs eingesetzt.

Sofortimplantation von keramischen Implantaten

Vor allem im sichtbaren Bereich der Zähne ist es für die Patienten sehr wichtig, dass zu jedem Zeitpunkt einer zahnärztlichen Behandlung eine ästhetisch befriedigende Situation erreicht wird. Dies gilt selbstverständlich auch für Fälle, in denen Zähne im sichtbaren Bereich entfernt werden müssen. In solchen Fällen können wir unseren Patienten eine Sofortimplantation anbieten. Das bedeutet, dass in derselben Sitzung, in der ein Zahn entfernt wird, in die ehemalige Position des Zahnes ein Implantat eingesetzt wird. Im Schneidezahnbereich werden diese Sofortimplantate auch meistens in derselben Sitzung mit provisorischen Kronen versorgt. Der Patient hat dadurch praktisch keinerlei ästhetische Einschränkungen. Aus funktioneller Sicht dagegen ist es natürlich wichtig, dass ein frisch gesetztes Implantat, unabhängig davon, ob es aus Titan oder Keramik gefertigt wurde, nicht zu stark belastet wird. Wir schützen die Implantate daher in der Einheilphase durch eine dünne durchsichtige Kunststoffschiene.

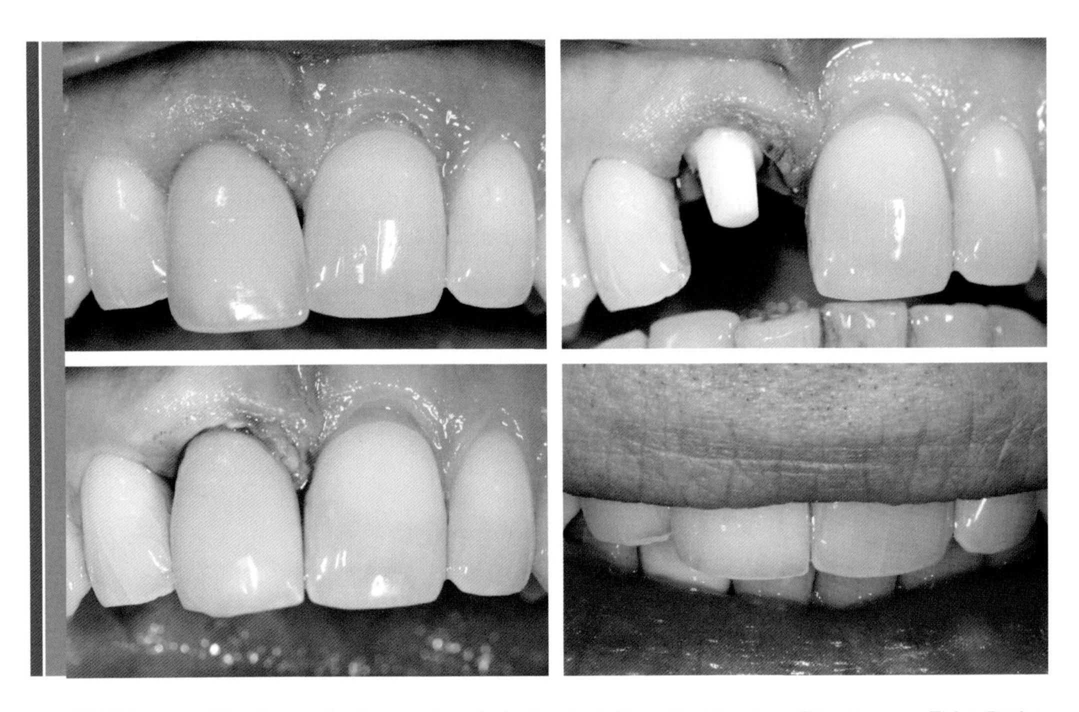

(Abbildungen: Situationsaufnahmen einer Sofortimplantation. Rechts oben Situation vor Zahn Entfernung, deutlich sichtbar ist die Verfärbung des Zahnfleisches durch die metallische Versorgung des darunterliegenden wurzelbehandelten Zahnes. Links oben Situation unmittelbar, nachdem der Zahn entfernt wurde und ein Implantat in das freigewordene Zahnfach eingesetzt wurde. In derselben Sitzung wurde das Implantat mit einer provisorischen Krone versorgt. Dies ist im Vergleich zur Ausgangssituation und in Anbetracht der durchgeführten Behandlung ästhetisch ein durchaus sehr befriedigendes provisorisches Ergebnis.)

SPEZIELLE INFORMATIONEN

Keramische Implantate - Materialkunde

Zirkonoxid in seiner Verwendung als Implantatmaterial zeigt nicht nur eine hervorragende Osseointegration (Knocheneinheilung), sondern zeigt ein selbst dem natürlichen Zahn überlegenes Weichgewebsverhalten. Inzwischen liegen mit den von Dr. Ulrich Volz 2001 entwickelten dentalen Keramik-Implantatsystemen über 10 Jahre Erfahrung vor, die eine verlässliche Aussage zulassen.

40 Jahre Erfahrung in der dentalen Implantologie, zuverlässige Argumentationsverfahren, Simulations- und Navigationssysteme lassen mittlerweile voraussagbare und perfekt realisierte Implantatpositionen zu. Moderne Keramiken und neue Verblendtechniken erreichen – entsprechender finanzieller und zeitlicher Aufwand vorausgesetzt – perfekte Kronen, die von den natürlichen Zähnen nicht zu unterscheiden sind. Das perfekte ästhetische Gesamtergebnis hängt heute nur noch von Volumen, Zustand und Stabilität des Zahnfleisches ab. Dieses entscheidet darüber, ob der Patient die Praxis als ein glücklicher Mensch verlässt, der ungehemmt seine Zähne beim Lachen zeigen kann. Doch auch und gerade das Implantatmaterial entscheidet darüber, ob neben dem ästhetischen Ergebnis der Patient gesund bleibt und die Zahnbehandlung mit Implantaten als ein für das Gesamtsystem neutraler Vorgang gewertet werden kann.

Gefordert ist somit ein Implantat-System, welches schnell, sicher, einfach und zuverlässig diese Voraussetzungen schafft, um ein biologisch neutrales und ästhetisch perfektes Therapieresultat zu erreichen.

Getreu dem KISS-Prinzip („keep it simple and stupid") soll dies in wenigen Sitzungen mit wenigen Komponenten zu realisieren sein.

Diese Forderungen haben zur Entwicklung eines Systems geführt, welches mit drei Grundformen für unterschiedliche Knochenqualitäten in insgesamt 21 unterschiedlichen Durchmesser- / Längenkombinationen alle Indikationen abdeckt. Dieses Konzept ist einmalig in der Implantologie und akzeptiert die Tatsache, dass niemals ein einziges Gewinde- und Implantatdesign alle verschiedenen Knochenqualitäten abdecken kann. So würde kein Handwerker auf die Idee kommen, in Metall, Hartholz und Balsaholz dieselben Schrauben zu verwenden. In dieser Situation findet sich allerdings der implantologisch tätige Zahnarzt täglich wieder.

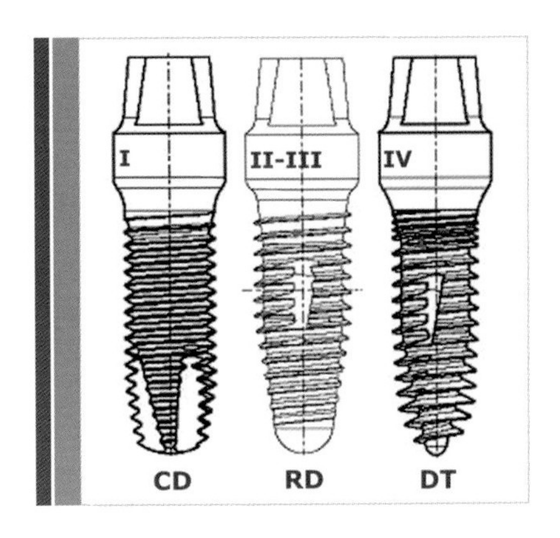

(Abbildung: die drei verschiedenen Implantatformen für die unterschiedlichen Knochenqualitäten.)

ZAHNFLEISCHVERHALTEN

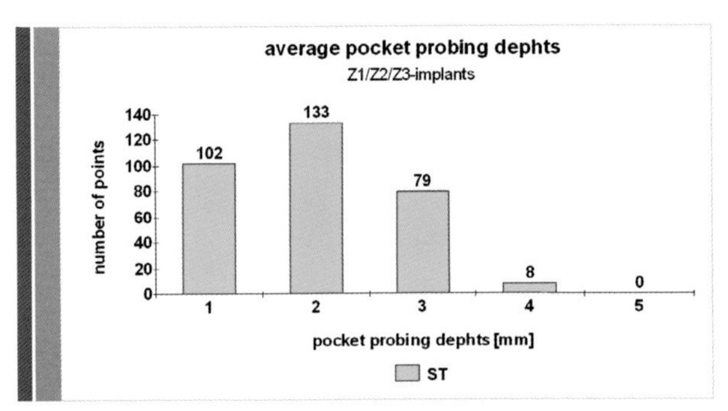

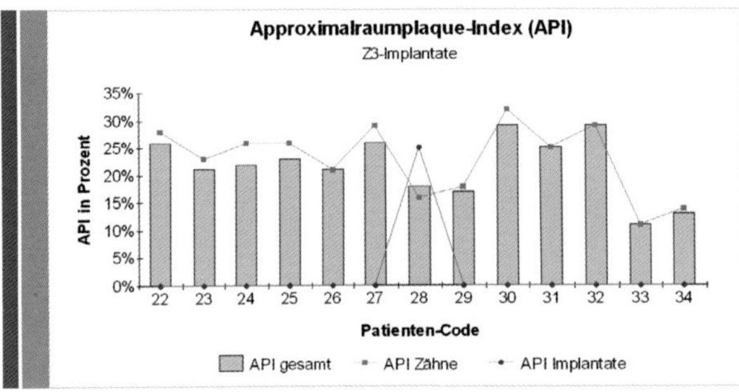

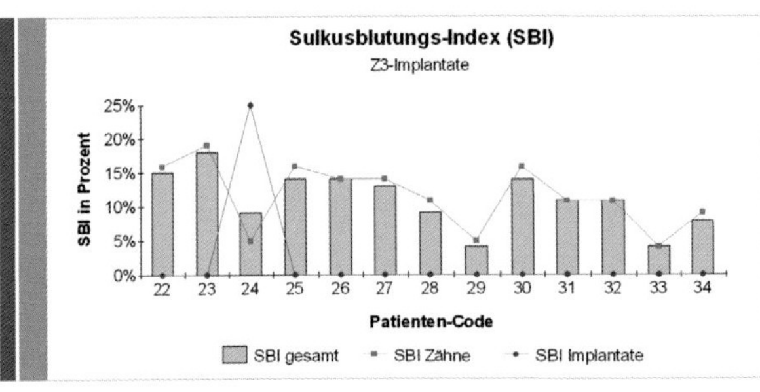

(Abbildungen: Bei 86 vornehmlich im Seitenzahnbereich inserierten Implantaten mit einer durchschnittlichen Liegedauer von 3,5 Jahren und einer Erfolgsquote von 96,7 % zeigte sich eine sehr geringe Taschentiefe und ein deutlich geringerer Zahnbelag- und Blutungsindex als an den natürlichen Zähnen bei dem selben Patienten.)

Die herausragende Verträglichkeit für das Weichgewebe resultiert aus drei Tatsachen:

» Zirkonoxid besitzt keinerlei freie Elektronen, welche Bindungen eingehen können.
» Zirkonoxid ist extrem glatt und besitzt eine praktisch unangreifbare Oberfläche (selbst Flusssäure und Hitze bis 2.500°C können dieses Material praktisch nicht angreifen).
» Zirkonoxid besitzt eine geringere Plaqueaffinität als der natürliche Zahn; diejenige von Titan ist höher als die des natürlichen Zahnes. Dadurch ist die Entstehung von Zahnstein oder Belag am Keramikimplantat fast unmöglich.

Dies alles führt zu einer hervorragenden Weichgewebsverträglichkeit.
Aus dieser hohen Weichgewebsverträglichkeit von Zirkonoxid resultieren überraschend hohe ästhetische Resultate:

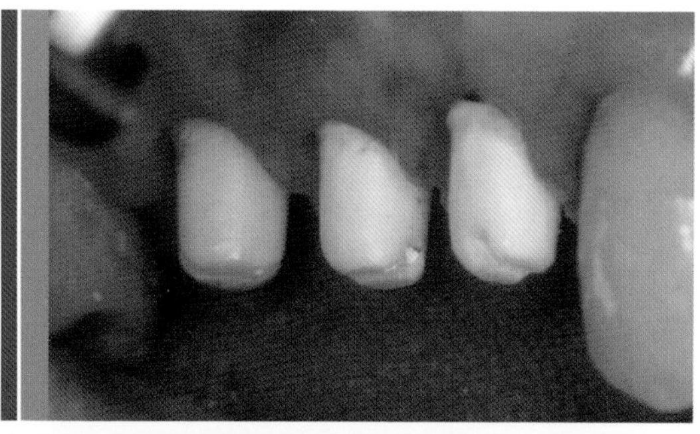

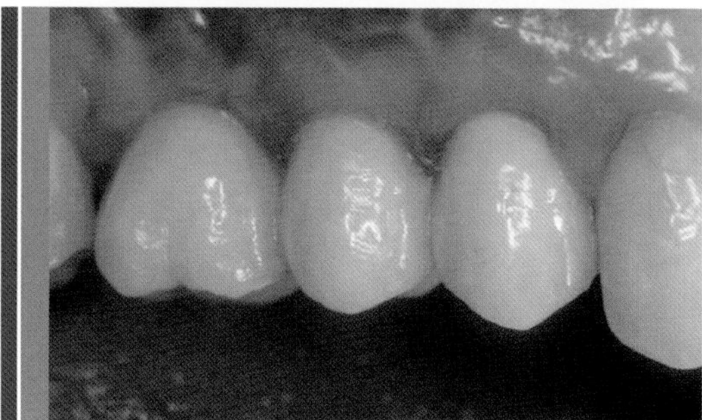

(Abbildungen: drei der ersten eingesetzten Zirkonoxidimplantate (Februar 2001) mit perfekter Regeneration des Zahnfleischs auch in den Zahnzwischenräumen.)

III. ERKRANKUNGEN UND BELASTUNGEN

11. Belastungen durch Impfungen

Wenn man in Wikipedia unter „Impfung" nachschaut, findet man folgende Aussagen:

„Die **Impfung** ist eine vorbeugende Maßnahme gegen verschiedene Infektionskrankheiten und wird deshalb auch **Schutzimpfung** genannt. Man unterscheidet **aktive Impfung** und **passive Immunisierung**. Bei einer aktiven Impfung wird der Impfstoff in Form abgeschwächter, abgetöteter oder fragmentierter Krankheitserreger in den Körper eingebracht. Ziel dieser Impfung ist es, das körpereigene Immunsystem zur Bildung spezifischer Antikörper anzuregen und so eine spezifische Immunität gegen die entsprechende Infektionskrankheit zu bewirken. Bei einer passiven Impfung hingegen wird mit Impfserum geimpft, welches die passenden Antikörper gegen den betreffenden Krankheitserreger bereits in hoher Konzentration enthält. Es stehen Impfstoffe gegen eine Vielzahl von viralen und bakteriellen Infektionskrankheiten bereit. Umfassende Impfprogramme haben seit Mitte des 20. Jahrhunderts wesentlich zur Reduktion verschiedener Infektionskrankheiten beigetragen."

Wir Mitglieder der OPEN MIND ACADEMY befassen uns zum Teil seit Jahren mit Impfungen, mit deren Wirkungen und Nebenwirkungen, deren Schutz und deren Schaden.

Wir haben versucht, die in Wikipedia gemachten Aussagen, die identisch sind mit den Aussagen des Paul-Ehrlich-Instituts (Bundesinstitut für Impfstoffe und biomedizinische Arzneimittel) nachzuvollziehen und zu überprüfen, um dem Patienten so exakt wie möglich Antworten auf seine Fragen zu Impfungen zu geben.

1. Gibt es den Nachweis, dass Impfungen eine vorbeugende Maßnahme, d. h., eine Schutzmaßnahme sind?

2. Sind die Antikörper, deren Bildung das Ziel einer aktiven Impfung ist, ein Nachweis, dass damit eine spezifische Immunität gegen die entsprechende Infektionskrankheit bewirkt wird?

3. Stimmt es, dass die Impfprogramme des 20. Jahrhunderts zur Reduktion verschiedener Infektionskrankheiten wesentlich beigetragen haben?

4. Sind Nebenwirkungen der Impfungen zu vernachlässigen bzw. in Kauf zu nehmen?

Diese vier Fragen kann man komplett mit „NEIN" beantworten. Lesen Sie dazu im Folgenden die Kommentare zu den einzelnen Punkten.

Zu 1.: Wenn Impfungen tatsächlich eine Schutzwirkung haben, dann sollten geimpfte Kinder gesünder sein als ungeimpfte. Hierzu müssten vergleichende Studien von Geimpften gegenüber Placebo durchgeführt werden, die aber von den zuständigen Gesundheitsbehörden nicht durchgeführt werden, weil man es für unethisch hält, der Placebogruppe den Schutz vorzuenthalten.

Im letzten Jahr, 2010, zeigten die Ergebnisse aus einer offiziellen Erhebung des RKI (Robert-Koch-Institut) eindeutig, dass ungeimpfte Kinder tatsächlich gesünder sind als geimpfte.

Ausgangsbasis waren die Rohdaten von der obersten Gesundheitsbehörde, dem RKI. Diese Daten werden alle paar Jahre erstellt, um sich ein Bild von dem allgemeinen Gesundheitszustand der Kinder zu machen.

Über drei Jahre lang wurden in Deutschland Kinder und Jugendliche (bis 17 Jahre) befragt und Untersuchungen durchgeführt, sodass man am Ende von jedem einzelnen der 18.000 Untersuchten 1.500 Einzeldaten hatte. Hierbei wurden auch Daten über Impfungen erfasst.

Die Auswertung der Gegenüberstellung von Impfungen und Krankheiten zeigte signifikante bis hochsignifikante Ergebnisse für Heuschnupfen, Neurodermitis, Nickelallergien, Skoliose, Mittelohrentzündung und Lungenentzündung. Ganz eindeutig waren die ungeimpften Kinder gesünder als die geimpften.

Auch neurologische Schäden wurden bei den Geimpften mehrfach nachgewiesen; es traten bei den Ungeimpften weniger Fälle von ADHS auf, insgesamt weniger Verhaltensstörungen, weniger Störungen der Sprachentwicklung und auch weniger Brillenträger.

Zusammengefasst kann man sagen, dass ungeimpfte Kinder pro Jahr deutlich weniger Infekte hatten – im Durchschnitt 2,61 pro Jahr - und dass umso mehr Infekte auftraten, je mehr die Kinder geimpft wurden.

Fest steht auch, dass chronische Erkrankungen, die man noch vor 20/30 Jahren nur im Erwachsenenalter sah, im Kindesalter massiv zugenommen haben. Einige zellbiologische Befunde (z. B. das Ungleichgewicht von TH1- und TH2-Zellen in Richtung Th2) passen sehr gut zu der Vermutung, dass hier ein Zusammenhang mit den vielen Impfungen besteht.

Zu 2.: Bei Durchimpfungen zeigt sich immer wieder, dass die Geimpften leichter krank werden als die Ungeimpften.

Die berühmte „Spanische Grippe" grassierte besonders schwer bei US-amerikanischen Soldaten, die in den USA vor ihrem Kriegseinsatz in Europa mit multiplen Impfstoffen, die damals auch giftige Substanzen enthielten, durchgeimpft wurden.

Die fehlende Schutzwirkung zeigte sich auch bei den letzten Pockenausbrüchen in Deutschland nach dem letzten Weltkrieg. Es fand sich Erstaunliches: Die meisten der Pockenkranken waren geimpft und bei diesen Geimpften verlief die Erkrankung sogar schwerer.

Zu 3.: 1976 veröffentlichte das britische Gesundheitsministerium einen offiziellen Bericht, in dem über Infektionskrankheiten zu lesen ist: „Die Abnahme war bereits in Gang, bevor gezielte Heil- und Vorbeugungsmethoden entdeckt wurden. Deshalb muss sie zu einem beträchtlichen Teil auf ungezielte Maßnahmen wie die Beseitigung der Elendsquartiere, bessere Ernährung, verbesserte Körperhygiene, Wasserhygiene und auf prophylaktische Tätigkeit von Ärzten und Gemeindeschwestern zurückgeführt werden und nicht auf Impfungen."

1979 brachte der bekannte Epidemiologe Prof. Thomas McKeown eine sorgfältige und bis jetzt nicht angefochtene Analyse über den Rückgang der Epidemien in Großbritannien seit dem 18. Jahrhundert heraus. Bei allen Infektionserkrankungen war die Sterblichkeit schon stark zurückgegangen, und zwar bevor Impfungen durchgeführt wurden. Er kommt zu dem Schluss: „Die heutige Verbesserung der Gesundheit begann und machte Fortschritte, ohne dass die Medizin mit Impfungen nennenswerte Beiträge geleistet hätte".

Beispiel Pockenimpfung und Rückgang der Pockenkrankheit:

Es wird argumentiert, dass Impfungen die Seuchen und Plagen der Menschheit beseitigt hätten. Und tatsächlich, in den letzten Jahrhunderten gab es einen starken Rückgang von fast allen schweren und seuchenartigen Infektionserkrankungen (Pest, Cholera, Tuberkulose, Pocken, Diphtherie).

Laut Prof. Ronald A. Henderson (John Hopkins University) allerdings, der auch WHO-Delegierter war, gelang der Durchbruch der von der WHO organisierten Pockenbekämpfung um das Jahr 1970 nur mittels einer neuen Strategie und nicht durch Impfungen!

Bis zu diesem Zeitpunkt wurde vor allem auf Massenimpfungen gesetzt. Allerdings stiegen die Erkrankungszahlen nach diesen Massenimpfaktionen in den damaligen Pockenländern fast überall an. Die Impfungen hinterließen keinen Schutz. Vor allem erwiesen sich die sogenannten Inkubationsimpfungen, die nach Bekanntwerden eines Pockenausbruchs durchgeführt wurden und häufig bereits Infizierte betrafen, als sehr gefährlich und ließen die Todesraten hochschnellen.

Erst als die WHO feststellte, dass durch Massenimpfungen die Pocken nicht ausgerottet werden konnten, ging man modifizierter an die Sache heran: Pockenkranke wurden in Quarantäne gehalten, Kontaktpersonen in kleinen Gruppen isoliert, die Ausscheidungen desinfiziert und die Ernährungsgrundlagen verbessert. Die Massenimpfungen wurden nicht mehr durchgeführt und auch nicht mehr empfohlen. Gerade dadurch gingen die Pockenfälle bis 1976 rapide zurück.

Zu 4.: Zur Beurteilung der Effektivität von Impfungen muss man auch die Nebenwirkungen beobachten.

2002 wurde in „Lancet“, einer der führenden medizinischen Zeitschriften, beschrieben, dass viele Krebserkrankungen möglicherweise auch durch einen in Polioimpfstoffen enthaltenen Virus verursacht sein könnten. Der Polioimpfstoff wird auf lebenden Affennebennieren gezüchtet. Diese Tiere waren allerdings zum Teil mit dem bis dahin unbekannten Simian Immundeficiency Virus (SIV) infiziert, der die Erbsubstanz schädigt und zu Immunschwächen führt. Allein in den USA wurden zwischen 1955 und 1963 über 98 Mio. Kinder geimpft. Auch in anderen Ländern wurde dieser kontaminierte Impfstoff eingesetzt. Man geht davon aus, dass dieser SIV auch bei Mesotheliomen, Hirn- und Knochentumoren eine Rolle spielt. Obwohl immer beteuert wurde, dass dieser Virus seit 1965 aus den Impfstoffen entfernt worden sei, fand man 1997 in internen Dokumenten der Firma Lederle das Eingeständnis, dass ihre Impfstoffe nicht unbedingt frei davon seien.

Für die Impfstoffhersteller war 2002 auch in anderer Hinsicht ein schockierendes Jahr. Dr. Thomas Jefferson, Leiter des Impfstoffbereiches der international anerkannten „Cochrane"-Vereinigung, der von der Europäischen Kommission beauftragt war, die Sicherheit von Impfstoffen zu analysieren, kam zu einem unschönen Urteil: Es existierten keine glaubhaften Studien, welche die Sicherheit von Impfstoffen bei Kindern belegten. Das heißt, es ist nicht ausreichend geprüft worden, ob durch die Impfstoffe nicht auch Krankheiten ausgelöst werden.

2003 starb z. B. ein 22-jähriger Soldat, nachdem er eine Sechsfach-Impfung erhalten hatte. Außerdem gibt es ernstzunehmende Hinweise dafür, dass Impfungen gegen Hämophilus influenzae (HiB) als Folge Diabetes und andere Krankheiten auslösen könnten.

Ein weiteres Beispiel für massive Nebenwirkungen ist der Zusammenhang Quecksilber und Autismus. Warum gibt es in USA mehr autistische Kinder als in Deutschland? Kurz nach Einführung von drei neuen quecksilberhaltigen Pflichtimpfungen ab 1989 in den USA (HiB, DTP und Hepatitis B – alle am Tage der Geburt) stieg die Autismusrate bei Kindern um das etwa 10 - 20-fache an, sodass mittlerweile von einer Autismusepidemie in USA gesprochen werden kann und Autismus als nationales Problem höchster Kategorie angesehen wird.

Weiterhin konnte nachgewiesen werden, dass die Autismusrate und die Häufigkeit von Sprachstörungen mit der Menge an verabreichtem Thiomersal korrelierten.

In neuerer Zeit nehmen die Autismushäufigkeit und Sprachstörungen wohl wieder ab, da diese Kinder ohne Thiomersal geimpft worden sind. Nachdem in den USA viele Kinder nach Impfungen krank wurden bzw. sich nicht mehr unbeschwert entwickelten oder schwere Persönlichkeitsveränderungen aufwiesen, wurde von Eltern vermutet, dass es eine Verbindung zwischen Autismus und Impfungen geben könnte. Gegen den Druck der Impfstoffindustrie wurde deswegen in Regierungskreisen der USA seit 1999 die Wissenschaft zu diesem Thema angehört.

Die Regierungskommission unter dem Vorsitz von Dan Burton kommt 2003 in einem Brief an den damaligen US-Präsidenten George W. Bush zu dem Schluss, dass sowohl Quecksilber aus Amalgamfüllungen der Mütter als auch Quecksilber in Impfstoffen die Autismusepidemie maßgeblich ausgelöst habe.

Ab den 1990er-Jahren war die Quecksilberdosis, die z. B. ein drei Monate alter Säugling in den USA durch Impfungen bekommen hatte, um bis zu 300-fach höher als von der amerikanischen Umweltbehörde „Environmental Protection Agency“ (EPA) zugelassen war und ist. In USA enthielten zu der Zeit viele Impfstoffe Quecksilber als Konservierungsstoff (Thiomersal), erst ab 1999 wurde die Impfstoffindustrie angehalten, freiwillig Thiomersal aus Impfstoffen zu entfernen, aber erst ab 2004 kam man dieser Aufforderung langsam nach.

Viele Impfstoffe mit Quecksilber waren zudem später noch in Umlauf. Mittlerweile gibt es offizielle Bestrebungen, Thiomersal wieder in die Impfstoffe einzuführen, außerdem konnte 2005 Thiomersal auch in vier quecksilberfreien Impfstoffen nachgewiesen werden. Dies ist vielleicht dadurch bedingt, dass im Herstellungsprozess Thiomersal manchmal zur Inaktivierung der Erreger gebraucht wird, dieses sich aber nicht ausreichend abfiltrieren lässt.

In der Schweiz gibt es laut Aussagen der Gesundheitsbehörde „Swissmedic 2004“ noch quecksilberhaltige Impfstoffe gegen Hepatitis B, Influenza, Frühsommer-Meningo-Enzephalitis (FSME) und Hirnhautentzündung.

Auch in Deutschland kann – je nach Hersteller – noch selten Thiomersal in Impfstoffen enthalten sein. Ungeachtet davon sind auch andere Inhaltsstoffe vorhanden, welche die Giftigkeit von Quecksilber in Zellversuchen zum Teil beträchtlich erhöhen können.

In Versuchen zeigte sich Thiomersal in geringster Menge schon als zellzerstörend. Bei gleichzeitiger Anwesenheit von Quecksilber aus Amalgam verstärkte sich die giftige Wirkung von Thiomersal. Die Wirkung von Aluminium hatte einen weiteren synergetischen giftigen Einfluss.

Zusammen mit Testosteron (männliches Hormon) erhöhte sich zusätzlich die Giftwirkung von Thiomersal oder Quecksilber um das Vielfache, während Östrogene die Giftwirkung verminderten. Dies kann die Beobachtung erklären, dass etwa viermal mehr Jungen als Mädchen autistisch sind, etwa dreimal mehr Männer als Frauen an Amyotropher Lateralsklerose (ALS) erkranken und etwa vier- bis siebenmal mehr Jungen eine Form von Aufmerksamkeitsdefizitsyndrom (ADS) entwickeln.

Babyhaar aus dem ersten Haarschnitt nach der Geburt wurde auf seinen Quecksilbergehalt hin untersucht. Gleichzeitig wurden die Zahlen der Amalgamfüllungen der Mütter und die Infusionen mit quecksilberhaltigen Konservierungsstoffen während ihrer Schwangerschaft ausgewertet. Die Mütter der autistischen Kinder waren während der Schwangerschaft mehr Quecksilber aus Amalgamfüllungen und aus den Infusionen ausgesetzt, sodass ihre später autistisch gewordenen Kinder über die Plazenta mehr Quecksilber erhielten.

Die Haarquecksilberwerte der autistischen Kinder waren aber fast zehnmal niedriger als die Haarwerte der gesunden Kinder. Diese Werte stiegen auch nicht, wie bei den gesunden Kindern, mit der Amalgamfüllungszahl der Mütter an. Je schwerer der Autismus ausgeprägt war, desto geringer waren die Haarquecksilberwerte. Da Haare als Bestandteil der Haut auch als Ausscheidungsorgan aufgefasst werden, geht man davon aus, dass autistische Kinder Quecksilber viel schlechter ausscheiden können als gesunde Kinder. Nicht das Quecksilber im Haar führt zu neurologischen Problemen, sondern dasjenige, welches im Gehirn vorhanden ist.

Autistische Kinder hatten zudem über zweifach höhere Quecksilberwerte in ihren Milchzähnen als gesunde Kinder. Milchzähne wachsen während der Schwangerschaft und deren Quecksilbergehalt korreliert wohl mit dem Quecksilbergehalt im Gehirn. Autistische Kinder wiesen zusätzlich nach dreitägiger Mobilisation mit Dimercaptobernsteinsäure (DMSA) fast sechsfach erhöhte Quecksilberwerte im Urin auf als gesunde Kinder. Die Blei- und Kadmiumwerte waren dabei nicht unterschiedlich.

Das dem Robert Koch Institut in Deutschland vergleichbare US-amerikanische „Center for Disease Control and Prevention" (CDC) stellte ein etwa 11-fach höheres Risiko für Autismus bei Kindern fest, die mit quecksilberhaltigen Impfstoffen geimpft worden waren, gegenüber einer Kontrollgruppe, die quecksilberfreie Impfstoffe erhielten.

Eine neue Analyse, welche erstmalig in der Geschichte den Gesundheitszustand von tatsächlich ungeimpften Kindern mit denjenigen von geimpften Kindern vergleicht, die über 11.000 Kinder umfasst, zeigte folgende beeindruckenden Ergebnisse:

1. **Geimpfte Kinder hatten ein 2,46-fach erhöhtes Risiko für Autismus,**

2. **ein 4,17-fach erhöhtes Risiko für ADS/ADHS und**

3. **ein 2,58-fach erhöhtes Risiko für neurologische Entwicklungsstörungen.**

Dass einer Quecksilberbelastung die Hauptrolle bei Autismus zukommt, zusammen mit besonderen Empfindlichkeiten, wurde in einer neusten Studie mit internationaler Besetzung nochmals eindeutig bewiesen [Geier DA, Kern JK, Garver CR, Adams JB, Aushya T, Nataf R, Geier MR. Biomarkers of environmental toxicity and susceptibility in autism. Journal of the Neurological Sciences 2008].

Nach Gabe von Thiomersal (Quecksilberverbindung in Impfstoffen) in Konzentrationen, die im Blut von Säuglingen noch acht Tage nach einer Impfung gemessen wurden, fand sich auch eine starke Schädigung an den Nervenzellkulturen. Thiomersal führte bei Nervenzellen zu einem bedrohlichen Glutathionverbrauch, sodass die Zelle sich nicht mehr vor Quecksilber schützen kann.

Von den impffreudigen Gesundheitsbehörden der USA und anderer Ländern wird abgestritten, dass Autismus durch Quecksilber bedingt ist. Sie fürchten zusammen mit den Impfstoffherstellern wahrscheinlich Schadenersatzforderungen, welche die Ausmaße der Klagen gegen die Tabakindustrie bei Weitem übersteigen könnten.

Seit 2006 gibt es eine Impfung gegen Papilloma-Viren (Gardasil), die Gebärmutterhalskrebs auslösen könnten. Aluminiumhydroxid ist Bestandteil des HPV-Impfstoffes. (HPV= Humane Papillomaviren) Im Zusammenhang mit dieser Impfung sind in den USA schon über 9.000 Meldungen wegen unerwünschten Nebenwirkungen sowie Todesfälle aufgezeichnet worden. In Spanien wurde diese Impfung wegen zweier Todesfälle wieder vom Markt genommen.

Wenn man alle Informationen über Impfungen und deren Wirksamkeit bzw. Nebenwirkungen betrachtet, kommt man eher zu dem Schluss, dass Impfungen nicht besonders sinnvoll sind.

Dagegen steht die zunehmende Zahl an Impfungen pro Kind. Laut Impfkalender des Bundesgesundheitsministeriums werden für Kinder im 1. Lebensjahr 22 Impfungen, bis zum 6. Lebensjahr noch einmal 18, und bis zum 15. Lebensjahr noch einmal 22, also insgesamt 62 IMPFUNGEN bis zum 15. Lebensjahr empfohlen und dies sogar als dringend empfohlen.

Ärzte sollten genauso wie Eltern mehr auf eventuelle zeitliche Zusammenhänge von Impfungen und der Entstehung von chronischen Erkrankungen achten.

Parallel sollten weiterhin Daten gesammelt werden, wie es z. B. eine Elterninitiative unter der Leitung von Petra Cortiel in Salzburg seit 2001 tut.

Anbei ein Online-Fragebogen hierzu: www.impfbefragung.de.

Die Fülle der Arbeiten über Impfungen und deren Wirkungen bzw. Nebenwirkungen ist erdrückend. Wir haben hier nur eine kleine Auswahl von Argumenten zusammengeschrieben. Wir werden dies im nächsten Buch 2012 fortführen.

III. ERKRANKUNGEN UND BELASTUNGEN
12. hormonelle Regulationsstörungen

URSACHE

Schilddrüse

Die Schilddrüse produziert hauptsächlich T4, nur 15 % T3 werden in der Schilddrüse selbst gebildet. 85 % der T3-Synthese erfolgen im Gewebe (Leber, Darm, Fettgewebe, Gehirn, Geschlechtsorgane). Schilddrüsenhormone liegen immer gebunden vor (an TBPA, TBG, Serum Albumin). Ungebundene, freie Schilddrüsenhormone werden schnell ausgeschieden und können im 24-Stunden-Sammel-Urin (Labor KEAC) gemessen werden. Bestimmte Nahrungsmittel und Medikamente konkurrieren mit den Schilddrüsenhormonen um die Bindungsproteine. Sie sollten bei einer Unterfunktion gemieden werden (dazu gehören Rapsöl, Hirse, Erdnüsse, Kohlarten, teilweise Kräutertees, Soja, Pinienkerne, Mais, Kohlrabi).

Medikamente

Diclofenac, Ibuprofen, Salicylate.

Bei der Stoffwechselstörung HPU kommen Schilddrüsenstörungen gehäuft vor. Z. B. eine gestörte zelluläre Umwandlung von T4 in T3, TSH-Suppression und/oder Autoimmunerkrankungen der SD (Hashimoto-Thyreoiditis, Morbus Basedow).

Symptome der Unterfunktion (nach: Leben mit Hashimoto-Thyreoiditis, Prof. Heufelder)

- Müdigkeit, körperlicher Erschöpfbarkeit, Konzentrationsschwäche, Gedächtnisschwäche
- Hoher Blutdruck mit langsamem Puls unter 70, selten niedriger Blutdruck mit Herzstolpern
- Depressive Verstimmung, Angst-Panikattacken
- Struppige, glanzlose Haare, Haarausfall, teigige trockene Haut (Myxödem)

» Verstopfung, Blähungen
» Leichtes Frieren
» Gewichtszunahme
» Zyklusstörungen, Unfruchtbarkeit, verminderte Libido
» Karpaltunnelsyndrom
» Hörgeräusche, nachlassendes Sehvermögen
» Wassereinlagerungen morgens um die Augen
» Wesensveränderungen
» Schwindel
» Verminderte Körpertemperatur

Hashimoto Thyreoiditis

I. d. R. kommt es zur Schilddrüsen-Unterfunktion, die sich schleichend entwickelt. Am Anfang ist auch eine Phase der Überfunktion möglich. Häufig treten Verläufe mit milden Beschwerden auf, die auch völlig symptomlos ablaufen können. Seltener kommt es zu ausgeprägten Beschwerden. 25 % der Patienten haben zusätzlich weitere Auto-Immunerkrankungen. In der frühen Phase ist eine Ausheilung möglich. Frauen sind in der Regel häufiger betroffen als Männer. 4 - 12 % der Bevölkerung haben eine Hashimoto Thyreoiditis. Das Krankheitsbild tritt familiär gehäuft auf. Phasen der hormonellen Umstellungen (Pubertät, Geburt, Wechseljahre) begünstigen die Manifestation.

Hashitoxikose / Überfunktion

Durch immunologische Zerstörung von hormon- speicherndem Schilddrüsen-Gewebe Auch Antikörper gegen den TSH-Rezeptor sind möglich und können zur Dauerstimulation führen.

Symptome sind u. a.:

Schwitzen, Nervosität, Schlaflosigkeit, Durchfall, Zittern, Heißhunger, vermehrter Durst, Gewichtsverlust, Muskelschwäche, -schmerzen, Zyklusstörungen bei Frauen. Thyreostatika sind in der Regel nicht erforderlich oder wirksam, da diese „nur“ die Neubildung von Schilddrüsen-Hormonen verhindern.

Symptome der Immunerkrankung

- » Gelenkschmerzen
- » Muskelschmerzen
- » Verhärtungen der Muskeln und Sehnen, v. a. Nacken
- » Schmerzen der Schilddrüse, Kloßgefühl, Heiserkeit
- » Hautveränderungen (Rosacea, Urtikaria, Pigmentstörungen)
- » Sicca-Syndrom
- » Stimmungslabilität
- » Neuritiden
- » Hashi-Enzephalopathie (selten, epileptische Anfälle, Halluzinationen, psychiatrische Symptome)
- » Schwäche, Erschöpfung, Grippe-Gefühl
- » Anämie, Verdauungsprobleme
- » Endokrine Orbitopathie
- » Lymphknoten-Schwellung, Infektanfälligkeit

Zusätzliche Auto-Immunerkrankungen

- » Vitiligo Morbus, Addison, Diabetes, Lupus erythematodes, rheumatische Erkrankungen, Myasthenia gravis, Zöliakie, Morbus Crohn, Colitis ulzerosa, perniziöse Anämie, Alopecia areata/totalis, Sarkoidose, Endometriose

Mögliche Auslöser für Hashimoto

- » Genetik (häufig HLA-Typ)
- » Stress (Immunsystem: Verlust von T-Suppressorzellen, fehlerhafte Inaktivierung unreifer B-Lymphos, Toleranzverlust, Ungleichgewicht TH1/TH2 ... wird diskutiert)
- » Umweltbelastungen, Gifte (Metalle)
- » Medikamente, auch z. B. jodhaltiges Röntgen-Kontrastmittel, oder jodhaltige Medis (Amiodaron), Interferon-alpha, Lithium (kann Hormonbildung in der SD hemmen)
- » Infektionen mit Viren, Bakterien (EBV?)
- » Zusammenhang mit dem Darm noch unklar

» Jodmangel ist ebenfalls ein Risikofaktor!
» Hormonelle Umbrüche in der Pubertät, nach der Geburt eines Kindes, in den Wechseljahren
» Postpartale Thyreoiditis: abruptes Absinken von Östradiol und Progesteron
» Männer: häufig verminderter Testosteron-Spiegel, vermindertes DHEAS
» Allgemein: Androgene und Progesteron wirken immunsuppressiv

HPU und Nebennierenschwäche

Symptome

» Häufiges Wasserlassen, Schwächegefühl, kein erholsamer Schlaf, Brain Fog (Konzentrations-Störungen)
» Niedriger Blutdruck, breiige gelbliche Stühle, Cortisol unphysiologisch oder vermindert,
» DHEA vermindert, Hormone (Testosteron, Progesteron, Östrogen o. a.) vermindert, erhöhter Cholesterin-Spiegel (Stau), Adrenalin/Noradrenalin vermindert oder gestörte Umwandlung, Schwangerschaftsübelkeit, Wassereinlagerung, Blutzuckerprobleme (Cortisol), Erschöpfung, Müdigkeit, Stressempfindlichkeit

Diagnostik

» Speichel- und Urintest (z. B. Labor Ganzimmun)

Hohe Cortisol- / niedrige DHEA-Werte:

» Suppression von TSH, es wird vermehrt reverse-T3 (inaktiv) gebildet.

DIAGNOSE

Viele Hormone lassen sich mittlerweile im Speichel besser bestimmen als im Blut. Im Blut sind viele Hormone an Transportproteine gebunden, die das Hormon inaktiv werden lassen. Vergiftungsbedingt kann es zu einer eingeschränkten Produktion von Hormonen kommen. Die Produktion von Steroidhormonen benötigt intakte

Mitochondrien. Insbesondere Hormone, die aus dem Gehirn freigesetzt werden, und Nebennierenrindenhormone können in Einzelfällen bei Vergiftungen deutlich erniedrigt sein. Dies kann wiederum die Ursache für Müdigkeit (Mangel an Adrenalin oder Cortisol), Schlaflosigkeit (Mangel an Tryphtophan, 5-Hydroxy-Tryphtophan, Serotonin und Melatonin), Depressionen (Mangel an Serotonin, Dopamin, Acteylcholin und Nebennierenrindenhormonen), Nervosität und Übererregbarkeit (Mangel an GABA) sein.

Durch eine effektive Ausleitung können manchmal Hormonmangelsyndrome geheilt werden. Eigene Erfahrungen zeigen, dass selbst die als unheilbar bekannte sekundäre Nebenniereninsuffizienz heilbar sein kann. Andererseits führt eine Quecksilberbelastung manchmal zu einem erhöhten Testosteronspiegel (männliches Hormon), was das Quecksilber wiederum giftiger werden lässt, wie das Beispiel autistischer Kinder zeigt.

Labor:

» 24-Stunden-Urin-Bestimmung auf T3 und T4 ist sinnvoll (KEAC), fT3 und fT4 in der Regel unauffällig.
» TSH nimmt mit dem Alter ab, in der Regel kleiner 2 (kleiner 1 = verminderte Fruchtbarkeit)
» Jodeinbau ist Vit. B3-abhängig (P5P-Mangel verursacht Vit. B3-Mangel) Konversion T4 in T3 ist Selen-abhängig. Deionidase wandelt teilweise in reverses T3 (inaktiv) um, bei Nebennierenschwäche Bindung von bestimmten Flavonoiden und Porphrinogenen an D1- und D2-Deionidase
» 30 % der HPU-Patienten mit TSH größer 3,5 haben Hashimoto-Thyreoiditis.
» Auch zyklische Hypothyreose

BEHANDLUNG

» Dehydroepiandrosteron (DHEA)-S
» Dehydroepiandrosteron (DHEA) ist eine Vorstufe der Sexualhormone Testosteron und Östrogen.

Autistische Kinder zeigen meist einen erhöhten Testosteronspiegel bzw. Androgenindex (siehe auch Kapitel III.7. ADHS/Autismus ab Seite 214). Durch Quecksilber sind sie oft nicht mehr in der Lage, die Speicherform von DHEA – DHEA-S (sulfatierte Form) – zu bilden.

Dadurch wird mehr Testosteron hergestellt, was sich negativ auf die neuronale Funktion ausübt. Gute Erfolge bei Autismus wurden auch durch die Gabe von Hormonsynthesehemmern (GnRH-Inhibitoren), welche die Bildung von Testosteron unterdrücken, erzielt. Bei gleichzeitiger Ausleitung von Quecksilber und dem dabei auftretenden Anstieg von Thiolen und dem wichtigen Glutathion funktioniert die Bildung von DHEA-S wieder und die erhöhten Testosteronwerte können sich normalisieren. Parallel dazu können die Symptome des Autismus reduziert werden. Weiterhin korreliert ein hoher DHEA-S-Wert mit besserer Gesundheit und verzögertem Altern.

Marginalie: Autistische Kinder und Ihre Mütter haben oft einen erhöhten Testosteronspiegel.

Weitere Sexualhormone

An der Uniklinik Heidelberg konnte gezeigt werden, dass Sexualhormone durch Amalgam, aber auch andere Gifte, insbesondere PCB, beeinflusst werden können: Es kann vor allem zu einer Erhöhung von Prolactin führen, das bei Frauen Unfruchtbarkeit und Funktionsstörungen der Eierstöcke verursachen kann. Auch die Samenproduktion beim Mann wird beeinträchtigt. Eine Schwermetallausleitung kann bei Frauen, die frühzeitig in die Menopause gekommen sind, die Hormone wieder normalisieren (Östrogene, Progesteron, Androgene, DHEA, und DHEA-S als Vorstufe). Ebenso können Menstruationsbeschwerden oder postmenopausale Beschwerden durch Ausleitung verbessert werden. Das sexualhormonbindende Globulin (SHBG) kann das männliche Hormon Testosteron und in geringerem Maße auch das weibliche Hormon Estradiol (Östrogen) binden. Falls zu viel SHBG anwesend ist, kann ein funktioneller Mangel an Sexualhormonen auftreten. Bei der Messung des Testosterons sollte man deswegen nicht nur das gesamte Testosteron messen, sondern auch das freie, also ungebundene, weil nur dieses im Körper verwertet werden kann. Aus diesen Werten kann auch der freie Androgen-Index berechnet werden.

Konversions-Störung - Symptome

» Konzentrations-Schwäche, Depression, Müdigkeit, Muskelschmerzen, Gewichtszunahme, Mangel an fT3.

Therapie

- MEDA-stim (Biotics) oder L-Thyroxin plus Selen oder Kombipräparat T3/T4 z. B. Novothyral oder Schilddrüsen-Extrakt (Klösterl-Apo, Receptura-Apotheke). Leichte Überfunktionssymptome am Anfang führen häufig zum Absetzen des Präparates. Langsam einschleichen! Bei Nebennierenschwäche immer zuerst die Nebenniere behandeln.

Therapie Schilddrüsen-Unterfunktion

- Vitamin 3, Selen, Jodid, Zink, Tyrosin, Thyrotabs (Biotics), GTA-forte (Biotics), Gotu-Kola (Solgar)

Therapie Hashimoto

- Selenocystein oder Selenomethionin, um die Antikörperproduktion zu senken. L-Thyroxin oder Kombipräparate aus T4 und T3.. Einnahme auch über den Tag verteilt möglich. Evtl. Gotu-Kola (Solgar), Cytozyme Pt/HPt (Biotics), Niacinamid, Tyrosin
- „Bremser“ der SD-Funktion
- Lithium
- Teilweise Antidepressiva
- PABA
- Alpha-Liponsäure

Therapie Hyperthyreose

- PABA, α-LPS, Melatonin, Quercetin
- Evtl. können Beta-Blocker (z.B. Propanolol) wirksam sein (symptomatisch)
- Bremsen leichter Überfunktionen durch gezielte Ernährung (Hirse, Soja, Kohl etc.)
- Thyreo-Loges

Nebennierenschwäche

Behandlung bei vorliegender HPU

- » Ausgleich mit Zink, P5P, Mangan (z.B. Depyrol, HPU-Komplex, Core)
- » Cytozyme AD (Biotics)
- » ADHS (Biotics)
- » In schwierigen Fällen Hydro-Cortison, DHEA, Kristallsalz in Wasser.
- » Vitamin B5 plus Vitamin C
- » 5-HTP, Glutamin, Tyrosin
- » Homöopathie: Phytocortal, glanules Suprarenales
- » Astragalus, siberian Ginseng, Ashwaganda
- » Triphala guggulu (Ayurveda), Polygonum multiforum, wild yam root, devils club bark
- » Black cohosh root (Traubensilberkerze),
- » Kein Kaffee, Tee, Guarana, Cola, Nikotin

Hirnhormone und weitere Hormone

Melatonin (siehe auch oben), von der Zirbeldrüse gebildet, wirkt als starkes Antioxidans und fördert den Schlaf. Außer durch Vergiftungen wird die Produktion vor allem durch elektromagnetische Strahlen (siehe auch Seiten 19 und 23), nächtliches Licht oder mangelndes natürliches und helles Tageslicht gehemmt. Als Folge nimmt die Alterung und Krebshäufigkeit zu. Melatonin wird am besten früh am Morgen oder im Nachtsammelurin und möglichst vor und nach Errichtung von Mobilfunksendern gemessen (siehe auch Seiten 54 und 69), um spätere Schadenersatzklagen gegen Mobilfunkbetreiber begründen zu können. Die Verkalkung der Zirbeldrüse gilt in der Bevölkerung von zivilisierten Ländern als normal, dagegen zeigten Naturvölker oder Japaner in früheren Untersuchungen eine geringere Häufigkeit von Zirbeldrüsenverkalkungen. Es wurde berichtet, dass frühzeitige Fluoridierungsmaßnahmen schon bei Kindern zu Verkalkungen der Zirbeldrüse führen könnten.

Luteinisierende (LH), follikelstimulierende Hormone (FSH) und Prolactin sind wichtig zur Steuerung der Sexualorgane und können durch Schadstoffe beeinträchtigt werden. Adrenokortikotrope Hormone (ACTH) stimulieren die Bildung von Cortison in der Nebenniere, thyroideastimulierende Hormone (TSH) stimulieren die Schilddrüse zur Ausschüttung von den Schilddrüsenhormonen freies T3 und T4 (Thyroxin).

Die **Schilddrüsenhormone** regen den Stoffwechsel an. Bei Mangel ist man müde, lustlos und meistens durch Wassereinlagerung zu dick. Auch bei normalen TSH- und T4-Werten kann trotzdem eine Unterfunktion vorliegen. Dabei ist T3 vermindert. T3 ist das aktive Schilddrüsenhormon und wird im Körper durch eine Dejodase aus T4 gebildet. Falls die Dejodase durch Giftbelastung oder Selenmangel behindert ist, entsteht zu wenig von dem aktiven T3 und man hat die Symptome einer Schilddrüsenunterfunktion.

Bei Störungen der Schilddrüse ist deshalb nicht nur Jod, sondern auch Selenmangel entscheidend. Selen ist neben vielen anderen Funktionen Co-Faktor der Typ I-Dejodase. Somit ist Selen notwendig zur Produktion des aktiven Schilddrüsenhormons T3 aus der inaktiven Vorstufe T4. Eine Quecksilberbelastung kann zum einen autoimmun bedingt die Schilddrüse zerstören und zum anderen Selenmangel auslösen, da Quecksilber mit Selen unlösliche Verbindungen eingeht.

Wachstumshormon, auch somatotropes Hormon (STH) oder Humanes Growth Hormon (HGH) genannt, wird zum Wachstum, zur Regeneration und Muskelbildung benötigt. Das Wachstumshormon bewirkt in der Leber die Bildung des Insulin-Like-Growth-Hormons (IGF). Als Messung für die Wachstumshormonausschüttung wird das IGF-Bindungsprotein 3 (IGF-BP3) gemessen. Es kann durch einen Mangel an Methionin, Arginin oder Lysin erniedrigt sein. Das Hirnschrankenprotein S100 ist erhöht bei Vergiftungen, aber auch bei Einfluss von hochfrequenten elektromagnetischen Feldern (wie z. B. Mobilfunk). Es zeigt an, ob die Blut-Hirn-Schranke durchlässig wird und gilt als Alarmzeichen, da dadurch Giftstoffe ins Gehirn gelangen, die normalerweise keinen Zutritt über die intakte Blut-Hirn-Schranke haben. Auch die neuronenspezifische Enolase zeigt einen Schaden der Nerven an. Ein chronisch erhöhter Cortisolspiegel, welcher durch Gifte, Stress oder Strahlungen auftreten kann, führt zu einem Verbrauch der Körperreserven und zu einem beschleunigten Abbau der Muskeln, Knochen und des Gehirns. Dies kann auch ausgelöst werden durch die chronische Gabe von Cortisonpräparaten. Auch bei Fettsucht oder Fibromyalgie kann manchmal ein erhöhter Cortisolwert gemessen werden. Die Cortisolbestimmung im Speichel ist bei chronischen Erkrankungen oft angezeigt.

Cystatin C ist ein besserer Marker zur Abschätzung der Nierenfunktion als Kreatinin, da es unabhängig von anderen Variablen ist. Es kann bei Schäden der Niere erhöht sein. Nierenschäden können z. T. durch Schwermetallausleitung geheilt werden. Andererseits können durch die Gabe von Chelatbildnern so viele Schwermetalle aus dem Körper mobilisiert werden, dass es bei saurer Stoffwechsellage zu schwermetallbedingtem

Nierenversagen kommt. Zur Vorbeugung ist der vorherige Ausgleich von Spurenelementen und vor allem von basischen Mineralstoffen angebracht. Durch Ausleitung wird die Nierenfunktion meist verbessert, der Cystatin C-Gehalt und Kreatinin reduziert sich, die Kreatinin-Clearance wird besser.

Erhöhtes **ß2-Mikroglobulin** im Blut belegt eine Überfunktion des TH2-Systems bzw. eine Minderfunktion des TH1-Systems (siehe auch Seite 243). Erhöhte ß2-Mikroglobuline im Urin zeigen schon früh an, ob tubuläre Nierenschädigungen vorliegen; bei Schwermetallbelastungen ist dies manchmal der Fall. Durch Schwermetallausleitung normalisiert sich der Wert meist wieder.

IV. GLOSSAR

Abwehrpeptide zerstören die Barrierefunktion der Zellmembranen.

Acrylamid gehört zur chemischen Gruppe der Amide. In reiner Form ist es ein weißes, geruchloses kristallines Pulver, das in Wasser, Ether und Ethanol löslich ist.

adhäsiv: anhaftend, klebend

Ätiologie beschäftigt sich mit der Ursache von Erkrankungen und ihren auslösenden Faktoren.

alkalische Phosphatase: Ein Enzym, welches speziell im Knochenbereich vorkommt. Eine Erhöhung deutet auf ein Krankheitsgeschehen, wie z. B. Tumor, Schäden an inneren Organen und Knochen.

Alkaloide sind natürlich vorkommende chemische Verbindungen, welche heterocyclisch gebundene Stickstoffatome enthalten.

Allergene sind Stoffe mit einem größeren molekularen Gewicht, die eine Allergiereaktion hervorrufen können.

Alopecia areata: Dies bezeichnet ganz allgemein eine sichtbare Lichtung des Kopfhaares, d. h., ein Zustand mit abnorm schütterem Haupthaar.

Alveolen: napf-, mulden- oder bläschenartige Gebilde, z. B. knöcherne Zahnfächer

Alveolarknochen: Als Alveolarfortsatz bezeichnet man den bogenförmigen Knochenteil des Ober- und Unterkiefers in dem sich die Zahnfächer befinden.

Amine sind organische Abkömmlinge des Ammoniaks.

Aminosäure ist eine Klasse organischer Verbindungen und wird entweder aus Naturstoffen oder auf synthetischem Weg gewonnen.

anaerobe Keime gelten als Auslöser paradontaler Entzündungsherde.

apikal: eine auf die Zahnwurzelspitze bezogene Lage oder Richtung.

apikale Ostitis: Wurzelspitzenentzündung

Apo E: Als Apo E (Apdipoprotein) bezeichnet man den Proteinanteil der Lipoproteine der die wasserlöslichen Lipide im Blut transportiert.

Apolipoprotein ist ein Protein, bzw. ein Eiweißanteil der Lipoproteine = Fetteiweiße.

Astaxanthin ist ein natürlicher Farbstoff, der zu der Xanthophyll-Klasse von Carotinoiden zählt.

Astigmatismus: Hornhautverkrümmung

Atopie: Als Atopie bezeichnet man die körperliche Bereitschaft zu einer krankhaft erhöhten Bildung von Immunglobulin E-Antikörpern (IgE) gegen geläufige Stoffe aus der Umgebung. Sie resultiert aus einer Kombination von klinischen Merkmalen sowie Patienten- und Familienanamnese.

ATP: Adenosin triphosphat (ATP) ist ein Nukleotid, welches als wichtigster Energielieferant der Zelle dient.

ATPasen sind Enzyme, die ATP in ADP und Phosphat aufspalten können. Bei dieser Hydrolyse wird Energie frei, die vom Enzym genutzt werden kann, um eine andere Reaktion zu treiben.

Atrophie: Gewebeschwund

Azithromycin ist eine organisch chemische Verbindung aus der Gruppe der Glycoside.

Babesien gehören zu den Sporentierchen. Sie sind Krankheitserreger und parasitieren in den roten Blutkörperchen von Wirbeltieren.

Bartonella ist ein gramnegatives Stäbchenbakterium.

Basophile gehören zu den Leukozyten und werden im Knochenmark produziert.

Bauchpalpation bezeichnet man die manuelle Untersuchung des Bauches.

Bentonit ist ein Gestein, das eine Mischung aus verschiedenen Tonmineralen enthält und als wichtigsten Bestandteil Montmorillonit enthält, was seine starke Wasseraufnahme- und Quellfägigkeit erklärt.

Bifidobazillen: Milchsäuregärung, die Wege des Energiestoffwechsels bei Lebewesen bezeichnet.

biliäre Zirrhose ist eine Autoimmunerkrankung der Leber. Zirrhose = Umbau der Zellen eines Organs in organ-untypisches, bzw. funktionsuntüchtiges Gewebe.

bioenergetische Analyse beruht auf Bestandteilen der Psychoanalyse und der Charakteranalyse.

Biokybernetik ist die Wissenschaft, die sich mit den Steuerungs- und Regelungsvorgängen in Organismen und Ökosystemen beschäftigt.

Biologo-Detox ist ein Produkt zur Entgiftung – auf Basis der Chlorella-Alge.

Bisphenol A ist eine chemische Verbindung aus der Gruppe der Diphenylmethan-Derivate und eines der Bisphenole.

B-Lymphozyten gehören zu den Leukozyten und sind als einzige Zellen in der Lage, Antikörper zu bilden und machen zusammen mit den T-Lymphozyten den entscheidenden Bestandteil des adaptiven Immunsystems aus.

Borna-Viren befallen im Gehirn das limbische System, welches die Gefühle und das Verhalten steuert.

bulbär: ein knollenförmiges Organ (-teil) betreffend.

Candida ist ein Pilz, der den Hefepilzen zugeordnet wird. Diesen Pilz findet man häufig auf den Schleimhäuten von Mund und Rachen sowie im Genitalbereich.

Casein gehört zu den häufigsten Auslösern von Kuhmilchallergien.

Cellsymbiosis-Therapie: eine Therapie, die die gestörte Symbiose einer Zelle wieder normalisiert.

Cerebrolysin ist ein aus Schweinehirn gewonnenes Peptidgemisch, dessen Eiweißkörper – aufgrund ihres niedrigen Molekulargewichtes – die Blut-Hirn-Schranke zu passieren vermögen.

cervikale Dilatation: Das Herzminutenvolumen wird bei einer cervikalen Dilatation von 8 cm um etwa 13 % gesteigert.

Chelat-Therapie: Eine Behandlung zur Entgiftung mit einem Komplexmolekül (oral oder als Infusion), welches Giftstoffe gut aufnehmen kann und sie somit aus dem Körper herausgeholt werden.

Chemokine sind Botenstoffe, die Immunzellen zum Tumor locken können, damit diese das entartete Gewebe angreifen.

chemotaktisch: die Auflockerung von Immunzellen betreffend.

Chlorella ist eine Süßwasseralge, die besonders gut Schadstoffe an sich bindet und ist daher zur Entgiftung geeignet.

Clindamycin ist ein Antibiotikum aus der Gruppe der Lincosamide.

Clostritiden: Erreger, die schweren Durchfall auslösen.

Cobalamine sind chemische Verbindungen, die bei allen Lebewesen vorkommen. Ihr wichtigster Vertreter ist das Coenzym B12.

Coeruloplasmin ist ein bläuliches Enzym und wirkt als Kupferspeicher. Es hilft Eisen aus den Zellen zu transportieren.

Colitis-ulcerosa: chronisch-entzündliche Erkrankung des Dickdarms.

Colon-Hydron-Therapie: Eine Therapie, bei der das Colon (der Dickdarm) mit Wassereinläufen gereinigt wird.

Colostrum ist die Erstmilch für Mensch und Tier, die von der weiblichen Milchdrüse produziert wird.

Cytochrome sind farbige Eiweiße, deren Aufgabe es ist, Elektronen zu übertragen, z. B. in der Atmungskette der Mitochondrien.

DDT (Dichlordiphenyltrichlorethan) ist ein Insektizid, das seit Anfang der 1940er-Jahre als Kontakt- und Fraßgift eingesetzt wird.

Dejodasen: Hierbei handelt es sich um selenabhängige Enzyme, die für den Stoffwechsel der Schilddrüsenhormone bedeutsam sind.

Dermographien sind äußerlich erkennbare Hautveränderungen, Hautverfärbungen, wie z. B. Striemen, blaue Flecken etc.

Diaminoxidase (DAO) ist ein kupferhaltiges Enzym, das Histamin, Putreszin und andere biogene Amine abbauen kann. Beim Menschen wird es im Darm, den Nieren und in der Plazenta produziert. Ein Mangel an DAO führt zur sogenannten Histamin-Intoleranz.

Dimetholsulfan ist eine organische Schwefelverbindung.

disloziert: verschoben oder verlagert.

distal: von der Körpermitte weiter entfernt gelegen.

DMPS-Therapie wird für den Bereich außerhalb des Zentralnervensystems als die wirksamste Schwermetall-Entgiftungsbehandlung angesehen.

DMSA wird in der Chelat-Therapie nach Schwermetallvergiftungen eingesetzt.

DNase sind im erweiterten Sinne alle nukleolytischen Enzyme, die die DNS zerkleinern.

Dopaminerge Nervenzellen befinden sich u. a. in der schwarzen Substanz und den Raphe-Kernen des Mittelhirns.

Dopamin-Synthese: findet im Gehirn statt

Dysbiose: Gleichgewichtsstörung der Darmflora

EBV: Das Epstein-Barr-Virus ist ein humanpathogenes, behülltes, doppelsträngiges DNA-Virus aus der Gruppe der Herpesviridae.

E.coli-Stämme werden eingesetzt, um bestimmte Proteine wie Insulin - und andere Pharmawirkstoffe – zu produzieren.

Ehrlichiosen ist eine Krankheit, die durch Zecken übertragen wird.

Elektroenzephalogramm: misst die elektrische Aktivität des Gehirns.

Elektromyographie ist eine Untersuchungsmethode der Neurophysiologie, welche die auftretende „elektrische Spannung“ in einem Muskel misst.

Eleutherkokkus: Taigawurzel

Emanation ist ein Begriff aus der Philosophie und bezeichnet das Hervorgehen der Dinge aus einem höheren (göttlichen) Ursprung.

Endokrine Orbitopathie ist eine entzündliche Erkrankung der Augenhöhle, die in den meisten Fällen zusammen mit einer Schilddrüsenüberfunktion auftritt.

Endothel ist eine dünne Schicht aus Endothelzellen, die das Innere von Blutgefäßen auskleidet.

entherohepatischer Kreislauf: Leber-Darm-Kreislauf

enzymatisch: durch Enzyme

Eosinophile gehören zu den Leukozyten und sind an der zellulären Immunabwehr beteiligt. Auch bei Allergien ist die Anzahl erhöht, sodass die sogenannte Eosinophilie ein wichtiger Indikator für das Vorhandensein einer Allergie ist.

Epiphyse: auch Zirbeldrüse genannt, liegt im Mittelhirn und ist das zentrale Regulationsorgan für die Synchronisation des 24-Std.-Rhythmus.

Epithelzellen: Hierbei handelt es sich um polare Zellen, die eine apikale und eine basale Seite aufweisen.

Fibrinogen ist ein wichtiger Faktor für die Blutgerinnung. Es sorgt u. a. dafür, dass ein Blutgerinnsel stabilisiert wird.

Flavanoide sind eine Gruppe von Pflanzenstoffen, zu denen ein Großteil der Blütenfarbstoffe gehört.

Folsäure ist eine synthetische Form des B-Vitamins.

Fruktosamin ist ein an Bluteiweiße gebundener Traubenzucker. Der Fruktosamingehalt ist in der Diagnostik und für die Insulineinstellung für Diabetiker von immenser Bedeutung.

Galactose - oder der Schleimzucker - ist eine natürlich vorkommende chemische Verbindung aus der Gruppe der Monosaccharide (Einfachzucker).

Gammaglobuline sind Immunglobuline = Immuneiweiße. Zu den Gammaglobulinen gehören alle Antikörper, die z. B. beim Impfen stimuliert werden.

Ganglien: Hier handelt es sich um Zysten oder blasenartige Ausstülpungen, die von Gelenkkapseln oder Sehnenscheiden ausgehen.

gastrointestinal: alles was Magen-Darm betrifft
(gastro = Magen, intestinum = Dünndarm)

genetische Polymorphismen: Vorkommen von zwei oder mehr unterschiedlichen Genotypen in einer Population. Die unterschiedlichen Genotypen lassen sich auf DNA-Sequenzvariationen zurückführen, die zu einem gewissen Prozentsatz in der Bevölkerung vorgefunden werden.

Gerson-Therapie ist eine ursprünglich zur Behandlung von Migräne entwickelte Therapie, die mittlerweile ein breites Anwendungsspektrum bis hin zur Krebstherapie hat.

Glut-5-Transporter: Es handelt sich um ein Transportprotein. Glut-5 wird beim Menschen hauptsächlich im Dünndarm und in den Spermien gebildet.

Glutamin: Eine proteinogene, für den Menschen nicht essentielle Aminosäure.

Glutathion: Ein entscheidendes Entgiftungsmolekül des Körpers für selbst produzierte Gifte und Gifte von außen.

Gluten-Sensitivität: Eine chronische Erkrankung der Dünndarmschleimhaut, aufgrund einer Überempfindlichkeit gegen Klebereiweiß, welches in vielen Getreidesorten vorkommt.

glykämischer Index ist ein Maß zur Bestimmung der Wirkung eines kohlenhydratigen Lebensmittels auf den Blutzuckerspiegel.

GST (Glutathion-S-Transferasen) sind Enzyme, die die Bindung von Gluthation an Xenobiotika (organismusfremde organische Verbindungen) katalysieren und damit eine zentrale Rolle bei der Entgiftung organischer Stoffe haben.

Guanylat Cyclase: An dieses Enzym bindet NO an. Hierdurch wird die glatte Muskelzelle stimuliert – für die Erweiterung der Gefäße.

Hämochromatose ist eine Erkrankung, bei der es zu einer erhöhten Aufnahme von Eisen im oberen Dünndarm kommt.

Hämophilus influenza lebt ausschließlich in den menschlichen Schleimhäuten, vor allem in denen des oberen Atmungssystems.

Hämopyrrollaktamurie: HPU ist eine genetisch bedingte Stoffwechselstörung, die durch die Ausscheidung v. Pyrrolen im Urin zu einem Mangel, insbesondere von Vitamin B6 und Zink führt.

Häm-Synthese: Häm ist ein Bestandteil von jeweils einem der Untereinheiten des Hämoglobins (HB). Es ist für die rote Farbe des HB`s verantwortlich.

Haptene sind kleine Moleküle, die isoliert keine Immunreaktion hervorrufen können. Dies wird bei diesen Stoffen aber dann möglich, wenn sie sich an ein körpereigenes Trägerprotein binden (Hapten-Carrier-Prinzip).

Hashi-Enzephalopathie: Hierbei handelt es sich um eine Autoimmunerkrankung, die zu einer chronischen Entzündung der Schilddrüse führt.

hereditär beschreibt das gehäufte Auftreten einer Krankheit oder eines Merkmals innerhalb einer blutsverwandten Familie.

Herxheimer-Reaktionen sind eine bis zu mehreren Tagen andauernde Reaktion des Körpers auf Bakteriengifte.

Histamin ist ein Naturstoff, der im menschlichen oder tierischen Organismus als Gewebshormon wirkt. Beim Menschen spielt es eine zentrale Rolle bei allergischen Reaktionen und ist am Immunsystem beteiligt.

Histapenie: zu niedriger Histamin-Wert.

holistischer Heiler: ganzheitlicher Therapeut

Homocystein ist eine vom Körper gebildete Aminosäure, die nicht zum Körperaufbau benötigt wird, sondern nur als kurzlebiges Zwischenprodukt entsteht.

hyperbare Sauerstofftherapie ist eine Behandlungsmethode, bei der 100 % reiner Sauerstoff – unter Zuhilfenahme von Überdruck am gesamten Körper kontrolliert – über genau definierte Zeiträume und Intervalle verabreicht, eingeatmet wird.

Hyperrealität ist das Abbild von etwas, das es in der Realität nicht gibt.

Hyperthyreose: Überfunktion der Schilddrüse

Hypochlorhydrie vermindert die Salzsäureabsonderung des Magens.

Hypoglykämine: Unterzuckerung des Körpers

Ideomotorischer Effekt bezeichnet das Phänomen, dass das Sehen – im schwächeren Maße – das Denken an eine bestimmte Bewegung die Tendenz zur Ausführung eben dieser Bewegung auslöst.

IgA steht für Immunoglobulin A, ein Antikörper, der in den externen Körperflüssigkeiten (Urogenitalschleim, Eingeweideflüssigkeit) vorkommt und dort eine Abwehrbarriere gegen Krankheitserreger bildet.

IgE steht für Immunoglobulin E, ein Antikörper, der in erster Linie Parasiten abwehren soll. Das IgE hat die Fähigkeit, sich über Rezeptoren an Mastzellen oder basophile Granulozyten zu binden und dort über Jahre hinweg im Körper zu bleiben. Bindet es ein Allergen, so veranlasst es die Mastzelle, Stoffe auszuschütten, die eine Allergie auslösen, z.B. Histamin.

IgG ist ein Glykoprotein, das von B-Lymphozyten, bzw. Plasmazellen – nach Kontakt mit einem Antigen – produziert wird.

IgM hat eine Funktion im Verlauf einer Immunantwort, produziertes Immoglobulin zur Aktivierung des Komplementsystems, weshalb ein erhöhter IgM-Antikörperwert bei einer Blutuntersuchung auf eine aktuelle Immunantwort – als eine momentane Infektion – hindeutet.

Immunglobuline (Antikörper) sind Proteine (Eiweiße) aus der Klasse der Gammaglobuline, die in Wirbeltieren als Reaktion auf bestimmte Stoffe, sogenannte Antigene, gebildet werden.

Immunkomplex beschreibt die Zusammenlagerung von Antikörpern und Antigen im Blut. Die Erreger werden dadurch inaktiviert. Die Immunkomplexe werden von Fresszellen aufgenommen und zerstört.

immunotoxisch: auf das Immunsystem schädigende Wirkung

Induktion: eine Form des Schlussfolgerns

Intrauterin: bedeutet „innerhalb der Gebärmutter“

Inulin ist ein Gemisch aus Polysacchariden aus Fructosemolekülen. Inulin gehört zu den präbiotischen Nahrungszusatzstoffen.

Isopathie ist eine Behandlungsform, bei der die Krankheitserreger selbst zum Heilmittel „verarbeitet“ werden.

Kanzogen bezeichnet man als das, was eine Krebserkrankung auslöst oder fördert.

kardiovaskulär: das Herz- und Gefäßsystem betreffend.

Katalase ist ein Enzym, welches Wasserstoffperoxyd zu Sauerstoff und Wasser umsetzt. Wasserstoffperoxyd entsteht beim Abbau von Sauerstoffradikalen, die sonst die Zellen schwer schädigen würden.

Katecholamine sind körpereigene Stoffe (Neurohormone), die an den sympathischen Alpha- und Beta-Rezeptoren des Herz-Kreislaufsystems eine anregende Wirkung haben.

Kautelen: Vorsichtsmaßregeln

Kavität: Löcher im Zahn infolge von Karies

Kohärenzerhöhung: Allgemein beschreibt die Kohärenz die Gesamtheit der Korrelationseigenschaften zwischen Größen eines Wellenfeldes.

Komplementsystem: Die mehr als 30 Proteine des menschlichen Komplementsystems sind im Blutplasma gelöst oder zellgebunden und dienen der Abwehr von Mikroorganismen (z. B. Bakterien, Pilze, Parasiten), haben jedoch auch stark zellzerstörende Eigenschaften und können, wenn sie unreguliert wirken, im Verlauf vieler Krankheiten Gewebsschäden hervorrufen.

Konnotation ist ein mehrdeutiger Ausdruck, insbesondere der Logik und der Sprachwissenschaft. In der Logik bezeichnet er den Begriffsinhalt, in der Sprachwissenschaft die Nebenbedeutung.

Kortikalis: die äußere Schicht der Knochen.

Kryo-Therapie: Als Kryo-Therapie bezeichnet man den gezielten Einsatz von Kälte, um einen therapeutischen Effekt zu erzielen.

Laktobazillen zählen zu den Milchsäurebakterien.

Laktose: Milchzucker – ein natürlicher Bestandteil der Milch.

Lipidperoxidationsrate: Menge der Fettoxydation, d. h., die Zerstörung der Fette durch Oxydation und durch Sauerstoffradikale.

lipophil: fettlöslich

Lipoprotein besteht aus Fetten (Lipiden) und Eiweißen (Proteinen). Sie haben eine Wasser anziehende Hülle und einen Wasser abstoßenden Kern.

Livid: Eine Beschreibung schlecht durchbluteter, fahler Gewebe.

LTT-Test: Der Lybozythentransformationstest – ein Laborverfahren zum Nachweis antigen-spezifischer T-Lymphozyten.

Lupus erythermatodes ist eine systemische Autoimmunerkrankung aus der Gruppe der Kollagenosen.

Lymphom ist ein Sammelbegriff für Lymphknotenvergrößerungen, gleichgültig ob gut- oder bösartig.

Lymphozyten sind eine Klasse der weißen Blutkörperchen und spielen eine wichtige Rolle im Immunsystem des Menschen. Die Hauptaufgabe der Lymphozyten ist die Erkennung von Fremdstoffen (z. B. Bakterien und Viren) und deren Entfernung.

Lymphozyten-Transformations-Test: Der Lymphozytentransformationstest (LTT) ist ein Laborverfahren zum Nachweis antigen-spezifischer T-Lymphozyten.
Er findet seine Anwendung in der Immunfunktionsdiagnostik der Medizin.

Seit wenigen Jahren wird er auch in der Allergologie zum Nachweis bestimmter allergischer Reaktion des verzögerten Typs IV (z. B. Medikamentenallergie, Metallallergie) und in der Erregerdiagnostik (zum Beispiel in der Schimmelpilz- und Borreliosediagnostik) eingesetzt.

Lysozym: Enzyme, die als Teil des angeborenen Immunsystems bei Tieren vorkommen können, außerdem bei Pflanzen, Pilzen und Bakterien.

Makrolide sind Arzneimittel zur Behandlung bakterieller Infektionskrankheiten.

Makrophagen gehören zu den Abwehrzellen und sind sowohl im Blut als auch im Gewebe zu finden. Sie wirken bei der Abwehr von schädlichen Stoffen und Vernichtung von Mikroorganismen und Tumorzellen mit.

Makuladegeneration: Eine Gruppe von Erkrankungen des menschlichen Auges, die die Netzhaut betreffen.

Mastzellen sind bestimmte Zellen der körpereigenen Abwehr und haben bestimmte Botenstoffe (u. a. Histamin und Heparin) gespeichert.
Sie spielen eine wichtige Rolle bei einer Allergie.

Meningo-Enzephalitis ist eine kombinierte Entzündung des Gehirns und der Hirnhäute.

Mercaptane sind organische, schwefelhaltige Verbindungen, die Quecksilber binden können.

mesenchymale Stammzellen sind bindegewebige Vorläuferzellen, die sich als Bestandteil des adulten Knochenmarkstromas aus dem Knochenmark isolieren und unter geeigneten Kulturbedingungen ex vivo expandieren lassen.

Mesotheliomen: Bindegewebstumore

Metallothioneine sind kleine Eiweiße, die sich im Zellplasma befinden und Schwermetalle binden und so entgiften können.

Methyl-Hg ist eine giftige metallorganische Verbindung von Quecksilber und einer Methylgruppe.

Methylmalonsäure ist eine chemische Verbindung aus der Gruppe der Dicarbonsäuren.

Methyl-Sulfonyl-Methan ist eine chemische Verbindung, die sowohl im pflanzlichen als auch im tierischen Organismus vorkommt.

Methyl-Zyklus: Zyklus der aktiven Methylgruppen

miasmatisch: giftig – ansteckend

Mistel-Therapie ist eine komplementärmedizinische Behandlungsmethode. Sie wird bis heute zumeist innerhalb der anthroposophischen Medizin zur Behandlung von Krebs eingesetzt.

Mitochondrien sind die Kraftwerke der Zellen und sind spezielle Zellorganellen mit Doppelmembranen.

mitogene Effekte: durch Fremdstoffe induzierte Vermehrung verschiedener Zellpopulationen

Monoaminooxidasen (MAO) sind mitochondriale Enzyme, die Monoamine durch Desaminierung mit Hilfe von H2O und O2 zu den entsprechenden Aldehyden, Ammoniak und Wasserstoffperoxid abbauen.

Monomere sind niedermolekulare, reaktionsfähige Moleküle, die sich zu molekularen Ketten oder Netzen, zu unverzweigten oder verzweigten Polymeren zusammenschließen.

Mononukleose: Pfeiffersches Drüsenfieber

Moro Reflex ist ein frühkindlicher Überlebens-Reflex. Er beschreibt ein reflexhaftes Verhalten auf eine „bedrohliche“ Situation.

Myasthenia gravis ist eine Autoimmunerkrankung der Skelettmuskulatur.

Myelin-Synthese: Myelin ist eine sehr fetthaltige Membran, dievor allem die Nervenauslöser spiralförmig umgibt und diese isoliert, damit ihre elektrische Leitung nicht gestört wird.

Mykoplasmen sind sehr kleine, selbständig vermehrungsfähige Bakterien.

Myometrium ist die mittlere - aus glatter Muskulatur bestehende - Schicht der Gebärmutterwand.

Nanocolloidal-Detox-Factor: Maßnahme zur Schwermetallausleitung.

Nattokinase ist ein Enzym. Es kommt vor in „Natto", einer japanischen Nahrung aus fermentierten Sojabohnen – reich an Eiweißen und probiotischen Bakterien.

NAT2 (N-Acetyltransferase 2) ist ein Enzym, das in Leberzellen und im mukosalen Darmepithel vorkommt. NAT2 katalysiert den Abbau verschiedener Substanzen durch Acetylierung. Die Höhe der Enzymaktivität bei Menschen variiert.

nekrotisch: abgestorben

Neocortex ist der jüngste Teil der Großhirnrinde und wird nur bei Säugetieren gefunden. Beim Menschen bildet er den Großteil der Oberfläche des Großhirns mit rund 90 %.

Neuronenspezifische Enolase ist ein Enzym des Glucose-Stoffwechsels.

neurotoxisch: auf die Nervenzellen bzw. das Nervengewebe schädigende Wirkung

Neutrophile (Fresszellen) gehören zu den Leukozyten und sind Teil der angeborenen Immunabwehr und dienen der Identifizierung und Zerstörung von Mikroorganismen.

NF-Kappa-B ist ein Transkriptionsfaktor, der in praktisch allen Zelltypen und Geweben vorkommt.

Noni-Extrakt: Verschiedene Teile des Noni-Baums werden als Tonikum genutzt.

Noradrenalin ist ein Neurotransmitter und ein Hormon.

NOS-Synthase: Ein Enzym, welches Stickstoffmonoxyd (NO) synthetisiert.
Nucleinsäuren sind aus einzelnen Bausteinen, den Nukleotiden, aufgebaute Makromoleküle.

obligat: unerlässlich

Orthomolekular nennt man Substanzen, die von außen zugeführt werden, aber auch im normalen Stoffwechsel des Menschen zu finden sind.

osmotische Gradienten: Konzentrationsgefälle zwischen zwei Lösungen, die durch eine semipermeable Membran getrennt sind.

Osteolyse ist ein physiologischer Prozess, der im Rahmen des normalen Knochenumbaus stattfindet und dazu dient, funktionell nicht oder wenig belasteten Knochen zu reduzieren. Er kann jedoch auch pathologische Bedeutung haben, z. B. wenn er durch Tumore, Gelenkimplantate oder chronisch entzündliche Prozesse hervorgerufen wird.

Osteomalazie ist eine schmerzhafte Knochenerweichung bei Erwachsenen meist durch einen Vitamin D- oder Calcium-Mangel ausgelöst.

Oxidative Phosphorylierung ist ein biologischer Prozess, der in allen aeroben Lebewesen stattfindet. Sie ist Teil des Energiestoffwechsels und dient der Energiegewinnung in Form von ATP. Die zur Herstellung von ATP benötigte Energie wird dabei mittels der Atmungskette in den Mitochondrien gewonnen.

Oxygenierung bezeichnet den Prozess der Sauerstoffbindung an das zweiwertige Eisen des roten Blutfarbstoffs.

Pankreas: Bauchspeicheldrüse

Parasympathikus ist eine der drei Komponenten des vegetativen Nervensystems. Sie ist für die Steuerung der meisten inneren Organe und des Blutkreislaufs verantwortlich und wird auch als „Ruhenerv“ bezeichnet.

pathogen: krankhaft machend, krankheitserregend

Pathogene Keime sind Krankheitserreger, die beim Menschen zu Krankheiten führen können.

Pathomechanismen: krank machende Mechanismen

Pathogenese: Krankheitsgeschehen

PCB‘s: (Polychlorierte Biphenyle) organische Umweltgifte

Phenylalanin wird zur Synthese der wichtigen körpereigenen Proteine Insulin, Papain und Melanin sowie des Schilddrüsenhormons Thyroxin benötigt.

Polymorphismus bezeichnet man das Auftreten einer oder mehrerer Genvarianten innerhalb einer Population.

Polymositis ist eine systemische entzündliche Erkrankung der Skelettmuskeln (z. B. entzündliches Muskelrheuma).

Polyneuropathie ist eine Erkrankung des peripheren Nervensystems.

Polysaccharide sind Kohlenhydrate die aus einer großen Anzahl Monosacchariden über eine glycosidische Bindung verbunden sind.

porphyrinogen: Porphyrine sind organische Farbstoff-Verbindungen, wie z. B. Hämoglobin, Blutfarbstoff oder Chlorophyll, der Farbstoff der grünen Pflanzen.

Progesteron gilt als das Hormon zur Beruhigung und zur inneren Zufriedenheit. Produktion in den Eierstöcken, etwas auch bei beiden Geschlechtern in den Nebennieren und etwas im männlichen Hoden.

progredient: fortschreitend

proinflammatorisch: entzündungserregend

Prolactin ist ein Hormon, das in der Hirnanhangdrüse hergestellt wird.

proteinogen: Proteine erzeugend

pseudoallergische Reaktionen: falsche allergische Reaktionen, die ohne Beteiligung des Immunsystems stattfinden, können aber ähnliche Symptome hervorrufen.

Pulpa: eine weiche oder breiige Masse

Pyrrolase: Enzym für den Thryptopan- (Aminosäure-) Abbau

Raynaud-Syndrom: eine spezielle Form von Durchblutungsstörungen

Remission bedeutet das temporäre oder dauerhafte Nachlassen von Krankheitssymptomen körperlicher oder physischer Natur, jedoch ohne Erreichen der Genesung.

Resorptionsstörungen: Ein bestimmter Stoff kann vom Körper nur unzureichend aufgenommen werden.

Reticulo-Endoheliale-System: die Gesamtheit aller Zellen des retikulären Bindegewebes.

Rett-Syndrom ist eine tief greifende Entwicklungsstörung aufgrund einer Erkrankung des Gehirns.

Rickettsien sind parasitäre Organismen, die sich in Zecken, Flöhen, Milben und Läusen als Überbringer finden.

Rizole sind mit Ozon angereicherte Öle.

S-Adenyl-Methionen (SAM) ist ein wichtiges Schlüsselprodukt im Stoffwechsel der Aminosäure Methionin.

Sarkoidose ist eine seltene entzündliche Erkrankung. Sie betrifft meist die Lungen, kann aber auch andere Organe – wie die Haut – befallen.

Sicca-Syndrom: „trockenes" Auge – aufgrund verminderter Tränenmenge

Sklerodermine: Es handelt sich um eine Gruppe seltener Erkrankungen, die mit einer Bindegewebsverhärtung der Haut allein oder der Haut und der inneren Organe einhergehen.

Somatotopie ist eine der relativen Lage der Körperteile entsprechende Gliederung von Nervengewebe im Zentralnervensystem und peripheren Nervensystem.

Sorbit Malabsorption: Unverträglichkeit von Zuckeraustauschstoffen.

Spirochäten sind spiralförmige Bakterien - z. B. Borrellien oder Syphiliserreger.

Spirulina zählt zur Gattung der Cyanobakterien.

Spongiosa ist ein im Innenraum des Knochens schwammartig aufgebautes System, das aus feinen Knochenbälkchen besteht.

Sporopollenin ist eine pflanzliche Substanz, die den Baustoff des Exospors bei Sporen und der Exine von Pollenkörpern bildet.

Sulfitreduktase ist ein Enzym im Schwefelstoffwechsel.

Sulfotransferasen sind Enzyme, die Sulfatgruppen übertragen.

Superoxiddismutase ist der Name für alle Enzyme, die Superoxid-Anionen zu Wasserstoffperoxid umwandeln.

Symbiose: Hierunter versteht man das Zusammenwirken zweier Systeme zum beiderseitigen Vorteil.

Synovia ist eine in Gelenken, Schleimbeuteln und Sehnenscheiden enthaltene visköse Flüssigkeit.

ß-Glucane: Beta-Glucane zählen zu den Polysacchariden (Vielfachzucker).

Taurin ist eine Aminosulfonsäure, die aus Metkionin und Cystein entsteht. Taurin regelt vor allem das Zellvolumen und den Calcium-Einstrom in die Zelle. Es soll herz- und nierenschützende Eigenschaften haben.

T-Cellspot: Hiermit kann eine Borrelien-Infektion bereits in der Frühphase diagnostiziert werden.

Tetrajodthyronin (Thyroxin) ist ein Hormon, das in der Schilddrüse bei Säugetieren gebildet wird.

T-Helferzellen sind eine Gruppe der T-Lymphozyten im Blut, die eine Helferfunktion haben und werden in zwei wichtige Untergruppen eingeteilt:

T-Helfer-1- Zellen sind an der *zellulären Immunantwort* beteiligt. Sie bekämpfen durch Bakterien hervorgerufene Infektionen.

T-Helfer-2-Zellen sind an der humoralen Immunantwort beteiligt. Die wichtigste Funktion der Typ2-polarisierten CD4-positiven T-Zellen ist die Interaktion mit B-Lymphozyten, die über Zytokine und zellständige Moleküle stattfindet und bei diesen zur Produktion und Ausschüttung von Antikörpern führt.

Thioether: Metall-Schwefel-Verbindungen

Thrombozyten auch Blutplättchen genannt, sind die kleinsten Zellen des Blutes. Sie spielen eine wichtige Rolle bei der Blutgerinnung, in dem sie bei einer Verletzung des Blutgefäßes an das umliegende Gewebe anheften.

Thrombus: ein durch intravasale Gerinnung im Blutkreislauf entstandenes Blutgerinnsel.

Tiopronin ist ein Arzneistoff aus der Gruppe der Chelatbildner, der in der Behandlung von Schwermetallvergiftungen eingesetzt wird.

T-Lymphozyten gehören zu den Leukozyten und spielen eine wichtige Rolle im menschlichen Immunsystem. Sie treten direkt mit fremden Stoffen oder virus-befallenen Zellen in Kontakt, produzieren hierdurch Abwehrstoffe, aber keine Antikörper.

Tocopherole ist die wissenschaftliche Bezeichnung für Vitamin E.

Tocotrienole (T3) heißen vier der sechzehn natürlichen Formen von Vitamin E.

Tonsilektomie bezeichnet die vollständige chirurgische Entfernung der Gaumenmandeln.

Transfettsäuren sind Fettsäuren, die bei industriell gefertigter Nahrung durch sog. Härtung von Pflanzenfetten entstehen. Durch diese Veränderung der natürlichen Fette fördern sie vor allem die Bindung von dem „schlechten" Cholesterin (LDL) und führen zu Herz- und Gefäßstörungen.

Triade: Hierunter versteht man einen Komplex zur schnellen Übermittlung von Nervensignalen in Muskelzellen.

Trigger sind Auslöser einer Cluster-Kopfschmerz-Attacke.

Trijodthyronin ist ein Hormon, das in der Schilddrüse bei Säugetieren gebildet wird.

Tryptophan ist eine proteinogene Aminosäure die vom menschlichen Körper nicht gebildet wird und mit der Nahrung zugeführt werden muss.

TST: Der Titan-Stimulations-Test dient der Diagnostik einer Titan-Unverträglichkeit.

Tumor-Nekrose-Faktor ist ein Signalstoff des Immunsystems, welcher an Entzündungs-prozessen beteiligt ist.

UDP-GT ist der Name für Enzyme, die Glucuronsäure von UDP-Glukuronat auf ein kleines, hydrophobes Molekül übertragen. Sie sind wichtig beim Abbau schädlicher Stoffe im Körper.

Umkehrosmose ist ein physikalisches Verfahren zur „Aufkonzentrierung" von in Flüssigkeiten gelösten Stoffen, bei der mit Druck der natürliche Osmose-Prozess umgekehrt wird.

Vakuole ist in der Pflanzenwelt ein großer flüssigkeitsgefüllter Hohlraum, der den größten Teil (80 %) des Pflanzenzellvolumens einnimmt.

Varizellen sind eine durch das Varizella-Zoster-Virus, aus der Familie der Herpes-Viren, hervorgerufene Infektionskrankheit.

virale Agens: das verursachende Virus

Vitiligo Morbus Addison: Nebennierenunterfunktionsbedingte hormonelle Erkrankung mit Überpigmentierung.

Zahnpulpa auch Zahnmark genannt, füllt den inneren Teil des Zahnes aus.

Zeaxanthin ist ein natürlich orange-gelber Farbstoff, der in Pflanzen und Tieren – bei Reaktionen auf Lichtstrahlung – eine Rolle spielt.

Zellorganellen sind strukturell abgrenzbare Bereiche einer Zelle.

Zink-Depletion: Zink-Abbau

Zirkonoxid: Umgangssprache, eigentlich *„Zirkondioxid"*.
Nicht-spröde Hochleistungskeramik, die seit 30 Jahren in der Medizin verwendet wird – erst als Hüftimplantate und seit 1999 in der Zahnmedizin für Kronen und Brücken – seit 2000 auch für Zahnimplantate (Entwicklung durch Dr. Volz)

Zöliakie: Gluten-Unverträglichkeit

Zytokine sind Zellbotenstoffe, die für die Koordination und Rückkopplung von Wachstumsprozessen verantwortlich sind.